U0390642

实用临床医学新进展

主　编　孙振刚　张爱美　刘兰香　徐莉莉
　　　　王　菲　李　晶

中国海洋大学出版社
·青岛·

图书在版编目(CIP)数据

实用临床医学新进展 / 孙振刚等主编. —青岛：
中国海洋大学出版社,2019.12
ISBN 978-7-5670-2382-6

Ⅰ.①实… Ⅱ.①孙… Ⅲ.①临床医学 Ⅳ.①R4

中国版本图书馆 CIP 数据核字(2019)第 278899 号

出版发行	中国海洋大学出版社		
社 址	青岛市香港东路 23 号	**邮政编码**	266071
出 版 人	杨立敏		
网 址	http://pub.ouc.edu.cn		
电子信箱	369839221@qq.com		
订购电话	0532—82032573(传真)		
策划编辑	韩玉堂	**电 话**	0532—85902349
责任编辑	赵 冲 矫 燕		
印 制	北京虎彩文化传播有限公司		
版 次	2019 年 12 月第 1 版		
印 次	2019 年 12 月第 1 次印刷		
成品尺寸	185 mm×260 mm		
印 张	23		
字 数	530 千		
印 数	1～1000		
定 价	98.00 元		

《实用临床医学新进展》编委会

《实用临床医学新进展》作者工作单位

孙振刚　　　山东省青岛市黄岛区中心医院
张爱美　　　山东省青岛市城阳区人民医院
刘兰香　　　山东省高密市人民医院
徐莉莉　　　山东省青岛市黄岛区中心医院
王　菲　　　山东省青岛市黄岛区中心医院
李　晶　　　山东省青岛市黄岛区中心医院
许庆超　　　山东省青岛大学附属医院
谭萌蕊　　　山东省青岛市城阳区人民医院
王丽云　　　山东省青岛市黄岛区中心医院
王昌俊　　　山东省青岛大学附属医院
李亚莉　　　山东省青岛大学附属医院
赵玉晓　　　山东省青岛大学附属医院
盖丁凯　　　山东省青岛大学附属医院
邓　冰　　　山东省青岛大学附属医院
张梦歌　　　山东省青岛大学附属医院
林树翠　　　山东省青岛大学附属医院
王艺茜　　　山东省青岛大学附属医院
朱敬珍　　　山东省青岛西海岸新区王台中心卫生院
丁桂芹　　　山东省青岛西海岸新区王台中心卫生院
潘增利　　　山东省青岛西海岸新区王台中心卫生院
徐亚男　　　山东省青岛西海岸新区王台中心卫生院
袁　青　　　山东省青岛市黄岛区中心医院
马　燕　　　山东省青岛市黄岛区中心医院
隋　英　　　山东省青岛市黄岛区中心医院
胡　建　　　山东省青岛大学附属医院
李　雯　　　山东省青岛市黄岛区中心医院

张 萍	山东省青岛市黄岛区中心医院
胡欣杰	山东省青岛大学附属医院
于春华	山东省青岛市城阳区人民医院
李 蕾	山东省青岛市质协管理咨询中心
逄锦燕	青岛市黄岛区六汪中心卫生院
王翠香	山东省青岛大学附属医院
张 钰	山东省青岛大学附属医院
王文荣	山东省青岛大学附属医院
刘彩欣	青岛市黄岛区六汪中心卫生院
李靖宜	山东省青岛大学附属医院
王 洋	山东省青岛大学附属医院
闫 慧	山东省青岛大学附属医院
邵常岩	山东省青岛大学附属医院
崔红青	山东省青岛大学附属医院
王 峰	山东省青岛大学附属医院
刘克红	山东省青岛大学附属医院
王玉芳	山东省青岛大学附属医院
陈燕秋	山东省青岛大学附属医院
冯 珊	山东省青岛大学附属医院
翟晓慧	山东省青岛大学附属医院
吴洪婧	山东省青岛大学附属医院
刘春媚	山东省青岛大学附属医院
郑 岩	山东省青岛大学附属医院
丁芹青	青岛市黄岛区六汪中心卫生院
宋玉莲	山东省青岛西海岸新区长江路街道社区卫生服务中心
祝福珑	山东省青岛西海岸新区妇幼保健计划生育服务二中心
张 娟	山东省青岛大学附属医院
黄俊蕾	山东省青岛市城阳区第二人民医院
王 娟	山东省青岛市黄岛区中心医院
赵 冰	山东省青岛市黄岛区中心医院
刘 佳	山东省青岛市黄岛区中心医院

前　言

　　医学是以自然科学和社会科学理论为基础的,研究、维护、促进、恢复人类健康的理论、知识、技能及其发展规律的综合性应用科学。医学包含了自然科学,如生物学、物理学、化学、解剖学、生理学等知识。

　　随着科学技术的发展,现代科技的进步推动着医学和护理学的发展,大量先进科技和仪器的使用,提高了诊断、治疗和护理技术;计算机及网络技术的广泛应用,帮助医务工作者查阅资料、统计分析、沟通信息及远程教育。医学已经成为一门系统的专业学科。

　　顺应这种发展趋势,我们特组织工作在医疗第一线的专家和中青年医护人员编写本书,目的是将医学的新发展和新技术做尽可能详细的归纳总结,以提供给医护工作者和学习者更全面的借鉴。

　　本书和所有的临床医学书籍一样,需要了解疾病的定义、病因、表现、诊断、分期、治疗、预后及护理,知识新颖,时代感染力强,内容较为丰富,切合实际。

　　医学是一门正在发展和壮大的学科,由于作者的理论知识和实践经验的限制,书中难免有不足之处,敬请专家教授和医护界的同仁及广大读者批评指正。

目　录

第三篇 外科系统常见疾病

第四篇　内科疾病

第五篇　妇产科疾病

第六篇　儿科相关疾病

第七篇　传染性疾病

第八篇　临床输血

第九篇　护理文书

第一篇

急诊急救

第一章 院前急救技术

第一节 心肺脑复苏术

心搏骤停(Cardiac Arrest，CA)是指各种原因引起的、在未能预计的情况和时间内心脏突然停止搏动,从而导致有效心泵功能和有效循环突然中止,引起全身组织细胞严重缺血、缺氧和代谢障碍,如不及时抢救即可立刻失去生命。心搏骤停不同于任何慢性病终末期的心脏停搏,若及时采取正确有效的复苏措施,患者有可能被挽回生命并得到康复。

心搏骤停一旦发生,如得不到即刻及时地抢救复苏,4～6 min 后会造成患者脑和其他人体重要器官组织的不可逆的损害,因此心搏骤停后的心肺复苏(cardiopulmonary resuscitation，CPR)必须在现场立即进行,为进一步抢救直至挽回心搏骤停伤病员的生命而赢得最宝贵的时间。

一、病因

心搏骤停的原因可分为心源性心搏骤停和非心源性心搏骤停。

二、分类

心搏骤停时,心脏虽然丧失了有效泵血功能,但并非心电和心脏活动完全停止,根据心电图特征及心脏活动情况,心搏骤停可分为以下 3 种类型。

1. 心室颤动:心室肌发生快速而极不规则、不协调的连续颤动。心电图表现为 QRS 波群消失,代之以不规则的连续的室颤波,频率为 200～500 次/分,这种心搏骤停是最常见的类型,约占 80%。心室颤动如能立刻给予电除颤,则复苏成功率较高。

2. 心室静止:心室肌完全丧失了收缩活动,呈静止状态。心电图表现呈一直线或仅有心房波,多在心搏骤停一段时间后(如 3～5 min)出现。

3. 心电—机械分离:此种情况也就是缓慢而无效的心室自主节律。心室肌可断续出现缓慢而极微弱的不完整的收缩。心电图表现为间断出现并逐步增宽的 QRS 波群,频率多为 20～30 次/分以下。由于心脏无有效泵血功能,听诊无心音,周围动脉也触及不到搏动。此型多为严重心肌损伤的后果,最后以心室静止告终,复苏较困难。

心搏骤停的以上 3 种心电图类型及其心脏活动情况虽各有特点,但心脏丧失有效泵血功能导致循环骤停是共同的结果。全身组织急性缺血、缺氧时,机体交感肾上腺系统活动增强,释放大量儿茶酚胺及相关激素,使外周血管收缩,以保证脑心等重要器官供血;缺氧又导致无氧代谢和乳酸增多,引起代谢性酸中毒。急性缺氧对器官的损害,以大脑最为严重,随着脑血流量的急骤下降,脑神经元三磷酸腺苷(ATP)含量迅速降低,细胞不能保持膜内外离子梯度,加上乳酸盐积聚,细胞水肿和酸中毒,进而细胞代谢停止,细胞变性及溶酶体酶释放而导致脑等组织细胞的不可逆损害。缺氧对心脏的影响可由于儿茶酚胺增多和酸中毒使希氏束及浦氏系统自律性增高,室颤阈降低;严重缺氧导致心肌超微结构受损而发生不可逆损伤。持久缺血缺氧可引起急性肾小管坏死、肝小叶中心性坏死等脏器损伤和功能障碍或衰竭等并发症。

三、临床表现

绝大多数患者无先兆症状,常突然发病。少数患者在发病前数分钟至数十分钟有头晕、乏力、心悸、胸闷等非特异性症状。心搏骤停的主要临床表现为意识突然丧失,心音及大动脉搏动消失。一般心脏停搏 3~5 s,患者有头晕和黑矇;停搏 5~10 s 由于脑部缺氧而引起晕厥,即意识丧失;停搏 10~15 s 可发生阿—斯综合征,伴有全身性抽搐及大小便失禁等;停搏 20~30 s 呼吸断续或停止,同时伴有面色苍白或紫绀;停搏 60 s 出现瞳孔散大;如停搏超过 4~5 min,往往因中枢神经系统缺氧过久而造成严重的不可逆损害。

四、基础生命支持 BLS

基础生命支持(basic life support,BLS)又称初步急救或现场急救,目的是在心脏骤停后,立即以徒手方法争分夺秒地进行复苏抢救,以使心搏骤停患者心、脑及全身重要器官获得最低限度的紧急供氧(通常按正规训练的手法可提供正常血供的 25%~30%)。BLS 的基础包括突发心脏骤停(sudden cardiac arrest,SCA)的识别、紧急反应系统的启动、早期心肺复苏(CPR)、迅速使用自动体外除颤仪(automatic external defibrillator,AED)除颤。对于心脏病发作和中风的早期识别和反应也被列为 BLS 的其中部分。在2010 年成人 BLS 指南对于非专业施救者和医务人员都提出了这一要求。BLS 步骤由一系列连续评估和动作组成

1. 评估和现场安全:急救者在确认现场安全的情况下轻拍患者的肩膀,并大声呼喊,检查患者是否有呼吸。如果没有呼吸或者没有正常呼吸(即只有喘息),立刻启动应急反应系统。

2. 启动紧急医疗服务(emergency medical service,EMS)并获取 AED:

(1)如发现患者无反应无呼吸,急救者应启动 EMS 体系,取来 AED(如果有条件),对患者实施 CPR,如需要时立即进行除颤。

(2)如有多名急救者在现场,其中一名急救者按步骤进行 CPR,另一名启动 EMS 体系(拨打 120),取来 AED(如果有条件)。

(3)在救助淹溺或窒息性心脏骤停患者时,急救者应先进行 5 个周期(2 min)的CPR,然后拨打 120 启动 EMS 系统。

3.脉搏检查:对于非专业急救人员,不再强调训练其检查脉搏,只要发现无反应的患者没有自主呼吸就应按心搏骤停处理。对于医务人员,一般以一手食指和中指触摸患者颈动脉以感觉有无搏动(搏动触点在甲状软骨旁胸锁乳突肌沟内)。检查脉搏的时间一般不能超过10 s,如10 s内仍不能确定有无脉搏,应立即实施胸外按压。

4.胸外按压(circulation,C):确保患者仰卧于平地上或用胸外按压板垫于其肩背下,急救者可采用跪式或踏脚凳等不同体位,将一只手的掌根放在患者胸部的中央、双乳头连线中点,将另一只手的掌根置于第一只手上,手指不接触胸壁。按压时双肘须伸直,垂直向下用力按压,成人按压频率为100～120次/分,下压深度至少为5 cm,每次按压之后应让胸廓完全回复。按压时间与放松时间各占50%左右,放松时掌根部不能离开胸壁,以免按压点移位。对于儿童患者,用单手或双手于乳头连线水平按压胸骨,对于婴儿,用两手指于紧贴乳头连线下方水平按压胸骨。为了尽量减少因通气而中断胸外按压,对于未建立人工气道的成人,2010年国际心肺复苏指南推荐的按压—通气比率为30∶2。对于婴儿和儿童,双人CPR时可采用15∶2的比率。如双人或多人施救,应每2 min或5个周期CPR(每个周期包括30次按压和2次人工呼吸)更换按压者,并在5 s内完成转换,因为研究表明,在按压开始1～2 min后,操作者按压的质量就开始下降(表现为频率和幅度以及胸壁复位情况均不理想)。

5.开放气道(airway,A):在2010年美国心脏协会CPR及心血管急救(ECC)指南中有一个重要改变是在通气前就要开始胸外按压。胸外按压能产生血流,在整个复苏过程中,都应该尽量减少延迟和中断胸外按压。而调整头部位置,实现密封以进行口对口呼吸,拿取球囊面罩进行人工呼吸等都要花费时间。采用30∶2的按压通气比,开始CPR能使首次按压延迟的时间缩短。有两种方法可以开放气道提供人工呼吸:仰头抬颏法和推举下颌法。后者仅在怀疑头部或颈部损伤时使用,因为此法可以减少颈部和脊椎的移动。遵循以下步骤实施仰头抬颏:将一只手置于患儿的前额,然后用手掌推动,使其头部后仰;将另一只手的手指置于颏骨附近的下颌下方;提起下颌,使颏骨上抬。注意在开放气道同时应该用手指挖出患者口中异物或呕吐物,有假牙者应取出假牙。

6.人工呼吸(breathing,B):给予人工呼吸前,正常吸气即可,无需深吸气;所有人工呼吸(无论是口对口、口对面罩、球囊—面罩或球囊对高级气道)均应该持续吹气1 s以上,保证有足够量的气体进入并使胸廓起伏;如第一次人工呼吸未能使胸廓起伏,可再次用仰头抬颏法开放气道,给予第二次通气;过度通气(多次吹气或吹入气量过大)可能有害,应避免。

实施口对口人工呼吸是借助急救者吹气的力量,使气体被动吹入肺泡,通过肺的间歇性膨胀,以达到维持肺泡通气和氧合作用,从而减轻组织缺氧和二氧化碳潴留。方法为:将受害者仰卧置于稳定的硬板上,托住颈部并使头后仰,用手指清洁其口腔,以解除气道异物,急救者以右手拇指和食指捏紧患者的鼻孔,用自己的双唇把患者的口完全包绕,然后吹气1 s以上,使胸廓扩张;吹气毕,施救者松开捏鼻孔的手,让患者的胸廓及肺依靠其弹性自主回缩呼气,同时均匀吸气,以上步骤再重复一次。对婴儿及年幼儿童复苏,可将婴儿的头部稍后仰,把口唇封住患儿的嘴和鼻子,轻微吹气入患儿肺部。如患者面部受伤则可妨碍进行口对口人工呼吸,可进行口对鼻通气。深呼吸一次并将嘴封住患者的鼻子,抬高患者的下巴并封住口唇,对患者的鼻子深吹一口气,移开救护者的嘴并用手将受伤者的嘴敞开,这样气体可以出来。在建立了高级气道后,每 6～8 s 进行一次通气,而不必在两次按压间才同步进行(即呼吸频率 8～10 次/分)。在通气时不需要停止胸外按压。

7. AED 除颤:室颤(VF)是成人心脏骤停的最初发生的较为常见而且是较容易治疗的心律。对于 VF 患者,如果能在意识丧失的 3～5 min 内立即实施 CPR 及除颤,存活率是最高的。对于院外心脏骤停患者或在监护心律的住院患者,迅速除颤是治疗短时间 VF 的好方法。

五、高级生命支持 ALS

(一)进一步生命支持(advanced life support,ALS)

又称二期复苏或高级生命维护,主要是在 BLS 基础上应用器械和药物,建立和维持有效的通气和循环,识别及控制心律失常,直流电非同步除颤,建立有效的静脉通道及治疗原发疾病。ALS 应尽可能早开始。

1. 气管内插管:如有条件,应尽早作气管内插管,因气管内插管是进行人工通气的最好办法,它能保持呼吸道通畅,减少气道阻力,便于清除呼吸道分泌物,减少解剖死腔,保证有效通气量,为输氧、加压人工通气、气管内给药等提供有利条件。当传统气管内插管因各种原因发生困难时,可使用食管气管联合插管实施盲插,以紧急给患者供氧。

2. 环甲膜穿刺:遇有紧急喉腔阻塞而严重窒息的患者,没有条件立即做气管切开时,可行紧急环甲膜穿刺,方法为用 16 号粗针头刺入环甲膜,接上"T"型管输氧,即可达到呼吸道通畅、缓解严重缺氧的目的。

3. 气管切开:通过气管切开,可保持较长期的呼吸道通畅,防止或迅速解除气道梗阻,清除气道分泌物,减少气道阻力和解剖无效腔,增加有效通气量,也便于吸痰、加压给氧及气管内滴药等,气管切开常用于口面颈部创伤而不能行气管内插管者。

(二)呼吸支持

及时建立人工气道和呼吸支持至关重要,为了提高动脉血氧分压,开始一般主张吸入纯氧。吸氧可通过各种面罩及各种人工气道,以气管内插管及机械通气(呼吸机)最为有效。简易呼吸器是最简单的一种人工机械通气方式,它是由一个橡皮囊、三通阀门、连接管和面罩组成。在橡皮囊后面有一单向阀门,可保证橡皮囊舒张时空气能单向进入;其侧方有一氧气入口,可自此输氧 10～15 L/min,徒手挤压橡皮囊,保持适当的频率、深度和时间,可使吸入气的氧浓度增至 60%～80%。

(三)复苏用药

复苏用药的目的在于增加脑、心等重要器官的血液灌注,纠正酸中毒和提高室颤阈值或心肌张力,以有利于除颤。复苏用药途径以静脉给药为首选,其次是气管滴入法。气管滴入的常用药物有肾上腺素、利多卡因、阿托品、纳洛酮及安定等。一般以常规剂量溶于 5～10 mL 注射用水滴入,但药物可被气管内分泌物稀释或因吸收不良而需加大剂量,通常为静脉给药量的 2～4 倍。心内注射给药目前不主张应用,因操作不当可造成心肌或冠状动脉撕裂、心包积血、血胸或气胸等,如将肾上腺素等药物注入心肌内,可导致顽固性室颤,且用药时要中断心脏按压和人工呼吸,故不宜作为常规途径。复苏常用药物如下:

1. 肾上腺素:肾上腺素通过 α 受体兴奋作用使外周血管收缩(冠状动脉和脑血管除外),有利于提高主动脉舒张压,增加冠脉灌注和心、脑血流量;其 β-肾上腺素能效应尚存争议,因为它可能增加心肌做功和减少心内膜下心肌的灌注。对心搏骤停无论何种类型,肾上腺素常用剂量为每次 1 mg 静脉注射,必要时每隔 3～5 min 重复 1 次。近年来有人主张应用大剂量,认为大剂量对自主循环恢复有利,但新近研究表明大剂量肾上腺素对心搏骤停出院存活率并无改善,且可出现如心肌抑制损害等复苏后并发症。故复苏时肾上腺素理想用药量尚需进一步研究证实。如果静脉注射/骨内注射(IV/IO)通道延误或无法建立,肾上腺素可气管内给药,每次 2～2.5 mg。2010 年国际心肺复苏指南推荐也可以用一个剂量的血管加压素 40 U IV/IO 替代第一或第二次剂量的肾上腺素。

2. 抗心律失常药物:严重心律失常是导致心脏骤停甚至猝死的主要原因之一,药物治疗是控制心律失常的重要手段。2010 年国际心肺复苏指南建议:对高度阻滞应迅速准备经皮起搏。在等待起搏时给予阿托品 0.5 mg 静脉注射。阿托品的剂量可重复直至总量达 3 mg。如阿托品无效,就开始起搏。在等待起搏器或起搏无效时,可以考虑输注肾上腺素(2～10 μg/min)或多巴胺(2～10 μg/(kg·min))。胺碘酮可在室颤和无脉性室速对 CPR、除颤、血管升压药无反应时应用,首次剂量 300 mg 静脉/骨内注射,可追加一剂 150 mg。利多卡因可考虑作为胺碘酮的替代药物(未定级),首次剂量为 1～1.5 mg/kg,如果室颤和无脉性室速持续存在,间隔 5～10 min 重复给予 0.5～0.75 mg/kg 静推,总剂量 3 mg/kg。镁剂静推可有效终止尖端扭转型室速,1～2 g 硫酸镁,用 5%GS 10 mL 稀释 5～20 min 内静脉推入。

(四)心脏电击除颤

电击除颤是终止心室颤动的最有效方法,应早期除颤。有研究表明,绝大部分心搏骤停是由心室颤动所致,75% 发生在院外,20% 的人没有任何先兆,而除颤每延迟 1 min,抢救成功的可能性就下降 7%～10%。除颤波形包括单相波和双相波两类,不同的波形对能量的需求有所不同。成人发生室颤和无脉性室速,应给予单相波除颤器能量 360 J 一次除颤,双相波除颤器 120～200 J。如对除颤器不熟悉,推荐用 200 J 作为除颤能量。双相波形电除颤:早期临床试验表明,使用 150～200 J 即可有效终止院前发生的室颤。低能量的双相波有效,而且终止室颤的效果与高能量单相波除颤相似或更有效。儿童第 1 次 2 J/kg,以后按 4 J/kg 计算。电除颤后,一般需要 20～30 s 才能恢复正常窦性节律,因此电击后仍应立刻继续进行 CPR,直至能触及颈动脉搏动为止。持续 CPR、纠正缺氧和酸中毒、静脉注射肾上腺素(可连续使用)可提高除颤成功率。

六、脑复苏

很多心脏停搏患者即使自主循环恢复以后脑功能也不能完全恢复,而约80%复苏成功的患者昏迷时间超过 1 h。在入院患者中,神经功能转归良好率为 1%~18%,而其他或者死亡或者成为持续性植物状态。研究表明各种药物在脑复苏领域疗效甚微,而亚低温(32℃~35℃)对脑具有保护作用,且无明显不良反应。对心脏停搏患者脑复苏的降温技术有多种,如体表降温的冰袋、冰毯、冰帽等,但降温速度缓慢。快速注入大量(30 mL/kg)冷却(40℃)液体(如乳酸盐溶液),能显著降低核心温度,但易出现患者输注液体过量。最近出现一种血管内热交换装置,能快速降温和维持患者低温状态,还能准确控制温度。基于一些临床试验的结果,国际复苏学会提出:对于昏迷的成人院外 VF 性心脏骤停自主循环恢复(restoration of spontaneous circulation,ROSC)患者应该降温到 32℃~34℃,并维持 12~24 h。对于任何心律失常所致的成人院内心脏骤停,或具有以下心律失常之一:无脉心电活动或心脏停搏所致的成人院外心脏骤停 ROSC 后昏迷患者,也要考虑人工低温。ROSC 后第一个 48 h 期间,对于心脏骤停复苏后的自发性轻度亚低温(>32℃)的昏迷患者不要开始复温。

七、心肺复苏成功的标准

1. 颈动脉搏动:按压有效时,每按压一次可触摸到颈动脉一次搏动,若中止按压搏动亦消失,则应继续进行胸外按压,如果停止按压后脉搏仍然存在,说明患者心搏已恢复。
2. 面色(口唇):复苏有效时,面色由紫绀转为红润,若变为灰白,则说明复苏无效。
3. 其他:复苏有效时,可出现自主呼吸,或瞳孔由大变小并有对光反射,甚至有眼球活动及四肢抽动。
4. 有 EMS 人员接手承担复苏或其他人员接替抢救。

(孙振刚　谭萌蕊　刘兰香　马　燕)

第二节　电除颤

电除颤是以一定量的电流冲击心脏从而使室颤终止的方法。是治疗心室纤颤的有效方法,现今以直流电除颤法使用最为广泛。原始的除颤器是利用工业交流电直接进行除颤的,这种除颤器常会因触电而伤亡,因此,目前除心脏手术过程中还有用交流电进行体内除颤(室颤)外,一般都用直流电除颤。心脏电复律是用电能来治疗异位性快速心律失常,使之转为窦性心律的方法,最早用于消除心室颤动,故亦称心脏电除颤。心脏电复律器是用于心脏电复律的装置,目前常用的为直流电心脏电复律器,由电极、除颤、同步触发、心电示波、电源等几部分组成,电功率可达 200~360 J。电除颤是心脏骤停抢救中必要的、有效的重要抢救措施

一、适应症

适于转复各类异位快速心律失常，尤其是药物治疗无效者。转复心室颤动、心房颤动和扑动，可首选电除颤；转复室性和室上性心动过速，则多先用药物或其他治疗，无效或伴有显著血流动力障碍时应用本法；性质未明或并发于预激综合征的异位快速心律失常，选用药物常有困难，宜用同步电复律治疗。电复律治疗异位性快速心律失常即时转复成功率在室性心动过速和心房扑动几乎达100%，室上性心动过速和心房颤动则分别为80%和90%左右。

二、禁忌症

病史已多年、心脏(尤其是左心房)明显增大、伴高度或完全性房室传导阻滞的心房颤动，伴完全性房室传导阻滞的心房扑动，反复发作而药物不能维持疗效或伴病态窦房结综合征的异位性快速心律失常，均不宜用本法复律；用洋地黄类药物或有低血钾时，暂不宜用电复律。

三、方法

早期进行电除颤的理由：①室颤是引起心跳骤停最常见致死性心律失常，在发生心跳骤停的患者中，约80%为室颤引起；②室颤最有效的治疗是电除颤；③除颤成功的可能性随着时间的流失而降低，或除颤每延迟1 min，成功率将下降7%～10%；④室颤可能在数分钟内转为心脏停跳。因此，尽早快速除颤是生存链中最关键的一环。

1. 波形和能量选择。除颤器释放的能量应是能够终止室颤的最低能量，能量和电流过低则无法终止心律失常，能量和电流过高则会导致心肌损害。目前自动体外除颤仪(AEDs)包括单相波和双相波两类除颤波形。不同的波形对能量的需求有所不同，单相波形电除颤：首次电击能量200 J，第二次200～300 J，第三次360 J。双相波电除颤：早期临床试验表明，使用150 J即可有效终止院前发生的室颤。低能量的双相波电除颤有效，而且终止室颤的效果与高能量单相波除颤相似或更有效。

2. 效果评价。电击后5 s心电图显示心搏停止或非室颤无电活动均可视为电除颤成功。这一时间的规定是根据电生理研究结果而定的，成功除颤后心脏停止跳动的时间一般为5 s，临床比较易于监测。第1次电除颤后，在给予药物和其他高级生命支持措施前，监测心律5 s，可对除颤效果提供最有价值的依据；监测电击后第1 min内的心律还可提供其他信息，如是否恢复规则的心律，包括室上性节律和室性自主节律，以及是否为再灌注心律等。

3. 心血管急救系统与AED。心血管急救(ECC)系统可用"生存链"概括，包括4个环节：①早期启动EMS；②早期CPR；③早期电除颤；④早期高级生命支持。临床和流行病学研究证实，在这4个环节中，早期电除颤是抢救患者生命最关键的一环。

早期电除颤的原则是要求第一个到达现场的急救人员应携带除颤器，并有义务实施CPR。急救人员都应接受正规培训，急救人员行基础生命支持的同时应实施AED。在有除颤器时,首先实施电除颤,这样心脏骤停患者复苏的成功率会显著提高。使用 AED 的优点包括人员培训简单,培训费用较低,而且使用时比传统除颤器快。早期电除颤应作为标准 EMS 的急救内容,争取在心脏停搏发生后院前 5 min 内完成电除颤。

4. 心律转复。心房颤动转复的推荐能量为 100～200 J 单相波除颤,房扑和阵发性室上速转复所需能量一般较低,首次电转复能量通常为 50～100 J 单相波已足够,如除颤不成功,再逐渐增加能量。

室性心动过速转复能量的大小依赖于室速波形特征和心率快慢。单形性室性心动过速(其形态及节律规则)对首次 100 J 单相波转复治疗反应良好。多形性室速(形态及节律均不规则)类似于室颤,首次应选择 200 J 单相波行转复,如果首次未成功,再逐渐增加能量。对安置有永久性起搏器或置入式心脏复律除颤器的患者行电转复或除颤时,电极勿靠近起搏器,因为除颤会造成其功能障碍。

5. 除颤仪的工作原理。用较强的脉冲电流通过心脏来消除心律失常、使之恢复窦性心律的方法,称为电击除颤或电复律术。起搏和除颤都是利用外源性的电流来治疗心律失常的,两者均为近代治疗心律失常的方法。心脏起搏与心脏除颤复律的区别是:后者电击复律时作用于心脏的是一次瞬时高能脉冲,一般持续时间是 4～10 ms,电能在 40～400 J(焦耳)内。用于心脏电击除颤的设备称为除颤器,它能完成电击复律,即除颤。当患者发生严重快速心律失常时,如心房扑动、心房纤颤、室上性或室性心动过速等,往往造成不同程度的血液动力障碍。尤其当患者出现心室颤动时,由于心室无整体收缩能力,心脏射血和血液循环终止,如不及时抢救,常造成患者因脑部缺氧时间过长而死亡。如采用除颤器,控制一定能量的电流通过心脏,能消除某些心律紊乱,可使心律恢复正常,从而使上述心脏疾病患者得到抢救和治疗。

(王 菲 李 晶 许庆超 王昌俊)

第三节 气管插管术

气管内插管术是指将特制的气管导管,通过口腔或鼻腔插入患者气管内。是一种气管内麻醉和抢救患者的技术,也是保持上呼吸道通畅的最可靠手段。气管或支气管内插管是实施麻醉一项安全措施。

一、适应症

1. 在全身麻醉时:呼吸道难以保证通畅者如颅内手术、开胸手术、需俯卧位或坐位等特殊体位的全麻手术;如颈部肿瘤压迫气管,颌、面、颈、五官等全麻大手术,极度肥胖患者;全麻药对呼吸有明显抑制或应用肌松药者;都应行气管内插管。

2. 气管内插管在危重患者的抢救中发挥了重要作用。呼吸衰竭需要进行机械通气者和心肺复苏,药物中毒以及新生儿严重窒息时,都必须行气管内插管。

3. 某些特殊麻醉,如并用降温术,降压术及静脉普鲁卡因复合麻醉等。

二、禁忌症

1. 绝对禁忌:喉头水肿、急性喉炎、喉头粘膜下血肿、插管损伤可引起严重出血;除非急救,禁忌气管内插管。

2. 相对禁忌:呼吸道不全梗阻者有插管适应症,但禁忌快速诱导插管。插管损伤易诱发喉头声门或气管粘膜下出血或血肿,继发呼吸道急性梗阻,因此宜列为相对禁忌证。主动脉瘤压迫气管者,插管可能导致主动脉瘤破裂,也宜列为相对禁忌证。麻醉者对插管基本知识未掌握,插管技术不熟练或插管设备不完善者,均宜列为相对禁忌证。

(王翠香 张 钰 王文荣 刘彩欣)

第四节 气管切开术

气管切开术是抢救危重患者的急救手术。方法是在颈部切开皮肤及气管,将套管插入气管,患者可以直接经套管呼吸,并可经套管吸除痰液。气管造口术分为常规气管切开和紧急气管切开两种。正常人呼吸道阻力 1/3～1/2 来自上呼吸道,呼吸道死腔(解剖死腔)的气量约有 150 mL,其中约 100 mL 在上呼吸道,因此气管切开后,气管内阻力大减,而有效通气量大增从而改善患者的呼吸状况。另外,气管切开后可及时吸痰及气管内给药,防止昏迷患者的窒息发生,又可及时加压吸氧纠正呼吸衰竭。因此气管造口术对于中毒、昏迷、呼吸衰竭、喉及上呼吸道梗塞患者的抢救具有极其重要的临床意义。

一、解剖

气管位于颈部正中,其上段较浅,距皮肤约 1.5～2 cm;下段逐渐变深,在胸骨上缘处距离皮肤 4～4.5 cm。气管前面由皮肤、皮下组织、浅筋膜和颈阔肌覆盖。在浅筋膜和颈阔肌之间,有许多小静脉(颈前静脉丛)汇流入颈前静脉。颈阔肌深层是深筋膜浅层,包绕两侧的颈前肌并在中线连成白色的筋膜线。深筋膜浅层后面即为深筋膜中层气管前筋膜和气管。气管前筋膜附着在气管的前壁。甲状腺位于气管的两侧,甲状腺峡部位于第 3、4 气管环的前面,被气管前筋膜包绕,手术时应将甲状腺峡部向上推开或切断后再切开气管。气管两侧偏内有甲状腺最下动、静脉和甲状腺奇静脉丛,偏外有颈部主要血管,因此在行气管切开时,切口必须在颈部安全三角区内(三角的两上角各位于环状软骨与胸锁乳突肌交界点,下角位于胸骨切迹中点)。

二、适应症

1. 急、慢性喉阻塞。如急性喉炎、白喉、喉水肿、咽喉部肿瘤、瘢痕狭窄等。
(1)中枢性呼吸抑制:包括各种感染、脑炎、中毒、高热等致中枢性呼吸衰竭、颅内压过高、脑疝、颅脑及脊髓创伤、药物抑制等。

（2）外周性呼吸麻痹：包括脊髓、外周神经及肌肉疾病所致呼吸肌麻痹。如上升性脊髓炎、高位截瘫、肌萎缩侧索硬化、格林—巴利综合征（GBS）、重症肌无力危象、胸外伤等。

2. 意识障碍合并下呼吸道分泌物潴留造成的呼吸困难。颅脑外伤、颅内或周围神经疾患，破伤风、呼吸道烧伤、重大胸、腹部手术后所致的咳嗽、排痰功能减退或喉麻痹时。

3. 肺功能不全。重度肺心病、脊髓灰白质炎等致呼吸肌麻痹。

4. 喉外伤、颌面咽喉部大手术后上呼吸道阻塞。

5. 呼吸道异物，无法经口取出者。

6. 肌肉痉挛性疾患的肌麻痹疗法。当不同原因导致频繁抽搐、肌痉挛以致通气受限时，可用肌松药加通气机治疗。

7. 开胸手术患者术前肺功能测定值极差，但手术又必须进行，在开胸手术结束后，立即行气管切开，回病房后即可开始应用呼吸机辅助呼吸，往往经过 3~5 d 后，可以安全渡过术后可能发生之呼吸功能衰竭。此方法可以称为"预防性气管切开"，也起到扩大手术适应证的作用。

三、禁忌证

1. 张力性气胸（插管闭式引流后可以上机）。
2. 低血容量休克、心力衰竭尤其是右心衰竭。
3. 肺大疱、气胸及纵隔气肿未引流前。
4. 大咯血患者。
5. 心肌梗死（心源性肺水肿）。

四、术前准备

1. 征得家属同意，说明手术必要性及可能发生的意外。
2. 准备好手术照明灯、吸引器、直接喉镜和气管插管。
3. 选择适合患者气管粗细的气管套管，包括外套管、内套管和套管芯。

五、麻醉

一般应用 1% 普鲁卡因局麻。显露气管后作气管穿刺时，可向内滴入 1%~2% 地卡因 0.2~0.3 mL，进行气管黏膜的麻醉。情况紧急或患者已处于昏迷状态时，可不用麻醉。

1. 切口：有横纵两种切口，纵切口操作方便，横切口优点是术后瘢痕轻。横切口：以中线为中心，胸骨切迹上 3 cm，沿颈前皮肤横纹作对称之横切口，长 4~5 cm；纵切口：在颈前正中，环状软骨至胸骨切迹上方，长 4~5 cm。切开皮肤、皮下组织、颈阔肌浅筋膜后，用拉钩拉向两侧即可见两侧颈前肌接合于颈前正中的白线，此处稍向下凹，见紧急气管造口术。

2. 用直血管钳或直剪刀沿白线垂直上下分离，并用拉钩将分离的肌肉牵向两侧，两侧拉钩用力要均匀,不要偏向一侧。分离时术者应随时用左手食指摸清气管的位置,避免方向偏差。肌肉分开后即达气管前筋膜,颈前静脉血管可予以结扎、切断。气管前壁显露后,气管前筋膜不需分离,可避免发生纵隔气肿,亦可减少将气管套管误插入气管前间隙的机会。

3. 前壁充分显露后,将经口或鼻插入的气管插管向外拉至即将切开气管切口平面的稍上方,仍保留在气管内,用尖刀在第 2～4 气管环之间刺入,气管切开约 1 cm,然后用组织钳夹起气管壁,用尖刀或剪刀在气管前壁开成一个 0.8～1 cm 直径的圆形或椭圆形孔,吸除分泌物,用气管撑开器或弯止血钳伸入气管并撑开,将口径合适的气管套管经开孔送入气管内。注意有时因开孔太小或患者用力咳嗽,会使气管套管插入困难,致使套管从开口处滑出误入到气管前间隙内。

4. 气管套管放好后,打起气囊,插入吸痰管吸除呼吸道内积存的分泌物和血液,检查通气是否良好。若有经口或鼻插管者,可拔去插管。气管套管两侧皮肤各缝合一针。用布带绕颈部,将气管套管固定,用一剪口无菌纱布垫于气管套管与切口之间。

六、并发症

1. 气管切口处出血。少量出血可局部压迫止血,出血量大者应用止血药物,严重者需去手术室处理。

2. 皮下气肿。由于过多分离气管旁组织或导管不通畅造成。无需处理,一般可自行吸收。

3. 纵隔气肿及气胸。由于气管前筋膜分离过多所致。严重者可引起呼吸困难,应行闭式引流。

4. 肺部感染。

5. 气管食管瘘。极少见,多由于患者不配合,使手术者操作时失去准确性或气管套管长期压迫。处理可予鼻饲。

6. 气道狭窄。气管切口内肉芽组织增生,损伤了甲状软骨使气管切口处内翻致气道狭窄。表现为拔管后出现呼吸困难、喘鸣等,可结合气管镜及 X 线断层检查确诊。轻者不需处理,重者可行手术。

(张梦歌　林树翠　王艺茜　袁　青)

第五节　胸腔穿刺及闭式引流

胸腔闭式引流是胸外科应用较广的技术,是治疗脓胸、外伤性血胸、气胸、自发性气胸的有效方法。以重力引流为原理,是开胸术后重建、维持胸腔负压、引流胸腔内积气、积液,促进肺扩张的重要措施。其目的是为更好地改善胸腔负压,使气、血、液从胸膜腔内排出,并预防其反流,促进肺复张,胸膜腔闭合;平衡压力,预防纵隔移位及肺受压。对脓胸患者,应尽快引流,排除脓液,消灭脓腔,使肺及早复张,恢复肺功能。适应证急性脓胸、胸外伤、肺及其他胸腔大手术后、张力性气胸。

一、方法

1. 患者取斜坡卧位。手术部位应依体征、X线胸片或超声检查确定,并在胸壁作标记。常规皮肤消毒,术者戴无菌手套,铺无菌巾,局麻。

2. 首先用注射器作胸膜腔穿刺,以确定最低引流位置。作皮肤切口,用直钳分开各肌层(必要时切开),最后分开肋间肌进入胸膜腔(壁层胸膜应注入足量局部麻醉剂),置入较大橡胶管。引流管伸入胸腔之长度一般不超过 4～5 cm,以缝线固定引流管于胸壁皮肤上,末端连接无菌水封瓶。

3. 肋间插管法:(1)患者取半坐位或平卧位,如以引流液体为主,则患侧可抬高 30°～45°。以 1% 普鲁卡因 20 mL,先作插管处皮肤、皮下及肌层浸润;至少有一半麻醉药注射在胸膜外(注射针在抽得气体或液体时,为胸膜腔内,针头稍退出在不能抽得气体或液体处,即为胸膜外)。(2)选择一根适当的引流管(引流气体则口径可稍小,引流脓液的口径宜大些),引流管一端剪成弧形,距顶端 1 cm,再开一侧孔。根据注射麻醉剂针头进入胸膜腔的距离,可了解患者胸壁的厚度。在引流管侧孔远端,在以胸壁厚度加 1 cm 处,以丝线作标记,即引流管应插入胸膜腔之深度(丝线平皮肤处)。(3)一切准备好之后,于皮肤浸润麻醉处切开 1.5～2.0 cm,以血管钳分离皮下组织、肌层,直至胸膜腔,并扩大胸膜上的裂口。以血管钳夹住引流管弧形端,经切口插入胸膜腔。将引流管与水封瓶连接。观察有无气体或液体溢出。如果引流通畅,将引流管调整至适当深度(即丝线标记处),即可缝合皮肤切口,并固定引流管,以免滑脱。切口以消毒纱布覆盖,并以胶布固定,引流管必须垂直于皮肤,以免造成皮肤压迫性坏死。(4)水封瓶为一广口玻璃瓶,以橡胶瓶塞密封瓶口,瓶塞上穿过长、短各一两根玻璃管。长玻璃管一端,应与胸腔引流管连接,另一端应在瓶内水面下 2 cm。引流瓶应较胸膜腔低 50～60 cm。瓶内应放置消毒盐水,放入水后应作标记。根据引流瓶外的刻度(标记),可以随时观察及记录引流量。每日应更换引流瓶内消毒水一次。引流管必须保持通畅。若引流管通畅,则长玻璃管内液面,随患者呼吸而上下波动。液面波动停止,则表示引流管已被堵塞,或肺已完全膨胀。经常挤压胸腔引流管,是一保证引流通畅的有效方法。引流过程中,应严密观察患侧呼吸音,必要时作胸部 X 线检查,了解引流后肺膨胀情况。若引流后未达到肺完全膨胀,应即时更换引流部位。引流液体的性质和量,应详细记录,随时根据情况,作相应检查,如细菌培养及药敏,乳糜定性等,然后作进一步处理。引流气体者,停止排气 24 h 后;胸腔引流液 24 h 内少于 100 mL,则可拔除胸腔引流管。拔管时,应先清洁皮肤及引流管近皮肤段,剪断固定丝线后,嘱患者深吸气后摒住,以 8 层凡士林油纱布堵塞伤口,迅速拔出引流管,并以宽胶布封贴敷料,以免拔管后,外界空气漏入,再造成气胸。(5)也可采用有侧壁的套管针,引流管的粗细,必须能通过侧壁进入。切开皮肤后,将套管针插入(应沿该肋间的下一肋骨上缘进入)胸膜腔,引流管末端应以血管钳夹住,当套管针退出时,顶端经侧壁插入,在引流管进入胸膜腔后,将套管针全退出,同样将引流管与水封瓶连接,并缝合皮肤切口,固定引流管。(6)若气胸经水封瓶引流后,仍有持续漏气可改用负压吸引装置。即在水封瓶引流的基础上,另加一个有一长二短共三根玻璃管的广口密封瓶,两瓶的连接,长玻璃管在瓶内水面以下,其深度即为负压数,如浸于水下 8 cm,则产生负 8 cm水柱压力。根据临床需要,瓶内液体高度,可随意调节。故长玻璃管为调节管。以负 8 cm 水柱压力为例,则对患者胸膜腔产生负 8 cm 水柱压力的吸引作用。随着胸引瓶内液体的不断增多,若负压瓶所产生的负压不变,作用于胸膜腔内的负压则不断降低,为了维持作用于胸膜腔的负压不变,则需随时倒去胸引瓶内过多的液体,或增加调节瓶内水面的高度。在使用此装置时,仍需注意保持胸腔引流管通畅,方法与水封瓶时相同。

4. 切除部分肋骨插管法:(1)此法适用于脓液较黏稠。在切除一段肋骨后,进入脓腔,将分隔完全分离后,放入管径较大的引流管,以利引流。(2)依据脓腔定位后,在腋前线至腋后线之间,沿选定的肋骨,作一 6～8 cm 的切口,顺肋骨方向,切开胸壁各层肌肉,显露肋骨,切开骨膜,切除肋骨一段 4～5 cm,经肋骨床以注射针穿刺,确认脓腔。沿穿刺点,切开增厚胸膜,吸尽脓液,或脓腔有分隔包裹者,则以海绵钳夹住纱布块,进入脓腔,轻拭脓腔四周,清除脓苔,然后置入引流管,缝合切口,固定引流管。引流管接水封瓶引流。

二、注意事项

1. 插管部位,或切开部位,一定要准确无误。
2. 局麻时必须使胸膜得到充分浸润,不但可减轻疼痛,而且可避免胸膜休克。
3. 插管前,必须以注射针穿刺抽吸,证明气腔或液腔的存在。
4. 插管深度要事先标记好。
5. 插管后,引流管立即与水封瓶连接,并证实引流管通畅无阻。否则应调整引流管位置或深度。
6. 引流液体时,一次不应超过1 000 mL,以免肺复张后肺水肿。
7. 引流管必须与皮肤垂直固定,以免皮肤受压迫坏死。
8. 引流瓶内消毒水,每天更换一次。更换引流瓶时,必须用二把血管钳夹住胸腔引流管,方可开启引流瓶盖。
9. 每天记录引流量及性质。
10. 使用负压吸引装置时,吸引器不可开得过大,只要调节管有气泡溢出即可。

三、护理

1. 每日更换引流瓶1～2次(根据引流液情况而定),并观察负压的大小和波动,了解肺膨胀的情况。如引流瓶内有大量泡沫存在影响气体引流时,可在引流瓶内加入数滴95%的酒精,以降低泡沫的表面张力,消除泡沫,保证引流通畅。为保持引流管通畅,手术后要经常挤压排液管,一般情况下,每30 min 挤压1次,以免管口被血凝块堵塞。挤压方法:(1)护士站在患者术侧,双手握住排液管距插管处10～15 cm,太近易使引流管牵拉引起疼痛,太长则影响挤压效果。挤压时两手前后相接,后面的手用力捏住引流管,使引流管闭塞,用前面手的食指、中指、无名指、小指指腹用力、快速挤压引流管,使挤压力与手掌的反作用力恰好与引流管的直径重叠,频率要快,这样可使气流反复冲击引流管口,防止血凝块形成而堵塞管口,然后两只手松开,由于重力作用胸腔内积液可自引流管中排出,反复操作。

(2)用止血钳夹住排液管下端,两手同时挤压引流管然后打开止血钳,使引流液流出。遇到特殊情况时,如患者发生活动性内出血,应不停地挤压引流管。

2. 每次换引流瓶时,要盖紧瓶盖,各部衔接要紧密,切勿漏气,连接引流管的管头要在液面下 2～4 cm,以免空气进入胸膜腔。引流管长短要适度,一般为 60～70 cm。过长不易引流,过短易滑脱,质地柔韧。水封瓶内装无菌盐水 500 mL,液面低于引流管胸腔出口处 60～70 cm,以防液体倒流进入胸膜腔。水封瓶及外接管应无菌消毒,有刻度。

3. 经常巡视病房,观察引流情况,如瓶内液面是否有气体逸出或玻璃管内液面是否上下波动,引流管是否扭转、被压等,注意保持引流管通畅。引流出液体时,注意观察液体的性质、量、颜色,并作记录。由于开胸手术会有气体在胸腔残留,加上肺段切除或肺裂不全行肺叶切除后造成肺段面漏气,术后患者在咳嗽、深呼吸后会有气体自引流管逸出,这种现象是正常的,均可自行愈合。对于有严重漏气现象的患者不要鼓励患者咳嗽,以免使肺段面愈合时间延长,不利术后早期拔管。密切观察引流液的量、颜色、性质,正常情况下引流量应少于 100 mL/h,开始为血性,以后颜色为浅红色,不宜凝血。若引流量多、颜色为鲜红色或暗红色,性质较黏稠、易凝血则疑为胸腔内活动性出血。其主要原因为术中局部止血不良,在患者拔除气管插管前因吸痰受刺激剧烈呛咳、麻醉清醒前患者强力挣扎等因素也可以引起术后急性大出血。若引流量超过 100 mL/h,持续观察 4～6 h 未见减少,床边胸部 X 线显示凝固性血胸阴影,有呼吸循环障碍,脉搏 120 次/分以上,呼吸 30 次/分以上,则诊断胸腔内活动性出血需再次开胸止血。所以如果胸腔引流量每小时超过 100 mL,要及时报告医师。术后并发症除胸腔内出血外,还可能出现乳糜胸,原因是胸导管或其某一主要分支的破裂所致,胸导管的损伤几乎发生于所有胸部外科手术之后,从损伤到临床上出现明显的乳糜胸约有 2～10 d 的潜伏期。观察胸内负压,随时观察水封管中液面的波动情况是引流管护理不可忽视的内容之一。随着胸膜腔内气体和液体的排出,残腔缩小,手术后 48 h、72 h 负压波动范围多为 1～3 cm 水柱,结合胸部 X 线片,根据患者具体情况考虑拔管。

4. 当发现引流管不通畅时,应积极采取措施,用手挤压引流管或空针抽气或轻轻左右旋动引流管,使之通畅,如仍不通畅,则报告医生并协助再行处理。

5. 搬动患者时,应注意保持引流瓶低于胸膜腔,以免瓶内液体倒流,导致感染;对有气体逸出的患者,需始终保持引流管通畅,绝不可随意夹管。

6. 操作过程中,严格无菌操作和消毒隔离,常规应用抗生素,以防继发感染。

7. 加强基础护理,如口腔护理、皮肤护理、褥疮护理,防止护理并发症。

8. 如患者病情好转,呼吸改善,引流管无气体逸出,报告医生,夹管 24 h 拍片复查,考虑拔管。

四、拔管指证

1. 生命体征稳定。

2. 引流瓶内无气体溢出。

3. 引流液体很少,24 h 内引流量<100 mL。

4. 听诊余肺呼吸音清晰,胸片示伤侧肺复张良好即可拔管。拔管后 24 h 内要密切观察患者有无胸闷、憋气、呼吸困难、气胸、皮下气肿等;观察局部有无渗血渗液,如有变化,要及时报告医生及时处理。

(胡　建　潘增利　李　雯　王丽云　张　萍)

第二章 休 克

第一节 感染性休克

一、病因

感染性休克(septic shock),亦称脓毒性休克,是指由微生物及其毒素等产物所引起的脓毒病综合征(sepsis syndrome)伴休克,感染灶中的微生物及其毒素、胞壁产物等侵入血循环,激活宿主的各种细胞和体液系统;产生细胞因子和内源性介质,作用于机体各种器官、系统,影响其灌注,导致组织细胞缺血缺氧、代谢紊乱、功能障碍,甚至多器官功能衰竭。这一危重综合征即为感染性休克。因此,感染性休克是致病微生物因子和机体防御机制相互作用的结果,微生物的毒力数量以及机体的内环境与应答是决定感染性休克的发展的重要因素。

二、临床表现

1. 意识和精神状态(反映中枢神经系统的血流量)。经初期的躁动后转为抑郁淡漠,甚至昏迷,表明神经细胞的反应性兴奋转抑制,病情由轻转重,原有脑动脉硬化或高血压患者,即使血压降至 10.64/6.65 kPa(80/50 mmHg)①左右时反应即可迟钝;而个别原体质良好者对缺氧的耐受性较高,但为时亦极短暂。

2. 呼吸频率和幅度(反映是否存在酸碱平衡失调或肺和中枢神经功能不全)。详见"休克的代谢"改变,酸碱平衡失调和重要脏器功能不全。

3. 皮肤色泽。温度和湿度(反映外周围血流灌注情况)皮肤苍白,紫绀伴斑状收缩,微循环灌注不足,甲床毛细血管充盈情况亦可作为参考,如前胸或腹壁出现瘀点或瘀斑,提示有 DIC 可能。

4. 颈静脉和外周静脉充盈情况。静脉萎陷提示血容量不足,充盈过度提示心功能不全或输液过多。

5. 脉搏。在休克早期血压尚未下降之前,脉搏多已见细速,甚至摸不清,随着休克好转,脉搏强度往往较血压先恢复。

6. 尿量(反映内脏灌流情况)。通常血压在 10.6 kPa(80 mmHg)上下时,平均尿量为

---

① 临床上仍习惯用毫米汞柱,1 kPa=7.5 mmHg。全书同。

20～30 mL/h,尿量＞50 mL/h,表示肾脏血液灌注已足。

7. 甲皱微循环及眼底检查。在低倍镜下观察甲皱毛细血管袢数、管径、长度、清晰度和显现规律,血色,血液流速,均匀度和连续性,红细胞聚集程度,血管舒缩状态和清晰度等,休克时可见甲皱毛细血管袢数减少,管径细而缩短,显现呈断线状,充盈不良,血流迟缓失去均匀性,严重者有凝血。眼底检查可见小动脉痉挛,小静脉淤张,动静脉比例可由正常的 2:3 变为 1:2 或 1:3,严重者有视网膜水肿,颅内压增高者可见视乳头水肿。

三、治疗

(一)补充血容量

有效循环血量的不足是感染性休克的主要因素。故扩容治疗是抗休克的基本手段。扩容所用液体应包括胶体和晶体。各种液体的合理组合才能维持机体内环境的恒定。胶体液有低分子右旋糖酐、血浆、白蛋白和全血等。晶体液中碳酸氢钠复方氯化钠液较好。休克早期有高血糖症,加之机体对糖的利用率较差,且高血糖症能导致糖尿和渗透性利尿带出钠和水,故此时宜少用葡萄糖液。

1. 胶体液。

(1)低分子右旋酐(分子量 2 万～4 万):能覆盖红细胞、血小板和血管内壁,增加互斥性,从而防止红细胞凝聚,抑制血栓形成,改善血流。输注后可提高血浆渗透压、拮抗血浆外渗,从而补充血容量,稀释血液,降低血黏度、疏通微循环,防止 DIC。在肾小管内发挥渗透性利尿作用。静注后 2～3 h 其作用达高峰,4 h 后渐消失,故滴速宜较快。

(2)血浆、白蛋白和全血:适用于肝硬化或慢性肾炎伴低蛋白血症、急性胰腺炎等病例。无贫血者不必输血,已发生 DIC 者输血亦应审慎。细胞压积以维持 35%～40% 较合适。

(3)其他:羟乙基淀粉(706 代血浆)能提高胶体渗透压、增加血容量、副作用少、无抗原性,很少引起过敏反应为其优点。

2. 晶体液。碳酸氢钠林格液和乳酸钠林格液等平衡盐液所含各种离子浓度较生理盐水更接近血浆中水平,可提高功能性细胞外液容量,并可部分纠正酸中毒。对肝功能明显损害者以用碳酸氢钠林格液为宜。5%～10% 葡萄糖液主要供给水分和热量,减少蛋白质和脂肪的分解。25%～50% 葡萄糖液尚有短暂扩容和渗透性利尿作用,休克早期不宜用。扩容输液程序、速度和输液量一般先输低分子右旋糖酐(或平衡盐液),有明显酸中毒者可先输给 5% 碳酸氢钠,在特殊情况下可输白蛋白或血浆。滴速宜先快后慢,用量应视患者具体情况和原心肾功能状况而定:对有明显脱水、肠梗阻、麻痹性肠梗阻以及化脓性腹膜炎等患者,补液量应加大;而对心脏病的患者则应减慢滴速并酌减输液量。在输液过程中应密切观察有无气促和肺底啰音出现。必要时可在 CVP 或 PAWP 监护下输液,如能同时监测血浆胶体渗透压和 PAWP 的梯度,对防止肺水肿的产生有重要参考价值,若二者的压差＞1.07 kPa,则发生肺水肿的危险性较小。扩容治疗要求达到:①组织灌注良好:患者神情安宁、口唇红润、肢端温暖、紫绀消失;②收缩压＞12 kPa(90 mmHg)、脉压＞4.0 kPa(30 mmHg);③脉率＜100 次/分;④尿量＞30 mL/h;⑤血红蛋白恢复基础水平,血液浓缩现象消失。

(二)纠正酸中毒

根本措施在于改善组织的低灌注状态。缓冲碱主要起治标作用,且血容量不足时,缓冲碱的效能亦难以充分发挥。纠正酸中毒可增强心肌收缩力、恢复血管对血管活性药物的反应性,并防止 DIC 的发生。首选的缓冲碱为 5% 碳酸氢钠,其次为 11.2% 乳酸钠(肝功能损害者不宜用)。三羟甲基氨基甲烷(THAM)适用于需限钠患者,因其易透入细胞内,有利于细胞内酸中毒的纠正;其缺点为滴注溢出静脉外时,可致局部组织坏死,静滴速度过快可抑制呼吸、甚至呼吸停止。此外,尚可引起高钾血症、低血糖、恶心呕吐等。

(三)血管活性药物的应用

调整血管舒缩功能、疏通微循环淤滞,以利休克的逆转。

1. 扩血管药物。必须在充分扩容的基础上使用。适用于低排高阻型休克(冷休克)。

(1)α 受体阻滞剂:可解除内源性去甲肾上腺素所引起的微血管痉挛和微循环淤滞。可使肺循环内血液流向体循环而防治肺水肿。本组的代表药物为酚妥拉明(苄胺唑啉),其作用快而短,易于控制。剂量为每次 5~10 mg(儿童 0.1~0.2 mg/kg)以葡萄糖液 500~100 mL 稀释后静滴,开始时宜慢,以后根据反应,调整滴速。情况紧急时,可先以小剂量加入葡萄糖液或生理盐水 10~20 mL 中缓注,继以静滴,0.1~0.3 mg/min。

(2)β 受体兴奋剂:典型代表为异丙肾上腺素,具强力 β_1 和 β_2 受体兴奋作用,有加强心缩和加快心率、加速传导以及中枢等扩血管作用。在增强心肌收缩的同时,显著增加心肌耗氧量和心室的应激性,易引起心律失常。有冠心病者忌用。剂量为 0.1~0.2 mg,滴速为成人 2~4 μg/min,儿童 0.05~0.2 μg/(kg·min)。心率以不超过 120 次(儿童 140 次)/分钟为宜。多巴胺为合成去甲肾上腺素和肾上腺素的前体,具有兴奋 α、β 和多巴胺受体等作用,视剂量大小而异:当剂量为每分钟 2~5 μg/kg 时,主要兴奋多巴胺受体,使内脏血管扩张,尤其使肾脏血流量增加、尿量增多;剂量为每分钟 6~15 μg/kg 时,主要兴奋 β 受体,使心缩增强、心输出量增多,而对心率的影响较小,较少引起心律失常,对 β_2 受体的作用较弱;当剂量>每分钟 20 μg/kg 时,则主要起 α 受体兴奋作用,也可使肾血管收缩,应予注意。常用剂量为 10~20 mg,初以每分钟 2~5 μg/kg 滴速滴入,然后按需要调节滴速,最大滴速 0.5 mg/min。多巴胺为目前应用较多的抗休克药,对伴有心肌收缩减弱、尿量减少而血容量已补足的休克患者疗效较好。

(3)抗胆碱能药:为我国创用。有阿托品、山莨菪碱、东莨菪碱,改善微循环、阻断 M 受体、维持细胞内 cAMP/cGMP 的比值态势;兴奋呼吸中枢,解除支气管痉挛、抑制腺体分泌、保持通气良好;调节迷走神经,较大剂量时可解除迷走神经对心脏的抑制,使心率加速;抑制血小板和中性粒细胞凝聚等作用。大剂量阿托品可引起烦躁不安、皮肤潮红、灼热、兴奋、散瞳、心率加速、口干等。东莨菪碱对中枢神经作用以抑制为主,有明显镇静作用,剂量过大可引起谵妄、激动不安等。山莨菪碱副作用相对较小,临床用于感染性休克,常取代阿托品或东莨菪碱。有青光眼者忌用本组药物。剂量为:阿托品成人每次 0.3~0.5 mg,儿童每次 0.03~0.05 mg/kg;东莨菪碱成人每次 0.3~0.5 mg,儿童每次 0.006 mg/kg,病情好转后逐渐延长给药间隔直到停药。如用药 10 次以上仍无效,或出现明显中毒症状,应即停用,并改用其他药物。

2. 缩血管药物。仅提高血液灌注压,而血管管径却缩小,影响组织的灌注量。在下列情况下可考虑应用:血压骤降,血容量一时未能补足,可短时期应用小剂量以提高血压、加强心缩、保证心脑血供;与 α 受体阻滞剂或其他扩血管药联合应用以消除其 α 受体兴奋作用而保留其 β 受体兴奋作用,并可对抗 α 受体阻滞剂的降压作用,尤适用于伴心功能不全的休克病例。常用的缩血管药物有去甲肾上腺素与间羟胺。剂量为:去甲肾上腺素 0.5～2.0 mg,滴速 4～8 $\mu g/min$;间羟胺 10～20 mg,滴速 20～40 滴/分。近有报道在补充血容量和使用小剂量多巴胺无效的病例,于应用去甲肾上腺素后休克获逆转者。

(四)维护重要脏器的功能

1. 强心药物的应用。重症休克和休克后期病例常并发心功能不全,乃因细菌毒素、心肌缺氧、酸中毒、电解质紊乱、心肌抑制因子、肺血管痉挛、肺动脉高压和肺水肿加重心脏负担,心及输液不当等因素引起。老年人和幼儿尤易发生,可预防应用毒毛旋花苷或毛花苷 C。出现心功能不全征象时,应严格控制静脉输液量和滴速。除给予快速强心药外,可给血管解痉药,但必须与去甲肾上腺素或多巴胺合用以防血压骤降。大剂量肾上腺皮质激素有增加心搏出量和降低外周血管阻力、提高冠状动脉血流量的作用,可早期短程应用。同时给氧、纠正酸中毒和电解质紊乱,并给能量合剂以纠正细胞代谢失衡状态。

2. 维持呼吸功能、防治 ARDS。肺为休克的主要靶器官之一,顽固性休克常并发肺功能衰竭。此外,脑缺氧、脑水肿等亦可导致呼吸衰竭。休克患者均应给氧,经鼻导管(4～6 L/min)或面罩间歇加压输入。吸入氧浓度以 40% 左右为宜。必须保持呼吸道通畅。在血容量补足后,如患者神志欠清、痰液不易清除、气道有阻塞现象时,应及早考虑作气管插管或切开并行辅助呼吸(间歇正压),并清除呼吸道分泌物,注意防治继发感染。

3. 肾功能的维护。休克患者出现少尿、无尿、氮质血症等时,应注意鉴别其为肾前性或急性肾功能不全所致。在有效心搏血量和血压回复之后,如患者仍持续少尿,可行液体负荷与利尿试验:快速静滴甘露醇 100～300 mL,或静注速尿 40 mg,如排尿无明显增加,而心脏功能良好,则可重复一次,若仍无尿,提示可能已发生急性肾功能不全,应给予相应处理。

4. 脑水肿的防治。脑缺氧时,易并发脑水肿,出现神志不清、一过性抽搐和颅内压增高征,甚至发生脑疝,应及早给予血管解痉剂、抗胆碱类药物、渗透性脱水剂(如甘露醇)、速尿、并局部降温与大剂量肾上腺皮质激素(地塞米松 10～20 mg)静注以及高能合剂等。

5. DIC 的治疗。DIC 的诊断一经确立后,采用中等剂量肝素,每 4～6 h 静注或静滴 1.0 mg/kg(一般为 50 mg,相当于 6 250 U),使凝血时间(试管法)延长至正常的 2～3 倍。DIC 控制后方可停药。如并用潘生丁剂量可酌减。在 DIC 后期、继发性纤溶成为出血的主要原因时,可加用抗纤溶药物。

四、护理

1. 积极防治感染和各种容易引起感染性休克的疾病,例如败血症、细菌性痢疾、肺炎、流行性脑脊髓膜炎、腹膜炎等。

2. 做好外伤的现场处理,如及时止血、镇痛、保温等。

3. 对失血或失液过多(如呕吐、腹泻、咯血、消化道出血、大量出汗等)的患者,应及时酌情补液或输血。

(于春华　逄锦燕　李　蕾　王翠香　李靖宜)

第二节　过敏性休克

一、临床表现

1. 血压急剧下降至休克水平,即 10.7/6.7 kPa(80/50 mmhg)以下,如果原来患有高血压的患者,其收缩压在原有的水平上猛降至 10.7 kPa(80 mmhg),亦可认为已进入休克状态。

2. 意识状态开始有恐惧感,心慌,烦躁不安,头晕或大声叫喊,并可出现弱视、黄视、幻视、复视等;继而意识朦胧,乃至意识完全丧失,对光反射及其他反射减弱或丧失。具备有血压下降和意识障碍,方能称之为休克,两者缺一不可,若仅有休克的表现,并不足以说明是过敏性休克。

3. 过敏的前驱症状:包括皮肤潮红或一过性皮肤苍白,畏寒等;周身皮痒或手掌发痒,皮肤及黏膜麻感,多数为口唇及四肢麻感,继之出现各种皮疹,多数为大风团状,重者见有大片皮下血管神经性水肿或全身皮肤红肿。此外,鼻、眼、咽喉黏膜亦可发生水肿,而出现喷嚏,流清水样鼻涕,音哑,呼吸困难,喉痉挛等,不少患者并有食管发堵,腹部不适,伴以恶心、呕吐等。

4. 过敏原接触史:于休克出现前用药,尤其是药物注射史,以及其他特异性过敏源接触史,包括食物、吸入物、接触物、昆虫螫刺等。

对于一般过敏性休克者,通过以上四点即可以确诊,过敏性休克有时发生极其迅速,有时呈闪电状,以致过敏的症状等表现得很不明显,至于过敏性休克的特异性病因诊断应慎审从事,因为当患者发生休克时,往往同时使用多种药物或接触多种可疑致敏物质,故很难冒然断定;此外,在进行证实诊断的药物等过敏试验过程中,也可能出现假阳性结果或再致休克等严重后果,故应慎重,如果必须做,应力求安全,凡属高度致敏物质或患者对其致敏物质高度敏感者,应先由斑点、抓伤等试验做起,或采用眼结膜试验,舌下黏膜含服试验,皮内注射试验法必须严加控制;在试验过程中要严格控制剂量,并应作好抗休克等抢救的准备。

三、治疗

1. 立即停止进入可疑的过敏源或致病药物。结扎注射或虫咬部位以上的肢体以减缓吸收,也可注射或受螫的局部以 0.005%肾上腺素 2~5 mL 封闭注射。

2. 立即给 0.1％肾上腺素,先皮下注射 0.3～0.5 mL,紧接着作静脉穿刺注入 0.1～0.2 mL,继以 5％ Gs 滴注,维持静脉给药畅通。肾上腺素能通过 β 受体效应使支气管痉挛快速舒张,通过 α 受体效应使外周小血管收缩。它还能对抗部分 Ⅰ 型变态反应的介质释放,因此是救治本症的首选药物,在病程中可重复应用数次。一般经过 1～2 次肾上腺素注射,多数患者休克症状在半小时内均可逐渐恢复。反之,若休克持续不见好转,乃属严重病例,应及早静脉注射地塞米松 10～20 mg,琥珀酸氢化考的松 200～400 mg。也可酌情选用一批药效较持久、副作用较小抗休克药物如去甲肾上腺素、阿拉明(间羟胺)等。同时给予血管活性药物,并及时补充血容量,首剂补液 500 mL 可快速滴入,成人首日补液量一般可达 3 000 mL。

3. 抗过敏及其对症处理,常用的是扑尔敏 10 mg 或异丙嗪 25～50 mg,肌肉注射,平卧、吸氧,保持呼吸道畅通。由于处于过敏休克疾患时,患者的过敏阈值甚低,可能使一些原来不过敏的药物转为过敏原。故治疗本症用药切忌过多过滥。

三、护理

预防最根本的办法是明确引起本症的过敏原,但在临床上往往难以作出特异性过敏原诊断,况且不少患者属于并非由免疫机制发生的过敏样反应,为此应注意:

1. 用药前详询过敏史,阳性患者应在病史首页作醒目而详细的记录;

2. 尽量减少注射用药,采用口服制剂;

3. 对过敏体质患者在注射用药后观察 15～20 min,在必须接受有诱发本症可能的药品(如碘造影剂)前,宜先使用抗组胺药物或强的松 20～30 mg;

4. 先作皮内试验,出现阳性的药物,如必须使用,则可试行"减敏试验"或"脱敏试验",其原则是在抗组胺等药物的保护下,对患者从极小剂量逐渐增加被减敏药物的用量,直到患者产生耐受性为止,在减敏过程中,必须有医务人员的密切观察,并准备好水剂肾上腺素、氧气、气管插管和可以静脉注射的皮质类固醇等一切应急抢救措施。

(孙振刚　王翠香　张　钰　王文荣)

第三节　心源性休克

心源性休克(cardiogenic shock)是心泵衰竭的极期表现,由于心脏排血功能衰竭,不能维持其最低限度的心输出量,导致血压下降,重要脏器和组织供血严重不足,引起全身性微循环功能障碍,从而出现一系列以缺血、缺氧、代谢障碍及重要脏器损害为特征的病理生理过程。其临床表现有血压下降、心率增快、脉搏细弱、全身软弱无力、面色苍白、皮肤湿冷、发绀、尿少或尿闭、神志模糊不清、烦躁或昏迷,若不及时诊治,病死率极高,是心脏病最危重征象之一。

一、临床表现

1. 临床分期。根据心源性休克发生发展过程,大致可分为早、中、晚三期。

(1)休克早期:由于机体处于应激状态,儿茶酚胺大量分泌入血,交感神经兴奋性增高,患者常表现为烦躁不安、恐惧和精神紧张,但神志清醒,面色或皮肤稍苍白或轻度发绀,肢端湿冷,大汗,心率增快,可有恶心、呕吐,血压尚正常甚至可轻度增高或稍低,但脉压变小,尿量稍减。

(2)休克中期:休克早期若不能及时纠正,则休克症状进一步加重,患者表情淡漠,反应迟钝,意识模糊或欠清,全身软弱无力,脉搏细速无力或未能扪及,心率常超过 120 次/分,收缩压<80 mmHg(10.64 kPa),甚至测不出,脉压<20 mmHg(2.67 kPa),面色苍白,皮肤湿冷、发绀或出现大理石样改变,尿量少(<17 mL/h)或无尿。

(3)休克晚期:可出现弥散性血管内凝血(DIC)和多器官功能衰竭的症状。前者可引起皮肤、黏膜和内脏广泛出血;后者可表现为急性肾、肝和脑等重要脏器功能障碍或衰竭的相应症状。如急性肾功能衰竭可表现为少尿或尿闭,血中尿素氮、肌酐进行性增高,产生尿毒症、代谢性酸中毒等症状,尿比重固定,可出现蛋白尿和管型等。肺功能衰竭可表现为进行性呼吸困难和发绀,吸氧不能缓解症状,呼吸浅速而不规则,双肺底可闻及细啰音和呼吸音降低,产生急性呼吸窘迫综合征之征象。脑功能障碍和衰竭可引起昏迷、抽搐、肢体瘫痪、病理性神经反射、瞳孔大小不等、脑水肿和呼吸抑制等征象。肝功能衰竭可引起黄疸、肝功能损害和出血倾向,甚至昏迷。

2. 休克程度划分。按休克严重程度大致可分为轻、中、重和极重度休克。

(1)轻度休克:表现为患者神志尚清,但烦躁不安,面色苍白,口干,出汗,心率>100 次/分,脉速有力,四肢尚温暖,但肢体稍发绀、发凉,收缩压≥80 mmHg(10.64 kPa),尿量略减,脉压<30 mmHg(4.0 kPa)。

(2)中度休克:面色苍白,表情淡漠,四肢发冷,肢端发绀,收缩压在 60~80 mmHg(8~10.64 kPa),脉压<20 mmHg(2.67 kPa),尿量明显减少(<17 mL/h)。

(3)重度休克:神志欠清,意识模糊,反应迟钝,面色苍白、发绀,四肢厥冷、发绀,皮肤出现大理石样改变,心率>120 次/分,心音低钝,脉细弱无力或稍加压后即消失,收缩压降至 40~60 mmHg(5.32~8.0 kPa),尿量明显减少或尿闭。

(4)极重度休克:神志不清、昏迷,呼吸浅而不规则,口唇皮肤发绀,四肢厥冷,脉搏极弱或扪不到,心音低钝或呈单音心律,收缩压<40 mmHg(5.32 kPa),无尿,可有广泛皮下、黏膜及内脏出血,并出现多器官衰竭征象。

必须指出,上述休克的临床分期和严重程度的划分是人为的,其相互之间并非一刀切,可有过渡类型,只能作为临床工作中判断病情的参考。

3. 其他临床表现。由于心源性休克病因不同,除上述休克的临床表现外,还有相应的病史、临床症状和体征。以急性心肌梗死为例,本病多发生在中老年人群,常有心前区剧痛,可持续数小时,伴恶心、呕吐、大汗、严重心律失常和心功能不全,甚至因脑急性供血不足可产生脑卒中征象。体征包括心浊音界轻至中度扩大,第一心音低钝,可有第三或第四心音奔马律;若并发乳头肌功能不全或腱索断裂,在心尖区可出现粗糙的收缩期反流性杂音;并发室间隔穿孔者,则在胸骨左缘第 3、4 肋间出现响亮的收缩期杂音,双肺底可闻湿啰音。

二、病因

心源性休克的病因大致可分为以下 5 类:

1. 心肌收缩力极度降低。包括大面积心肌梗死、急性暴发性心肌炎(如病毒性、白喉性以及少数风湿性心肌炎等)、原发性及继发性心肌病(前者包括扩张型、限制型及肥厚型心肌病晚期;后者包括各种感染、甲状腺毒症、甲状腺功能减退)。家族性贮积疾病及浸润(如血色病、糖原贮积病、黏多糖体病、淀粉样变、结缔组织病)、家族遗传性疾病(如肌营养不良、遗传性共济失调)、药物性和毒性、过敏性反应(如放射、阿霉素、酒精、奎尼丁等所致心肌损害)、心肌抑制因素(如严重缺氧、酸中毒、药物、感染毒素)、药物(如钙通道阻滞药、β 受体阻滞药等)、心瓣膜病晚期、严重心律失常(如心室扑动或颤动),以及各种心脏病的终末期表现。

2. 心室射血障碍。包括大块或多发性大面积肺梗死(其栓子来源包括来自体静脉或右心腔的血栓、羊水栓塞、脂肪栓、气栓、癌栓和右心心内膜炎赘生物或肿瘤脱落等)、乳头肌或腱索断裂、瓣膜穿孔所致严重的心瓣膜关闭不全、严重的主动脉口或肺动脉口狭窄(包括瓣上、瓣膜部或瓣下狭窄)。

3. 心室充盈障碍。包括急性心包压塞(急性暴发性渗出性心包炎、心包积血、主动脉窦瘤或主动脉夹层血肿破入心包腔等)、严重二、三尖瓣狭窄、心房肿瘤(常见的如黏液瘤)或球形血栓嵌顿在房室口、心室内占位性病变、限制型心肌病等。

4. 混合型。即同一患者可同时存在两种或两种以上的原因,如急性心肌梗死并发室间隔穿孔或乳头肌断裂,其心源性休克的原因既有心肌收缩力下降因素,又有心室间隔穿孔或乳头肌断裂所致的血流动力学紊乱。再如风湿性严重二尖瓣狭窄并主动脉瓣关闭不全患者风湿活动时引起的休克,既有风湿性心肌炎所致心肌收缩力下降因素,又有心室射血障碍和充盈障碍所致血流动力学紊乱。

5. 心脏直视手术后低排综合征。多数患者是由于手术后心脏不能适应前负荷增加所致,主要原因包括心功能差、手术造成对心肌的损伤、心内膜下出血,或术前已有心肌变性、坏死,心脏手术纠正不完善,心律失常,手术造成的某些解剖学改变,如人造球形主动脉瓣置换术后引起左室流出道梗阻,以及低血容量等导致心排血量锐减而休克。

三、并发症

1. 休克肺。休克肺的形成与多种因素有关:

(1)肺毛细血管灌注不足使 I 型肺泡细胞和毛细血管内皮细胞肿胀,肺的空气—血流屏障加厚。

(2)肺泡毛细血管内皮受损,通透性增高,在肺淤血的情况下引起间质性水肿。

(3)肺循环出现弥散性血管内凝血。

（4）肠道内大量内毒素通过血液作用于肺；严重创伤、感染、不适当输液和输注库存血、不合理的给氧等，也可能与"休克肺"有关。

2. 休克肾。休克可直接影响肾脏的血流灌注，引起肾脏功能性和器质性病变，导致尿量减少，严重时可造成急性肾功能衰竭，而急性肾功能衰竭又反过来直接加剧了休克。

3. 心血管并发症。严重休克在发生弥散性血管内凝血病程中可出现心肌梗死，并产生相应的临床表现，出现胸痛、胸闷、胸部绞窄感及心源性休克等表现等。

4. 心律失常。对休克患者做心电图有 89.3% 发生各种心律失常，可见窦性心动过速、室上性心动过速、房性期前收缩、室性期前收缩、室颤、传导阻滞等。

5. 神经系统并发症。在平均动脉压降至 50 mmHg（6.67 kPa）以下时，脑灌流量不足，可造成脑组织的损伤和功能障碍。如在短时间内不能使脑循环重新建立，脑水肿将继续发展。如平均动脉压继续下降或下降时间过长（超过 5～10 min 时），则可导致脑细胞损伤、坏死和脑功能衰竭。

6. 消化道并发症。休克时肝脏血流减少，肝脏功能受损，可出现肝小叶中心坏死，严重可发展到大块肝坏死，最终导致肝功能衰竭。在心源性休克时，胃肠道灌注不足，不仅可引起消化、吸收功能障碍，还可引起黏膜水肿、出血、坏死，并发应激性溃疡和急性出血性肠炎。

7. 弥散性血管内凝血（DIC）。心源性休克易导致全身血流速度缓慢、血流淤滞，极易导致血栓形成，甚至微血栓形成。DIC 时心肌内微血管栓塞、心肌细胞变性坏死、心肌断裂及急性心肌梗死等病变已被病理学所证实。临床可出现出血、休克、多发性微血栓形成、多发性微血管病性溶血等。

（张爱美　张　钰　王文荣　李靖宜　隋　英）

第四节　低血容量性休克

一、病因

低血容量性休克是体内或血管内大量丢失血液、血浆或体液，引起有效血容量急剧减少所致的血压降低和微循环障碍。如严重腹泻、剧烈呕吐、大量排尿或广泛烧伤时大量丢失水、盐或血浆；食管静脉曲张破裂、胃肠道溃疡引起大量内出血；肌肉挫伤、骨折、肝脾破裂引起的创伤性休克及大面积烧伤所致的血浆外渗均属低血容量性休克。治疗主要是迅速补充血容量，迅速查明病因并制止继续出血或失液，根据病情决定是否使用升压药。

二、临床表现

1. 头晕，面色苍白，出冷汗，肢端湿冷。

2. 烦躁不安或表情淡漠,严重者昏厥,甚至昏迷。

3. 脉搏细速,血压下降,呼吸急促,发绀。

4. 尿少,甚至无尿。

三、诊断

1. 继发于体内外急性大量失血或体液丢失,或有液体(水)严重摄入不足史。

2. 有口渴、兴奋、烦躁不安,进而出现神情淡漠,神志模糊甚至昏迷等。

3. 表浅静脉萎陷,肤色苍白至紫绀,呼吸浅快。

4. 脉搏细速,皮肤湿冷,体温下降。

5. 收缩压低于 10.6 kPa(80 mmHg),或高血压者血压下降 20% 以上,脉压在 2.6 kPa(20 mmHg)以下,毛细血管充盈时间延长,尿量减少(每小时尿量少于 30 mL)。

6. 中心静脉压和肺动脉楔压测定有助于监测休克程度。

四、治疗

1. 低血容量休克的治疗首要措施是迅速补充血容量,因而短期内快速输入生理盐水、右旋糖酐、全血或血浆、白蛋白以维持有效循环血量。

2. 在补充血容量的同时给予止血药物并迅速止血或防止继续失液。

3. 补足血容量后血压仍低时可使用升压药物如多巴胺。

4. 药物止血或纠正失液无效时应在补充血容量的同时尽快手术治疗。

5. 补充电解质、维生素。

五、护理

由于大量出血或失水,使血容量突然减少的低血容量性休克,常见于上消化道出血、内脏破裂、宫外孕、严重创伤、烧伤、大血管外伤及手术出血等。对低血容量性休克患者的治疗与抢救,早期发现病情变化,及时给予处理,对抢救患者的生命,有着非常重要的意义。

1. 对各主要脏器的监护与观察

(1)对心脏灌注情况的观察:当患者血容量降低时,心排血量减少,血压下降,脉搏快而弱,观察心脏灌注情况时,应注意血压、脉压、中心静脉压和脉搏的变化,轻度休克时血压介于 12~8 kPa(90~60 mmHg),脉搏在 100 次/分以上,中度休克时,收缩压降至 9.33 kPa(70 mmHg),脉压 2.67 kPa(20 mmHg);重度休克时收缩压降至 5.33 kPa(40 mmHg)以下,脉压多在 1.33 kPa(10 mmHg)以下,对重度休克患者每 5~10 min 测血压、脉搏 1 次,测量脉搏每次 1 min,并注意强度与节律。如血压回升、脉搏减慢且有力,说明低血容量情况有所改善和心功能良好;脉压小,说明循环血量减少,心灌注不足。

测定中心静脉压对判断休克的程度及配合休克的治疗有重要意义,它不仅是体内血容量指标,而且可以观察心脏功能,中心静脉压正常值为 0.39~1.18 kPa(4~12 cmH_2O)[①],

---

① 临床上仍习惯用 cmH_2O 作为某些压力单位,1 kPa=10.20 cmH_2O。全书同。

若低于 0.196 kPa(2 cmH$_2$O)，表示右心房充盈压力不足，即血容量不足，需继续补液。若高于 1.47 kPa(15 cmH$_2$O)，并出现呼吸困难和肺底部啰音，表示有左心衰竭，说明心脏已超负荷，应减慢或停止输液。低血压通常被认为是休克的重要诊断依据，但在休克早期，由于各种代偿机能的作用，血压可不明显下降，而往往首先出现脉搏改变，脉搏细速，并有四肢冰冷、皮肤苍白，尿量减少，则说明微循环和组织灌注情况不佳，应引起高度重视，及时与医生联系，采取抢救措施。

（2）对肺灌注情况的观察：当血容量减少、血流循环慢时，流向远侧肺泡的血液量减少，气体的组成和弥散受到影响，呼吸表现为快而浅，在这种情况下，除要补给足量的液体外，还要补给足量的氧气，给氧时要注意呼吸道通畅，防止舌后坠，注意清除呼吸道痰液，以保持通气功能良好，才能达到有效的给氧。在给氧的同时，应测量血氧饱和度，若在 70% 以下，说明体内严重缺氧，加大给氧量，尽量提高动脉血氧分压，严重缺氧时给氧量 4~6 L/min，中度缺氧时 2~4 L/min，在患者通气功能改善、缺氧和二氧化碳潴留有所缓解时，可逐渐减少给氧量。

（3）对脑灌注情况的观察：低血容量休克时，大脑灌注量同样不足。因脑血流量减少而细胞缺氧的继发反应，可导致中枢神经系统的症状，最早出现的症状为烦躁不安，当动脉压继续下降时，即转为表情淡漠，反应迟钝，最后可发生昏迷。

（4）对肾灌注情况的观察：在低血容量休克早期，大多数休克状态下的尿量减少是组织灌注不足的指标之一。因此，观察休克患者的尿量是判定休克是否纠正、扩容是否充足以及肾功能情况如何的重要依据。一般如尿量为 30~60 mL/h，说明肾脏的供血量是满意的，如尿量在 30 mL/h 以下，说明灌注不足，并提示有肾功能衰竭的危险，这时要全面分析病情，采取措施。

2. 对周围循环灌注情况的观察

患者皮肤湿冷、苍白、口唇、面颊、甲床发绀，表面毛细血管再充盈时间延长，皮肤出现花斑性改变，说明微循环灌注不足，皮肤有出血点或出血倾向，提示有弥散性血管内凝血，前额四肢出汗并苍白，皮肤温度由高降低，为交感神经极度兴奋的表现，说明外周阻力降低。血压回升，说明微循环有改善。

3. 输血输液的护理

输血输液是低血容量休克的主要治疗措施。因此，做好护理对保证治疗效果十分重要。休克患者外周血管收缩，浅静脉不易看清，可先做热敷，再行穿刺，一般保持两条静脉通道，便于快速补充血容量及静脉给药，输血常较输液困难，冰冷、黏稠血液会刺激血管收缩造成输血不畅。因此，最好将血液放置室温下缓解。在大量输入非胶体溶液如乳酸钠、林格氏液后，由于血浆蛋白被稀释，胶体渗透压降低，加上肺组织疏松的解剖特点，十分容易发生肺水肿，所以在输液过程中应密切注意血压、脉搏、尿量及心肺情况，严格掌握输液速度，防止并发症的发生。

（刘兰香　李靖宜　刘春媚　王　洋）

第三章　急性中毒的急救

第一节　有机磷农药中毒

有机磷杀虫药中毒,有机磷杀虫药对人畜的毒性主要是对乙酰胆碱酯酶的抑制,引起乙酰胆碱蓄积,使胆碱能神经受到持续刺激,导致先兴奋后衰竭的一系列毒蕈碱样、烟碱样和中枢神经系统等症状;严重患者可因昏迷和呼吸衰竭而死亡。

一、病因

1. 生产性中毒:在生产过程中引起中毒的主要原因是在杀虫药精制、出料和包装过程中,手套破损或衣服和口罩污染;也可因生产设备密闭不严,化学物跑、冒、滴、漏,或在事故抢修过程中,杀虫药污染手和皮肤或被吸入呼吸道所致。

2. 使用性中毒:发生中毒的原因是在使用过程中,施药人员喷洒杀虫药时,药液污染皮肤或湿透衣服由皮肤吸收,以及吸入空气中杀虫药所致;配药浓度过高或手直接接触杀虫药原液也可引起中毒。

3. 生活性中毒:在日常生活中的急性中毒主要由于误服、自服,或饮用被杀虫药污染的水源或食入污染的食品;也有因滥用有机磷杀虫药治疗皮肤病或驱虫而发生中毒的。

二、临床表现

1. 急性中毒:急性中毒发病时间与毒物种类、剂量和侵入途径密切相关。经皮肤吸收中毒,一般在接触 2～6 h 后发病,口服中毒在 10 min 至 2 h 内出现症状。一旦中毒症状出现后,病情迅速发展。为有利于治疗,临床分为轻、中、重度三级。

(1)轻度中毒:有头晕、头疼、恶心、呕吐、多汗、胸闷、视力模糊、无力、瞳孔缩小。

(2)中度中毒:除上述症状外还有纤维颤动、瞳孔明显缩小、轻度呼吸困难、流涎、腹泻、腹痛、步态蹒跚,意识清楚。

(3)重度中毒:除上述表现外,并出现昏迷、肺水肿。

三、诊断

(一)辅助检查

1. 全血胆碱酯酶活力测定:全血胆碱酯酶活力是诊断有机磷杀虫药中毒的特异性实验指标,对中毒程度轻重,疗效判断和预后估计均极为重要。以正常人血胆碱酯酶活力值作为 100%,急性有机磷杀虫药中毒时,胆碱酯酶活力值在 70%～50% 为轻度中毒;50%～30% 为中度中毒;30% 以下为重度中毒。对长期有机磷杀虫药接触者,全血胆碱酯酶活力值测定可作为生化监测指标。

2. 尿中有机磷杀虫药分解产物测定:对硫磷和甲基对硫磷在体内氧化分解,生成对硝基酚由尿中排出,而敌百虫中毒时在尿中出现三氯乙醇,均可反映毒物吸收,有助于有机磷杀虫药中毒的诊断。

(二)症状

有机磷杀虫药中毒的诊断,可根据有机磷杀虫药接触史,结合临床呼出气多有蒜味、瞳孔针尖样缩小、大汗淋漓、腺体分泌增多,肌纤维颤动和意识障碍等中毒表现,一般即可作出诊断。如监测全血胆碱酯酶活力降低,更可确诊。除应与中暑、急性胃肠炎、脑炎等鉴别外,必须与拟除虫菊酯类中毒鉴别,前者口腔和胃液无特殊臭味,胆碱酯酶活力正常,后者以嗜睡、发绀、出血性膀胱炎为主要表现而无瞳孔缩小、大汗淋漓、流涎等。

四、治疗

1. 迅速清除毒物:立即离开现场,脱去污染的衣服,用肥皂水清洗污染的皮肤、毛发和指甲。口服中毒者用清水、2% 碳酸氢钠溶液(敌百虫忌用)或 1∶5 000 高锰酸钾溶液(对硫磷忌用)反复洗胃,直至洗清为止。然后再用硫酸钠 20～40 g 溶于 20 mL 水,一次口服,观察 30 min 无导泻作用则再追加水 500 mL 口服。这种方法适用于多种中毒。眼部污染可用 2% 碳酸氢钠溶液或生理盐水冲洗。在迅速清除毒物的同时,应争取时间及早用有机磷解毒药治疗,以挽救生命和缓解中毒症状。

2. 特效解毒药的应用:常用的有胆碱酯酶复活剂及抗胆碱药,最理想的治疗是胆碱酯酶复活剂与阿托品两药合用。轻度中毒亦可单独使用胆碱酯酶复活剂。两种解毒药合用时,阿托品的剂量应减少,以免发生阿托品中毒。

3. 对症治疗:有机磷杀虫药中毒主要的死因是肺水肿、呼吸肌麻痹、呼吸中枢衰竭、休克、急性脑水肿、中毒性心肌炎、心脏骤停等均是重要死因。因此,对症治疗应以维持正常心肺功能为重点,保持呼吸道通畅,正确氧疗及应用人工呼吸机。肺水肿用阿托品,休克用升压药,脑水肿应用脱水药和糖皮质激素,按心律失常类型及时应用抗心律失常药物。危重患者可用输血疗法。为了防止病情复发,重度中毒患者,中毒症状缓解后应逐步减少解毒药用量,直至症状消失后停药,一般至少观察 3～7 d。

五、护理

1. 病情观察

有机磷农药中毒病情变化快,因此,应密切观察病情,定时测量生命体征,注意观察意识、瞳孔和尿量的变化,了解全血胆碱酯酶活力测定的结果,便于掌握治疗和护理的效果。

2. 清除毒物的护理

洗胃时应注意观察洗胃液及腹部情况,洗胃后若保留胃管,遵医嘱定时洗胃,观察洗胃液有无蒜臭味,向医生报告,以决定胃管保留时间。喷洒农药中毒者除脱去衣物用清水冲洗皮肤外,还应注意指甲缝隙、头发是否清洗过,避免遗留毒物,引起病情反复。

3. 保持呼吸道通畅

昏迷者肩部要垫高,以保持颈部伸展,防止舌后坠,定时吸痰,松解紧身内外衣,一旦出现呼吸肌麻痹,应及时报告医生并准备人工呼吸机。呼吸困难者应持续吸氧。

4. 注意药物副作用的观察

遵医嘱给予阿托品及胆碱酯酶复活剂,用药期间要注意其副作用。要观察阿托品化的表现,注意与阿托品中毒的鉴别。做好给药、输液及药物反应的记录。

5. 做好生活护理并预防感染

对昏迷患者要作好口腔、皮肤护理,定时翻身拍背。吸痰时要注意吸痰管一次性操作,定期消毒吸痰管,避免交叉感染。

6. 加强心理护理

有机磷中毒的一个重要原因是患者服毒自杀。所以待患者苏醒后,医护人员应针对服毒原因给予安慰,关心体贴患者,不歧视患者,为患者保密,让家属多陪伴患者,使患者得到多方面的情感支持。

7. 在做各种操作时,应向家属说明其必要性,以得到家属的配合。

(孙振刚 郑 岩 宋玉莲 王丽云)

第二节 一氧化碳中毒

一氧化碳中毒是含碳物质燃烧不完全时的产物经呼吸道吸入引起中毒。一氧化碳极易与血红蛋白结合,形成碳氧血红蛋白,使血红蛋白丧失携氧的能力和作用,造成组织窒息。对全身的组织细胞均有毒性作用,尤其对大脑皮质的影响最为严重。当人们意识到已发生一氧化碳中毒时,往往已为时已晚。因为支配人体运动的大脑皮质最先受到麻痹损害,使人无法实现有目的的自主运动。所以一氧化碳中毒者往往无法进行有效的自救。

一、病因

1. 生活性中毒:生活中使用煤气炉或燃气热水器,通风不良,北方燃煤炉烟囱堵塞,溢出的一氧化碳含量可达30%。

2. 生产性中毒:冶金工业中的炼焦、炼钢、炼铁;机械制造工业中的铸造、锻造车间;化学工业中用一氧化碳作原料制造光气、甲醇、甲醛、甲酸、丙酮、合成氨;耐火材料、玻璃、陶瓷、建筑材料等工业使用的窑炉、煤气发生炉等。

二、临床表现

一氧化碳中毒严重程度除与空气中的一氧化碳浓度和接触时间有密切关系外,还与个体因素、高温、高湿、低气压等因素有关。吸入一定量的一氧化碳会出现头痛、头昏、心悸、恶心等症状,吸入新鲜空气之后症状可消失。量较大时可出现剧烈头痛、头晕、无力、恶心、呕吐、心悸及耳鸣等。中度中毒可表现无力、意识模糊、嗜睡、大小便失禁,甚至昏迷,皮肤黏膜呈樱红色,呼吸脉搏增快,血压下降,心律失常,抽搐等;重度中毒可出现深度昏迷或去大脑皮层状态。急性一氧化碳中毒迟发性脑病指急性一氧化碳中毒患者经过抢救症状缓解,数天以至数周(一般 1~60 d)出现以急性痴呆为主要表现的一种疾病,而其他并发症在病程中出现较早,病因与一氧化碳有直接关系。综述近几年来的文献,其发生率为 2%~30%。急性一氧化碳中毒时还可出现脑外其他器官的异常,如皮肤红斑水泡、肌肉肿痛、心电图或肝、肾功能异常,听觉前庭器官损害等,但发生机会比较少。

三、诊断

(一)症状

根据吸入较高浓度一氧化碳的接触史和急性发生的中枢神经损害的症状和体征,结合血中碳氧血红蛋白(HbCO)及时测定的结果,结合毒物现场调查及空气中一氧化碳浓度测定资料,可诊断为急性一氧化碳中毒。

(二)辅助检查

1. 血中 HbCO 测定

正常人血液中 HbCO 可达 5%~10%,其中有少量来自内源性 CO,0.4%~0.7%;轻度 CO 中毒者血中 HbCO 可高于 10%,中度中毒者可高于 30%,严重中毒时,可高于 50% 以上。脱离中毒环境立即测 HbCO>10% 时有诊断鉴别意义。脱离 CO 接触 8 h 后 HbCO 即可降至正常,吸烟人群可增高(5%~13%)。现场死亡则不受限制。

2. 血生化检查

可表现血清 ALT 一过性升高;乳酸盐及乳酸脱氢酶增高;合并横纹肌溶解症时,CPK 明显增高;合并心肌损害心肌酶可有增高。

3. 心电图

部分患者可出现 ST-T 改变,亦可见室性期前收缩,传导阻滞或一过性窦性心动过速。

4. 脑 CT(MRI)

一氧化碳中毒典型改变为双侧大脑皮层下白质及苍白球或内囊出现大致对称的密度减低区。MRI 早期可见双侧苍白球、侧脑室周围白质 T2 加权像呈典型对称性高信号,T1 加权像呈等信号或低信号。急性 CO 中毒迟发性脑病发病部位以海马、皮层和纹状体为主。

三、治疗

(一)现场急救

1. 应尽快让患者离开中毒环境,流通空气。
2. 患者应安静休息,避免活动后加重心、肺负担及增加氧的消耗量。

3. 充分给予氧气吸入。

4. 对于病情危重者及早建立静脉通道。

5. 现场心肺复苏术。

(二)后送(患者转运)

1. 心肺复苏尽量不中断。

2. 对于危重患者应及时建立静脉通道。

3. 转运到就近、有高压氧的医院。

(三)氧疗

1. 轻度中毒者,可给予氧气吸入及对症治疗;

2. 中度及重度中毒者应积极给予常压口罩吸氧治疗,有条件时应给予高压氧治疗。重度中毒者视病情应给予消除脑水肿、促进脑血液循环,维持呼吸循环功能等对症及支持治疗。加强护理,积极防治并发症及预防迟发性脑病。高压氧:浓度、时间,尽早进行高压氧舱治疗,减少后遗症,即使是轻度、中度中毒,也应进行高压氧舱治疗,应注意过度氧疗导致的氧化应激损伤。吸氧、高压氧治疗(HBO)的作用是一种综合作用机制,可提高血氧分压及血氧弥散度,提高血浆中物理溶解氧量,以纠正机体缺氧,解除脑组织缺氧状态,减轻病理损伤。

(四)防治脑水肿

急性一氧化碳中毒患者发生昏迷提示有脑水肿的可能性,对于昏迷时间较长、瞳孔缩小、四肢强直性抽搐或病理反射阳性的患者,提示已存在脑水肿,应尽快应用脱水剂。临床上常用20%甘露醇125～250 mL静脉快速滴注,脑水肿程度较轻的患者选择125 mL快速滴入,8 h一次。

五、护理

1. 患者入院后应处于通风的环境,注意保持呼吸道通畅,高浓度给氧(大于8 L/min)或面罩给氧(浓度为50%),抢救苏醒后应卧床休息,有条件首选高压氧治疗。

2. 对躁动、抽搐者,应做好防护,加床挡防止坠伤,定时翻身,做好皮肤护理,防止褥疮形成。有留置导尿者在翻身时,尿袋及引流管位置应低于耻骨联合,保持引流通畅,防止尿液返流及引流管受压。

3. 昏迷期间应做好口腔护理,用生理盐水擦拭口唇,保持湿润,防止口腔溃疡。头偏向一侧,预防窒息。保持呼吸道通畅,清除阻塞物,备好吸引器及气管插管用物,随时吸出呕吐物及分泌物。备好生理盐水及吸痰管,每吸引一次,及时更换新吸痰管。昏迷时,眼不能闭合者,应涂凡士林,用纱布覆盖,保护角膜。

4. 密切观察病情,注意神经系统表现及皮肤、肢体受压部位的损害情况,观察有无过敏等药物反应,注意药物之间有无配伍禁忌。

5. 准确记录出入量,注意液体的选择和滴速,建立静脉通路。可选用静脉套管针,防止液体外渗,以利各种抢救药及时起效。特殊药物如用微量泵输液,要使药物准确输入,并注意水、电解质平衡。密切观察生命体征的变化,15～30 min 记录 1 次,发现异常及时与医生沟通,采取措施。

(孙振刚　张爱美　刘兰香　徐莉莉)

第三节　急性酒精中毒

酒精中毒俗称醉酒,是指患者一次饮入大量酒精(乙醇)后发生的机体机能异常状态,对神经系统和肝脏伤害最严重。医学上将其分为急性中毒和慢性中毒两种,前者可在短时间内给患者带来较大伤害,甚至可以直接或间接导致死亡。后者给患者带来的是累积性伤害,如酒精依赖、精神障碍、酒精性肝硬化及诱发某些癌症(口腔癌、舌癌、食管癌、肝癌)等。

一、病因

(一)酒精的代谢和一般伤害

酒精吸收后在体内的代谢主要分为三步:首先经肝代谢酶系统乙醇脱氢酶转化为乙醛,再经乙醛脱氢酶催化氧化生成乙酸,最后代谢分解为二氧化碳和水。其中乙醛可刺激肾上腺素、去甲肾上腺素等的分泌,此时患者表现为面色潮红、心跳加快等。酒精具有直接的神经系统毒性、心脏毒性和肝脏毒性,因此中毒后患者具有一系列神经系统表现异常,甚至发生昏迷及休克,此外,还可发生心脏病、低血糖和代谢性酸中毒。

(二)酒精的致死作用有如下情况

1. 窒息。中毒昏迷者失去了自我防护能力,如果处于仰卧位或呕吐物堵塞呼吸道,就可导致窒息缺氧死亡。

2. 诱发心脏病。可诱发冠状动脉痉挛及恶性心律失常,进而导致心源性猝死的发生。

3. 诱发脑出血。可兴奋交感神经,造成血压急剧升高,进而导致脑出血发生。据统计我国每年有 11 万人死于酒精中毒引起的脑出血,占总死亡的 1.3%。

4. 其他。可以诱发胰腺炎、低血糖昏迷、代谢紊乱等,这些都和患者死亡有关。

二、临床表现

(一)单纯性醉酒

又称为普通醉酒,是指一次大量饮酒引起的急性中毒。中毒的严重程度与患者的饮酒速度、饮酒量、血中酒精浓度以及个体耐受性有关。临床通常分为兴奋期、共济失调期及昏睡期。轻症患者饮酒后发生精神异常状态,如话多、易怒,面色潮红或苍白、眼部充血、心率加快、头昏、头痛等。随着病情进展,患者出现步态不稳、动作笨拙、言语含糊、语无伦次、视物模糊及重影，并可有恶心、呕吐等。重症中毒患者呈昏睡状态、面色苍白、口唇青紫、皮肤湿冷、体温下降、呼吸浅表、瞳孔扩大。严重者陷入深昏迷、血压下降、呼吸缓慢、心率加快，直至衰竭死亡。

（二）复杂性醉酒

指大量饮酒过程中或饮酒后，患者突然出现的强烈的精神运动性兴奋和严重的意识混乱状态。此时患者意识障碍更重，精神运动性兴奋更为强烈，持续时间更长。因此容易出现暴力行为，如报复性伤害、杀人毁物及性犯罪等。患者对周围情况仅有模糊的认识，发作后对发作经过部分或全部遗忘。

三、诊断

急性酒精中毒的诊断并不十分困难。患者有饮酒史并有相关症状，同时呼出的气体有酒味，呼气及血液酒精检查结果显示有一定浓度的酒精。

四、治疗

（一）轻症（意识清醒）患者的治疗

1. 大量饮酒后如果出现不适感，应立即反复催吐，这是防止酒精中毒最有效的措施，可以大大减轻患者的痛苦和伤害，起到事半功倍的效果。但是如果饮酒超过1 h，洗胃效果将大大下降，因为饮入的酒精大多数在1 h内被吸收。因此如果饮酒后超过1 h不推荐洗胃。

2. 轻症中毒患者无需治疗，可以适当吃一些含糖较多的食品，如苹果、香蕉、柑桔、蜂蜜等，以及富含维生素C及维生素B的食品，同时鼓励患者多饮水，以促进排尿。对于躁动者可以适当加以约束，重点保护其头面部，以免碰伤。

（二）对于昏迷患者的治疗

1. 对于昏睡和昏迷的患者，以及有心血管疾病的患者，应该送其去医院检查治疗。在到达医院前要让患者采取侧卧体位，并注意保持患者呼吸道通畅。

2. 并不是所有的酒精中毒患者都必须去医院，如患者一般情况较好，可以不去医院。对于不去医院的患者，最重要的是患者身边一定要有人看护，直至患者清醒为止。千万不要让其独睡，否则患者在睡眠时有可能因呕吐而发生窒息死亡。

3. 重症患者在医院的治疗多为密切观察生命体征，最好实施心电监护，同时补液补糖及维持水和电解质平衡，防止合并症的发生。对深昏迷的患者可以应用纳洛酮促醒治疗，对狂躁患者可以应用安定类药物治疗。还可采用一些中医辅助疗法，如医学文献报道有用中药葛根泡水饮用者对酒精中毒患者有帮助，因此可以试用。

（三）关于解酒偏方

民间解酒的方法很多，如饮醋、糖水、咖啡及茶水等等，这些方法虽然可以试用，但在医学上没有这些方法对酒精中毒有效的证据。因此不要期待这些方法的疗效。

五、护理

(一)保持呼吸道通畅

使患者处于头低左侧卧位,以防呕吐物吸入气道。呼吸抑制者,给予呼吸兴奋剂,必要时气管插管,呼吸机辅助呼吸。

(二)消除毒物

根据患者意识程度可用催吐或洗胃的方法,消除未吸收的酒精。紧急血液透析可以有效地清楚体内酒精,可用于昏迷或出现呼吸抑制者。

(三)特效解毒剂

纳洛酮对昏迷和呼吸抑制的患者有兴奋呼吸和催醒作用。

(王　菲　朱敬珍　李　晶　许庆超　王昌俊)

第四节　镇静安眠药中毒

镇静安眠药通常分为三类:苯二氮䓬类(地西泮、硝西泮、艾司唑仑、阿普唑仑等)、巴比妥类(巴比妥、苯巴比妥、异戊巴比妥、速可眠、硫喷妥钠等)、其他类。镇静催眠药对中枢神经系统有抑制作用,具有安定、松弛横纹肌及抗惊厥效应,过量则可致中毒,抑制呼吸中枢与血管运动中枢,导致呼吸衰竭和循环衰竭。

一、病因

误服、有意自杀或投药过量引起中毒。

二、临床表现

镇静催眠药的急性中毒症状因药物的种类、剂量、作用时间的长短、是否空腹以及个体体质差异而轻重各异。

(一)神经系统症状

表现为嗜睡、神志恍惚甚至昏迷、言语不清、瞳孔缩小、共济失调、腱反射减弱或消失。

(二)呼吸与循环系统

表现为呼吸减慢或不规则,严重时呼吸浅慢甚至停止;皮肤湿冷、脉搏细速、发绀、尿少、血压下降、休克。

(三)其他

表现为恶心、呕吐、便秘,肝功异常,白细胞和血小板计数减少,部分发生溶血或全血细胞减少等。

三、诊断

1. 有误服、有意自杀或投药过量的病史。
2. 主要表现为中枢神经系统抑制。
3. 血、尿或胃内容物检出镇静催眠药。

四、治疗

1. 立即洗胃。可配成 1：5 000 高锰酸钾溶液或温水洗胃,总洗胃液量 10 000 mL 左右。

2. 予以吸氧及保持呼吸道通畅。呼吸衰竭者立即行人工呼吸或气管插管,用简易呼吸器或呼吸机辅助呼吸。

3. 静脉输液。保障中毒者的能量、维生素及水、电解质的供应与平衡,同时也促进毒物排泄,予以利尿剂。

4. 应用碱性药物。有利于巴比妥类安眠药由组织释出,再经肾脏排泄。可选用 4%～5%碳酸氢钠 100～200 mL 静脉滴注,用药前常规查肾功能、血液 pH、尿 pH 作为对照。

5. 选用中枢神经系统兴奋剂。

(1)美解眠 50～100 mg 加入葡萄糖液 500 mL 中静脉滴注,根据患者反应与病情决定是否再次用药及剂量,或者停药。

(2)可拉明或洛贝林,多用于伴有呼吸中枢受抑制、呼吸衰竭的病例。

6. 地西泮类药物中毒,可选用安易醒促醒,本药为苯二氮卓类镇静剂之拮抗剂,可将安易醒 0.5 mg 加生理盐水 5 mL,首剂给 0.2～0.3 mg 静脉注射,余液无菌条件下保留,若用药后数分钟未醒,可酌情再给药一次。

7. 血压下降、循环衰竭者,可在保障血容量的情况下配合升压药予以纠正。

8. 深昏迷或抽搐者,选用脱水剂减轻脑水肿。

9. 出现药物过敏性皮疹或中毒性肝损害伴黄疸者,予以保肝或皮质激素治疗。

10. 巴比妥类药中毒者,未超过十余小时可考虑人工肾透析或腹膜透析疗法。

11. 血流灌注法可净化中毒者的血液成分,采用本法需监测血容量及电解质,必要时予以补充。

五、护理

1. 严密观察病情变化,经常翻身防止褥疮及坠积性肺炎。清除口腔及咽部的分泌物,保持呼吸道通畅,防止吸入性肺炎和窒息。对大量服用巴比妥类药物的患者,于急性期过后,应密切观察有无脏器损害的临床征象,如由肝脏损害引起的黄疸等,应及早作相应的处理。

2. 一旦发现中毒患者,应迅速协助医生作出初步诊断,并向有关方面报告。

3. 对危急患者立即作紧急处理,如有休克应采取平卧位,建立有效静脉通路;有呼吸困难者应保持呼吸道通畅,清除咽部、鼻腔分泌物、呕吐物,给予氧气吸入,呼吸停止者,迅速进行人工呼吸;心跳、呼吸停止者立即进行胸外心脏按压及口对口人工呼吸。

4. 协助患者离开现场,若衣服有污染应立即脱去,皮肤污染要立即清洗。并根据中毒途径及病情轻重做好催吐、洗胃、灌肠、静脉输液等项急救措施的准备工作。

5. 随时观察患者排泄物(呕吐物、尿、粪)的性状、颜色、气味,必要时留取标本,并及时送检作毒物鉴定。

6. 如有神志不清或惊厥应有专人护理。

7. 呕吐与吞服腐蚀性毒物患者需做好口腔护理。

8. 密切观察患者的意识和生命体征,如血压、脉搏、呼吸及瞳孔、神志等变化。还应注意观察各种中毒用药后反应,每 15 min 测量一次,并记录于特别护理记录单上。

9. 对昏迷患者应加强安全措施,上好栏杆,必要时使用约束带以防坠床。患者洗胃后,应做好保暖工作。

(张爱美　李亚莉　赵玉晓　盖丁凯　闫　慧)

第二篇

ICU 常用抢救技术

第四章　ICU 常用操作技术

第一节　吸痰(呼吸机患者)技术

机械通气时,由于建立了人工气道,一旦发生分泌物堵塞,将直接影响机械通气的治疗效果,吸痰可有效清除气道分泌物,保持气道通畅。

一、物品准备

中心吸引装置或电动吸痰器 1 套、吸痰盘(内铺治疗巾放置换药碗 3 个、分别盛生理盐水,注明气道和口鼻以及配置好的湿化液、一次性手套 1 包、20 mL 注射器 1 个)、无菌治疗巾 1 块、生理盐水 1 瓶、一次性吸痰管、听诊器、棉棒、石蜡油。

二、操作步骤

1. 备齐用物,携至床旁,查对患者。将消毒瓶挂于床头,将吸引器接头插入消毒液中,并用止血钳将导管固定在床单上

2. 评估患者意识,了解患者参数设定以及气管插管的刻度情况,清醒患者解释操作目的及注意事项,取得患者配合。

3. 听诊双肺呼吸音,并做好翻身、叩背、体位引流等工作,同时对患者呼吸道分泌物的量、黏稠度、重点部位进行评估,可以有针对性地有效清除痰液,然后给于 2 min 高浓度吸氧,准备吸痰。

4. 准备吸引器(电动吸引器接好电源线、打开开关;中心吸引打开负压调节开关),调节负压(成人为 150～200 mmHg),检查吸引器连接是否正确及压力是否正常。

5. 协助患者摆好体位,头转向操作者一侧,在患者胸前铺无菌治疗巾。

6. 选择合适的吸痰管型号(气管插管型号 * 2－2＝吸痰管所需型号),检查吸痰管包装完整后,将吸痰管外包装打开,右手戴手套,取出导管(边取出边将导管缠绕在手中)并将导管与吸引器接头连接,关闭吸痰管根部的负压调节阀门,右手持吸痰管在生理盐水中检查吸痰管是否通畅以及吸引压力是否合适。

7. 关闭负压(用左手反折吸痰管根部),将吸痰管轻轻插入口腔及咽喉部,打开负压,吸净口咽部的痰液,立即用生理盐水冲洗导管。

8. 更换手套及吸痰管,左手打开气管插管于呼吸机接头处,将呼吸机接头放在无菌治疗巾上(或有助手协助完成,原则是避免污染),检查吸痰管通畅后,关闭负压轻轻插入

气道,轻轻左右旋转上提吸痰,每次时间不超过 15 s,痰液黏稠时给予滴入适量的湿化液,吸痰毕冲洗导管(在气道的碗内冲洗),将吸痰管及手套扔入医疗垃圾桶,洗手,听诊双肺呼吸音,并记录(痰液的量、性状、颜色、黏稠度以及呼吸道通畅情况),再次给予 2 min高浓度吸氧。

10. 再次评估患者是否需要再次吸痰,以及是否能够耐受重复吸痰的过程。

11. 吸痰过程中观察患者病情变化,如血氧饱和度降至 90% 以下或生命体征异常,立即停止吸痰,做好相应的处理。

12. 擦净口角分泌物,观察口腔黏膜有无损伤,观察患者呼吸是否正常。

13. 协助患者取舒适卧位,交待注意事项,整理床单元,爱护体贴患者。

三、注意事项

1. 注意无菌操作,吸痰管一次性使用。

2. 据人工气道口径选择合适的吸痰管。

3. 据痰液黏稠度选择合适的气道灌洗液。

4. 吸痰动作轻柔、稳、准、迅速。

5. 吸痰过程中,严密观察心电、血压和指脉氧饱和度,如有心率增快,血氧饱和度迅速下降,立即停止吸痰予纯氧,恢复后再吸。

6. 如遇插管有阻力,不可盲插。

(闫 慧 邵常岩 崔红青 王 峰 刘克红)

第二节 呼吸机使用技术

一、目的

1. 维持适当的通气量,使用肺泡通气量满足机体需要。

2 改善气体交换功能。

3. 维持有效气体交换。

4. 减少呼吸肌的做功。

二、操作前准备

1. 用物准备。呼吸机一台,管道系统及附件,湿化罐,无菌蒸馏水,模拟肺,多功能电插盘,仪器用登记本笔,简易呼吸器,中心吸氧装置。

2. 评估。①呼吸机的性能;②患者病情、意识、呼吸功能,有无使用呼吸机适应症;③呼吸道的通畅程度;④患者对呼吸机使用的认识及合作程度。

三、操作步骤

1. 核对床号姓名,向清醒患者解释使用呼吸机的目的及注意事项,保持呼吸机通畅。

2. 湿化罐内倒入蒸馏水至所需刻度。

3. 连接呼吸机管路,模拟肺,检查是否漏气。

4. 连接主机电源、压缩机电源、氧源。检查电源、氧源供应是否正常。

5. 开机顺序为空气压缩机、主机、湿化罐开关。

6. 呼吸模式选择:根据需要设定通气方式。

(1)自主呼吸(SPONT):患者自主呼吸好,可辅助患者呼吸,增加氧气吸入,降低呼吸机做功。

(2)同步间歇指令通气(SIMV):是一种容量控制通气与自主呼吸相结合的特殊通气模式,用于撤机前的过度准备。

(3)机械控制呼吸(CMV):指呼吸机完全取代自主呼吸,提供全部通气量,是患者无自主呼吸时最基本的通气方式。

(4)压力支持通气(PSV):调节范围 8~15 cmH$_2$O(0.78~1.47 kPa)。

7. 设定参数

潮气量 5~7 mL/kg;呼吸频率 12~20 次/分;气道压 30~35 cmH$_2$O(2.94~3.43 kPa);每分钟通气量 6~10 L/min。

8. 设定报警上下限:包括气道压,呼吸频率,每分钟通气量。

9. 连接模拟肺,正确调节呼吸机参数,清理呼吸道,检查气管套管固定良好,运转正常后连接患者。

10. 脱机前准备。

11. 关机顺序:主机—压缩机—氧源—切断电源。

四、操作后评估

1. 使用过程中观察神志、生命体征、血气分析、人机配合。

2. 观察患者缺氧情况有无改善,如指端、口唇、颜面、氧饱和度、血气指标等,及时清理呼吸道。

3. 呼吸机管道冷凝水应定时倒水,保持湿化器内水温合适。

4. 协助患者舒适卧位,注意保暖。

(王艺茜 袁 青 胡 建 谭萌蕊)

第三篇

外科系统常见疾病

第五章　骨折概论

第一节　骨折的定义、原因及分类

一、定义

骨折是指骨的完整性和连续性中断。大多数骨折由创伤引起,称为创伤性骨折;其他的可由骨骼疾病所致,包括骨髓炎、骨肿瘤所致骨折破坏,受轻微外力即发生骨折,称为病理性骨折。

二、病因

(一)主因

1. 直接暴力:如汽车撞击小腿导致胫腓骨骨折。

2. 间接暴力:如突然跪倒时,股四头肌猛烈收缩导致髌骨骨折。

(1)挤压作用:身体自高处跌下,与地面接触,如足部着地,暴力集中作用于脊柱或跟骨等,可发生脊柱及跟骨压缩骨折。

(2)折断作用:跌倒时,如手掌着地,通过传导(或杠杆)作用,依不同角度及各部承受力量的大小,可发生不同的上肢骨折,如桡骨下端及肱骨髁上骨折等。

(3)扭转作用:如肢体一端被固定,另一端被强力扭转,可发生骨折。如一足突然踏进坑内,身体因行进的惯性继续向前,在踝部形成扭转力量,可引起踝部骨折。

(4)肌肉收缩:肌肉强力收缩,在肌内附着处发生骨折。如踢足球及骤然跪倒时,股四头肌猛烈收缩,可发生髌骨骨折。

(二)诱因

1. 与疾病的关系:全身及局部的疾病可使骨结构变脆弱,较小的外力即可诱发骨折,称之为病理性骨折。

(1)全身性疾病:如软骨病、维生素 C 缺乏(坏血病)、脆骨症、骨软化症等。

(2)局部骨质病变:如骨髓炎、骨囊肿、骨肿瘤等。

2. 积劳性劳损:长期、反复的直接或间接暴力(如长途行走),可集中在骨骼的某一点上发生骨折,如第二、三跖骨及胫骨或腓骨干下 1/3 的疲劳骨折,骨折无移位,但愈合慢。

3. 与年龄关系:骨折与年龄也有一定关系,儿童骨质韧性大而强度不足,易发生青枝骨折。老年骨质疏松,脆性大,加上年龄大行走协调性差易发生 Colles 骨折及股骨颈骨折,且骨折后不易愈合。

三、分类

(一)依据骨折是否和外界相通分类

1. 开放性骨折:骨折附近的皮肤和黏膜破裂,骨折处与外界相通。耻骨骨折引起的膀胱或尿道破裂,尾骨骨折引起的直肠破裂,均为开放性骨折。因与外界相通,此类骨折处受到污染。

2. 闭合性骨折:骨折处皮肤或黏膜完整,不与外界相通。此类骨折没有污染。

(二)依据骨折的程度分类

1. 完全性骨折:骨的完整性或连续性全部中断,管状骨骨折后形成远、近两个或两个以上的骨折段。横形、斜形、螺旋形及粉碎性骨折均属完全性骨折。

2. 不完全性骨折:骨的完整性或连续性仅有部分中断,如颅骨、肩胛骨及长骨的裂缝骨折,儿童的青枝骨折等均属不完全性骨折。

(三)依据骨折的形态分类

1. 横形、斜形及螺旋形骨折:多发生在骨干部。

2. 粉碎性骨折:骨碎裂成两块以上,称粉碎性骨折。骨折线呈"T"形或"Y"形时,又称"T"形骨折或"Y"形骨折。

3. 压缩骨折:松质骨因压缩而变形,如椎体和跟骨。

4. 星状骨折:多因暴力直接着力于骨面所致,如颅骨及髌骨可发生星状骨折。

5. 凹陷骨折:如颅骨因外力使之发生部分凹陷。

6. 嵌入骨折:发生在长管骨干骺端皮质骨和松质骨交界处。骨折后,皮质骨嵌插入松质骨内,可发生在股骨颈和肱骨外科颈等处。

7. 裂纹骨折:如长骨干或颅骨伤后可有骨折线,但未通过全部骨质。

8. 青枝骨折:多发生在小儿,骨质部分断裂,骨膜及部分骨质未断。

9. 骨骺分离:通过骨骺的骨折,骨骺的断面可带有数量不等的骨组织,是骨折的一种。

(四)依据解剖部位来分类

如脊柱的椎体骨折,附件骨折,长骨的骨干骨折,骨骺分离,干骺端骨折,关节内骨折等。

(五)依据骨折前骨组织是否正常分类

1. 外伤性骨折:骨结构正常,因暴力引起的骨折,称之为外伤性骨折。

2. 病理性骨折:不同于一般的外伤性骨折,其特点是在发生骨折以前,骨本身即已存在着影响其结构坚固性的内在因素,这些内在因素使骨结构变得薄弱,在不足以引起正常骨骼发生骨折的轻微外力作用下,即可造成骨折。

(六)依据骨折稳定程度分类

1. 稳定性骨折:骨折复位后经适当的外固定不易发生再移位者称稳定性骨折。如裂缝骨折、青枝骨折、嵌插骨折、长骨横形骨折等。

2. 不稳定性骨折：骨折复位后易于发生再移位者称不稳定性骨折，如斜形骨折、螺旋形骨折、粉碎性骨折。股骨干骨折既是横形骨折，因受肌肉强大的牵拉力，不能保持良好对应，也属不稳定骨折。

(七)依据骨折后的时间分类

1. 新鲜骨折：新发生的骨折尚未充分地纤维连接、还可能进行复位者、2～3周以内的骨折。

2. 陈旧性骨折：伤后三周以上的骨折，三周的时限并非恒定，例如儿童肘部骨折，超过10 d就很难整复。

（王丽云　潘增利　张　萍　丁芹青　逄锦燕）

第二节　骨折的急救及处理原则

一、骨折的急救

骨折的急救要求是用最简易而有效的方法抢救生命，保护患肢，安全而迅速运送患者至医院。

(一)判断骨折

首先要考虑伤者受伤的原因，如果是车祸伤、高处坠落伤，机器的绞伤等原因时，一般骨折的可能性很大；其次要看伤者的情况，若伤肢出现反常的活动，肿痛明显，则骨折的可能性很大，如骨折端已外露，肯定已有骨折。在判断不清是否有骨折的情况下，应按骨折来处理。

(二)封闭伤口

对骨折伴有伤口的患者，应立即封闭伤口。最好用清洁、干净的布片、衣物覆盖伤口，再用布带包扎，包扎时，不宜过紧，也不宜过松，过紧时会导致伤肢的缺血坏死。过松时起不到包扎作用，同时也起不到压迫止血的作用。若有骨折端外露，注意不要将骨折端放回原处，应继续保持外露，以免引起深部感染。若将骨折端放回原处，应给予注明，并在后送时向医生交待清楚。

(三)止血

方法有：用手压迫止血，如出血量较大，应以手将出血处的上端压在邻近的骨突或骨干上。用清洁的纱布、布片压迫止血，再以宽的布带缠绕固定，要适当用力但又不能过紧。不要用电线、铁丝等直径细的物品止血。若有止血带，可用止血带止血。若无止血带可用布带。上肢出血时，止血带应放在上臂的中上段，不可放在下1/3或肘窝处，以防损伤神经。下肢止血时，止血带宜放在大腿中段，不可放在大腿下1/3、膝部或腿上段。

上止血带时,要放置衬垫。上止血带的时间上肢不超过 1 h,下肢不超过 1.5 h。

(四)临时固定

伤肢的位置:尽可能保持伤肢于伤后位置,不要任意牵拉或搬运患者。固定器材的选择:最好用夹板固定,若无夹板可就地取材。在山区可用木棍、树枝,在工厂可用纸板或机器的杆柄,在战地可用枪支。在一无所有的情况下,可利用自身固定,若上肢可固定在躯体上,下肢可利用对侧固定,手指可与邻指固定。

常见不同部位骨折的临时固定方法。

1. 肩部骨折:可将上臂固定于胸侧,前臂用颈腕带悬吊。

2. 上臂骨折:上臂骨折可用前后夹板固定,屈肘悬吊前臂于胸前。若无夹板,也可屈肘将上臂固定于胸部。

3. 前臂及腕部骨折:前臂及腕部背侧放一夹板。用绷带或布带缠绕固定,并屈肘、悬吊前臂于胸前。

4. 髋部及大腿骨折:夹板放在上肢外侧,上自腋下,下至踝上,用绷带缠绕固定,也可用两侧并拢中间放衬垫,用布带捆扎固定。

5. 小腿骨折:内外侧放夹板,上端超过膝关节,下端到足跟,再缠绕固定。

6. 躯干部骨折:伤员应平卧于硬板上,最好仰卧位,两侧放沙垫等物防止滚动。

(五)伤员搬运

1. 现场搬运

(1)单纯的颜面骨折、上肢骨折,在做好临时固定后可搀扶伤员离开现场。

(2)膝关节以下的下肢骨折,可背运伤员离开现场。

(3)颈椎骨折:一人双手托住枕部、下颌部,维持颈部伤后位置,另两人分别托起腰背部、臀部及下肢。

(4)胸腰椎骨折:一人托住头颈部,另两人分别于同侧托住胸腰段及臀部,另一人托住双下肢,维持脊柱伤后位置。

(5)髋部及大腿骨折:一人双手托住腰及臀部,伤员用双臂抱住救护者的肩背部,另一人双手托住伤员的双下肢。

2. 途中搬运

伤员在车上宜平卧,一般情况下,禁用头低位。以免加重脑出血、脑水肿,如遇昏迷患者,应将其头偏向一侧,以免呕吐物吸入气管,发生窒息。头部应与车辆行进的方向相反,以免晕厥,加重病情。护送中如患者有生命危险,应一边抢救一边护送。

二、骨折的处理原则

骨折治疗的三大原则是复位、固定和功能锻炼。比较简单的闭合骨折治疗的三大原则是复位、固定和功能锻炼。比较简单的闭合骨折(没有伤口)可以即刻进行治疗,骨科医生通常用手法复位可以纠正大多数骨折,要求两个骨折端接触对位良好,并在轴线关系上对线良好;而后将复位的断骨固定住,固定的方法有石膏、小夹板、牵引等外固定方法,金属钉等内固定方法。固定的目的是为了维持整复的位置,并保证骨折愈合过程能够正常进行。

(孙振刚 张爱美 马 燕 徐莉莉 谭萌蕊)

第三节 骨折的常见并发症及处理

一、肿胀

外伤后局部出现肿胀,72 h后达到高峰,之后肿胀逐渐消退。出现肿胀后应抬高患肢,最好高于心脏平面,适当给予冰敷,促进肿胀消退。

二、石膏压迫

简单骨折行手法复位石膏固定后,由于肢体肿胀逐渐加重,会出现石膏压迫,导致肢体末端如手指、脚趾等部位出现明显肿胀、淤青、麻木等情况,应及时到医疗机构松开减压,避免肢体压迫坏死。

三、关节僵硬

患肢长时间固定、静脉和淋巴回流不畅,关节腔中浆液纤维性渗出和纤维蛋白沉积,发生纤维粘连,并伴有关节周围软组织挛缩,致使关节活动障碍。这是骨折和关节损伤最为常见的并发症。及时拆除固定和积极进行功能锻炼是预防和治疗关节僵硬的有效方法。

四、肌肉萎缩

肢体一旦固定或缺乏运动就会发生肌肉萎缩,通过肌肉的主动收缩可以减轻肌肉萎缩的程度,具体方法为:如果关节可以活动,可以做肌肉的等长收缩(即肌肉用力但肢体不会产生动作)及等张收缩(肌肉用力且产生动作),如果关节被固定住,则可以进行等长收缩的锻炼。

五、坠积性肺炎

多发生于因骨折长期卧床不起的患者,特别是股骨粉碎性骨折、年老体弱和伴有慢性病的患者,有时可因此而危及患者生命,应鼓励患者及早下床活动。

六、褥疮

严重骨折后患者长期卧床不起,身体骨突起处受压,局部血液循环障碍易形成褥疮。常见部位有骶骨部、枕部、足跟部。

七、下肢深静脉血栓形成

多见于骨盆骨折或下肢骨折,下肢长时间制动,静脉血回流缓慢,加之损伤所致血液高凝状态,易发生血栓形成。应加强活动锻炼,同时可应用弹力袜、足底静脉泵等设备,预防其发生。

(王　菲　李　晶　许庆超　王昌俊　刘　佳)

第四节　石膏固定患者的护理

一、准备的材料

1. 厚度:上肢一般是 12～14 层,下肢 14～16 层,太胖的另当别论,具体情况具体分析。石膏太厚了容易断裂,且不美观,薄了起不到固定效果。全国各个地方应该都不一样,但应该不会差的太大,基本原则不会变。

2. 宽度:包围肢体周径 2/3 为宜。

3. 衬垫、绷带:衬垫石膏主要用于创伤后和手术后可能发生肿胀的固定,对于肢体肿胀有缓冲余地,因为是在急诊,我们是常规打衬垫石膏的。至于无衬垫石膏,多用于损伤较轻或手术较小,一般不会发生严重肿胀的肢体固定。对新鲜骨折、软组织损伤或感染有肿胀趋势者及术后有预期的反应性肿胀等均不能用无衬垫石膏,而且对技术要求相对要高。

4. 生石膏加热到 107℃～130℃,失去 3/4 的结晶水即为熟石膏,熟石膏接触水分后可较快地重新结晶而硬化,石膏干固定型后,如接触水分,可以软化,由于石膏有吸水后再硬固及再柔软的可塑性,在骨科领域中,常用作维持骨折或手术修复后的固定,作患部的牵引或伸展,治疗矫正关节畸形等。石膏型的种类较多,按形状可分为石膏托、管型石膏、石膏围领等几种,按有无衬垫又可分为有垫石膏与无垫石膏两种,按固定部位可分上臂石膏、前臂石膏、上肢肩人字形石膏、小腿石膏、大腿石膏、下肢髋人字形石膏等。

二、石膏包扎前护理

1. 患者的体位:一般将肢体放在功能位。

2. 皮肤的护理:肢体皮肤清洁,但不需剃毛。若有伤口,则用消毒纱布、棉垫覆盖,避免用绷带环绕包扎或粘贴橡皮胶。

3. 骨突部加衬垫:常用棉织套、纸棉、毡、棉垫等物,保护骨突部的软组织,保护畸形纠正后固定的着力点,预防四肢肢端发生血循环障碍。

三、石膏包扎后护理

(一)患者的搬动

石膏未干透时,不够坚固,易变形断裂,也容易受压而产生凹陷,因此石膏须干硬后才能搬动患者,同时搬动时只能用手掌托起石膏而不能用手指,以免形成压迫点。

(二)患肢抬高,适当衬垫给骨突部减压

如下肢石膏固定后要用硬枕垫在小腿下使足跟部悬空,上肢石膏固定后,可用绷带悬吊将前臂抬高。

(三)促进石膏干固

夏季可将石膏暴露在空气中,或用电扇吹干,冬天可用电灯烘烤,使用时注意让石膏蒸发的水蒸汽散出,注意用电安全,灯的功率不可过大,距离患者身体不可太近,照射 1~2 h 应关灯 10~15 min,以免灼伤患者。神志不清、麻醉未醒或不合作的患者在使用烤灯时要有人看护,以免发生意外。

(四)患肢的观察

石膏固定后,要用温水将指(趾)端石膏粉迹轻轻拭去,以便观察。

1. 观察肢体末端血循环。颜色是否发紫、发青、肿胀、活动度、感觉是否麻木、疼痛,如有须及时报告,可采取石膏正中切开,局部开窗减压等措施,不要随便给镇痛剂。

2. 观察出血与血浆渗出情况。切口或创面出血时,血渍可渗透到石膏表面上,可沿血迹的边缘用红笔划图将出血范围定时作标志观察,伤口出血较多时可能从石膏边缘流出,因此要认真查看血液可能流到外面,棉褥是否污染。

3. 有无感染征象。如发热,石膏内发出腐臭气味,肢体邻近淋巴结有压痛等。

四、预防

(一)预防石膏压迫褥疮及"开窗水肿"

要警惕不在伤口或患处的压痛点,可能是石膏包扎太紧对局部压迫,不能随意用止痛剂,以免引起石膏压迫褥疮,必要时作石膏开窗减压。开窗减压后局部用纱布、棉垫垫在窗口皮肤上,外再覆盖原石膏片后用绷带包扎,避免组织水肿。

预防石膏边缘压迫而致神经麻痹。如小腿石膏位置高可压迫腓骨小头致腓总神经麻痹,应观察有无足下垂、足背麻木等症状。

(二)褥疮的预防

1. 定时帮助患者翻身。下肢人字形石膏干固后即要帮助患者翻身俯卧,每日 2 次。

2. 加强局部皮肤按摩。用手指沾酒精伸入石膏边缘里面进行皮肤、尾骶部、足外踝未包石膏的骨突部位的按摩。

3. 床单保持清洁、平整、干燥、无碎屑。

(三)石膏型的保护

1. 防折断,帮助翻转髋人字形石膏时,应将患者托起悬空翻转。

2. 保持石膏的清洁,防止大小便污染,可在臀部石膏开窗处垫塑料布,可引流尿液入便盆,大便污染后应及时用清水擦去。

3. 足部行走石膏可用步行蹬保护。

(四)下床行走和功能锻炼

石膏固定,未固定的关节应尽量活动,早期可作被动活动,按摩帮助消肿,但尽量应鼓励患者作主动锻炼。

(孙振刚　张爱美　刘兰香　徐莉莉)

第五节　牵引患者的护理

一、目的

1. 牵拉关节和骨骼,使脱位的关节和错位的骨骼复位,并维持复位后的位置。
2. 牵拉并固定关节,以减轻关节面所承受的压力,缓解疼痛。
3. 矫正和预防肌肉挛缩所致的畸形。

二、作用

1. 骨折、关节脱位的复位及维持复位后的稳定。
2. 挛缩畸形的矫正治疗和预防。
3. 炎症肢体的制动和抬高。
4. 解除肌痉挛,改善静脉回流,消除肢体肿胀,为骨、关节疾病做好治疗前准备。
5. 防止因骨骼病变所致的病理性骨折。

三、方法

1. 皮牵引:是借助胶布贴于伤肢皮肤上或用海绵牵引带包压伤肢皮肤,利用肌肉在骨骼上的附着点,将牵引力传递到骨骼。此法操作简便,患者痛苦少,对肢体损伤小。
2. 骨牵引:是将不锈钢针穿入骨骼的坚硬部位,通过牵引钢针直接牵引骨骼,优点是承受力大而且时间较久,效果确实,但因需要在骨骼上穿针,对患者具有一定的痛苦和感染的机会。
3. 兜带牵引:是利用布带或海绵带兜住身体突出部位施加牵引力,以达到牵引的作用。

四、护理措施

(一)心理护理

向患者及家属解释牵引的意义、目的、步骤及注意事项,以便取得配合。

（二）一般护理

1. 凡新作牵引的患者应列入交接班项目。

2. 加强生活护理。应协助患者满足正常生理需要，如协助洗头、擦浴，教会患者使用床上拉手、床上使用便盆等。

3. 局部皮肤护理。注意观察胶布牵引患者，胶布边缘皮肤有无水泡或皮炎。若有水泡可用注射器抽吸并给予换药；若水泡面积较大，应立即去除胶布，暂停牵引或换用其他牵引方法。

4. 维持有效血液循环。皮牵引时密切观察患者患肢末梢血液循环情况，检查局部包扎有无过紧、牵引重量是否过重。若局部出现青紫、肿胀、发冷、麻木、疼痛、运动障碍以及脉搏细弱时应详细检查，分析原因并及时报告医师。

5. 预防感染。骨牵引时，穿针处皮肤应保持清洁，以无菌敷料覆盖。每日用 75% 酒精消毒穿针处 2~3 次，勿去除已形成的血痂，以防发生感染。若牵引有滑动移位，应消毒后予以调整。

6. 并发症的护理

（1）预防足下垂。下肢水平牵引时，应在膝外侧垫海绵，防止压迫腓总神经，应用足底托板将小腿关节置于功能位。若病情许可，应定时做小腿关节活动，预防足下垂。

（2）预防压疮。由于持续牵引和长期卧床，凡骨隆突部位，如肩胛部、骶尾部、足跟等处予以每 2~3 h 按摩 1 次，必要时用棉垫、软枕、棉圈、气垫等加以保护，每日应以温水擦浴，可用 5% 红花酒精按摩，并保持局部皮肤干燥，保持床单位清洁、平整、无渣屑。

（3）预防坠积性肺炎。鼓励患者每日定时利用牵引架上拉手抬起上身，练习扩胸，做深呼吸及有效咳嗽，并协助患者拍背。

（4）预防便秘。鼓励患者多饮水，进食高纤维食物，每日做腹部按摩，提肛肌收缩锻炼，若已发生便秘，则遵医嘱服用缓泻剂。

7. 牵引时的注意事项

（1）皮牵引时胶布绷带有无松脱，扩张板位置是否正确；颅骨牵引时，每日检查牵引弓，并拧紧螺母，防止牵引脱落。

（2）牵引重量应保持悬空，牵引重量不可随意增减或移去，以免影响骨折的愈合。

（3）牵引绳不可随意放松，以免影响牵引力。

（4）颅骨牵引时，应抬高床头；下肢牵引时，抬高床尾 15~30 cm，若身体移位，抵住了床头或床尾，应及时调整，以免失去反牵引作用。

（5）在冬季暴露肢体可穿袜套或棉脚套保护，以防冻伤。

（6）颌枕带牵引时，头部制动，防止颌枕带突然松脱，压迫气管引起窒息。

（7）告知患者或家属牵引期间始终保持正确位置，牵引方向与肢体长轴应成直线，从而达到有效的牵引。

（孙振刚　张爱美　王　菲　李　晶）

第六章 上肢骨折

第一节 锁骨骨折

锁骨呈"S"型,是人体上肢与躯干的唯一骨性连接。锁骨不仅是重要的上肢骨,也是美丽性感的象征。锁骨很容易受伤,形成骨折。多数情况下的锁骨骨折为间接暴力导致,常见的情形为跌倒后上肢撑地,暴力上传冲击锁骨形成骨折。另外,新生儿产伤导致的锁骨骨折也很常见。

一、病因

间接与直接暴力均可引起锁骨骨折,但间接暴力较多。摔伤是锁骨骨折的主要原因,以儿童最为多见,大约50%的锁骨骨折发生于7岁以下的儿童。直接外力,如从前方打击、撞击锁骨,或摔倒时肩部直接着地,均可造成锁骨骨折。摔倒时手掌着地,外力通过前臂、上臂传导至肩,再传至锁骨,遭受间接外力和剪切应力也可造成骨折,因着力点不同而异,多为粉碎或横行,幼儿多为青枝骨折,锁骨骨折的典型移位多表现为:近端受胸锁乳突肌牵拉向上后移位,远端因肢体重量及胸大肌牵拉向前、下、内侧移位,形成断端短缩重叠移位。

二、临床症状

受伤后,如果锁骨部出现下列症状,就要考虑是否有锁骨骨折。
1. 疼痛。
2. 肿胀、淤青。
3. 锁骨外观畸形、异常。
4. 患侧上肢活动障碍;婴幼儿哭闹等。

三、诊断

1. 患者有上肢外展跌倒或局部被暴力直接打击等外伤史,伤后肩部出现疼痛,上肢不敢活动,X线片可确诊,并显示骨折移位及粉碎情况。
2. X线:绝大多数的锁骨骨折通过X线都能检查出来,明确诊断并指导治疗。
3. 其他:其他检查如CT,MRI等可以检查锁骨及周边软组织情况,明确有无韧带损伤等。如合并神经血管损伤,则需要做肌电图等进一步检查。

四、分类

Allman 将锁骨骨折分成三类。

1. 第 1 类为最常见的中段骨折。此段无韧带附着,常紧靠喙锁韧带内缘断裂,内碎段因胸锁乳突肌的牵拉而上抬,骨折向上成角。皮下可见有明显的隆起,老人常为粉碎性骨折。

2. 第 2 类为喙锁韧带以外骨折,占 10％,大多因直接暴力所致。内外断端均有韧带固定在喙突或肩峰上,常发生骨不连。Neer 又将此类骨折分成两型,Ⅰ型指喙锁韧带未断,骨折很少移位;Ⅱ型指喙锁韧带断裂且与断骨脱离,有明显移位趋势;斜方肌可将内碎段拉向后方,上肢的重力将外碎段拉向下,躯干肌将外碎段拉向胸廓,肩胛韧带又可在上肢活动时使锁骨旋转 40°。

3. 第 3 类为锁骨胸骨端骨折,多为间接暴力所致,肋锁韧带完整时很少移位。

五、治疗

锁骨骨折确诊后就需要采取治疗措施。常见的处理方式可分为保守治疗和手术治疗。

1. 保守治疗:如果锁骨骨折移位不明显,不影响上肢关节的活动,则可行保守治疗。最常见的治疗方式为"8"字绷带固定法。应注意绷带的松紧,过松失去固定作用,骨折移位;过紧则易导致腋窝处压迫,严重时可造成神经、血管损伤。故出现上肢麻木、肿胀、冰凉时,应马上就诊或复查。

2. 手术治疗:锁骨骨折明显移位、锁骨远端 1/3 骨折、合并血管神经损伤则需要手术治疗。手术方式通常是将移位的锁骨重新复位,用内固定材料如钢板、螺钉等将锁骨固定,以便手术后患者可以早期进行功能锻炼。多数情况下骨折愈合后还需要再次手术取出内固定材料。

六、护理

(一)非手术治疗及术前护理

1. 心理护理:青少年及儿童锁骨骨折后,因担心肩、胸部畸形,影响发育和美观,常会发生焦虑、烦躁心理。应告知其锁骨骨折只要不伴有锁骨下神经、血管损伤,即使是在叠位愈合,也不会影响患侧上肢的功能,局部畸形会随着时间的推移而减轻甚至消失,治疗效果较好,以消除患者心理障碍。

2. 饮食:给予高蛋白、高维生素、高钙及粗纤维饮食。

3. 体位:局部固定后,宜睡硬板床,取半卧位或平卧位,避免侧卧位,以防外固定松动。平卧时不用枕头,可在两肩胛间垫上一个窄枕,使两肩后伸外展;在患侧胸壁侧方垫枕,以免悬吊的患肢肘部及上臂下坠。患者初期对肩胛区枕不习惯,有时甚至自行改变卧位,应向其讲清治疗卧位的意义,使其接受并积极配合。告诉患者日间活动不要过多,尽量卧床休息,离床活动时用三角巾或前臂吊带将患肢悬吊于胸前,双手叉腰,保持挺胸、提肩姿势,可缓解对腋下神经、血管的压迫。

4.病情观察:观察上肢皮肤颜色是否发白或青紫,温度是否降低,感觉是否麻木,如有上述现象,可能系"8"字绷带包扎过紧所致。应指导患者双手叉腰,尽量使双肩外展后伸,如症状仍不缓解,应报告医生适当调整绷带,直至症状消失。"8"字绷带包扎时禁做肩关节前屈、内收动作,以免腋部血管神经受压。

5.功能锻炼

(1)早、中期:骨折急性损伤经处理后 2～3 d,损伤反应开始消退,肿胀和疼痛减轻,在无其他不宜活动的前提下,即可开始功能锻炼。准备:仰卧于床上,两肩之间垫高,保持肩外展后伸位。第 1 周做伤肢近端与远端未被固定的关节所有轴位上的运动,如握拳、伸指、分指、腕屈伸、绕环、肘屈伸、前臂旋前、旋后等主动练习,幅度尽量大,逐渐增大力度。第 2 周增强肌肉的收缩练习,如捏小球、抗阻腕屈伸运动。第 3 周增强抗阻的肘屈伸与前臂旋前、旋后运动。

(2)晚期:骨折基本愈合,外固定物去除后进入此期。此期锻炼的目的是恢复肩关节活动度,常用的方法有主动运动、被动运动、助力运动和关节主动牵伸运动。第 1～2 d 患肢用三角巾或前臂吊带悬挂胸前站立位,身体向患侧侧屈,做肩前后摆动;身体向患侧侧屈并略向前倾,做肩内外摆动。应努力增大外展与后伸的运动幅度。第 3～7 d 开始做肩关节各方向和各轴位的主动运动、助力运动和肩带肌的抗阻练习,如双手握体操棒或小哑铃,左右上肢互相做肩的前上举、侧后举和体后上举。每个动作 5～20 次。第 2 周增强肩外展和后伸主动牵伸:双手持棒上举,将棒棍放颈后,使肩外展、外旋,避免做大幅度和用大力的肩内收与前屈练习。第 3 周增强肩前前屈主动牵伸,肩内外旋牵伸:双手持棒体后下垂将棍棒向上提,使肩内旋。以上练习的幅度和运动量以不引起疼痛为宜。

(二)术后护理

1.体位:患侧上肢用前臂吊带或三角巾悬吊于胸前,卧位时去枕,在肩胛区垫枕使两肩后伸,同时在患侧胸壁侧方垫枕,防止患侧上肢下坠,保持上臂及肘部与胸部处于平行位。

2.症状护理

(1)疼痛:疼痛影响睡眠时,适当给予止痛、镇静剂。

(2)伤口:观察伤口有无渗血、渗液情况。

3.一般护理:协助患者洗漱、进食及排泄等,指导并鼓励患者做些力所能及的自理活动。

4.功能锻炼:在术后固定期间,应主动进行手指握拳、腕关节的屈伸、肘关节屈伸及肩关节外展、外旋和后伸活动,不宜做肩前屈、内收的动作。

(三)出院指导

1.休息:早期卧床休息为主,可间断下床活动。

2.饮食:多食高蛋白、高维生素、含钙丰富、刺激性小的食物。

3.固定:保持患侧肩部及上肢于有效固定位,并维持 3 周。

4.功能锻炼:外固定的患者需保持正确的体位,以维持有效固定,进行早、中期的锻炼,避免肩前屈、内收动作。解除外固定后则加强锻炼,着重练习肩的前屈、旋转活动,如两臂做划船动作。值得注意的是应防止两种倾向:①放任自流,不进行锻炼;②过于急躁,活动幅度过大,力量过猛,造成软组织损伤。

5. 复查时间及指证:术后 1 个月、3 个月、6 个月需进行 X 线摄片复查,了解骨折愈合情况。有内固定者,于骨折完全愈合后取出。对于手法复位外固定患者,若出现下列情况须随时复查:骨折处疼痛加剧,患肢麻木,手指颜色改变,温度低于或高于正常等。

(孙振刚　张爱美　刘兰香　徐莉莉　王玉芳)

第二节　肱骨髁上骨折

肱骨髁上骨折系指肱骨远端内外髁上方的骨折。其中伸直型占 90% 左右。以小儿最多见,多发年龄为 5～12 岁。当肱骨髁上骨折处理不当时容易引起缺血性肌挛缩或肘内翻畸形。

一、病因

1. 无移位肱骨外科颈骨折:无移位肱骨外科颈骨折包括裂缝型和无移位嵌入型骨折。直接暴力较小,可产生裂缝骨折。跌倒时,上肢伸直外展,手掌触地,两骨折断端嵌入而无移位产生无移位嵌入骨折。

2. 外展型骨折:间接暴力造成骨折。跌倒时上肢外展,手掌触地在外科颈处发生骨折。骨折近端内收,骨折远端外展,外侧骨皮质嵌插于近侧断端内侧,形成向内、向前成角移位。或者两骨折段断端重叠移位。骨折远端移位在骨折近端内侧,形成向前、向内成角畸形。

3. 内收型骨折:较少见。与外展型骨折相反。跌倒时手或肘着地,上肢内收,骨折近段肱骨头外展,骨折远段肱骨干内收,形成向外成角畸形。

二、临床症状

1. 肘部肿胀,压痛,功能障碍。

2. 局部有异常活动、骨擦音。

3. 肱动脉挫伤或压迫可发生血管痉挛、疼痛,或桡动脉搏动消失、手部皮肤苍白、发凉麻木。正中神经受损可引起拇指对掌功能障碍及桡侧三指半感觉减退或消失。

三、诊断

1. 外伤史:以生活及运动意外为多发,且多见于学龄前儿童。

2. 以肘部肿胀(多较明显)、剧痛及活动受限为主,髁上部位压痛明显,并可触及骨擦感和反常活动。肘关节骨性标志:肘后三角关系正常时,关节正、侧位片可显示骨折的类型和移位程度。同时应常规检查有无肱动脉、正中神经和尺神经、桡神经损伤。

3. 影像学检查:常规正、侧位 X 线片即可确诊及分型。

（1）伸直型肱骨髁上骨折的特点是：骨折线位于肱骨下段鹰嘴窝水平或其上方，骨折的方向为前下至后上，骨折向前成角，远折端向后移位。

（2）屈曲型肱骨髁上骨折的特点：骨折线可为横断，骨折向后成角，远折端向前移位或无明显移位。

（3）粉碎型肱骨髁上骨折的特点：多属肱骨髁间骨折，骨折线形状可为 T 型和 Y 型。

四、治疗

肱骨髁上骨折的药物治疗尚无特效药，其治疗主要为以下几种。

1. 手法复位小夹板固定：肱骨干各型骨折均可在局麻下或臂丛麻醉下行手法整复，根据 X 片移位情况，分析受伤机理，采取复位手法。麻醉后，纵向牵引纠正重叠，推按骨折两断端复位，小夹板固定。长管型石膏亦也固定，但限制肩、肘关节活动。石膏过重可造成骨端分离，影响骨折愈合。无移位肱骨干骨折仅用夹板或石膏托固定。

2. 骨折合并桡神经损伤：骨折无移位，神经多为挫伤，小夹板或石膏固定，观察 1~3 个月，神经无恢复可手术探查。骨折移位明显，桡神经有嵌入骨折断端可能。手法复位可造成神经断裂应特别小心。手术探查神经时，同时作骨折复位内固定。晚期神经伤多为压迫或粘连，应考虑手术治疗。

3. 开放性骨折：伤势轻无神经受损，可彻底清创，关闭伤口，闭合复位外固定，变开放伤为闭合伤。伤情重错位多可彻底清创，探查神经、血管，同时复位固定骨折。

4. 陈旧性肱骨干骨折不愈合：肱骨干骨折无论用石膏或小夹板固定，因肢体重量悬吊作用很少发生重叠、旋转及成角畸形，因牵拉过度造成延迟愈合或不愈合者多见，用石膏固定尤为常见。治疗肱骨干骨折时，要注意骨折断端分离，早期发现及时处理。已经不愈合者，应手术内固定并植骨促进愈合。

五、护理

（一）术前护理

1. 做好心理护理：患者因意外再加上患肢疼痛，易产生恐惧和紧张的心情，护士应以敏捷的动作和温和的语言安慰患者，取得患者的信任，争取配合。对需手术的患者，应向患者讲清手术的必要性，术前及术后的相关注意事项，让患者以良好的心理状态进入手术。

2. 饮食：给予高蛋白、高维生素、含钙丰富的食物，注意食物的色、香、味，增加患者的食欲。

3. 移动患者或进行各种操作时，动作应轻柔准确，防止粗暴剧烈，加重患者的疼痛。

（二）术后护理

1. 术后应观察患肢有无血管痉挛、肌肉供血不足的症状，肌肉缺血 6 h 会造成缺血性挛缩，这是一种严重的并发症，应密切观察，一旦发现应及时通知医生，采取减压措施，挽救患肢。

2. 术后要维持有效固定,经常检查固定位置,查看有无松动,局部有无压迫症状,保持患肢于功能位置,如果肘关节屈曲角度过大,会影响桡动脉正常搏动。

3. 功能锻炼:术后当日可以做握拳、屈伸手指的练习,第二天增加腕关节的屈伸练习,胸前悬挂三角巾悬吊患肢,做肩关节的前后摆动练习,1周后增加肩部的主动练习,包括肩部的屈伸、内收、外展与耸肩,并逐步增加其运动幅度。3周后去除外固定,主动行肘关节屈伸练习和旋前、旋后练习。

(孙振刚　张爱美　刘兰香　徐莉莉　隋　英)

第三节　桡骨头半脱位

桡骨头半脱位又称牵拉肘,桡骨头与肱骨小头构成的关节轻度脱位引起功能障碍的疾病,是婴儿时期较常见的意外损伤。5岁以内小儿,前臂如被牵拉极易造成脱位。

一、病因

1. 由于5岁以下小儿桡骨头发育不全,桡骨头轮廓呈椭圆形,偏外后侧较平,环状韧带只是一片薄弱的纤维膜,松弛,极易造成脱位。

2. 常见于年轻的父母搀着小儿上街,小儿的上肢上举,父母的上肢下垂,遇有台阶时父母的手突然提起小儿的手,或用强制的手段帮小儿穿上衣服,粗暴的牵拉力也会造成桡骨头半脱位。

3. 当前臂旋前位牵引时,此关节产生负压,造成环状韧带紧张,呈漏斗状,以致滑越桡骨头,使前臂发生旋转困难。小儿在走路或穿衣时,前臂被纵向牵拉,桡骨头即向远端滑移;恢复原位时,环状韧带的上半部不及退缩,卡压在肱桡关节内,造成脱位。

二、临床表现

患儿在抬患肢时疼痛剧烈,出现耸肩,前臂略旋前贴胸,肘关节略屈,不愿活动、畸形,桡骨头处压痛、活动障碍。

三、诊断

1. 有上肢被牵拉病史,通常是年轻的父母搀着小儿上街,小儿的上肢上举,父母的上肢下垂,遇有台阶时,父母的手突然提起小儿之手帮助小儿走过台阶,此时立刻出现症状;或用强制手段为小儿套上羊毛衫,粗暴的牵拉力量也会出现桡骨头半脱位。

2. 小儿诉肘部疼痛不肯用该手取物和活动肘部,拒绝别人触摸。

3. 检查所见体征很少,无肿胀和畸形,肘关节略屈曲,桡骨头处有压痛。

4. X线检查阴性。

四、治疗和护理

1. 要早期手法复位,防止局部水肿后造成困难。

2. 复位成功后,用颈腕带悬吊一周,防止复发而形成习惯性脱位。

3. 手法复位方法:术者一手握住患肘腕部上方,另一手用拇指向背侧按压桡骨小头,同时迅速将前臂旋后,屈肘90°并同时使前臂再旋前,此时如感到有复位时的弹响,说明复位。病儿哭闹停止,并可自主取物、上举。如无弹响,病儿哭闹不停,患侧手仍不敢持物,可能未复位或复位时间较晚,局部有水肿造成弹响不明显。需观察一段时间,必要时重新复位。

(孙振刚　张爱美　刘兰香　徐莉莉　隋　英)

第四节　桡骨下端骨折

桡骨下端骨折是指距桡骨下端关节面 3 cm 以内的骨折,这个部位是松质骨与密质骨的交界处,为解剖薄弱处,一旦遭受外力,容易骨折,常伴桡腕关节及下尺桡关节的损坏。桡骨下端构成桡腕关节,其关节面向掌侧倾斜 10°~15°,向尺侧倾斜 20°~25°,当骨折发生移位时,其关节面角度发生改变,因此可形成常见的伸直型骨折和屈曲型骨折。桡骨下端骨折极为常见,多见于老年妇女、儿童及青年。

一、病因

多由间接暴力发生骨折。跌倒时,前臂旋前,腕关节背伸,手掌着地,可引起伸直型桡骨下端骨折(Colles 骨折)。远折段向背侧及桡侧移位。老年人桡骨下端骨折常为粉碎型,关节面可被破坏。幼年患者遭受同样暴力,可发生桡骨下端骨骺分离。移位情况与成人相似。屈曲型桡骨下端骨折较少见,手背着地,腕关节急剧掌屈所致。远折段向掌侧及桡侧移位。

二、临床表现

1. 受伤后腕关节上方明显肿胀,疼痛,局部压痛,有纵轴叩痛。

2. 移位骨折有典型畸形,伸直型骨折远端向背侧移位,可出现"餐叉样"畸形,向桡侧移位可出现"枪刺刀"畸形。屈曲型骨折则出现相反的畸形。

三、诊断

1. 跌伤时有手掌或手背着地的创伤史。

2. 具有上述症状和体征。

3. X 线摄片可确诊。

四、分类

(一)伸直型畸形表现

1. "银叉(餐叉)"型畸形:外伤后,因远折端移向背侧,侧面可见典型的"餐叉"型畸形。
2. "枪刺刀"状畸形:因远折端向桡侧移位,且有缩短移位时桡骨茎突上移至尺骨茎突同一平面,甚至高于尺骨茎突的平面,呈"枪刺刀"畸形。

(二)屈曲型畸形表现

与伸直型相反,故称反 Colles 骨折,可见骨折远端向掌侧移位,而近端向背侧移位。

五、治疗

1. 无移位的骨折

用石膏四头带或小夹板固定腕关节于功能位 3～4 周。

2. 有移位的伸直型骨折或屈曲型骨折

多可手法复位成功。伸直型骨折,非粉碎性未累及关节面者,常采用牵拉复位法;老年患者、粉碎骨折、累及关节面者,常采用提按复位法。复位后,保持腕关节掌屈及尺偏位,石膏或外固定架固定 4 周。屈曲型骨折纵向牵引后复位方向相反,复位后,腕关节背屈和旋前位固定 4 周。固定后即拍 X 线片检查对位情况外,1 周左右消肿后需拍片复查,如发生再移位应及时处理。

3. 粉碎性骨折

复位困难或复位后不易维持者(如巴尔通骨折),常需手术复位,克氏针、螺丝钉或 T 型钢板内固定。术后石膏固定 6 周。

4. 合并症的处理

骨折畸形连接,凡导致功能障碍者,应手术纠正畸形及内固定。下尺桡关节脱位影响前臂旋转者,可切除尺骨小头。合并正中神经损伤,观察 3 个月不恢复者,应探查松解神经,并修平突出的骨端。迟发性伸拇肌腱断裂者,应去除骨赘、修复肌腱。骨质疏松者应给于相应治疗,以防止其他严重骨折(如股骨颈骨折)合并症的发生。

六、护理

(一)术前护理

1. 心理护理

因骨折固定而限制了手的活动,给生活带来不便,易产生焦虑和烦躁心理。应主动、关心、体贴他们,帮助其完成部分自理活动。

2. 饮食

宜高蛋白、高热量、含钙丰富的、易消化饮食,多饮水、多食蔬菜和水果,防止便秘。

3. 维持有效的固定

夹板和石膏固定松紧应适宜,特别是肿胀高峰期和消退后,应随时加以调整。过紧,将影响患肢的血液循环;过松,达不到固定的作用。维持远端骨折段掌屈尺偏位,患肢抬高,减轻肿胀。

4. 预防急性骨萎缩

骨折后,早期应抬高患肢,加强功能锻炼。当出现疼痛、皮温升高或降低、多汗或脱毛症状时,可进行对症处理,同时加强皮肤护理,防止溃疡形成。还可做理疗,必要时进行交感神经封闭。

5. 功能锻炼

复位固定早期即应进行手指屈伸和握拳活动及肩、肘关节活动。由于远端骨折段常向背侧和桡侧移位,因此,2周内禁忌做腕背伸和桡侧偏斜活动,以防复位的骨折端再移位。2~3周行功能位固定后,进行腕关节背伸和桡侧偏斜及前臂旋转活动。4~6周全部固定解除后,可做腕关节屈、伸、旋转及尺、桡侧偏斜活动。

(二)术后护理

1. 体位与固定

患肢前臂石膏托固定,平卧时以枕垫起;离床活动时用三角巾或前臂吊带悬挂于胸前。

2. 观察伤口及患肢的血运情况。

3. 加强功能锻炼

(1)早、中期:手术当日或手术后次日,做肩部悬吊位摆动练习。术后2~3 d后做肩、肘关节主动运动,手指屈伸、对指、对掌主动练习,逐日增加动作幅度及强度。术后第2~3周,做手握拳屈腕肌静力收缩练习。术后第3周增加屈指、对指、对掌的抗阻练习,捏橡皮泥或拉橡皮筋。

(2)晚期:开始腕部的屈、伸主动练习,腕屈曲抗阻练习。3~4 d后增加前臂旋前、旋后练习,两手相对进行腕关节屈伸练习,手掌平放于桌面向下用力,做腕关节背伸抗阻练习。1周后增加前臂旋转抗阻练习和腕背伸牵引。10 d后增加前臂旋前牵引,2周后增加前臂旋后牵引。

(孙振刚　张爱美　刘兰香　徐莉莉　隋　英)

第七章　下肢骨折

第一节　股骨颈骨折

股骨颈骨折是以髋部疼痛、腹股沟中点附近有压痛和纵轴叩击痛为主要表现的股骨头下至股骨颈基底部骨折。股骨颈骨折是指由于骨质疏松、老年人髋周肌肉群退变、反应迟钝或遭受严重外伤所致的股骨颈断裂。股骨颈骨折多发生于老年人,女性发生率高于男性。

一、病因

造成老年人发生骨折有两个基本因素,骨质疏松骨强度下降,加之股骨颈上区滋养血管孔密布,均可使股骨颈生物力学结构削弱,使股骨颈脆弱。另外,因老年人髋周肌群退变,反应迟钝,不能有效地抵消髋部有害应力,加之髋部受到应力较大(体重2～6倍),局部应力复杂多变,因此不需要多大的暴力,如平地滑倒、由床上跌下或下肢突然扭转,甚至在无明显外伤的情况下都可以发生骨折。而青壮年股骨颈骨折,往往由于严重损伤如车祸或高处跌落致伤。因过度过久负重劳动或行走,逐渐发生骨折者,称之为疲劳骨折。

二、临床表现

1. 畸形:患肢多有轻度屈髋屈膝及外旋畸形。
2. 疼痛:移动患肢时髋部疼痛明显。在患肢足跟部或大粗隆部叩击时,髋部感疼痛。
3. 肿胀:骨折后,出血不多,又有关节囊和丰厚肌群的包围,外观上不易看到肿胀。
4. 功能障碍:移位骨折患者在伤后不能坐起或站立,但也有一些无移位的线状骨折或嵌插骨折,一些患者在伤后仍能走路或骑自行车。对这些患者要特别注意。不要因遗漏诊断使无移位稳定骨折变成移位的不稳定骨折。
5. 患肢短缩:在移位骨折远端受肌群牵引而向上移位,因而患肢变短。

三、诊断

1. 老年人外伤后诉说髋部疼痛,不敢站立和行走,应首先考虑到有股骨颈骨折的可能。
2. 拍摄患髋正侧位X线片一般能确诊股骨颈骨折。观察X线片应注意股骨头的旋转及其程度;外后方有无蝶形骨片,其大小、位置,髋关节有无病变,有无骨质疏松及其程度;X线侧位片上应注意有无骨折端错位、张开、碎片及骨皮质有无皱褶等情况。但有些无移位的骨折伤后立即拍片X线片并不能显示骨折线,2~3周后骨折端部分骨质吸收,骨折线才清楚地显示出来。因此,凡临床上怀疑股骨颈骨折,虽然患髋X线片上暂时未见骨折线者,仍应按骨折处理,卧床2~3周后拍片复查。主张初次拍片时加拍骨盆平片,以与健侧进行对比,可疑骨折最好行CT、MRI,一般不易漏诊。另一种容易漏诊的情况见于多发损伤,常发生于青壮年患者,由于股骨干骨折等一些明显损伤掩盖了股骨颈骨折的症状,因此对此类患者一定要注意髋部检查,我们主张常规行骨盆平片检查。

四、治疗

1. 外固定方法:适用于外展型和中间型骨折,一般多采用患肢牵引或抗足外旋鞋8~12周,防止患肢外旋和内收,需3~4个月愈合。

2. 内固定方法:目前有条件的医院在电视X光机的配合下,采用闭合复位内固定,如无X光机设备,亦可采用开放复位内固定。

3. 内固定同时植骨:对于愈合较困难或陈旧性骨折,为了促进其愈合,于内固定同时植骨。植骨方法有两种:①游离植骨:如取腓骨或胫骨条由大转子下插入股骨头,或用松质骨填充骨缺损等;②带蒂植骨:较常用的是缝匠肌蒂骨瓣植骨术。随着显微外科技术的进展,已开展带血管蒂植骨术,如旋髂深动脉骨瓣的骨移植术。

4. 截骨术:对于愈合较为困难或一些陈旧骨折可有选择地施行截骨术,如转子间截骨术或转子下截骨术。截骨术具有手术操作容易,患肢缩短少,有利于骨折愈合和功能恢复等优点。

5. 人工关节置换术

五、护理

1. 股骨颈骨折多见于老年人,感觉及反应都比较迟钝,生活能力低下,并且有不少老年人合并有其他疾病,如心脏病、高血压、糖尿病、脑血栓、偏瘫、失语、大小便失禁、气管炎、哮喘病等。因此,护理人员首先应细致地观察、了解病情,给予及时适当的治疗和护理,同时要加强基础护理,预防肺炎、泌尿系感染、褥疮等并发症的发生。

2. 螺纹钉内固定术后,应严密观察患者体位摆放是否正确。正确的体位应保持患肢外展中立位,严禁侧卧、患肢内收、外旋、盘腿坐,以防螺纹钉移位。

3. 陈旧性股骨颈骨折行"带血管骨瓣移植术后",4周内禁止患者坐起,以防骨瓣、血管蒂脱落。伤口置负压引流管的患者,注意观察引流液的量、颜色、性质,以及时发现出血的速度及量,为治疗提供依据。

(孙振刚　张爱美　刘兰香　徐莉莉　陈燕秋)

第二节　股骨干骨折

股骨干骨折以局部肿胀、疼痛、压痛、功能丧失,出现缩短、成角和旋转畸形,可扪及骨擦音、异常活动为主要表现的股骨转子下至股骨髁上部位骨折。股骨干骨折是临床上最常见骨折之一,约占全身骨折6%,股骨是人体最长、最大的骨骼,且是下肢主要负重骨之一,如果治疗不当,将引起下肢畸形及功能障碍。

一、病因

多数骨折由强大的直接暴力所致,如撞击、挤压等;一部分骨折由间接暴力所致,如杠杆作用、扭转作用,由高处跌落等。儿童的股骨干骨折可能为不全骨折或青枝骨折;成人股骨干骨折后,引起的出血可500~1 000 mL,出血多者,在骨折数小时后可能出现休克现象。由挤压伤所致股骨干骨折,有引起挤压综合征的可能性。

二、临床表现

伤后患肢疼、活动受限,少数可有休克的症状。患肢肿胀、畸形、压痛、或有异常活动或听到骨擦音。

三、诊断

对于意识清醒的患者,股骨干骨折的诊断常常是比较明显的。但是,对于因钝器或锐器致伤的所有患者应有条理地检查肢体,以确保对这些患者的诊断是及时而又准确的。影像学检查(如X线平片、CT)有助于诊断的明确和骨折的分类。

四、治疗

1. 非手术治疗
骨牵引法:由于需长期卧床,住院时间长,并发症多,目前已逐渐少用。骨牵引现在更多的是作为常规的术前准备或其他治疗前使用。

2. 手术治疗
近几年来,由于内固定器械的改进,手术技术的提高以及人们对骨折治疗观念的改变,股骨干骨折多趋向于手术治疗。内固定的选择应考虑到患者的全身情况、软组织情况及骨折损伤类型。内固定材料包括钢板螺钉固定和髓内钉固定。

五、护理

1. 严密观察生命体征的变化,及时测量体温、脉搏、呼吸、血压,如有异常及时报告医生。

2. 观察牵引轴线、牵引滑轮、牵引重量是否正确。如发现滑轮偏移、轴线不对应随时调整。牵引重量不可随意加减。股骨干骨折初期牵引重量一般为 6～8 kg，骨折重叠纠正手法整复后，牵引重量可用 3～4 kg 维持。

3. 股骨上 1/3 骨折钢钳撬压者，应注意撬压钢针是否滑脱、松动，如有滑脱松动者应及时调整，避免骨折错位。

4. 股骨干骨折手法整复失败或畸形愈合行内固定手术者，术后应注意伤口有无渗血及患肢末梢血循环情况。

（孙振刚　张爱美　王　菲　李　晶　冯　珊）

第三节　髌骨骨折

髌骨骨折是以髌骨局部肿胀、疼痛、膝关节不能自主伸直，常有皮下瘀斑以及膝部皮肤擦伤为主要表现的骨折。

一、病因

骨折为直接暴力和间接暴力所致。直接暴力多因外力直接打击在髌骨上造成髌骨骨折，如撞伤、踢伤等，骨折多为粉碎性。间接暴力多由于股四头肌猛烈收缩、牵拉所致，如突然滑倒时，膝关节半屈曲位，股四头肌骤然收缩，牵髌骨向上，髌韧带固定髌骨下部，而造成髌骨骨折，多为横行骨折。

二、临床症状

髌骨骨折后常发生膝关节肿胀积血，髌前可见皮肤擦伤及皮下血肿，压痛明显，有移位的骨折可触及骨折间隙，被动活动时膝关节剧痛，有时可感觉到骨擦感。

三、诊断

1. 疼痛，按压患处疼痛会加重。
2. 膝关节肿胀，部分患者浮髌试验阳性。
3. 活动障碍，以伸膝障碍为主。
4. 部分患者骨折移位明显可触及骨擦感。

四、治疗

（一）无移位或移位在 0.5 cm 以内的髌骨骨折

可采用保守治疗。早期冷敷，加压包扎，减少局部出血。保持膝关节伸直位，用石膏托或下肢支架固定 4～6 周，即可开始股四头肌等长收缩。6 周后开始作膝关节主动屈伸活动训练。固定过程中，若关节内血肿张力大，可在严格无菌条件下抽出积血，加压包扎。

（二）移位大于 0.5 cm 的髌骨骨折

建议手术治疗。髌骨骨折的内固定方法多种,可分为两类:一类行内固定后仍需一定时间的外固定;另一类内固定比较坚强,不需外固定。

1. 张力带钢丝内固定术。

（1）适应证:髌骨横行骨折;能复位的髌骨粉碎性骨折。

（2）手术方法:髌前纵行或横弧行切口,显露骨折线,自远折端骨折面,逆行穿出用两根直径 1.5 mm 的克氏针固定骨折端,手伸入关节腔内,触髌骨关节面平整后,用钢丝或钢缆作"8"字或环形缠绕克氏针固定。

（3）术后处理:不用外固定,术后第二天练习股四头肌收缩,多数骨折患者在术后 2 周能屈膝 90°并下地行走。

2. 髌骨上极或下级切除,股四头肌腱重新附丽术:①切除较小骨块或骨折粉碎部分,将髌韧带附丽于髌骨上段,或将股四头肌附丽于髌骨下段;②术后处理:用多量敷料包扎,长腿石膏伸直位固定 3 周,去石膏后不负重练习关节活动。6 周后扶拐逐渐负重行走,并加强关节活动度及股四头肌肌力锻炼。此法可保全髌骨作用,愈合快,股四头肌功能得以恢复,无骨折愈合及关节面不平滑问题。

3. 髌骨全切除:适用于不能复位,不能部分切除的严重粉碎性骨折。切除粉碎骨折块时,应尽量保护其骨膜及股四头肌腱膜。切除后缝合撕裂的扩张部及关节囊,使其恢复到正常松紧度。然后,将股四头肌腱下拉与髌腱缝合。不能直接缝合者,可用股四头肌腱翻转修补缝合。在股四头肌腱上做"V"形切口,把切下的腱瓣下翻,修补切除髌骨后新形成的缺损。也可用股外侧肌及股四头肌腱的外侧部的肌腱瓣向下翻转修补切除髌骨处的缺损。术后石膏托固定 4 周,练习膝关节伸屈活动。

五、护理

（一）术前护理

1. 做好心理护理。

2. 皮肤护理:给予备皮、麻醉药及抗菌药的皮试,皮试前要询问有无过敏史,备皮前应仔细检查皮肤情况,备皮时注意动作轻柔,备皮后协助患者将患肢清洗干净,急诊手术前要禁食禁水 6 h 以上。

3. 患肢护理:应尽量减少患肢的活动,需要移动时可用棉花腿包扎或直夹板固定后再予以移动。术前教会患者练习股四头肌力量的方法和在床上使用便器的方法,并告之术后有可能出现的一些不适以及出现不适的一些对策。

（二）术后护理

1. 一般护理:回病房后给患者以安慰,合理安排将患者抬至床上,抬时要特别注意为患者保暖,保护各种管道,防止脱落;检查麻醉穿刺处有无渗出;按麻醉术后护理常规护理,去枕平卧及禁食水 6 h;向患者交待注意事项;给予生活护理,将日常用品、信号灯等放于易取处。

2. 肢体护理：给予患肢抬高，高度要高于患者的心脏水平，利于血液循环，防止患肢肿胀；密切观察生命体征的变化；密切观察患肢血运，皮肤温度、神经感觉、踝及足趾活动、末梢循环的充盈度、伤口渗血、患肢足背动脉搏动情况；嘱患者麻醉过后即开始进行踝泵练习，防止深静脉血栓的发生。

3. 饮食护理：指导患者进食高蛋白、高维生素、高热量、高纤维素的易消化饮食，加强营养，防止便秘的发生。

4. 术后肿痛的护理：髌骨骨折术后多数有膝关节的肿胀、疼痛，帮助患者摆放舒适体位，教会患者放松情绪。

5. 术后心理护理：对患者安慰鼓励，鼓励患者要面对现实，保持积极向上的心态，以促进早日康复。

(三)功能锻炼及护理

1. 心理护理。

2. 术后 2～3 d 开始耐心地教会患者做股四头肌舒缩锻炼，开始 30～50 次，3～5 次/日，逐步增加锻炼次数；对采用张力带丝内固定者，术后 2～4 d 扶拐下地不负重行走，术后 5～7 d 开始膝关节屈伸功能锻炼，12～14 d 伤口拆线后逐步加强锻炼。对未能采取加强内固定，辅以石膏外固定者，术后 3～4 周去除石膏外固定后下地活动，练习膝关节屈伸功能锻炼，并逐步加强，逐步练习下蹲。

（孙振刚　张爱美　刘兰香　徐莉莉　翟晓慧）

第四节　胫骨平台骨折

胫骨平台骨折(fracture of tibial plateau)是膝关节创伤中最常见的骨折之一，膝关节遭受内/外翻暴力的撞击，或坠落造成的压缩暴力等均可导致胫骨髁骨折，由于胫骨平台骨折是典型的关节内骨折，其处理与预后将对膝关节功能产生很大的影响。同时，胫骨平台骨折常常伴有关节软骨、膝关节韧带或半月板的损伤，遗漏诊断和处理不当都可能造成膝关节畸形、力线或稳定问题，导致关节功能的障碍。

一、病因

胫骨平台骨折是强大的内翻或外翻应力合并轴向负荷的结果。受伤过程中，股骨髁对下面的胫骨平台施加了剪切和压缩应力，可导致劈裂骨折、塌陷骨折，或两者并存。实际上，单纯劈裂骨折只发生于骨松质致密的年轻人，唯有此关节面才能够只承受压缩力随着年龄的增加，胫骨近端致密的骨松质变得稀疏，不再只承受压缩应力，当存在轴向压缩负荷时，发生塌陷或劈裂塌陷骨折。

二、临床表现

伤后膝关节肿胀疼痛,活动障碍,因系关节内骨折均有关节内积血,应注意询问受伤史,是外翻或内翻损伤,注意检查有无侧副韧带损伤。关节稳定性检查常受到疼痛、肌肉紧张的限制,特别是在双髁粉碎骨折者。在单髁骨折者,其侧副韧带损伤在对侧,该侧副韧带的压痛点,即为其损伤的部位,在断裂者,侧方稳定性试验为阳性。清晰的膝正侧位X线片,可显示骨折情况,特别对于无移位骨折。

三、诊断

一般均无困难,关键是对本病的认识,尤其是年轻医师对X线平片经验不足时,易忽视X线平片上已存在的骨折线或平台被压缩征应注意。伴有韧带损伤者仔细检查,必要时术中同事予以探查判定之。其伴发率占5%左右,并注意有无腘动脉、腓总神经等伴发伤。对断定不清者亦可行CT扫描;个别疑伴有韧带损伤者,也可酌情选用MRI检查。

四、并发症

1. 畸形愈合:因胫骨平台主要由松质骨构成,周围有软组织附着,具有良好的血液供给及成骨能力,骨折容易愈合,但由于过早负重,致胫骨内髁或外髁的塌陷;内固定不牢靠,粉碎骨折有缺损,未充分植骨造成畸形愈合,当膝内翻>5°,外翻>15°,患者行走时疼痛。

2. 创伤后关节炎:平台骨折后创伤性关节炎的发生率仍不十分清楚,但已有多位学者证实,关节面不平滑和关节不稳定可导致创伤后关节炎,青壮年骨折后出现退行性关节炎,并不是人工全膝关节置换的理想适应证。若关节炎局限于内侧室或外侧室,可用截骨矫形来矫正;若是两个室或三个室的严重关节炎,则需行关节融合或人工关节置换术,在决定是否手术治疗时,年龄、膝关节活动范围及是否有感染等因素起着重要作用。

3. 膝关节僵硬:平台骨折后膝关节活动受限比较常见,这种难治的并发症,是由于伸膝装置受损,原始创伤致关节面受损以及为内固定手术而做的软组织暴露所致,术后的制动使上述因素进一步恶化,一般制动时间超过4周,常可造成某种程度的关节永久僵硬。

五、治疗

(一)非手术治疗

1. 适应证:胫骨平台骨折无移位或者骨折塌陷<2 mm,劈裂移位<5 mm,粉碎性骨折或不易手术切开复位骨折。

2. 牵引方法:跟骨牵引,重量3~3.5 kg,并做关节穿刺,抽吸关节血肿,牵引期4~6周。依靠牵引力使膝关节韧带及关节紧张,间接牵拉整复部分骨折移位纠膝内翻或外翻成角,在牵引期间积极锻炼膝关节活动,能使膝屈曲活动达90°,并使关节塑型。

3. 关节镜下辅助复位及固定:关节镜下辅助复位及固定技术正在开始使用,关节镜下手术的软组织损伤少,提供较好关节面显露并能诊断及治疗并发的半月板损伤。首先将患肢置于股部固定架上上气囊止血带,关节镜入口位于膝关节前外侧,并在膝关节间隙上方约 2 cm 处,然后灌洗膝关节,抽出关节内积血,去除游离骨及软骨碎片,如果外侧半月板嵌入骨折部位可用钩将其钩出,半月板撕裂通常可修复,评估骨折块塌陷及劈裂情况。对劈裂骨折采用大巾钳向关节中部挤压劈裂骨折片,将之复位,待关节镜下证实复位满意后经皮拧入 6.5 mm 松质骨螺丝钉固定。塌陷骨折,在其下方开一骨窗,插入克氏针入骨块内然后通过带套管的挤压器打入,将其抬高,待关节镜观察复位满意后,拔除克氏针及套管挤压器,所形成骨腔用自体骨及骨水泥充填,最后经皮拧入 6.5 mm 松质骨螺丝钉。术后早期开始连续被动运动(CPM)功能锻炼。

(二)手术治疗

1. 适应证

平台骨折的关节面塌陷超过 2 mm,侧向移位超过 5 mm;合并有膝关节韧带损伤及有膝内翻或膝外翻超过 5°。

2. 手术入路

外侧或内侧平台骨折用相应的前外侧或前内侧纵向入路,内外两侧平台骨折用前正中或 Y 形切口;尽量减少皮下组织分离,以免影响皮瓣血运;尽量保护半月版,对塌陷骨折、劈裂骨折、双髁骨折,在半月板下方分离;对内、外两侧平台骨折必要时行髌腱切断或胫骨结节截骨,以显露关节面。

3. 外侧平台骨折显露

外侧显露自膝外侧副韧带前开始,沿关节线向前内做切口,经髌腱外缘处拐向下达胫骨粗隆外缘,切开后将胫前肌起点骨膜下向下外翻开,显露胫骨上外侧及外髁沿半月板下切开关节囊向上牵开之,探查胫骨外侧平台关节面。

4. 内侧平台骨折显露

在膝内侧自膝关节线上 1 cm 侧副韧带后起向下前达胫骨粗隆内缘做弧形切口,切开皮肤、皮下,分开鹅足腱。骨膜下显露胫骨内髁骨折线,关节的显露方法及骨折块复位同外侧显露。

5. 两侧平台骨折显露

膝前 Y 形切口向上翻髌腱显露双髁。沿膝前关节线做横弧向下的切口,切口两端在侧副韧带前,再于此切口中点向下做纵切口,使之成"Y"形,切开皮肤、皮下组织同前法。骨膜下显露胫骨内外髁及胫骨结节,将髌腱止点连同胫骨块凿下,将其向上翻开,半月板下方横切开关节囊前角止点,但前交叉韧带止点必须保留于原位,将半月板向上牵开,则胫骨内外髁关节面及骨折移位情况完全显露,探查胫骨平台下陷情况,复位骨折,也可用膝正中纵切口及髌腱 Z 形切开延长方法。

6. 胫骨平台骨折内固定

(1)劈裂骨折(Ⅰ型):先整复骨折远端,再做由后向前上推挤整复骨折近端,用克氏针暂固定,骨折近端用拉力松质骨螺钉沿平台关节面软骨下至内侧皮质固定,骨折远端可用拉力皮质骨螺钉穿内侧皮质骨固定。

(2)塌陷骨折(Ⅱ型):在胫骨上端的前外侧皮质骨,用骨凿形成骨洞,用骨冲击器,由骨孔插入,向上至塌陷骨折片下面抬起骨折块在塌陷区空腔植骨,可不用内固定或用一枚松质骨螺丝钉由外向内沿塌陷骨块的软骨下皮质骨固定。

(3)内外髁的 T 形和 Y 形骨折(Ⅳ型):复位操作方法用整复一侧平台劈裂塌陷与劈裂塌陷骨折片相似,但先整复较重移位侧平台的主要的骨折面,后整复较轻移位侧平台的主要骨折片及其他较大的碎骨片,尽可能恢复平整的平台关节面。在移位重侧用 T 形和 L 形钢板固定,移位轻的一侧用短钢板固定。

7. 用外固定架治疗复杂胫骨平台骨折

使用外固定架治疗复杂的胫骨平台骨折能较好维持关节复位及轴向对线,并允许早期治疗,但其条件必须施以有限的手术,如塌陷骨折开骨窗行植骨垫高;劈裂骨折行空心螺丝钉固定,使关节面平整,才能进一步使用外固定架。另外,外固定架的针必须尽量在关节面下 1.5 cm 的关节囊外,以免置针感染进入关节。

8. 合并韧带损伤的平台骨折治疗

胫骨平台骨折并发侧韧带损伤,如果未予治疗尽管胫骨平台骨折愈合良好,仍可出现关节不稳且晚期结果较差。内侧副韧带损伤最常见于胫骨平台Ⅱ型骨折,而半月板损伤常见于Ⅳ型骨折,如果胫骨髁间隆突骨折并移位,可通过骨性隧道将其用钢丝固定,前交叉韧带中部断裂给予缝合,半月板完全断裂给予切除,边缘游离,行缝合。

六、护理

1. 抬高患肢,严禁肢体外旋,如为内侧平台骨折,尽量使其膝关节轻度外翻位;外侧平台骨折,尽量使其膝关节轻度内翻位。腘动脉损伤血管吻合术后给予屈膝位。

2. 密切观察患肢末梢血液循环、感觉、运动、足背动脉及胫后动脉搏动情况,观察患肢皮肤颜色、温度、肿胀情况,警惕骨折并发腘动脉损伤、腓总神经损伤、筋膜间区综合征和韧带损伤,一旦出现上述并发症,应立即报告医生,并做出紧急处理。

3. 患肢功能锻炼应本着早活动、晚负重的原则,循序渐进,始终坚恃。

七、健康宣教

1. 定期复查,发现患肢血液循环、感觉、运动异常,请及时就医。

2. 继续按时服用接骨续筋药物,直至骨折愈合牢固。

3. 加强营养,多食排骨汤、鸡汤、动物内脏,以及维生素含量丰富的水果、蔬菜以补充机体所需。

4. 进行扶拐下床不负重活动,随着骨折愈合的强度增加逐步增加肢体负重,并加做小腿带重物的伸膝抬举操练,以加强股四头肌肌力,增加膝关节的稳定度。下床时应有保护,防止摔倒造成 2 次损伤。

5. 保持心情愉快,按时作息,劳逸适度。

6. 骨折内固定患者根据复查时骨折愈合情况,确定取内固定时间。

(孙振刚　张爱美　王　菲　李　晶　吴洪婧)

第五节　胫腓骨骨折

胫腓骨骨折常指小腿部胫腓骨骨干骨折。由于整个胫骨位于皮下,骨折端容易穿破皮肤,成为开放性骨折。由于骨折后骨髓腔出血、血管或肌肉损伤出血,均可引起骨筋膜室压力增高,故胫腓骨骨折应警惕骨筋膜室综合征,必要时尽早切开减压。

一、病因

1. 直接暴力:胫腓骨骨干骨折以重物打击、踢伤、撞击伤或车轮碾轧伤等多见,暴力多来自小腿的外前侧。骨折线多呈横断型或短斜行。巨大暴力或交通事故伤多为粉碎性骨折。因胫骨前面位于皮下,所以骨折端穿破皮肤的可能极大,肌肉被挫伤的机会较多。

2. 间接暴力:为由高处坠下、旋转暴力扭伤或滑倒等所致的骨折,特点是骨折线多呈斜行或螺旋形;腓骨骨折线较胫骨骨折线高。儿童胫腓骨骨折遭受外力一般较小,加上儿童骨皮质韧性较大,可为青枝骨折。

二、临床表现

胫腓骨骨折患者会出现局部肿胀、疼痛、功能障碍、患肢短缩或成角畸形,有异常活动、骨擦音、纵轴叩击痛,易触及骨折端,如伴有血管、神经损伤则可出现患肢远端供血不足、感觉运动障碍、足趾不能背屈、足下垂等。如合并小腿骨筋膜室综合征,则出现患肢缺血性疼痛,呈进行性加重,皮肤肿胀明显,常起水泡,肌腹处明显压痛,肌肉被动牵拉痛,足背动脉、胫后动脉搏动减弱或触摸不清,肢体末端感觉减退甚至丧失,肌力减弱,如治疗不及时,则出现肢体挛缩畸形及神经干损伤之体征。

三、诊断

1. 胫腓骨骨折后小腿肿胀、疼痛,可有畸形和异常活动度;X线片检查有助于骨折和骨折类型的诊断;此骨折应注意检查组织损伤的范围和程度,以及有无神经、血管损伤、胫骨上段骨折和腓骨颈骨折、应注意腘动脉和腓总神经损伤的可能。

2. 本病的诊断并不困难,但还是需要一些辅助检查的方法来帮助更好地诊断,辅助检查方法主要是进行 X 线检查,X 线片检查有助于骨折和骨折类型的诊断。另外,还需注意,在临床上发现有胫骨螺旋形或斜形骨折。

四、并发症

(一)早期并发症
早期并发症主要是失血性休克以及神经血管损伤。

(二)远期并发症

1. 骨折延迟愈合和骨不连

胫腓骨骨折尤其是中下段骨折,在骨折时,由于破坏了骨的滋养血管,骨髓腔以及骨的内外膜均遭到严重的破坏和缺损。因为手术采用骨膜下剥离,大量破坏骨的滋养血管,同时还增加了感染的机会,影响了骨折愈合。所以严格选择手术适应证和最小程度的剥离骨膜是预防的主要措施。

2. 关节僵直

多发生在骨折延迟愈合的骨不连的患者,由于外固定时间的延长,使关节囊及周围软组织发生粘连,对于骨延迟愈合患者,有学者认为在骨折具有坚强内固定的情况下,逐步进行关节功能锻炼,但负重锻炼必须严格掌握。无内固定或内固定不可靠者,去除外固定后要谨慎进行关节功能锻炼。

3. 慢性骨髓炎

主要是由于创伤时软组织严重受损、坏死组织及异物的残留、皮肤坏死骨外露、就诊时间过迟及手术时间过长等因素引起。清创时要彻底清除创面内的坏死组织及异物,对可疑坏死组织要坚决清除,同时尽量不使用止血带,尽量采用简单的固定方法以缩短手术时间,有感染征象时应及早充分引流。内固定强调的是尽量少增加原创伤的有效固定,而无须追求坚强内固定。伤口闭合应根据具体情况争取一期闭合。但必须在无张力情况下缝合伤口,若张力较大,可在胫后作一切口,然后减张缝合胫前切口。

4. 深静脉血栓形成

下肢静脉回流主要靠肌肉收缩时产生的压力向上回流,下肢骨折长期卧床,静脉回流缓慢,血小板凝结,导致深静脉血栓形成。骨折后早期进行肌肉收缩锻炼可最大程度地减少深静脉血栓形成的发生率。

五、治疗

1. 石膏固定

无移位或整复后骨折面接触稳定无侧向移位的横断骨折、短斜行骨折等,在麻醉下行手法复位及长腿石膏外固定。石膏固定时,膝关节应保持15°左右轻度屈曲位。

2. 骨牵引

斜行、螺旋形或轻度粉碎性的不稳定骨折,单纯外固定不可能维持良好的对位。可在局麻下行跟骨穿针牵引,用螺旋牵引架牵引固定。

3. 开放复位内固定

胫腓骨骨折一般骨性愈合期较长,长时间的石膏外固定,对膝、踝关节的功能必然造成影响,目前采用开放复位内固定者日渐增多。

4. 螺丝钉内固定

斜行或螺旋形骨折,可采用螺丝钉内固定,于开放复位后,用1~2枚螺丝钉在骨折部固定,用以维持骨折对位。

5. 钢板螺丝固定

斜行、横断或粉碎性骨折均可适用。由于胫骨前内侧皮肤及皮下组织较薄,因此钢板最好放在胫骨外侧、胫前肌的深面。加压钢板固定确实,骨折愈合相对增快,膝、踝关节不受影响。

6. 内锁髓内钉固定

胫骨干的的解剖特点是骨髓腔较宽,上下两端均为关节面。内锁髓钉打入不受到限制,可控制旋转外力。可以有效地控制侧向、旋转和成角移位,术后不需外固定。膝、踝关节功能不受影响,骨折愈合期明显缩短。对多段骨折以髓内钉固定,可防止成角畸形,亦取得较好效果。

7. 外固定架

有皮肤严重损伤的胫腓骨骨折,外固定架可使骨折得到确实固定,并便于观察和处理软组织损伤,另一优点是膝、踝关节运动不受影响,甚至可带支架起床行走,因此近年来应用较多。

六、护理

1. 严密观察患者生命体征的变化,尤其是开放性骨折、骨折合并小腿皮肤撕脱伤和其他合并伤患者。发现患者面色苍白、口唇紫绀、血压下降等休克征象时,应立即投入抢救,输血、输液、输氧等。

2. 密切观察患肢远端血液循环、感觉、运动、足背动脉及胫后动脉搏动情况,观察患肢皮肤颜色、温度、肿胀情况,警惕骨折合并腘动脉损伤、腓总神经损伤及小腿骨筋膜间区综合征,发现肢体远端动脉搏动触及不清、肢端发凉、感觉迟钝、肿胀严重、皮肤颜色改变,应立即通知医生,做出紧急处理。

3. 患肢抬离,保持中立位,严禁外旋,为防止足跟压伤,可在踝部垫小软枕,以使足跟悬空。

4. 患肢功能锻炼应尽早开始,防止膝、踝关节强直和肌肉萎缩。同时,在外固定坚强牢固的情况下,早期下床,适当给骨折端以应力刺激,促进骨折愈合。

七、健康宣教

1. 定期复查,发现患肢血液循环、感觉、运动异常,请及时就医。

2. 继续按时服用接骨续筋药物,直至骨折愈合牢固。

3. 扶拐下床活动患侧肢体全脚着地,防止摔倒,加强患肢膝踝关节伸屈锻炼,如有踝关节功能障碍可做踝部旋转、斜坡练步等功能锻炼,踝关节强硬者,可做踝关节的下蹲背伸和站立屈膝背伸等。

4. 保持心情愉快,劳逸适度。

5. 加强营养,多食动物内脏如心、肝、肾、排骨汤以及新鲜瓜果蔬菜,以促进骨折愈合。

(孙振刚　张爱美　王　菲　李　晶　刘春媚)

第六节　跟骨骨折

跟骨骨折以足跟部剧烈疼痛、肿胀和瘀斑明显,足跟不能着地行走,跟骨压痛为主要表现的跟骨骨折。跟骨骨折较为常见,约占全部跗骨骨折的 60%,易发生于中年男性。病因多为高能量损伤,例如高处坠落,足部着地后足跟遭受撞击或者车祸所致。常伴有脊椎骨折,骨盆骨折,头、胸、腹伤,初诊时切勿遗漏。

一、病因

1. 垂直压力:约有 80% 的病例系因自高处跌下或滑下所致,视坠落时足部的位置不同,其作用力的方向亦不一致,并显示不同的骨折类型,但基本上以压缩性骨折为主,此外尚依据作用力的强度及持续时间不同,其压缩的程度呈不一致性改变。

2. 直接撞击:为跟骨后结节处骨折,其多系外力直接撞击所致。

3. 肌肉拉力:腓肠肌突然收缩可促使跟腱从跟骨结节撕脱,如足内翻应力过猛则引起跟骨前结节撕脱;而外翻应力则造成载距突骨折或跟骨结节的纵向骨折,但后者罕见。

二、临床症状

1. 伤后足跟部疼痛,不能站立和负重。

2. 足跟横径增宽,可有内翻或外翻畸形。并有程度不等的肿胀和瘀血斑。

3. 可有前足增长和足纵弓低平,多有外踝下膨出,甚至足呈舟状畸形。

4. 足跟两侧挤压和足跟底部按压及沿跟骨纵轴扣压均有明显疼痛。

5. 踝关节背伸、跖屈及内翻外翻活动,均有明显受限。

6. 由高处坠下足跟着地或继而臀部着地时,除引起跟骨骨折外,尚可合并腰椎压缩骨折,甚至颅底骨折和颅脑损伤,应注意全面检查,以免漏诊。

三、诊断

1. 患者多有足部外伤史。

2. X 线检查。跟骨骨折后应常规拍摄足的正位 X 片、侧位片外,还需包括轴位片。通过这些 X 片了解有无骨块撕脱,跟骨的形态(高度、宽度以及长度)有无变化和关节面有无压缩等情况,可与健侧对比以帮助评估损伤的类型和程度。

3. CT 检查。随着 CT 在临床应用的普及,CT 扫描通常可以发现 X 线片难以发现的关节面损伤情况,如关节面是否受累、有无短缩,骨块移位程度等,另外,CT 的重建有助于进一步了解损伤的情况。

四、分类

1. 跟骨前突骨折。

2. 跟骨结节的垂直骨折。

3. 载距突骨折。

4. 跟骨压缩性骨折。

5. 跟骨粉碎性骨折。

五、治疗

对跟骨骨折可在腰麻下整复,用双手掌鱼际部扣挤跟骨两侧,纠正跟骨体向两侧的增宽,同时在跖屈位,用力向下牵拉跟骨结节,以恢复结节关节角。复位后可用小腿石膏固定4~6周。对波及距下关节的跟骨压缩粉碎性骨折,治疗意见分歧,归纳可有四种方法。

1. 保守疗法:又称不作整复的运动治疗。用弹力绷带包扎伤足,抬高患肢。鼓励早期开始患肢功能运动及架拐负重。不少人认为这种方法较固定疗法功能恢复快,效果好。一般患者在半年内可恢复正常活动,约有3/4的患者可恢复正常工作,不波及跟距关节的跟骨压缩骨折,尤为适用。

2. 骨牵引治疗:跟骨结节持续牵引下,按早期活动原则进行治疗,可减少病废。

3. 开放复位:适用于青年人,距骨下面外侧塌陷骨折。可先矫正距骨结节角,及跟骨体的宽度,再手术矫正关节面。做跟骨外侧切口,将塌陷的关节面撬起,至正常位置后,用骨松质充填空腔保持复位。术后用管型石膏固定8周。有人认为术时行内固定,不做石膏外固定,疗效更满意。

4. 早期关节固定术:累及关节的粉碎性骨折,必将引起不可恢复的损害,如于伤后2~3周内手术,行三关节或跟距关节固定术,疗效较晚期手术好。

六、护理

1. 近跟距关节面的跟骨体部骨折,复位需配合跟骨牵引,应注意牵引的位置、重心、患者的体位等。

2. 穿针外固定或内固定术后要注意观察患者针眼,伤口的渗液渗血情况。如发现渗出不止者,将患足抬高,报告医生给予止血等处理。保持针眼伤口干燥,预防感染。

3. 跟骨反弹器固定,应注意针锁有无松动,以防滑脱。

(孙振刚　张爱美　潘增利　李　晶　郑　岩)

第七节　踝关节骨折

踝部骨折以局部肿胀严重,有瘀血斑、剧痛和压痛为主要表现的胫、腓骨下端和距骨组成的踝关节部的骨折。踝部骨折为最常见的关节内骨折。多由间接外力引起,极少数由纵向挤压所致。关节内骨折要求解剖或近解剖固定。此外,踝部骨折常并发踝关节脱位或半脱位。治疗不当会并发创伤性关节炎。

一、病因

1. 内翻(内收)型骨折,可分Ⅲ度。

Ⅰ°:单纯内踝骨折,骨折缘由胫骨下关节面斜上内上,接近垂直方向。

Ⅱ°:暴力较大,内踝发生撞击骨折的同时,外踝发生撕脱骨折,称双踝骨折。

Ⅲ°:暴力较大,在内外踝骨折同时距骨向后撞击胫骨后缘,发生后踝骨折(三踝骨折)。

2. 外翻(外展)型骨折,按骨折程度可分为三度。

Ⅰ°:单纯内踝撕脱骨折,骨折线呈横行或短斜行,骨折面呈冠状,多不移位。

Ⅱ°:暴力继续作用,距骨体向外踝撞击,发生外踝斜行骨折,即双踝骨折。如果内踝骨折的同时胫腓下韧带断裂,可以发生胫腓骨下端分离,此时距骨向外移位,可在腓骨下端相当于联合韧带上方,形成扭转外力,造成腓骨下 1/3 或中 1/3 骨折,称为 Dupuytren 骨折。

Ⅲ°:暴力过大,距骨撞击胫骨下关节面后缘,发生后踝骨折,即三踝骨折。

3. 外旋骨折:发生在小腿不动、足部强力外旋,或足不动、小腿强力内转时,距骨体的前外侧挤压外踝前内侧,造成腓骨下端斜行或螺旋形骨折亦可分成三度。

Ⅰ°:骨折移位较少,如有移位,其远骨折端为向外、向后并向外旋转。

Ⅱ°:暴力较大,发生内侧副韧带断裂或发生内踝撕脱骨折,即双踝骨折。

Ⅲ°:强大暴力,距骨向外侧移位,并向外旋转,撞击后踝,发生三踝骨折。

4. 纵向挤压骨折:高处坠落,足跟垂直落地时,可致胫骨前缘骨折,伴踝关节向前脱位。如果暴力过大,可造成胫骨下关节面粉碎骨折。凡严重外伤,发生三踝骨折时,踝关节完全失去稳定性并发生显著脱位,称为 Pott 骨折。

二、临床症状

踝部受伤后,局部肿胀明显、淤斑、出现内翻或外翻畸形、活动障碍,检查可在骨折处扪及局限性压痛。踝关节正位、侧位 X 线拍片可明确骨折的部位、类型、移位方向,对第Ⅲ型骨折,需检查腓骨全长,若局部有压痛,应补充照 X 线片,以明确高位腓骨骨折的诊断。

三、诊断

1. 有明显的外伤史,踝部受伤后,局部肿胀明显、淤斑,出现内翻或外翻畸形,活动障碍。

2. X 线检查:对于应力骨折明显时,X 线片显示骨皮质断裂,有的可见骨膜增厚;若骨折早期仅局限在骨皮质内,或骨膜增厚不明显,X 线平片容易漏诊,X 线平片只能发现其大的撕脱骨块,但微小的撕脱骨块,则是无能为力,对关节周围的血肿和关节腔内的积液、积血以及腱鞘囊肿 X 线平片也难以发现。

3. CT 检查:CT 扫描分辨率高可清晰地显示骨皮质断裂及骨小梁走行情况,轻微的骨膜反应也可显示。CT 扫描可清晰显示骨折所致的关节囊积液及腱鞘囊肿和微小的撕脱骨块,以便临床医师及时处置。

四、并发症

踝部骨折中,特别是腓骨斜行骨折或螺旋形骨折后可造成腓骨短缩、距骨外倾移位、关节紊乱等改变,外踝损伤后功能恢复优劣随复位好坏而异。而本病最容易发生的并发症是创伤性关节炎。当患者受伤时,外踝向外移位 2 mm,距骨随之亦向外移位 1～2 mm,胫距关节接触面减少 51%。Ramsey 指出距骨外移引起胫距关节接触面的改变,距骨外移 1 mm 时,胫距关节接触面减少 42%,随着外移距离的增加,接触面逐渐减少,而局部压力增加,是晚期发生创伤性关节炎的主要原因。另外,踝部骨折为关节内骨折,常并发踝关节半脱位。治疗要求骨折解剖或近解剖复位。半脱位要矫正,否则会致关节不稳,或因关节面不光滑,也可以导致创伤性关节炎,影响生活和工作。这类骨折,应到医院请骨科大夫及时诊治。

五、治疗

(一)无移位骨折

用小腿石膏固定踝关节背伸 90°中立位,1～2 周待肿胀消退石膏松动后,可更换一次,石膏固定时间一般为 6～8 周。

(二)有移位骨折

1. 手法复位外固定。手法复位的原则是采取与受伤机制相反的方向,手法推压移位的骨块使之复位。若为外翻骨折则采取内翻的姿势,足部保持在 90°背伸位,同时用两手挤压两踝使之复位。骨折复位后,小腿石膏固定 6～8 周。

2. 手术复位内固定。踝关节骨折的治疗,应要求解剖复位,对手法复位不能达到治疗要求者,仍多主张手术治疗。

(1)适应证:

①手法复位失败者;

②内翻骨折,内踝骨折块较大,波及胫骨下关节面 1/2 以上者;

③外翻外旋型内踝撕脱骨折,尤其内踝有软组织嵌入;

④胫骨下关节面前缘大骨折块;

⑤后踝骨折手法复位失败者;

⑥三踝骨折;

⑦陈旧性骨折,继发创伤关节炎,影响功能者。

(2)手术原则。一般原则为:

①踝穴要求解剖对位;

②内固定必须坚强,以便早期功能锻炼;

③须彻底清除关节内骨与软骨碎片;

④手术应尽早施行。

（3）对不同部位骨折采用的方法：

①内踝撕脱骨折：用螺丝钉固定即可，如螺丝钉达不到固定要求，可用克氏针与钢丝行"8"字张力带加压固定。

②外踝骨折：可用螺丝钉固定，如腓骨骨折面高于下胫腓联合以及骨折面呈斜行者，可用钢板或加压钢板固定。

③后踝骨折波及胫骨下端关节面的 1/4 或 1/3，手法复位较为困难且不稳定，一般应开放复位，螺丝钉内固定。

六、护理

1. 做好心理护理：伤后患者易产生恐惧、焦虑和烦躁。应向患者解释固定的目的及重要性，让其了解病情，配合治疗护理和功能锻炼，促进骨折愈合。

2. 体位护理：骨折或术后 1 周内宜取平卧位，卧硬垫床，抬高患肢，稍高于心脏水平，肿胀消退后可根据患者需要取半坐卧位或坐位，患肢抬高 15°～30°并保持中立位，健肢及其他重物不可压迫患肢，注意观察患者体位、角度的变化，如发现异常应及时纠正，防止患肢畸形愈合。

3. 密切监测病情，观察患肢肿胀和皮肤情况。

4. 指导患者进行功能锻炼。

5. 饮食指导多进高蛋白、高维生素、高钙等饮食。

七、健康宣教

1. 继续加强功能锻炼。

2. 将后期功能锻炼方法教给患者，指导其有计划地功能锻炼，循序渐进，以不疲劳为度，避免再次损伤。

3. 关节如有僵硬及疼痛，在锻炼的基础上继续配中药外洗、展筋酊按摩，继续服用接骨药物。定期到医院复查，根据骨折愈合情况，确定解除内外固定的时间。

4. 2～3 个月后拍片复查。或复诊时间遵从医嘱，请按时复诊。若骨折已骨性愈合，可酌情使用单拐而后弃拐行走。做好患者的解释工作，消除紧张、绝望心理，让患者保持良好的身心状态，树立战胜疾病的信心。

（孙振刚　徐莉莉　王　菲　李　晶　丁芹青）

第八章　脊柱及骨盆骨折

第一节　骨盆骨折

骨盆骨折是一种严重外伤,占骨折总数的 $1\%\sim3\%$,多由高能外伤所致,半数以上伴有合并症或多发伤,致残率高达 $50\%\sim60\%$。最严重的是创伤性失血性休克及盆腔脏器合并伤,救治不当有很高的死亡率,可达 10.2%。据统计,骨盆骨折中 $50\%\sim60\%$ 由汽车车祸造成, $10\%\sim20\%$ 是由于行人被撞, $10\%\sim20\%$ 为摩托车外伤, $8\%\sim10\%$ 为高处坠落伤, $3\%\sim6\%$ 为严重挤压伤。

一、病因

多为直接暴力、挤压暴力及高处坠落冲撞所致。

二、分类

1. 分离型(APC):由前后挤压伤所致,常见耻骨联合分离,严重时造成骶髂前后韧带损伤占骨盆骨折的 21%;根据骨折严重程度不同又分为Ⅰ,Ⅱ,Ⅲ三个亚型。
2. 压缩型(LC):由侧方挤压伤所致,常造成骶骨骨折(侧后方挤压)及半侧骨盆内旋(侧前方挤压),占骨盆骨折的 49%;也根据骨折严重程度不同又分为Ⅰ,Ⅱ,Ⅲ三个亚型。
3. 垂直型(VS):剪切外力损伤,由垂直或斜行外力所致,常导致垂直或旋转方向不稳定,占骨盆骨折的 6%。
4. 混合外力(CM):侧方挤压伤及剪切外力损伤,导致骨盆前环及前后韧带的损伤,占骨盆骨折的 14%。

三、临床表现

1. 患者有严重外伤史,尤其是骨盆受挤压的外伤史。
2. 疼痛广泛,活动下肢或坐位时加重。局部压痛、淤血,下肢旋转、短缩畸形,可见尿道口出血,会阴部肿胀。
3. 脐棘距可见增大(分离型骨折)或减小(压缩型骨折);髂后上棘可有增高(压缩型骨折)、降低(分离型骨折)、上移(垂直型骨折)。
4. 骨盆分离挤压试验、4 字征、扭转试验为阳性,但禁用于检查严重骨折患者。

四、并发症

1. 出血性休克。骨折断端的出血及后方结构损伤造成骶前静脉丛破裂为休克的主要原因,大血管破裂较少,仅占 10%～15%,其他原因为开放伤口、血气胸、腹腔内出血、长骨骨折等。

2. 腹膜后血肿。骨盆各骨主要为松质骨,盆壁肌肉多,邻近又有许多动脉丛和静脉丛,血液供应丰富,盆腔与后腹膜的间隙又系疏松结缔组织构成,有巨大空隙可容纳出血,因此骨折后可引起广泛出血。巨大腹膜后血肿可蔓延到肾区、膈下或肠系膜。患者常有休克,并可有腹痛、腹胀、肠鸣减弱及腹肌紧张等腹膜刺激的症状。

3. 尿道或膀胱损伤。对骨盆骨折的患者应经常考虑下尿路损伤的可能性,尿道损伤远较膀胱损伤为多见。患者可出现排尿困难、尿道口溢血现象。双侧耻骨支骨折及耻骨联合分离时,尿道膜部损伤的发生率较高。

4. 直肠损伤。除非骨盆骨折伴有阴部开放性损伤时,直肠损伤并不是常见的合并症,直肠破裂如发生在腹膜反折以上,可引起弥漫性腹膜炎;若发生在反折以下,则可发生直肠周围感染,常为厌氧菌感染。

5. 神经损伤。多在骶骨骨折时发生,组成腰骶神经干的 S1 及 S2 最易受损伤,可出现臀肌、腘绳肌和小腿腓肠肌群的肌力减弱,小腿后方及足外侧部分感觉丧失。骶神经损伤严重时可出现跟腱反射消失,但很少出现括约肌功能障碍,预后与神经损伤程度有关,轻度损伤预后好,一般一年内可望恢复。

五、诊断

(一)X 线检查

1. 骨盆正位片。常规、必须的基本检查,90%的骨盆骨折可经正位片检查发现。

2. 骨盆入口位片。拍摄时球管向头端倾斜 40°,可以更好地观察骶骨翼骨折、骶髂关节脱位、骨盆前后及旋转移位、耻骨支骨折、耻骨联合分离等。

3. 骨盆出口位片。拍摄时球管向尾端倾斜 40°,可以观察骶骨、骶孔是否有骨折,骨盆是否有垂直移位。

(二)CT

CT 是对于骨盆骨折最准确的检查方法。一旦患者的病情平稳,应尽早行 CT 检查。对于骨盆后方的损伤尤其是骶骨骨折及骶髂关节损伤,CT 检查更为准确,伴有髋臼骨折时也应行 CT 检查,CT 三维重建可以更真实地显示骨盆的解剖结构及骨折之间的位置关系,形成清晰逼真的三维立体图像,对于判断骨盆骨折的类型和决定治疗方案均有较高价值。CT 还可以同时显示腹膜后及腹腔内出血的情况。

(三)血管造影

用于诊断和治疗大血管出血,可以通过造影发现破裂的大血管并通过栓塞血管来控制出血。

六、治疗

1. 休克的防治。患者因腹膜后大量出血,常合并休克。应严密观察。进行输血、输液,骨盆骨折的输血可多达数千毫升,若经积极抢救大量输血后,血压仍继续下降,未能纠正休克,可考虑结扎一侧或两侧髂内动脉,或经导管行髂内动脉栓塞术。

2. 膀胱破裂可进行修补,同时作耻骨上膀胱造瘘术。对尿道断裂,宜先放置导尿管,防止尿外渗及感染,并留置导尿管直至尿道愈合。若导尿管插入有困难时,可进行耻骨上膀胱造瘘及尿道会师术。

3. 直肠损伤,应进行剖腹探查,做结肠造口术,使粪便暂时改道,缝合直肠裂口,直肠内放置肛管排气。

4. 骨盆骨折的处理。

(1)骨盆边缘性骨折,只需卧床休息。髂前上棘骨折患者置于屈髋位;坐骨结节骨折置于伸髋位。卧床休息3～4周即可。

(2)骨盆单环骨折有分离时,可用骨盆兜带悬吊牵引固定。骨盆兜带用厚帆布制成,其宽度上抵髂骨翼,下达股骨大转子,悬吊重量以将臀部抬离床面为宜。5～6周后换用石膏短裤固定。

(3)骨盆双环骨折有纵向错位时,可在麻醉下行手法复位。复位方法是患者仰卧时,两下肢分别由助手把持作牵引,用宽布带衬厚棉垫绕过会阴部向头侧作对抗牵引,术者先将患侧髂骨向外轻轻推开,以松解嵌插,然后助手在牵引下将患侧下肢外展,术者用双手将髂骨嵴向远侧推压,矫正向上移位,此时可听到骨折复位的"喀嚓"声,患者改为健侧卧位,术者用手掌挤压髂骨翼,使骨折面互相嵌插。最后患者骶部和髂嵴部垫薄棉垫,用宽15～20 cm胶布条环绕骨盆予以固定。同时患肢作持续骨牵引。3周后去骨牵引,6～8周后去固定的胶布。固定期间行股四头肌收缩和关节活动的锻炼。3个月后可负重行走。

(4)对有移位的骶骨或尾骨骨折脱位可在局麻下,用手指经肛门内将骨折向后推挤复位。陈旧性尾骨骨折疼痛严重者,可在局部作强地松龙封闭。

(5)髋关节中心性脱位,除患肢作骨牵引外,于大粗隆处宜再作一侧方牵引,予以复位。

(6)对累及髋臼的错位性骨折,手法不能整复时,应予以开放复位内固定,恢复髋臼的解剖关节面。

七、护理

1. 骨盆骨折一般出血较多,且多伴有休克征象。急诊入院时,病情急,变化快。接诊人员首先应迅速、敏捷、沉着冷静地配合抢救,及时测量血压、脉搏以判断病情,同时输氧、建立静脉通道,并备好手套、导尿包、穿刺针等,以便待病情稳定后配合医生检查腹部、尿道、会阴及肛门。

若有膀胱、尿道、直肠、血管损伤需要紧急手术处理者,护士应迅速做好术前准备:备皮(范围:平脐到大腿内侧)、留置尿管、配血、抗休克、补充血容量、做各种药物过敏试验。操作时动作要轻柔,以免加重损伤,同时要给患者以心理安慰,解除其紧张恐惧情绪。对病情较轻者,除密切观察生命体征的变化外,还要注意会阴部、排尿、排便等情况,警惕隐匿性内脏损伤发生。

2. 牵引治疗其间,要观察患者的体位、牵引重量、肢体外展角度,保证牵引效果,要将患者躯干、骨盆、患肢的体位联系起来观察。要求躯干要放直,骨盆要摆正,脊柱与骨盆要垂直。同时要注意倾听患者的主诉,如牵引针处疼痛、牵引肢体麻木、足部背伸无力等,警惕因循环障碍而导致的缺血性痉挛,或因腓总神经受压而致的足下垂发生。

3. 预防并发症。长期卧床患者要加强基础护理,预防褥疮及呼吸、泌尿系统并发症发生。尤其是年老体弱者、长期卧床、呼吸变浅、分泌物不易排出,容易引起坠积性肺炎及排尿不全、尿渣沉淀。要鼓励患者加强深呼吸,促进血液循环。病情允许者利用牵引架向上牵拉起上身,有助于排净膀胱中尿液。

(孙振刚 张爱美 王 菲 李 晶 宋玉莲)

第二节 脊柱骨折

脊柱骨折多见于男性青壮年。多由间接外力引起,为由高处跌落时臀部或足着地、冲击性外力向上传至胸腰椎发生骨折;少数由直接外力引起,如房子倒塌压伤、汽车压撞伤或火器伤。病情严重者可致截瘫,甚至危及生命;治疗不当的单纯压缩骨折,亦可遗留慢性腰痛。

一、病因

外伤或病理情况所致。

二、临床表现

1. 胸腰椎损伤后,主要症状为局部疼痛,站立及翻身困难,腹膜后血肿刺激了腹腔神经节,使肠蠕动减慢,常出现腹痛、腹胀甚至出现肠麻痹症状。

2. 外伤后脊柱局部疼痛,活动受限、畸形、压痛。

3. 可有不全或完全瘫痪的表现。如感觉、运动功能丧失、大小便障碍等。

三、诊断

1. 检查时要详细询问病史、受伤方式、受伤时姿势、伤后有无感觉及运动障碍。

2. 注意多发伤,多发伤病例往往合并有颅脑、胸、腹脏器的损伤,要先处理紧急情况,抢救生命。

3. 检查脊柱时暴露面应足够,必须用手指从上至下逐个按压棘突,如发现位于中线部位的局部肿胀和明显的局部压痛,提示后柱已有损伤,胸腰段脊柱骨折常可摸到后突畸形。检查有无脊髓或马尾神经损伤的表现,如有神经损伤表现,应立即告诉家属或陪伴者,并及时记载在病史卡上。

4. 影像学检查有助于明确诊断,损伤部位、类型和移位情况,X 线摄片是首选的检查方法,但 X 线检查有其局限性,它不能显示出椎管内受压情况,凡有中柱损伤或有神经症状者均须作 CT 检查。CT 检查可以显示出椎体的骨折情况,还可显示出有无碎骨片突出于椎管内,并可计算出椎管的前后径与横径损失了多少。CT 片不能显示出脊髓损伤情况,为此必要时应作 MRI 检查,在 MRI 片上可以看到椎体骨折出血所致的信号改变和前方的血肿,还可看到因脊髓损伤所表现出的异常高信号。

四、治疗

急救搬运:脊柱骨折者从受伤现场运输至医院内的急救搬运方式至关重要,一人抬头,一人抬脚或用搂抱的搬运方法十分危险,因这些方法会增加脊柱的弯曲,可以将碎骨片向后挤入椎管内,加重了脊髓的损伤。正确的方法是采用担架、木板甚至门板运送,先使伤员双下肢伸直,木板放在伤员一侧,三人用手将伤员平托至门板上,或二三人采用滚动法,使伤员保持平直状态,成一整体滚动至木板上。治疗有其他严重多发伤者,应优先治疗脊柱损伤,以挽救伤员生命为主。

(一)胸腰椎骨折的治疗

1. 单纯性压缩性骨折的治疗

(1)椎体压缩不到 1/5 者,或年老体弱不能耐受复位及固定者可仰卧于硬板床上,骨折部位垫厚枕,使脊柱过伸,同时嘱伤员 3 d 后开始腰背部肌锻炼,开始时臀部左右移动,接着作背伸动作,使臀部离开床面,随着背肌力量的增加,臀部离开床面的高度逐日增加,3 个月后骨折基本愈合,第 3 个月内可以下地少许活动,但仍以卧床休息为主。3 个月后逐渐增加下地活动时间。

(2)椎体压缩高度超过 1/5 的青少年及中年伤者,采用两桌法过伸复位,在给予镇痛剂或局部麻醉后,用两张桌子,一张较另一张高 25~30 cm,高桌横放一软枕,伤员俯卧,头端置高桌侧,两手抓住桌边两大腿放在低桌上,注意胸骨柄和耻骨联合处必须露出,一助手把住伤员两侧腋部,另一人握住双侧小腿,以防止伤员坠落,利用悬垂之体重约 10 min 后,即可逐渐复位,复位者一手托住髂嵴,另一手扪摸有突的棘突,观察是否已复位。如果仍有后突,术者可用手掌施力于后突的棘突处,使皱褶的前纵韧带绷紧,压缩的前半部椎体得以复位,棘突重新互相靠拢和后突的消失,提示压缩的椎体已复位。复位后即在此位置包过伸位石膏背心,也可先上石膏后壳,干硬后伤员仰卧在石膏后壳上,包成完整的石膏背心。石膏干透后,鼓励伤员起床活动,固定时间约 3 个月。在固定期间,坚持每天作背肌锻炼,并逐日增加锻炼时间。也可以采用双踝悬吊法,局部麻醉后将伤员移向手术台之一端,使其颈部位于台之边缘,伤员俯卧,用双手拉住一靠背椅的靠背,靠背架上有衬垫,伤员的额部托在衬垫上,在踝关节部包棉垫,然后在踝部套上牵引带,利用滑轮装置将双下肢逐渐拉高,直至骨盆离开台面约 10 cm 为止。依靠悬垂的腹部和经下肢的纵向牵拉,可使脊柱过伸,后突消失,压缩成楔状的椎体即可复位。复位后在此位置包石膏背心。包石膏方法、固定时间与卧位时间同前。

2. 爆裂型骨折的治疗，对没有神经症状的爆裂型骨折的伤员，经 CT 证实没有骨块挤入椎管内者，可以采用双踝悬吊法复位，因其纵向牵引力较大，比较安全，但需小心谨慎，对有神经症状和有骨折块挤入椎管内者，不宜复位，对此类伤员宜经侧前方途径，去除突入椎管内的骨折片以及椎间盘组织，然后施行椎体间植骨融合术，必要时还可置入前路内固定物，后柱有损伤者必要时还需作后路内固定术。

3. Chance 骨折，屈曲—牵拉型损伤及脊柱移动性骨折—脱位者，都需作经前后路复位及内固定器安装术。

(二)颈椎骨折的治疗

1. 对颈椎半脱位病例，在急诊时往往难以区别出是完全性撕裂或不完全性撕裂，为防止产生迟发性并发症，对这类隐匿型颈椎损伤应予以石膏固定 3 个月。虽然韧带一旦破裂愈合后能否恢复至原有强度仍有争论，但早期诊断与固定无疑对减少迟发性并发症有很大的好处。对出现后期颈椎不稳定与畸形的病例可采用经前路或经后路的脊柱融合术。

2. 对稳定型的颈椎骨折，例如轻度压缩的可采用颌枕带卧位牵引复位。牵引重量 3 kg，复位后用头颈胸石膏固定 3 个月，石膏干硬后可起床活动，压缩明显的和有双侧椎间关节脱位的可以采用持续颅骨牵引复位再辅以头颈胸石膏固定，牵引重量 3～5 kg，必要时可增加到 6～10 kg。及时摄 X 线片复查，如已复位，可于牵引 2～3 周后用头颈胸石膏固定，固定时间约 3 个月。有四肢瘫痪者及牵引失败者须行手术复位，必要时可切去交锁的关节突以获得良好的复位，同时还须安装内固定物。

3. 单侧小关节脱位者可以没有神经症状，特别是椎管偏大者更能幸免，可以先用持续骨牵引复位，牵引重量逐渐增加，从 1.5 kg 开始，最多不能超过 10 kg，牵引时间约 8 d，牵引过程中不宜手法复位，以免加重神经症状，复位困难者仍以手术为宜，必要时可将上关节突切除，并加作颈椎植骨融合术。

4. 对爆破型骨折有神经症状者，原则上应该早期手术治疗，通常采用经前路手术，切除碎骨片，减压，植骨融合及内固定手术，但该类病例大部分病情严重，有严重并发伤，必要时需待情况稳定后手术。

5. 对过伸性损伤，大都采用非手术治疗，特别是损伤性枢椎椎弓骨折伴发神经症状者很少，没有移位者可采用保守治疗，牵引 2～3 周后上头颈胸石膏固定 3 个月，有移位者应作颈前路 C2～3 椎体间植骨融合术。而对有脊髓中央管周围损伤者一般采用非手术治疗，有椎管狭窄和脊髓受压者一般在伤后 2～3 周时作椎管减压术。

6. 对第 I 型、第 III 型和没有移位的第 II 型齿状突骨折，一般采用非手术治疗，可先用颌枕带或颅骨牵引 2 周后上头颈胸石膏 3 个月。第 II 型骨折如移位超过 4 mm 者，愈合率极低，一般主张手术治疗，可经前路用 1～2 枚螺钉内固定，或经后路 C1～C2 植骨及钢丝捆扎术。

六、护理

1. 注意观察生命体征变化，动态掌握病情，及时发现其他合并伤。

2. 观察肢体感觉运动及各种反射情况。一般自上向下做体格检查,从而估计脊髓损伤节段及程度。

3. 对疾病不同发展阶段出现的情志变化进行疏导。

4. 保持呼吸道通畅,鼓励脊柱骨折患者多做深呼吸及咳嗽、排痰,协助翻身、拍背,防肺部并发症。

5. 卧硬板床,床上可垫海绵垫、塑料泡沫垫或用充气床垫等。床单始终保持清洁、干燥、平整,预防褥疮。

6. 留置导尿者,防泌尿系感染。早期指导脊柱骨折患者训练膀胱功能。

7. 辨证调配饮食,保证营养充足合理,同时保持脏腑功能调畅。

8. 搬动或协助患者翻身时,三人合作,协调一致,尽量平抬平放。颈椎骨折者需一人固定头肩部,使脊柱成一直线,防扭曲。颈髓损伤患者床头必备急救药品和器材。

9. 牵引整复或手术治疗后做好对症护理,预防并发症。

10. 早期正确指导腰背肌功能锻炼,同时加强肢体主被动活动,关节置功能位,预防关节僵直、肌肉萎缩及足下垂。

11. 做好各项康复指导,恢复重建各种功能。

(孙振刚　张爱美　刘兰香　徐莉莉　祝福珑)

第三节　创伤性截瘫

创伤性高位截瘫(traumatic high paraplegia):创伤性高位截瘫指创伤引起的截瘫,绝大多数均由脊柱骨折、脱位所致。高位截瘫一般都会出现四肢瘫痪,预后多不良,其他方面跟下肢截瘫相同,脊柱椎骨或附件骨折,移位的椎体或突入椎管的骨片,可能压迫脊髓或马尾,使之发生不同程度的损伤,受伤脊髓横断平面以下,肢体的感觉运动、反射完全消失,膀胱、肛门括约肌功能完全丧失的,称完全性截瘫。颈段脊髓损伤后,双上肢有神经功能障碍者,为四肢瘫。而创伤性高位截瘫指创伤引起的截瘫,绝大多数由脊柱骨折、脱位所致。

一、病因

1. 脊髓本身其损伤程度可有很大差别,轻度损伤,如脊髓突然一挫,脊髓本身无明显器质性的改变,往往表现脊髓休克,以后逐渐恢复,预后较好。重度损伤,可发生硬脊膜外血肿,随着血肿的被吸收,大部分功能可以恢复,仅留有少部分后遗症。极严重的损伤,可发生脊髓完全横断,神经细胞被破坏,神经纤维断裂,造成不可恢复的终身瘫痪。

2. 脊髓质内出血可造成邻近的神经细胞及神经纤维的破坏,脊髓灰质较白质更易出血,这种出血有时很广泛,可累及上、下数个脊髓节段。骨折、脱位或异物压迫,移位的椎体、碎骨片,突出的椎间盘组织,断裂的弓间韧带或其他异物均可压迫脊髓或马尾神经。

脊髓蛛网膜粘连,由于脊髓挫伤,蛛网膜下腔出血,损伤组织机化,瘢痕组织形成,均可产生蛛网膜粘连或形成假性囊肿,压迫脊髓及马尾神经根。

3. 脑肿瘤、颅内出血,颅内的肿瘤,如听神经瘤、颅内动脉瘤,颅内的血管意外,压迫或侵及面神经中枢均可引起面神经不同程度的损伤。

4. 脊髓受压型属继发性伤害,可由下列诸因素引起,形成对脊髓的机械性压榨。如脊髓损伤后,部分组织充血、水肿,因血运阻碍,水肿加重,使脊髓受压更为严重,个别连续1周。椎管内出血,硬膜外血管破裂出血,因为蛛网膜间隙大,故晚期不易引起脊髓受压。

二、临床表现

1. 膀胱功能。在不同时期的脊髓损伤中可出现不同类型的神经元性膀胱。在脊髓休克期中表现为无张力性膀胱,休克逐渐恢复时,表现为反射性膀胱和间歇性尿失禁。当脊髓恢复到出现反射时,刺激下肢皮肤即可产生不自主的反射性排尿。晚期则表现为挛缩性膀胱。

2. 运动功能。横贯性损伤时在脊髓休克期消失后,损伤节段以下的运动功能完全消失,但肌张力逐渐增高,反射亢进。部分损伤者在脊髓休克期恢复后可逐步出现肌肉的自主活动,但相当于损害节段所管辖的肌群可表现为张力松弛、萎缩、腱反射消失等。

3. 植物神经系统功能紊乱。如高热、无汗、肠蠕动减慢、大便秘结等。

4. 反射。休克期消失以后瘫痪肢体的反射逐渐变得亢进,肌张力由弛缓转为痉挛。

5. 脊髓休克。为脊髓受伤以后所表现的在损伤节段以下继发的完全性弛缓性瘫痪,伴有各种反射、感觉、括约功能丧失的临床现象。轻伤病例这一表现可于数小时或数日内恢复,不留后遗症。若损伤程度较重,这一表现可能持续时间较长,常需 3～6 周后才逐渐出现损伤节段以下的脊髓自主活动。

6. 感觉障碍。在损伤平面以下各种感觉均丧失。需待脊髓休克恢复后,感觉才能逐渐出现。有时在脊髓休克期中肛门及会阴部可有部分感觉保留,表示脊髓损伤是不完全性的。

三、诊断

1. 有严重的外伤史。

2. 椎管的棘突后凹、压痛、叩击痛,其两侧筋肉有明显压痛,紧张或变硬,脊柱可有侧弯或后凸畸形,受损平面以下深、浅感觉迟钝或消失。下肢肌肉松软或紧张,肌力减弱,反射亢进、减弱或消失。

3. X 线检查可提示压缩椎体的形态改变和移位情况,并可观察椎管腔的情况,借以判断脊髓损伤的程度。

4. 截瘫的检查,依据其病史、症状、体征及 X 线表现,即可确诊。外伤性截瘫应与脊椎结核和肿瘤引起的截瘫相鉴别,通过 X 线片等检查即可鉴别。

四、治疗

1. 病因治疗。从造成截瘫的病因入手,在医学上称为病因治疗。造成截瘫的常见因素主要有外伤和内伤。外伤是指受到意外伤害,造成对脊神经的损伤;内伤主要包括脊髓炎症、脊髓结核、脊髓肿瘤、严重的椎间盘脱出等。治疗原则和方法主要是解除压迫,解除造成对脊髓损伤的原因,比如必须及时纠正脊椎的骨折、压缩、错位等。

2. 全面治疗。世界公认截瘫治疗必须是全面治疗,包括全方位治疗和综合治疗,要尽力采取可能的一切治疗方法。首先是使用促神经细胞生长的药物,可以使用介入方法。还可以配合中医治疗,有许多有一定疗效的中药方剂可供选择,特别还有针灸、推拿、理疗等方法。另外,由于截瘫治疗时间长,半年为一疗程,而且需要多个疗程方可见效,患者一定要坚持治疗,不可自觉效果不明显而放弃。

3. 心理治疗。针对心理不同阶段(如否认、愤怒、抑郁等各个阶段)的改变制定出心理治疗计划,可以采用个别和集体、家庭、行为等多种方法。

五、护理

1. 预防肺部感染:呼吸衰竭与呼吸道感染是颈髓损伤的严重并发症。颈髓损伤后肋间肌瘫痪,伤后能否生存,取决于腹式呼吸是否幸存。对尚存腹式呼吸者,应经常更换体位,指导深呼吸和咳嗽,给雾化吸入和吸痰;对上颈髓损伤出现呼吸衰竭、呼吸道感染或已有窒息者,应及早气管切开。

2. 预防泌尿系感染:早期常规留置导尿管持续导尿,伤后 2～3 周,改为 4～6 h 放尿一次,使膀胱有规律地膨胀和收缩;鼓励多饮水,每日 3 000 mL,膀胱冲洗 1～2 次/天,以冲出膀胱内的沉渣;数周后拔除导尿管,训练排尿功能,可用手掌轻轻按压下腹部,协助排尿。

3. 预防褥疮:每 2～3 h 翻身一次,骨突处垫气垫或海绵圈,每次翻身对骨突处进行按摩,一旦出现皮肤暗红、弹性降低或水疱,应按褥疮处理。

4. 处理高热:应以环境降温和物理降温为主,如降低室温、冰水擦浴、冰敷、酒精擦浴等。

5. 其他:如心理护理、生活护理等都是不容忽视的内容。

(孙振刚　张爱美　刘兰香　徐莉莉　赵　冰)

第九章　骨与关节其他疾病

第一节　颈椎病

颈椎病是指因颈椎退行性变引起颈椎管或椎间孔变形、狭窄,刺激、压迫颈部脊髓、神经根,并引起相应临床症状的疾病,此病多见于 40 岁以上患者。

一、病因

在颈椎病的发生发展中,慢性劳损是首要罪魁祸首,长期的局部肌肉、韧带、关节囊的损伤,可以引起局部出血水肿,发生炎症改变,在病变的部位逐渐出现炎症机化,并形成骨质增生,影响局部的神经及血管。外伤是颈椎病发生的直接因素。往往,在外伤前人们已经有了不同程度的病变,使颈椎处于高度危险状态,外伤直接诱发症状发生。不良的姿势是颈椎损伤的另外一大原因。长时间低头工作,躺在床上看电视、看书、喜欢高枕,长时间操作电脑,剧烈地旋转颈部或头部,在行驶的车上睡觉,这些不良的姿势均会使颈部肌肉处于长期的疲劳状态,容易发生损伤。颈椎的发育不良或缺陷也是颈椎病发生不可忽视的原因之一。另外,颅底凹陷、先天性融椎、根管狭窄等均是先天发育异常,也是本病发生的重要原因。

二、症状

颈椎病的症状非常丰富,多样而复杂,多数患者开始症状较轻,在以后逐渐加重,也有部分症状较重者,常以一个类型为主合并有其他几个类型一起,称为混合型颈椎病。

主要症状如下。

1. 颈肩酸痛可放射至头枕部和上肢。

2. 一侧肩背部沉重感,上肢无力,手指发麻,肢体皮肤感觉减退,手握物无力,有时不自觉地握物落地。

3. 其严重的典型表现是:下肢无力,行走不稳,二脚麻木,行走时如踏棉花的感觉。

4. 最严重者甚至出现大、小便失控,性功能障碍,甚至四肢瘫痪。

5. 常伴有头颈肩背手臂酸痛,颈项僵硬,活动受限。

6. 有的伴有头晕,感觉房屋旋转,重者伴有恶心呕吐,卧床不起,少数可有眩晕,猝倒。

7. 当颈椎病累及交感神经时可出现头晕、头痛、视力模糊、二眼发胀、发干、二眼张不开、耳鸣、耳堵、平衡失调、心动过速、心慌、胸部紧束感,有的甚至出现胃肠胀气等症状。也有吞咽困难,发音困难等症状。多数起病时轻且不被人们所重视,多数能自行恢复,时轻时重,只有当症状继续加重而不能逆转,影响工作和生活时才引起重视。如果疾病久治不愈,会引起心理伤害,产生失眠、烦躁、发怒、焦虑、忧郁等症状。

三、临床表现

(一)眩晕

眩晕是椎动脉型颈椎病患者的常见症状。患者因为颈部的伸展或旋转而改变体位诱发眩晕症状。前庭神经核缺血性病变引起的眩晕,一般持续时间较短,数秒至数分钟即消失,发病时患者可有轻度失神及运动失调,表现为行走不稳或斜向一方,迷路缺血性病变引起的眩晕不伴意识障碍。前庭神经病变引起的眩晕属中枢性眩晕症,迷路缺血性病变属周围性眩晕症。部分患者有恶心感,急性发病时患者不能抬头,少数患者有复视、眼颤、耳鸣及耳聋等症状。在体征方面,发病时患者颈部活动受限,作颈部旋转或活动可引起眩晕、恶心或心慌等症状,部分患者在患侧锁骨上听诊检查能听到椎动脉因为扭曲、血流受阻引起的杂音。后颈部拇指触诊能摸及患侧向一侧呈旋转移位,同时棘突及移位的关节突关节部有明显压痛。

(二)头痛

椎动脉型颈椎病的患者在发病时,头痛和眩晕症状一般同时存在。其中枕大神经病变是引起头痛的主要原因。因为椎动脉分支枕动脉供给枕大神经,临床上椎动脉痉挛引起枕大神经缺血而出现枕大神经支配区头痛症状,为间歇性跳痛,从一侧后颈部向枕部及半侧头部放射,并有灼热感,少数患者有痛觉过敏,摸及头部即感疼痛明显。另外,副神经支配的斜方肌,其根性的病变或该神经外伤后可引起斜方肌痉挛,而从斜方肌穿出的枕大神经支受到挤压诱发临床症状。寰椎或枢椎发生移位时也可刺激从中穿出的枕大神经而诱发头痛。

(三)视觉障碍

由于颈椎病引起椎—基底动脉系痉挛,继发大脑枕叶视觉中枢缺血性病变,少数患者可出现视力减退或视野缺损,严重者甚至可以引起失明现象。

(四)突然摔倒

当患者颈部旋转时突然感到下肢发软而摔倒。临床特征是:发病时患者意识清楚,短时间内能自己起来,甚至行走。这有别于其他脑血管疾病。

(五)根性症状

由于局部解剖的关系,椎动脉型的患者也常常伴有神经根性症状。

1. 颈部症状:颈部不适感及活动受限,主要颈部不适感有颈部疼痛、颈部酸胀、颈部发僵,活动或者按摩后好转;晨起、劳累、姿势不正及寒冷刺激后突然加剧;活动颈部有"嘎嘎"响声;颈部肌肉发板、僵硬;用手按压颈部有疼痛点;按摩颈部有韧带"弹响",转动颈部不够灵活等。

2. 肩部症状:双肩发沉;肩部酸痛胀痛;颈部肌肉痉挛,按压颈部有疼痛,有时疼痛剧烈;劳累、久坐和姿势不当加重。

3. 背部症状:背部肌肉发紧、发僵,活动后或者按摩后好转;背部有疼痛点,按压明显;劳累和受寒背部不适症状加重。

(六)上肢麻木或单肢麻木

一般的颈椎病都会引起头痛眼花、上肢或单肢麻木、疼痛。

四、分类

根据受损组织和结构的不同,颈椎病分为如下五类。如果两种以上类型同时存在,称为"混合型"。

1. 颈肌型。病变:颈肩肌群软组织损伤、气血郁滞。高发年龄段:30～40 岁。主要症状:颈部强直、疼痛,或有整个肩背疼痛发僵;点头、仰头及转头活动受限;也可出现头晕的症状。

2. 神经根型。病变:椎间孔变窄致颈脊神经受压,多见于 4～7 颈椎;高发年龄段:30～50 岁。主要症状:早期症状为颈痛和颈部发僵;上肢放射性疼痛或麻木,此疼痛和麻木沿着受压神经根的走向和支配区放射,有时症状的出现与缓解和患者颈部的位置和姿势有明显关系;患侧上肢感觉沉重、握力减退,有时出现持物坠落。

3. 椎动脉型。病变:由于骨刺、血管变异或病变导致供血不足;高发年龄段:30～40 岁。主要症状:发作性眩晕,复视伴有眼震。有时伴随恶心、呕吐、耳鸣或听力下降。这些症状与颈部位置改变有关;下肢突然无力猝倒,但是患者意识清醒,多在头颈处于某一位置时发生。偶有肢体麻木、感觉异常。

4. 交感神经型。病变:各种颈部病变激惹了神经根、关节囊或项韧带上的交感神经末梢;高发年龄段:30～45 岁。主要症状:头晕、头痛、睡眠差、记忆力减退、注意力不易集中;眼胀、视物不清、耳鸣、耳堵、听力下降;鼻塞、"过敏性鼻炎"、咽部异物感、口干、声带疲劳等;恶心甚至呕吐、腹胀、腹泻、消化不良、嗳气等;心悸、胸闷、心率变化、心律失常、血压变化等;面部或某一肢体多汗、无汗、畏寒或发热。

5. 脊髓型。病变:颈部病变导致脊髓受压、炎症、水肿等;高发年龄段:40～60 岁。主要症状:下肢麻木、沉重、行走困难、双脚有踩棉感;上肢麻木、疼痛,双手无力、不灵活,写字、系扣、持筷等精细动作难以完成,持物易落;躯干部出现感觉异常,患者常感觉在胸部、腹部或双下肢有如皮带样的捆绑感。

五、诊断

(一)辅助检查

1. 颈椎 X 线片:颈椎病 X 片常表现为颈椎正常生理曲度消失或反张,椎间隙狭窄,椎管狭窄,椎体后缘骨赘形成,在颈椎的过伸过屈位片上还可以观察到颈椎节段性不稳定。

2. 颈椎 CT:可更清晰地观察到颈椎的增生钙化情况,对于椎管狭窄、椎体后缘骨赘形成具有明确的诊断价值。

3. 颈椎 MRI:可以清晰地观察到椎间盘突出压迫脊髓,常规作为术前影像学检查的证据用以明确手术的节段及切除范围。

4. 椎—基底动脉多普勒:用于检测椎动脉血流的情况,也可以观察椎动脉的走行,对于眩晕为主要症状的患者来说鉴别价值较高。

5. 肌电图:适用于以肌肉无力为主要表现的患者,主要用途为明确病变神经的定位,与侧索硬化、神经变性等神经内科疾病相鉴别,但对检查条件要求较苛刻,常常会出现假阳性结果。

(二)鉴别诊断

临床出现颈椎病的症状,但也要与非颈椎病引起的症状相鉴别。如同样有眩晕症状,应先排除耳源性眩晕、前庭功能紊乱、听神经瘤等。还有脑源性眩晕、眼源性眩晕。此外,同样是颈肩上肢痛,也要与诸如落枕、肩周炎、胸廓出口综合征、网球肘、腕管综合征、风湿性肌关节炎、脊柱炎肿瘤等相鉴别。

但在临床实际工作中,我们对椎动脉型颈椎病和交感神经型颈椎病往往难以鉴别,做这一诊断应慎重,以避免误诊,耽搁其他疾病的治疗。

六、治疗

(一)保守治疗

1. 口服药物治疗:主要用于缓解疼痛、局部消炎、放松肌肉治疗,对于颈椎不稳等继发的局部软组织劳损等疗效较明确,但不能从根本上治疗颈椎病。对于伴有四肢无力或麻木的患者来说,还可以使用神经营养药物辅助康复,促进受压神经的恢复。

2. 牵引法:通过牵引力和反牵引力之间的相互平衡,使头颈部相对固定于生理曲线状态,从而使颈椎曲线不正的现象逐渐改变,但其疗效有限,仅适于轻症神经根型颈椎病患者;且在急性期禁止做牵引,防止局部炎症、水肿加重。

3. 理疗:理疗法是物理疗法的简称。就是应用自然界和人工的各种物理因子,如声、光、电、热、磁等作用于人体,以达到治疗和预防疾病的目的。但其作用也较微弱,不能从根本上治疗,且经常理疗易对皮肤产生烫伤。

(二)手术治疗

对颈椎病诊断明确,神经根压迫症状严重,保守治疗后症状无明显好转者应采取手术治疗,而对于脊髓型颈椎病患者,即主要表现为双下肢走路无力、行走不稳等症状的患者,则应尽早实行手术治疗,以获得良好的恢复效果,因这类患者的治疗效果与神经压迫时间长短有密切关系。而对于椎动脉和交感神经兴奋型的患者,手术效果相对来说就不太确切。

主要手术方法有以下几种。

1. 颈前路手术:顾名思义,即在颈部前面进行的手术,目前大部分颈前路手术都是微创技术,手术切口小,术后恢复快。手术主要切除突出变形的椎间盘,对于伴有骨赘增生者还要去除增生的骨赘,以及两侧钩椎关节,以免残留可能的致压物。正常结构切除后的重建物多种多样,大多使用钢板和融合器来重建颈椎的高度和稳定性。不论何种内植物,主要作用是恢复颈椎正常的曲度,并将手术操作的几节颈椎融合在一起。近几年还出现人工椎间盘置换,可以保留了颈椎节段间的运动功能,对合适的患者临床疗效也很好。

2. 颈后路手术:即从颈部后方进行的手术,适用于多节段颈椎病、伴椎管狭窄或后纵韧带骨化者。后路手术主要通过切除全部或部分后方的椎板来达到间接减压的目的,手术风险比前路要小,暴露简单,对于颈椎本身生理曲度存在的患者来说疗效较好。尽管后路手术对于颈椎正常生理结构的影响相对较小,但是也需要内植物来重建颈椎的稳定性。后路单开门椎管成形术等手术可以保留颈椎间的活动度,术后后凸畸形及邻近节段退变等发生率较小,已被人们广泛采用,在国际和国内率先报道。

七、护理

(一)术前护理

1. 上、下肢麻木、疼痛,感觉运动障碍的原因:颈椎长期姿势不良、劳损导致颈椎间盘退变、颈椎间盘突出、椎间隙变窄、椎体边缘增生、后纵韧带骨化、颈椎管狭窄等导致神经根或脊髓受压。

2. 体位:卧位休息或带颈围领可减轻颈椎间盘及其周围组织的压力及症状,教会患者配合翻身法,可减轻切口牵拉,避免疼痛。

3. 经前路手术行气管训练的目的:防止术中气管牵拉导致喉头水肿、呼吸困难而影响手术。方法:患者术前在手术切口一侧,用2～4指在皮肤外插入内鞘与血管神经鞘间隙处,持续向非手术侧牵拉。

4. 经后路手术的患者,训练俯卧位的目的:防止气道阻塞致呼吸困难。时间每次30～40 min,以后可逐渐增至3～4 h。

5. 颅骨牵引以松解颈部周围组织,复位利于手术操作。

6. 训练床上大小便以适应术后卧床排便。

7. 后路手术剃头、备皮范围大的达到清洁皮肤,预防切口感染的目的。

8. 术前插尿管排空膀胱:便于术中、术后监护和减少术中因尿液刺激引起躁动不安。

(二)术后护理

1. 手术后返回病室要保持脊柱水平位搬动患者,颈部制动两侧用沙袋固定。

2. 患者术后由于全麻插管和牵拉关系,可出现咽部不适,吞咽和呼吸困难,症状轻的患者一般都能自愈。常规雾化吸入以解决痰液黏稠和咽部刺激。

3. 颈前路患者观察伤口渗血情况及呼吸频率、节律,发现异常,及时通知。

4. 保持引流管的通畅,不要打折和受压。观察引流液的颜色、性质、量。

5. 术后每2 h给予患者更换体位一次,预防压疮。

6. 术后尽早进行功能锻炼,术后半天即可坐起,鼓励咳痰。术后一至两天即可下床走动。每日数次进行上肢、下肢和手的小关节活动。保持各关节良好的功能位。下床时可以带颈托。

7. 出院后加强上肢、下肢的功能锻炼,睡眠时注意枕头的高度,不可过高,术后定期复查。

八、健康宣教

1. 颈椎病患者需定时改变头颈部体位,注意休息,劳逸结合。抬起头并向四周各方向适当地轻轻活动颈部,不要始终让颈椎处于弯曲状态。伏案工作不宜一次持续很长时间,超过 2 h 以上的持续低头工作,则难以使颈椎椎间隙内的高压在短时间内得到有效的恢复缓解,这样会加重加快颈椎的退变。

2. 已经有颈椎病症状的患者,应当减少工作量,适当休息。症状较重、发作频繁者,应当停止工作,绝对休息,最好能够卧床休息。这样在颈椎病的治疗期间,有助于提高治疗的效果,促使病情早日缓解,机体早日康复。

3. 颈椎病患者在工作中应该避免长时间吹空调、电风扇。由于颈椎病的发病是多种因素共同作用的结果,寒冷和潮湿容易加重颈椎病的症状。应当尽量减少在气温过低或者寒冷潮湿的条件下长期低头伏案工作的时间,以防止颈椎病症状的出现,或者颈椎病诱发颈肩背部酸痛的症状。

4. 颈椎病患者应当避免参加重体力劳动,提取重物等,平常应当注意保护颈部,防止其受伤。上肢应该避免提取重物,当上肢提重物时,力量可以经过悬吊上肢的肌肉传递到颈椎,从而使颈椎受到牵拉,增加了颈椎之间的相互压力。颈椎病患者在参加重体力劳动后症状有可能会加重。

(孙振刚　潘增利　张爱美　刘兰香　徐莉莉)

第二节　腰椎间盘突出症

腰椎间盘突出症是较为常见的疾患之一,主要是因为腰椎间盘各部分(髓核、纤维环及软骨板),尤其是髓核,有不同程度的退行性改变后,在外力因素的作用下,椎间盘的纤维环破裂,髓核组织从破裂之处突出(或脱出)于后方或椎管内,导致相邻脊神经根遭受刺激或压迫,从而产生腰部疼痛,一侧下肢或双下肢麻木、疼痛等一系列临床症状。腰椎间盘突出症以腰 4～5、腰 5 至骶 1 发病率最高,约占 95%。

一、病因

(一)腰椎间盘的退行性改变是基本因素

髓核的退变主要表现为含水量的降低,并可因失水引起椎节失稳、松动等小范围的病理改变;纤维环的退变主要表现为坚韧程度的降低。

(二)损伤

长期反复的外力造成轻微损害,加重了退变的程度。

(三)椎间盘自身解剖因素的弱点

椎间盘在成年之后逐渐缺乏血液循环,修复能力差。在上述因素作用的基础上,某种可导致椎间盘所承受压力突然升高的诱发因素,即可能使弹性较差的髓核穿过已变得不太坚韧的纤维环,造成髓核突出。

(四)遗传因素

腰椎间盘突出症有家族性发病的报道,有色人种本症发病率低。

(五)腰骶先天异常

包括腰椎骶化、骶椎腰化、半椎体畸形、小关节畸形和关节突不对称等。上述因素可使下腰椎承受的应力发生改变,从而构成椎间盘内压升高和易发生退变和损伤。

二、体征

(一)一般体征

1. 腰椎侧凸。腰椎侧凸是一种为减轻疼痛的姿势性代偿畸形。视髓核突出的部位与神经根之间的关系不同而表现为脊柱弯向健侧或弯向患侧。如髓核突出的部位位于脊神经根内侧,因脊柱向患侧弯曲可使脊神经根的张力减低,所以腰椎弯向患侧;反之,如突出物位于脊神经根外侧,则腰椎多向健侧弯曲。

2. 腰部活动受限。大部分患者都有不同程度的腰部活动受限,急性期尤为明显,其中以前屈受限最明显,因为前屈位时可进一步促使髓核向后移位,并增加对受压神经根的牵拉

3. 压痛、叩痛及骶棘肌痉挛。压痛及叩痛的部位基本上与病变的椎间隙相一致,80%~90%的病例呈阳性。叩痛以棘突处为明显,系叩击振动病变部所致。可出现沿坐骨神经放射痛,约 1/3 患者有腰部骶棘肌痉挛。

(二)特殊体征

1. 直腿抬高试验及加强试验。患者仰卧,伸膝,被动抬高患肢。正常人神经根有 4 mm 滑动度,下肢抬高到 60°~70°始感腘窝不适。腰椎间盘突出症患者神经根受压或粘连使滑动度减少或消失,抬高在 60° 以内即可出现坐骨神经痛,称为直腿抬高试验阳性。在阳性患者中,缓慢降低患肢高度,待放射痛消失,这时再被动屈曲患侧踝关节,再次诱发放射痛称为加强试验阳性。有时因髓核较大,抬高健侧下肢也可牵拉硬脊膜诱发患侧坐骨神经产生放射痛。

2. 股神经牵拉试验。患者取俯卧位,患肢膝关节完全伸直。检查者将伸直的下肢高抬,使髋关节处于过伸位,当过伸到一定程度出现大腿前方股神经分布区域疼痛时,则为阳性。此项试验主要用于检查腰 2~3 和腰 3~4 椎间盘突出的患者。

3. 神经系统表现

（1）感觉障碍。视受累脊神经根的部位不同而出现该神经支配区感觉异常。阳性率达 80％以上。早期多表现为皮肤感觉过敏，渐而出现麻木、刺痛及感觉减退。因受累神经根以单节单侧为多，故感觉障碍范围较小；但如果马尾神经受累（中央型及中央旁型者），则感觉障碍范围较广泛。

（2）肌力下降。70％～75％患者出现肌力下降，L5 神经根受累时，踝及趾背伸力下降，S1 神经根受累时，趾及足跖屈力下降。

（3）反射改变。亦为本病易发生的典型体征之一。L4 神经根受累时，可出现膝跳反射障碍，早期表现为活跃，之后迅速变为反射减退，L5 神经根受损时对反射多无影响。S1 神经根受累时则跟腱反射障碍。反射改变对受累神经的定位意义较大。

三、临床表现

1. 腰痛。是大多数患者最先出现的症状，发生率约为 91％。由于纤维环外层及后纵韧带受到髓核刺激，经窦椎神经而产生下腰部感应痛，有时可伴有臀部疼痛。

2. 下肢放射痛。虽然高位腰椎间盘突出（L2～L3，L3～L4）可以引起股神经痛，但临床少见，不足 5％。绝大多数患者是 L4～L5、L5～S1 间隙突出，表现为坐骨神经痛。典型坐骨神经痛是从下腰部向臀部、大腿后方、小腿外侧直到足部的放射痛，在喷嚏和咳嗽等腹压增高的情况下疼痛会加剧。放射痛的肢体多为一侧，仅极少数中央型或中央旁型髓核突出者表现为双下肢症状。坐骨神经痛的原因有三个：①破裂的椎间盘产生化学物质的刺激及自身免疫反应使神经根发生化学性炎症；②突出的髓核压迫或牵张已有炎症的神经根，使其静脉回流受阻，进一步加重水肿，使得对疼痛的敏感性增高；③受压的神经根缺血。上述三种因素相互关连，互为加重因素。

3. 马尾神经症状：向正后方突出的髓核或脱垂、游离椎间盘组织压迫马尾神经，其主要表现为大、小便障碍，会阴和肛周感觉异常。严重者可出现大小便失控及双下肢不完全性瘫痪等症状，临床上少见。

四、分类

（一）膨隆型

纤维环部分破裂，而表层尚完整，此时髓核因压力而向椎管内局限性隆起，但表面光滑。这一类型经保守治疗大多可缓解或治愈。

（二）突出型

纤维环完全破裂，髓核突向椎管，仅有后纵韧带或一层纤维膜覆盖，表面高低不平或呈菜花状，常需手术治疗。

（三）脱垂游离型

破裂突出的椎间盘组织或碎块脱入椎管内或完全游离。此型不单可引起神经根症状，还容易导致马尾神经症状，非手术治疗往往无效。

五、诊断

(一)腰椎 X 线平片

单纯 X 线平片不能直接反应是否存在椎间盘突出,但 X 线片上有时可见椎间隙变窄、椎体边缘增生等退行性改变,是一种间接的提示,部分患者可以有脊柱偏斜、脊柱侧凸。此外,X 线平片可以发现有无结核、肿瘤等骨病,有重要的鉴别诊断意义。

(二)CT 检查

可较清楚地显示椎间盘突出的部位、大小、形态和神经根、硬脊膜囊受压移位的情况,同时可显示椎板及黄韧带肥厚、小关节增生肥大、椎管及侧隐窝狭窄等情况,对本病有较大的诊断价值,目前已普遍采用。

(三)磁共振(MRI)检查

MRI 无放射性损害,对腰椎间盘突出症的诊断具有重要意义。MRI 可以全面地观察腰椎间盘是否病变,并通过不同层面的矢状面影像及所累及椎间盘的横切位影像,清晰地显示椎间盘突出的形态及其与硬膜囊、神经根等周围组织的关系,另外可鉴别是否存在椎管内其他占位性病变。但对于突出的椎间盘是否钙化的显示不如 CT 检查。

(四)其他

电生理检查(肌电图、神经传导速度与诱发电位)可协助确定神经损害的范围及程度,观察治疗效果。实验室检查主要用于排除一些疾病,起到鉴别诊断作用。对典型病例的诊断,结合病史、查体和影像学检查,一般多无困难,尤其是在 CT 与磁共振技术广泛应用的今天。如仅有 CT、MRI 表现而无临床症状,不应诊断本病。

六、治疗

(一)非手术疗法

腰椎间盘突出症大多数患者可以经非手术治疗缓解或治愈。其治疗原理并非将退变突出的椎间盘组织回复原位,而是改变椎间盘组织与受压神经根的相对位置或部分回纳,减轻对神经根的压迫,松解神经根的粘连,消除神经根的炎症,从而缓解症状。非手术治疗主要适用于:①年轻、初次发作或病程较短者;②症状较轻,休息后症状可自行缓解者;③影像学检查无明显椎管狭窄。

1. 绝对卧床休息:初次发作时,应严格卧床休息,强调大、小便均不应下床或坐起,这样才能有比较好的效果。卧床休息 3 周后可以佩戴腰围保护下起床活动,3 个月内不做弯腰持物动作。此方法简单有效,但较难坚持。缓解后,应加强腰背肌锻炼,以减少复发的几率。

2. 牵引:治疗采用骨盆牵引,可以增加椎间隙宽度,减少椎间盘内压,椎间盘突出部分回纳,减轻对神经根的刺激和压迫,需要专业医生指导下进行。

3. 理疗和推拿、按摩:可缓解肌肉痉挛,减轻椎间盘内压力,但注意暴力推拿按摩可以导致病情加重,应慎重。

4. 皮质激素:硬膜外注射皮质激素是一种长效抗炎剂,可以减轻神经根周围炎症和粘连。一般采用长效皮质类固醇制剂和12%利多卡因行硬膜外注射,每周一次,3次为一个疗程,2～4周后可再用一个疗程。

5. 髓核化学溶解法:利用胶原蛋白酶或木瓜蛋白酶,注入椎间盘内或硬脊膜与突出的髓核之间,选择性溶解髓核和纤维环,而不损害神经根,以降低椎间盘内压力或使突出的髓核变小从而缓解症状。但该方法有产生过敏反应的风险。

(二)经皮髓核切吸术/髓核激光气化术

通过特殊器械在X线监视下进入椎间隙,将部分髓核绞碎吸出或激光气化,从而减轻椎间盘内压力达到缓解症状目的,适合于膨出或轻度突出的患者,不适合于合并侧隐窝狭窄或者已有明显突出的患者及髓核已脱入椎管内者。

(三)手术治疗

1. 手术适应证:①病史超过3个月,严格保守治疗无效或保守治疗有效,但经常复发且疼痛较重者;②首次发作,但疼痛剧烈,尤以下肢症状明显,患者难以行动和入眠,处于强迫体位者;③合并马尾神经受压表现;④出现单根神经根麻痹,伴有肌肉萎缩、肌力下降;⑤合并椎管狭窄者。

2. 手术方法:经后路腰背部切口,部分椎板和关节突切除,或经椎板间隙行椎间盘切除。中央型椎间盘突出,行椎板切除后,经硬脊膜外或硬脊膜内椎间盘切除。合并腰椎不稳、腰椎管狭窄者,需要同时行脊柱融合术。近年来,显微椎间盘摘除、显微内镜下椎间盘摘除、经皮椎间孔镜下椎间盘摘除等微创外科技术使手术损伤减小,取得了良好的效果。

七、护理

(一)非手术护理

1. 心理护理

(1)建立良好的护患关系,用语言和心理技巧去指导、影响患者改变不良情绪,全面了解患者的病情、家庭、经济、心理状况,做好分析和解释工作,以最佳心理状态配合各项治疗。

(2)向患者说明医师采取的主要治疗方法、治疗中配合及术后注意事项。

(3)请治疗过的患者向新入院的患者介绍体会,现身说法,消除紧张和怀疑,积极配合治疗。

(4)对于症状重、生活不能自理的患者,生活上多给予关心照顾,精神上多鼓励安慰,增强其治愈疾病的信心。

2. 疼痛护理

(1)绝对卧硬板床休息4周或至疼痛症状缓解。

(2)分散注意力,通过向患者提供愉快的刺激可使患者的注意力转向其他事物,从而减轻对疼痛的意识,甚至增加对疼痛的耐受。

（3）运用音乐疗法，根据患者喜好进行选择，如古典音乐或流行音乐，最少听 15 min。

（4）促进舒适，帮助患者取合适的体位，提供整洁舒适的病床单位，保证良好的采光和通风，调节适宜的室内温湿度。

（5）对于疼痛剧烈且不能耐受的患者，遵医嘱给予口服舒尔芬等镇痛药，必要时肌肉注射止痛剂，并防止药物依赖。

3. 缓解期治疗护理：缓解期应加强功能锻炼，以尽快恢复正常的生活、工作和减少复发为目标。

4. 正确指导腰背肌功能锻炼。

具体方法是：1 周内应教会患者有计划地行仰卧背伸肌活动，如直腿抬高及伸腿蹬高等。疼痛缓解后，可做以下活动：①五点式锻炼法：患者的头部、双肩及双足为支点，抬起胸腰背部及臀部（均需离开床面为宜）。②飞燕式锻炼法：以腹部为支撑点，头及四肢尽量向上翘起。在锻炼过程中要发挥患者的主观能动性，以患者不感到疲劳为度。2 周后可下床室内活动，但动作不宜过猛，限制弯腰活动和腰部的扭转活动，避免椎间盘内压突然升高，髓核再次脱出而复发。

5. 建立良好的生活方式

生活要有规律，多卧床休息，避免久坐，避免腰部活动范围过大，避免过度劳累，禁止弯腰提重物、拖地等，防止腰部扭伤。注意腰部保暖，防寒防潮。

6. 预防便秘

①养成每日定时排便的习惯；②多食富含纤维素的新鲜蔬菜和水果，多饮水，多食蜂蜜，有助于大便的软化。

（二）手术护理

1. 术前护理

（1）从入院起，练习床上大小便，深呼吸和咳嗽，吸烟者戒烟。

（2）配合做好术前常规检查。

（3）行俯卧位练习，以配合手术。

（4）术前一日根据医嘱做药敏试验，配血，洗澡，更衣。术前晚 10 时始禁食水。

（5）贵重物品妥善保管，勿带进手术室，活动性假牙须取下。

（6）用物准备：心电监护仪，氧气湿化瓶，翻身巾，垫子。

2. 术后护理

（1）去枕平卧 4 h，以利伤口压迫止血，禁食水。

（2）密切观察生命体征及双下肢感觉运动情况，防治水肿压迫，有异常及时通知医生。

（3）保持伤口引流管通畅，防治受压及脱落。

（4）三天内不吃甜食及豆类食品，预防腹胀，多食水果、蔬菜。

（5）翻身时嘱患者深呼吸，肩臀部成一字型。

（6）保持留置尿管通畅，防止扭曲，嘱患者多饮水，定时夹闭尿管。

（7）拔除伤口引流管后，协助患者做直腿抬高锻炼，防止神经根粘连，增加下肢肌力，促进血液循环。

（8）下地前嘱患者进食，防止低血糖，正确佩戴支具或腰围，在床上带好后趴着下床，以腿带腰，保持腰部不弯曲。

（张　萍　孙振刚　徐莉莉　王丽云　张　娟）

第三节　骨性关节炎

骨性关节炎（osteoarthritis,OA）是一种以关节软骨的变性、破坏及骨质增生为特征的慢性关节病。骨性关节炎又名退行性关节病，增生性骨关节炎。本病的发生率随年龄的增高而增加，是一个常见的老年人的关节病。通过初步的流行病学调查，我国人群中膝关节的骨性关节炎患病率为 95.6%。60 岁以上者达 78.5%，与西方国家相似，但不如其严重。骨性关节炎是一种慢性关节疾病，它的主要改变是关节软骨面的退行性变和继发性的骨质增生。主要表现是关节疼痛和活动不灵活，X 线表现关节间隙变窄，软骨下骨质致密，骨小梁断裂，有硬化和囊性变。关节边缘有唇样增生。后期骨端变形，关节面凹凸不平。关节内软骨剥落，骨质碎裂进入关节，形成关节内游离体。

一、病因

本病的发生可能与以下因素有关。

1. 肥胖：体重的增加和膝骨性关节炎的发病成正比。肥胖亦病情加重的因素。肥胖者的体重下降则可以减少膝骨关节炎的发病。

2. 骨密度：当软骨下骨小梁变薄、变僵硬时，其承受压力的耐受性就减少，因此，在骨质疏松者出现骨性关节炎的几率就增多。

3. 外伤和力的承受异常状态下的关节，如在髌骨切除术后环节处于不稳定状态时，当关节承受肌力不平衡并加上局部压力，就会出现软骨的退行性变。正常的关节和活动甚至剧烈运动后是不会出现骨性关节炎的。

4. 遗传因素：不同种族的关节受累情况是各不相同的，如髋关节、腕掌关节的骨性关节炎在白种人多见，但有色人种及国人中少见，性别亦有影响，本病在女性较多见。

二、症状体征

本病起病缓慢。症状多出现在 40 岁以后，随年龄增长而发病者增多。女性的发病率高于男性。本病的关节痛有以下特点：多出现在负重关节如膝、髋等；关节痛与活动有关，在休息后痛就缓解；在关节静止久后再活动，局部出现短暂的僵硬感，持续时间不超过 30 min，活动后消失；病情严重者即使在休息时都有关节痛和活动的受限；受累关节往往伴有压痛、骨性肥大、骨性摩擦音、少数患者有畸形。同一患者可出现不止一个部位的病变。骨性关节炎的常见部位及其特征如下。

1. 手。指间关节最常受累,尤其是远端指间关节。肿痛和压痛不太明显亦很少影响关节活动。特征性改变为在指关节背面的内外侧,出现骨性增生而形成硬结节。

2. 膝。膝关节痛是本病患者就医常见的主诉。其早期症状为上下楼梯时的疼痛,尤其是下楼时为甚,呈单侧或双侧交替出现,关节肿大,多因骨性肥大造成,也可关节腔积液。出现滑膜肥厚的很少见。严重者出现膝内翻畸形。

3. 髋。表现为大粗隆、臀外侧、腹股沟等部位疼痛,可放射至膝。髋的内旋和伸直活动受限。

4. 足。第一趾关节是病变出现的常见部位。穿紧足鞋和反复外伤是其病因。症状为局部疼痛、骨性肥大和外翻。

5. 脊柱。椎体、椎间盘、骨突关节的退行性病变引起颈、腰段椎体的病变。局部出现疼痛、僵硬。少数严重者因椎体缘的唇样增生和骨赘压迫局部神经根、脊髓或局部血管而出现各种放射性痛或神经系症状。

三、临床表现

1. 关节肿胀:肿胀是关节炎症进展的结果,一般与疾病的正比。

2. 关节疼痛:在疾病早期,疼痛往往并不严重,患病关节往往仅表现为酸胀或轻度疼痛,遇天气变化或劳累后,症状可加重,休息后则减轻,此期关节活动一般不受限制,易被患者忽视而延误就诊。随着病情的发展,疼痛变得更为明显,不同类型的关节炎可表现出不同的疼痛特点。

3. 关节功能障碍:炎症发生后,由于关节周围肌肉的保护性痉挛和关节结构被破坏,可导致关节功能部分或全部丧失。另外,出现上述症状后,可适时地做一些理化检查,如X线、关节穿刺、血生化、血沉检查等,有助于对疾病作出诊断和鉴别诊断。

四、诊断

1. 详细的病史询问在骨性关节炎的诊断中占有重要地位,包括年龄、受累关节的数目、部位、程度,疼痛性质,有无晨僵及与活动的关系等。

2. 体格检查:包括受累关节局部压痛,有无关节肿胀,大关节有无磨擦感,关节有无畸形、活动受限甚至关节半脱位等。下蹲痛则表明髌骨关节受累,手扶髌骨伸屈膝关节时,可以感到髌骨下有磨擦音。

3. 本病无特异性的实验室检查,但据此可进一步与其他疾病鉴别。血沉在大部分患者正常,C反应蛋白不增高,类风湿因子阴性。关节液呈黄色或草黄色,黏度正常,凝固试验正常。

4. 关节的X线检查有助于本病诊断。受累关节在X线上按病情轻重而出现以下改变:①关节间隙变窄;②软骨下骨质硬化;③关节缘有骨赘形成;④软骨下骨质出现囊性变,有极少数患者出现船穿凿样骨改变;⑤骨变形包括股骨头呈扁平样改变和(或)关节半脱位。应该指出,不少具有上述X线影响变化者并无本病的临床症状。

五、治疗

(一)药物治疗

1. 透明质酸钠:为关节腔滑液的主要成分,为软骨基质的成分之一,在关节内起到润滑作用,减少组织间的摩擦,关节腔内注入后可明显改善滑液组织的炎症反应,增强关节液的黏稠性和润滑功能,保护关节软骨,促进关节软骨的愈合与再生,缓解疼痛,增加关节的活动度。常于关节内注射,1次25 mg,1周1次,连续5周,须严格无菌操作。

2. 氨基葡萄糖:为构成关节软骨基质中聚氨基葡萄糖(GS)和蛋白多糖的最重要的单糖,正常人可通过葡萄糖的氨基化来合成GS,但在骨关节炎者的软骨细胞内GS合成受阻或不足,导致软骨基质软化并失去弹性,胶原纤维结构破坏,软骨表面腔隙增多使骨骼磨损及破坏。氨基葡萄糖可阻断骨关节炎的发病机制,促使软骨细胞合成具有正常结构的蛋白多糖,并抑制损伤组织和软骨的酶(如胶原酶、磷脂酶A2)的产生,减少软骨细胞的损坏,改善关节活动,缓解关节疼痛,延缓骨关节炎症病程。口服1次250~500 mg,1日3次,就餐服用最佳。

3. 非甾体抗炎药:外用贴剂可抑制环氧化酶和前列腺素的合成,对抗炎症反应,缓解关节水肿和疼痛。可选用布洛芬1次200~400 mg,1日3次;或氨糖美辛1次200 mg,1日3次;或尼美舒利1次100 mg,1日2次,连续4~6周。

(二)非药物治疗

包括患者的健康教育、自我训练、减肥、有氧操、关节活动度训练、肌力训练、助行工具的使用、膝内翻的楔行鞋垫、职业治疗及关节保护、日常生活的辅助设施等等。欧美国家相当一部分患者通过以上治疗可以减轻症状,恢复正常生活和工作。

(三)手术治疗

骨性关节炎症状十分严重、药物治疗无效的,且影响患者的日常生活,就应该考虑手术干预。

1. 对膝关节骨性关节炎,有人主张先行关节镜下关节清扫术,这一类手术对有些患者术后近期有一定的疗效,但远期效果则不能肯定。

2. 关节置换手术对于大多数骨关节炎、股骨头坏死、类风湿性关节炎患者,在缓解疼痛、恢复关节功能方面具有显著效果。

六、护理

1. 骨性关节炎患者要多晒太阳,注意防寒湿、保暖,使膝关节得到很好的休息。疼痛缓解后,每日平地慢走一两次,每次20~30 min。尽量减少上下台阶、跑步等使膝关节负重的运动。对骨性关节炎的护理同样重要,避免、减少关节软骨的磨损,不得已上下台阶时最好扶楼梯或手杖。

2. 骨性关节炎患者不要长时间处于一种姿势,更不要盲目地做反复屈伸膝关节、揉按髌骨、抖晃膝关节等运动。锻炼股四头肌功能,让股四头肌强壮有力,可减轻骨性关节炎的疼痛。

　　3. 适合于中老年骨性关节炎患者的具体锻炼方法是坐位或仰卧位,将膝关节伸直,绷紧大腿肌肉,足向头部背屈。

　　4. 物理治疗,蜡疗、热敷、按摩、针灸等有一定的效果。局部也可以用红花油擦剂、扶他林乳剂等治疗。若疼痛明显,还可以做封闭治疗,但必须到医院治疗,以免引起感染。

　　5. 疼痛明显,可服用布洛芬、氨糖美辛等药,消炎止痛。但不要服激素,服药量应按医生要求服用。

(孙振刚　张爱美　刘兰香　徐莉莉　黄俊蕾)

第十章　普通外科疾病

第一节　甲状腺功能亢进

一、病因

甲状腺功能亢进症(hyperthyroidism)简称甲亢,是指甲状腺本身的病变引发的甲状腺毒症。其病因主要是弥漫性毒性甲状腺肿(Graves病)、多结节性毒性甲状腺肿和甲状腺自主高功能腺瘤(Plummer病)。甲状腺毒症(thyrotoxicosis)是指由于甲状腺本身或甲状腺以外的多种原因引起的甲状腺激素增多,进入循环血中,作用于全身的组织和器官,造成机体的神经、循环、消化等各系统的兴奋性增高和代谢亢进为主要表现的疾病的总称。

二、症状

甲亢的临床表现可轻可重,可明显也可不明显,由于患者的年龄、病程以及产生病变不同,引起各器官的异常情况的不同,临床表现也不完全一样。甲亢可能是暂时的,也可能是持续存在的。

其中最常见的是弥漫性毒性甲状腺肿。世界上称之为Graves病,欧洲大陆其他国家称之为Basedow病。这是甲亢最常见的原因,也是临床上最常见的甲状腺疾病。Graves病在20～40岁最常见,10岁以前罕见,极少数为"淡漠型"。临床主要表现包括弥漫性甲状腺肿、甲状腺毒症、浸润性眼病,偶尔有浸润性皮肤病。

1. 代谢增加及交感神经高度兴奋表现:患者身体各系统的功能均可能亢进。常见有怕热、多汗、皮肤潮湿,也可有低热;易饿,多食,而消瘦;心慌,心率增快,严重者出现心房纤维性颤动、心脏扩大以及心力衰竭;收缩压升高,舒张压正常或者偏低,脉压增大;肠蠕动增快,常有大便次数增多,腹泻;容易激动、兴奋、多语、好动、失眠、舌及手伸出可有细微颤动;很多患者感觉疲乏、无力、容易疲劳,多有肌肉萎缩,常表现在肢体的近躯干端肌肉受累,神经肌肉的表现常常发展迅速,在病的早期严重,治疗后数月内能迅速缓解。

2. 甲状腺肿大:呈弥漫性,质地软,有弹性,引起甲状腺肿大原因是多方面的,其中和甲状腺生长抗体关系密切,此种抗体对甲状腺功能影响不大,故病时甲状腺肿大程度与病情不一定平行。在肿大的甲状腺上可以听到血管杂音或者扪及震颤。

3. 眼病:大部分患者有眼部异常或突眼,而眼突重者,甲亢症状常较轻。

4. 较少见的临床表现：小儿和老年患者病后临床表现多不明显。

三、诊断

典型病例经详细询问病史，依靠临床表现即可拟诊，早期轻症、小儿或老年表现不典型甲亢，常须辅以必要的甲状腺功能检查方可确认。血清 FT3、FT4、TT3、TT4 增高者符合甲亢；仅 FT3 或者 TT3 增高而 TT4 正常者可虑为 T3 型甲亢；仅有 FT4 或 TT4 增高而 TT3 正常者为 T4 型甲亢，结果可疑者可进一步作 sTSH 测定和（或）TRH 兴奋试验。在确诊甲亢基础上，应排出其他原因所致的甲亢，结合患者眼征、弥漫性甲状腺肿等特征，必要时检测血清 TSAb 等，可诊断为 GD，有结节须与自主性高功能甲状腺结节，或多结节性甲状腺肿伴甲亢相鉴别，后者临床上一般无突眼，甲亢症状较轻，甲状腺扫描为热结节，结节外甲状腺组织功能受抑制，亚急性甲状腺炎伴甲亢症状者甲状腺摄^{131}I率减低，桥本甲状腺炎伴甲亢症状者血中微粒体抗体水平增高，

四、治疗

任何疾病的理想治疗方法都是病因治疗，但 Graves 病是自身免疫性疾病，其病因尚未完全明了，故现在的治疗仍然是针对其主要病理征象即高代谢状态、以缓解甲亢复发为目的。常用的治疗方法包括抗甲状腺药物(ATD)、放射性碘剂和外科手术治疗。经过 60 余年的临床经验和现代的研究表明这三种治疗方法各有优缺点。治疗的选择取决于患者的年龄、性别、甲亢的病因和病情的轻重、有无其他并发症或伴发病、医院的设备和技术条件，以及患者的意愿和医生的经验等多种因素。从病因上说，治疗 Graves 病尚不可能。甲亢的治疗旨在抑制甲状腺激素的合成和释放，或者减少或破坏甲状腺组织，阻断了激素的分泌。Graves 病的治疗也要考虑调整机体的免疫功能。

（一）一般治疗

诊断后在甲亢病情尚未得到控制时，尽可能取得患者的充分理解和密切合作，合理安排饮食，需要高热量、高蛋白质、高维生素和低碘的饮食；精神要放松；适当休息，避免重体力活动，是必需的、不可忽视的。

（二）药物治疗

硫脲嘧啶类药物，这是我国和世界不少国家目前治疗甲亢主要采取的治疗方法。本治疗方法的特点：为口服用药，容易被患者接受；治疗后不会引起不可逆的损伤；但用药疗程长，需要定期随查；复发率较高。即便是合理规则用药，治疗后仍有 20% 以上的复发率。硫脲嘧啶类药物的品种：临床选用顺序常为，甲硫咪唑（他巴唑，MMI）、丙基硫氧嘧啶(PTU)、卡比吗唑（甲亢平）和甲基硫氧嘧啶。PTU 和甲基硫氧嘧啶药效较其他小 10 倍，使用时应剂量大 10 倍。药物选择：不同地区不同医生之间依据其习惯和经验有其不同的选择。在美国常选用 PTU，而在欧洲首选 MMI 的更多。在我国，选用 PTU 和 MMI 都不少，选用前者考虑其可减少循环中的 T4 转换为 T3，孕妇使用更为安全，而选用后者则认为该药副作用更小，对甲状腺激素的合成具有较长时间的抑制作用，有经验

显示该药每日给药 1 次即可,患者的依从性较好。

辅助药物:普萘洛尔(心得安),碘剂以及甲状腺制剂的使用。

(三)手术治疗

药物治疗后的甲状腺次全切除,效果良好,治愈率达到 90% 以上,但有一定并发症的发生几率。

(四)放射性碘治疗

此法安全、方便,治愈率达到 85%~90%,复发率低,在近年来越来越多的国家开始采用此种方法治疗甲亢。治疗后症状消失较慢,约 10% 的病患永久地发生甲状腺功能减退。这是安全的治疗,全世界采用此种治疗方法的几十年中,对选用的患者尚未发现甲状腺癌和白血病比未选用者有增多。

(五)甲状腺介入栓塞治疗

甲状腺介入栓塞治疗是 20 世纪 90 年代以来治疗 Graves 病的一种新方法,自从 1994 年首例报道以后,我国部分地区已开展此种治疗。方法是在数字减影 X 线的电视之下,经股动脉将导管送入甲状腺上动脉,缓慢注入与造影剂相混合的栓塞剂量—聚乙烯醇、明胶海绵或白芨粉,至血流基本停止。一般甲状腺栓塞的面积可过 80%~90%,这与次全手术切除的甲状腺的量相似。此种治疗方法适应证是甲状腺较大,对抗甲状腺药疗效欠佳或过敏者;不宜采用手术或放射性碘者;也可用于甲状腺非常肿大时的手术前治疗。而初发的甲亢,甲状腺肿大不明显,有出血倾向及有明显的大血管硬化者应为禁忌之列。

(六)传统中医治疗

传统的中医中药及针灸疗法对一些甲亢也有较好的效果。由于医家对病情认识的辨证不同,各家采用的治法也有差别,疗效也不相同。对用硫脲嘧啶类药治疗有明显血象改变的甲亢患者,也可选用传统中医中药治疗。

五、护理

1. 病情监测原有甲亢症状加重,出现严重乏力、烦躁、发热(39℃以上)、多汗、心悸、心率达 120 次/分以上,伴纳减、恶心、腹泻等应警惕发生甲亢危象。

2. 甲亢危象紧急护理措施:保证病室环境安静;严格按规定的时间和剂量给予抢救药物;密切观察生命体征和意识状态并记录;昏迷者加强皮肤、口腔护理,定时翻身,以预防压疮、肺炎的发生。

3. 病情许可时,教育患者及家属知道感染、严重精神刺激、创伤等是诱发甲亢的重要因素,应学会避免诱因,患者学会进行自我心理调节,增强应对能力,家属病友要理解患者现状,应多关心、爱护患者。

(王　菲　李　晶　许庆超　王昌俊　徐莉莉)

第二节 急性乳腺炎

一、病因

急性乳腺炎大多是由金黄色葡萄球菌引起的急性化脓性感染。临床表现主要有乳房胀痛、畏寒、发热,局部红、肿、热、痛,触及硬块,白细胞升高。大多数有乳头损伤、破裂或积乳病史。本病常发生产后 1～2 个月的哺乳期妇女,尤其是初产妇。病菌一般从乳头破口或皲裂处侵入,也可直接侵入引起感染。本病虽然有特效治疗,但发病后痛苦,乳腺组织破坏引起乳房变形,影响喂奶。因此,对本病的预防重于治疗。

二、临床表现

1. 患侧乳房肿胀、疼痛或畏寒、发热。
2. 局部红、肿、热、痛,触及痛性硬块,脓肿形成后可有波动感。
3. 同侧腋窝淋巴结肿大,压痛。

三、诊断

1. 哺乳期,有乳汁淤积情况,继而乳房胀痛,畏寒、发热,局部红、肿、热、痛,触及硬块或波动感,同侧腋淋巴结肿大。
2. 白细胞总数和中性粒细胞明显升高。
3. 超声波检查有液平段,穿刺抽出脓液。

四、治疗

1. 注意休息,清洁乳头,吸出乳汁,托起乳房,严重时暂停喂奶,早期炎症局限者以肌注青、链酶素及局部物理治疗为主,炎症范围较广,全身中毒症状明显者,必要时输入新鲜血液。给予清热解毒中药口服。
2. 局部湿热敷、理疗,一旦形成脓肿,宜行切开引流。
3. 全身应用抗生素。
4. 中药治疗。

五、护理

(一)一般护理

1. 饮食:高蛋白、高热量、高维生素、低脂肪食物,保证足够液体入量。
2. 休息:保证充足的休息,并适当运动。
3. 个人卫生:养成良好的哺乳期卫生习惯,保持乳房清洁,勤更衣,定期沐浴。

(二)急性乳腺炎患者的护理

1 病情观察：定时测量体温、脉搏、呼吸，了解血白细胞计数及分类变化，必要时作细菌培养及药物过敏试验。

2. 防止乳汁淤积：患乳暂停哺乳，定时用吸乳器吸空乳汁，或用手、梳子背沿乳管方向加压按摩。

3. 促进局部血循环：局部热敷或用宽松的胸罩托起两侧乳房，以减轻疼痛、促进血液循环。

4. 对症处理：高热者，予以物理降温，必要时应用解热镇痛药物。

5. 引流护理：脓肿切开后，保持引流通畅，及时更换敷料。

(李亚莉　赵玉晓　盖丁凯　邓　冰　徐莉莉)

第三节　乳腺癌

一、病因

病因尚未完全阐明，但许多研究资料表明，乳腺癌的发生除去出生地的因素外，还与下列因素有关。

1. 内源性或外源性雌激素的长期刺激：雌激素的活性对乳腺癌的发生有重要作用。月经过早来潮(小于 12 岁)或绝经晚(迟于 55 岁)，未生育，晚育(第一胎在 35 岁以后)或生育后不哺乳，乳腺癌的发生率较高。

2. 病毒：致癌性 RNA 病毒可能与乳腺癌相关。

3. 乳腺非典型增生：有乳腺导管和小叶非典型增生者发生乳腺癌的危险性增加。(注意：这里说的是非典型增生，不是通常口语中的乳腺增生)

4. 遗传和家族史：乳腺癌在家族中的多发性也在统计中获得证实。具有乳腺癌家族史(一级直系亲属患乳腺癌)的女性，发生乳腺癌的危险性是一般人群的 2～3 倍。

5. 营养因素：高脂物质摄入过多与乳腺癌的发生有一定的相关性。

6. 放射线：接受高水平电离辐射，尤其是因其他疾病使胸部接受过多放射线照射的妇女，发生乳腺癌的危险性增加。

二、临床表现

1. 乳房肿块：是乳腺癌最常见的表现。

2. 乳头改变：乳头溢液多为良性改变，但对 50 岁以上，有单侧乳头溢液者应警惕发生乳腺癌的可能性；乳头凹陷；乳头瘙痒、脱屑、糜烂、溃疡、结痂等湿疹样改变常为乳腺佩吉特病(Paget 病)的临床表现。

3. 乳房皮肤及轮廓改变：肿瘤侵犯皮肤的 Cooper 韧带，可形成"酒窝征"；肿瘤细胞堵塞皮下毛细淋巴管,造成皮肤水肿,而毛囊处凹陷形成"橘皮征";当皮肤广泛受侵时,可在表皮形成多数坚硬小结节或小条索,甚至融合成片,若病变延伸至背部和对侧胸壁可限制呼吸;炎性乳腺癌会出现乳房明显增大,皮肤充血红肿、局部皮温增高;另外,晚期乳腺癌会出现皮肤破溃形成癌性溃疡。

4. 淋巴结肿大:同侧腋窝淋巴结可肿大,晚期乳腺癌可向对侧腋窝淋巴结转移引起肿大;另外,有些情况下还可触到同侧和(或)对侧锁骨上肿大淋巴结。

三、诊断

1. 乳腺钼靶:是一种经典的检查手段,是通过专门的钼靶 X 线机摄片进行实现的。乳腺癌在 X 线片中病灶表现形式常见有较规则或类圆形肿块、不规则或模糊肿块、毛刺肿块、透亮环肿块四类。另外,乳腺钼靶对于细小的钙化敏感度较高,能够早期发现一些特征性钙化(如簇状沙粒样钙化等)。

2. 乳腺 B 超:B 超扫描能够鉴别乳腺的囊性与实性病变。乳腺癌 B 超扫描多表现为形态不规则、内部回声不均匀的低回声肿块,彩色超声可显示肿块内部及周边的血流信号。目前,国际公认乳腺钼靶 X 线摄像是最有效的乳腺普查手段。但是钼靶 X 线摄像诊断乳腺疾病的准确性会受乳腺致密程度影响。年轻女性因为腺体致密、纤维组织丰富,常表现为整个乳房呈致密性阴影,缺乏层次对比。因此 35 岁以下的年轻女性,可将乳房 B 超当成首选的普查方法。另外,B 超扫描对观察腋窝淋巴结方面具有优势。

3. 动态增强核磁共振:核磁检查是软组织分辨率最高的影像检查手段,较 X 线和 B 超有很多优势,如对多中心性病灶的诊断可靠;敏感性、特异性均达 90% 以上;致密型乳腺、深方及高位将影响钼靶评价,而 MRI 则不受这些因素的影响;图像可以旋转或进行任意平面的切割,可以清晰显示微小肿瘤;肿瘤微血管分布数据可以提供更多肿瘤功能参数和治疗反应;新辅助化疗后的肿瘤坏死、纤维组织增生等情况,触诊和 B 超难以真实反映残留肿瘤范围,而核磁在这方面具有其他检查方式无可比拟的优势。但对于带有心脏起搏器和体内金属的患者不适用。

四、治疗

乳腺癌的治疗手段包括手术治疗、放射治疗、化学治疗、内分泌治疗和分子靶向治疗。在科学和人文结合的现代乳腺癌治疗新理念指导下,乳腺癌的治疗趋势包括保留乳房和腋窝的微创手术、更为精确的立体定向放疗和选择性更好的靶向药物治疗。现代医学需要脱离传统的经验医学模式而遵照循证医学证据。基于国际上大规模的临床研究和荟萃分析结果,目前在乳腺癌治疗领域国际上有影响力并被临床普遍接受的有欧洲的 St.Gallen 早期乳腺癌治疗专家共识和美国国家癌症网(NCCN)治疗指南。

(一)手术治疗

手术切除一直是乳腺癌主要的治疗手段。目前的手术方式正在朝着缩小切除范围的方向发展。包括保乳术和前哨淋巴结活检术。

1. 保乳术:可手术的早期乳腺癌患者,具有安全切缘的保乳术加术后放疗,疗效与全乳切除相当,但患者形体良好,患者本人和家人的生活质量大不一样,治疗指南并不强调一定要保乳,但医生应该提供患者和家人选择保留乳房的机会。针对局部肿瘤较大的患者还可以进行新辅助化疗后使肿瘤降期保乳。

2. 前哨淋巴结活检术:以往乳腺癌手术,在切除乳房的同时或即使保留乳房,都要进行腋窝淋巴结清扫。现在越来越多的研究表明,如果前哨淋巴结没有转移,就可以不进行腋窝淋巴结清扫。前哨淋巴结活检预测腋窝淋巴结阳性的准确率可达 90%~98%,而假阴性率可以控制在 5%~10%,同时由于手术创伤小,术后上肢水肿的发生率约为1%,目前在美国已经成为常规的处理。

(二)放疗

乳腺癌术后的辅助放疗的适应证及治疗原则如下。

1. 乳腺癌改良根治术后的辅助放疗:照射部位:胸壁和锁骨上下淋巴结区域:所有患者;腋窝:腋窝淋巴结未清扫或清扫不彻底的患者;内乳:不做常规放疗。

2. 乳腺癌保乳术后的辅助放疗:所有保乳手术患者,包括浸润性癌、原位癌早期浸润和原位癌的患者,均应予术后放疗。但对于年龄>70 岁,T1N0M0 且雌激素受体(ER)阳性的患者可考虑术后单纯内分泌治疗,不做术后放疗。

照射部位:全乳腺:所有患者;锁骨上下区:T3,T4 患者或腋窝淋巴结转移数>4 个的患者;腋窝:腋窝淋巴结未清扫或前哨淋巴结活检阳性未做腋窝清扫的患者;内乳:不做常规放疗。

(三)化疗

乳腺癌的化疗药物从 20 世纪 70 年代的环磷酰胺、甲氨蝶呤、氟尿嘧啶,到 80 年代的蒽环类药物阿霉素、表阿霉素,再到 90 年代的紫杉类药物紫杉醇、多西紫杉醇的问世,已经成为乳腺癌治疗中重要的治疗方式,无论在乳腺癌的术前新辅助、术后的辅助治疗还是复发转移患者的解救治疗中都占有非常重要的位置。目前蒽环类和紫杉类仍然是乳腺癌治疗中非常重要的两大类药。其他常用乳腺癌化疗药物还有长春瑞滨、吉西他滨、卡培他滨、铂类、烷化剂、氨甲喋呤等。

(四)内分泌治疗

乳腺癌的内分泌治疗是肿瘤内分泌治疗中研究历史最久、最成熟,也是最有成效的。最主要的包括雌激素拮抗剂(如三苯氧胺)和芳香化酶抑制剂(现在常用的为第三代芳香化酶抑制剂,如来曲唑、阿那曲唑和依西美坦)。三苯氧胺既可以应用在绝经前女性也可以应用在绝经后的女性,但对于绝经后的女性,芳香化酶抑制剂的疗效更好。另外,还有可以代替手术和放疗的药物去势药物(如诺雷德),在绝经前(包括围绝经期)的患者应用或与三苯氧胺、芳香化酶抑制剂联用。

(五)分子靶向治疗

人类的基因组计划的研究成果给肿瘤分子诊断和分子靶向治疗带来了巨大的影响,人类可以在分子水平上设计针对不同靶点的新型药物。针对乳腺癌的靶向药物主要包括以 HER 受体家族为靶点的药物(如曲妥珠单抗/赫赛汀、拉帕替尼等)和血管生成抑制剂(贝伐单抗/阿瓦斯汀)已在临床应用。2002 年就在我国上市的赫赛汀(曲妥珠单抗)是乳腺癌治疗领域的第一个分子靶向药物,也是目前在中国乳腺癌治疗中应用最广的一个靶向药物,其应用适应证是 HER-2 阳性的患者(应用免疫组化的方法 HER-2 表达被评为 111,或 FISH 检查阳性者)。

五、护理

1. 密切观察生命体征(血压、脉搏、呼吸):扩大根治术患者注意呼吸,及时发现气胸(胸闷、呼吸困难),鼓励患者深呼吸,有效咳嗽,防止肺部并发症。

2. 防止皮瓣下积血积液:用弹力绷带加压包扎伤口,使皮瓣与胸壁贴合紧密。注意松紧合适,注意患侧手臂血液循环情况。如包扎过紧,可出现脉搏扪不清,皮肤发紫、发冷等;引流管接负压吸引,妥善固定,保持通畅及有效负压。术后 3 d 内患肢肩关节制动,防止腋窝皮瓣移动而影响伤口愈合。

3. 术后引导患者尽早正视现实,观看伤口。

4. 介绍有关整形、修饰弥补缺陷的方法。

(张梦歌　林树翠　王艺茜　袁　青　徐莉莉)

第十一章　胸泌外科疾病

第一节　肋骨骨折

肋骨骨折在胸部损伤中发生率为 40%～60%。常发生于中、老年人,很少见于儿童。这与骨质脆性增加有关。直接或间接暴力均可引起骨折。

一、病因

在小儿和青年期,肋骨本身富有弹性,不易折断,有时有胸内脏器损伤而不发生肋骨骨折,老年人肋骨脱钙、脆弱,有时因轻伤甚至用力咳嗽或喷嚏,也可引起骨折。肋骨骨折一般由外来暴力所致,直接暴力作用于胸部时,肋骨骨折常发生于受打击部位,骨折端向内折断,同时胸内脏器造成损伤。间接暴力作用于胸部时,如胸部受挤压的暴力,肋骨骨折发生于暴力作用点以外的部位,骨折端向外,容易损伤胸壁软组织,产生胸部血肿。开放性骨折多见于火器或锐器直接损伤。此外,当肋骨有病理性改变如骨质疏松,骨质软化或原发性和转移性肋骨肿瘤的基础上发生骨折,称为病理性肋骨骨折。

二、临床表现

1. 胸痛:受伤处疼痛,深呼吸、咳嗽或变动体位时加重。
2. 咯血:伤后数日有痰中带血,提示有肺损伤。
3. 呼吸浅促:常无呼吸困难、发绀。
4. 骨折处有压痛及挤压痛,可触及骨折断端或骨擦感。
5. 合并气胸、血胸或血气胸时有相应症状和体征。
6. 反常呼吸运动:为多根多处肋骨骨折。

三、诊断

1. 有胸部外伤史。
2. 伤侧胸痛,深呼吸或咳嗽加重,偶有痰中带血。
3. 局部有压痛及挤压痛,可触及骨折断端或骨擦感。
4. 如多根多处肋骨骨折,该处胸壁下陷,出现患部反常呼吸运动。
5. 胸部 X 线摄片有肋骨骨折征象,同时可了解胸膜腔及肺内情况。

四、治疗

1. 止痛：服用止痛药、用 1% 普鲁卡因肋间神经阻滞或封闭骨折处。

2. 局部固定制动：闭合性单根肋骨骨折，可采用多头胸带、弹性胸带或半环式宽胶布重叠固定；闭合性多根多处肋骨骨折，可采用沙袋或纱布垫环状弹力包裹来稳住浮动胸壁或嘱患者卧于伤侧。

3. 维护呼吸功能：必要时给氧，鼓励患者咳嗽排痰或定期叹气（吹气）或深呼吸。如血气分析表明换气功能不全和（或）缺氧者，则应用呼吸机辅助呼吸。

4. 防治休克。

5. 清创处理：按清创处理原则进行。对开放性肋骨骨折清创时间可延长至 24～48 h，视伤口污染情况而定。

6. 预防感染：应用抗生素；预防破伤风，开放性肋骨骨折常规应用破伤风抗毒血清。

7. 对症支持治疗。

8. 处理合并损伤。

五、护理

(一)严密观察病情病化，及早发现并发症做好抢救准备

观察血压、脉搏、呼吸及周身状态的变化。病情严重每隔 15～30 min 测量血压、呼吸、脉搏 1 次，并做好记录。呼吸困难者，给予吸氧，流量为 2～4 L/min，并作好记录。呼吸衰竭时，应加压给氧或应用人工辅助呼吸。

(二)保持呼吸道通畅

呼吸道梗阻尤其在昏迷患者中是胸部损伤死亡的常见原因。因此保持呼吸道通畅十分重要。

1. 解除紧束胸部衣物，人工开放气道，有舌后坠者钳出舌头。

2. 轻症者，应鼓励患者咳嗽，并协助患者排痰，即在患者咳嗽时，护士用双手掌按压伤处，以保护骨折部位，减少胸壁震动引起疼痛，吸气时双手放松，咳嗽时双手加压。

3. 鼻导管吸引。对意识不清、痰多黏稠，咯痰无力，老弱或不合作的小儿，可用鼻导管吸引。吸痰管在气管内刺激患者咳嗽，能使肺泡或细支气管内的分泌物排至支气管或气管内，便于吸引。吸引时间一般以每次 10～15 s 为宜。

4. 气管镜吸引。如痰液较深，鼻导管吸引效果不好时，可采用气管镜吸引法，此法可能对声带有不同程度的损伤，应避免多次应用。

5. 气管插管。气管内分泌物不易吸出或伤员病情危重时，则需要做气管内插管，患者能够吸入经过湿化的氧气，利于分泌物的吸引，且随时可以做人工呼吸。

6. 气管切开。对老年重症、严重呼吸机能障碍、肺水肿、肺不张、呼吸困难、高度缺氧者，应行气管切开，这样便于吸引和使用呼吸机。气管切开后应经常湿化，在吸引前经气

管导管壁注入少量无菌盐水,既可刺激患者咳嗽,又能稀释痰液,如配合使用超声雾化效果更好。

(胡　建　李　雯　王丽云　张　萍)

第二节　气　胸

气胸(pneumothorax)是指气体进入胸膜腔,造成积气状态,称为气胸。通常分为三大类:自发性气胸、创伤性气胸和人工气胸。自发性气胸是由于肺部疾病使肺组织和脏层胸膜破裂,或由于靠近肺表面的微小肺泡和肺大疱破裂,肺和支气管内空气进入胸膜腔所致。

一、病因

根据有无原发疾病,自发性气胸可分为原发性和继发性气胸两种类型。

1. 原发性气胸。又称特发性气胸,它是指肺部常规 X 线检查未能发现明显病变的健康者所发生的气胸,好发于青年人,特别是男性瘦长者,根据国外文献报道,这种气胸占自发性气胸首位,而国内则以继发性气胸为主。本病发生原因和病理机制尚未十分明确,大多数学者认为由于胸膜下微小泡(bleb)和肺大疱(bulla)的破裂所致,根据对特发性气胸患者肺大疱病理组织学检查发现,是以胸膜下非特异性炎症性瘢痕为基础,即细支气管周围非特异性炎症引起脏层胸膜和胸膜下的弹力纤维和胶原纤维增生而成瘢痕,可使邻近的肺泡壁弹性降低导致肺泡破裂,在胸膜下形成肺大疱,细支气管本身的非特异性炎症起着单向活瓣作用,从而使间质或肺泡产生气肿性改变而形成肺大疱。某些学者认为肺组织的先天性发育不全是肺大疱形成的原因,即由于弹力纤维先天性发育不良,而弹性低下,肺泡壁扩张形成大泡而破裂,Marfan 综合征(一种先天性遗传性结缔组织缺乏疾病)好发自发性气胸即是典型的例子。

2. 继发性气胸。其产生机制是在其他肺部疾病的基础上,形成肺大疱或直接损伤胸膜所致,常为慢性阻塞性肺气肿或炎症后纤维病灶(如矽肺,慢性肺结核,弥漫性肺间质纤维化,囊性肺纤维化等)的基础上,细支气管炎症狭窄,扭曲,产生活瓣机制而形成肺大疱,肿大的气肿泡因营养、循环障碍而退行性变性,在咳嗽、打喷嚏或肺内压增高时,导致肺大疱破裂引起气胸;金黄色葡萄球菌,厌氧菌或革兰阴性杆菌等引起的化脓性肺炎,肺脓肿病灶破裂到胸腔,产生脓气胸,真菌或寄生虫等微生物感染胸膜,肺受浸润或穿破脏层胸膜引起气胸,支气管肺囊肿破裂等可并发气胸;此外,食管等邻近器官穿孔破入胸膜腔,应用正压人工通气,长时间使用糖皮质激素等也可引起气胸。

二、临床表现

1. 症状:起病大多急骤,典型症状为突发胸痛、继而胸闷或呼吸困难,并可有刺激性干咳。也有发病缓慢,甚至无自觉症状。部分患者发病前有用力咳嗽、持重物、屏气或剧烈活动等诱因,也有不少患者在正常活动或安静休息时发病。症状轻重取决于起病急缓、肺萎缩程度、肺原发疾病以及原有心肺功能状况等。

2. 体征:气胸体征视积气多少而定。少量气胸可无明显体征,气体量多时患侧胸部饱满,呼吸运动减弱,触觉语颤减弱或消失,叩诊鼓音,听诊呼吸音减弱或消失。肺气肿并发气胸患者虽然两侧呼吸音都减弱,但气胸侧减弱更明显,即使气胸量不多也有此变化,因此叩诊和听诊时应注意左右对比和上下对比。大量气胸时纵隔向健侧移位。右侧大量气胸时肝浊音界下移,左侧气胸或纵隔气肿时在胸骨左缘听到与心跳一致的咔嗒音或高调金属音(Hamman征)。当患者出现紫绀、大汗、严重气促、心动过速和低血压时应考虑存在张力性气胸

三、诊断

根据临床表现、体征及影像学资料,气胸的诊断通常并不困难。尽管临床表现包括呼吸困难程度不是气胸量大小的可靠指标,但是根据症状和体格检查常常可以发现气胸。许多患者尤其是原发性气胸患者发病数天都因为症状轻微而不到医院就诊,46%的气胸患者2 d后才就诊。这一临床特点很重要,因为肺再膨胀后发生的复张性肺水肿可能与肺被压缩的时间长短有关。可通过测定胸内压来明确气胸类型(闭合性、开放性、张力性)的诊断。

四、鉴别诊断

1. 肺大疱:肺大疱起病缓慢,病程较长;而气胸常常起病急,病史短。X线检查肺大疱为圆形或椭圆形透光区,位于肺野内,其内仍有细小条状纹理;而气胸为条带状影,位于肺野外胸腔内。肺周边部位的肺大疱易误诊为气胸,胸片上肺大疱线是凹面向侧胸壁;而气胸的凸面常朝向侧胸壁,胸部CT有助于鉴别诊断。经较长时间观察,肺大疱大小很少发生变化,而气胸形态则日渐变化,最后消失。

2. 急性心肌梗死:有类似于气胸的临床表现,如急性胸痛、胸闷、呼吸困难、休克等,但患者常有冠心病、高血压病史,心音性质及节律改变,无气胸体征,心电图或胸部X线检查有助于鉴别。

3. 肺栓塞:有栓子来源的基础疾病,无气胸体征,胸部X线检查有助于鉴别。

4. 慢性阻塞性肺疾病和支气管哮喘:慢性阻塞性肺疾病呼吸困难是长期缓慢加重,支气管哮喘有多年哮喘反复发作史。当慢性阻塞性肺疾病和支气管哮喘患者呼吸困难突然加重且有胸痛时,应考虑并发气胸的可能,胸部X线检查可助鉴别。

五、辅助检查

1. 影像学检查:X线检查是诊断气胸的重要方法。胸片作为气胸诊断的常规手段,若临床高度怀疑气胸而后前位胸片正常时,应该进行侧位胸片或者侧卧位胸片检查。气胸胸片上大多有明确的气胸线,为萎缩肺组织与胸膜腔内气体交界线,呈外凸线条影,气

胸线外为无肺纹理的透光区,线内为压缩的肺组织。大量气胸时可见纵隔、心脏向健侧移位。合并胸腔积液时可见气液面。局限性气胸在后前位 X 线检查时易漏诊,侧位胸片可协助诊断,X 线透视下转动体位也可发现。若围绕心缘旁有透光带应考虑有纵隔气肿。胸片是最常应用于诊断气胸的检查方法,CT 对于小量气胸、局限性气胸以及肺大疱与气胸的鉴别比 X 线胸片敏感和准确。气胸的基本 CT 表现为胸膜腔内出现极低密度的气体影,伴有肺组织不同程度的压缩萎陷改变。

2. 气胸的容量,就容积而言,很难从 X 线胸片精确估计。并且,X 线胸片存在低估气胸量的趋势,因为它是一个二维图像,而胸膜腔是三维结构。如果需要精确估计气胸的容量,CT 扫描是最好的方法。另外,CT 扫描还是气胸与某些疑难病例(例如肺压缩不明显而出现窒息的外科性肺气肿、复杂性囊性肺疾病有可疑性肺大疱等)相鉴别唯一有效的手段。

3. 胸内压测定:有助于气胸分型和治疗。

4. 血气分析和肺功能检查:多数气胸患者的动脉血气分析不正常,有超过 75% 的患者 PaO_2 低于 80 mmHg。

5. 胸腔镜检查:可明确胸膜破裂口的部位以及基础病变,同时可以进行治疗。

六、治疗

COPD 是继发性气胸患者中最为常见的疾病,必须留意此类患者并进行积极的治疗,因为他们对气胸的耐受性较差。试验表明对 50 岁以上的气胸患者,同原有肺部疾病的患者一样,单纯抽气治疗往往不能奏效。因此,在考虑治疗方案时,50 岁以上的原发性气胸应该等同于继发性气胸对待。另一个需要考虑的因素是有无呼吸困难。胸腔气体自然吸收的比率是每 24 h 吸收半侧胸廓的 1.25%~2.2%。因此,气胸后若让其自然吸收,则需要 6 周以上的时间,如果存在漏气,这一时间会更长。气胸的治疗目的是促进患侧肺复张、消除病因及减少复发。基本治疗措施包括保守治疗、排气疗法、防止复发措施、手术疗法及防治并发症等。

(一)保守治疗

包括卧床休息,氧疗以及酌情镇痛、镇静、止咳、通便等以祛除诱因。体弱、营养状态欠佳者适当给予支持治疗。对住院治疗的患者都应该给予高流量吸氧,吸入高浓度的氧气可能可以降低胸膜毛细血管气体总压力,使胸膜毛细血管压与胸腔内压的压力差增加,从而促进胸腔气体的吸收;此外还可以提高血中 PO_2,使氮分压(PN)下降,从而增加胸膜腔与血液间的 PN 差,促使胸膜腔内的氮气向血液转递(氮—氧交换),促进肺复张。自发性气胸患者每 24 h 气体吸收率为半胸气体容量的 1.25%~2.2%,肺压缩 15% 者需要 8~12 d 才能完全复张,进行高流量吸氧可使气胸的吸收速度增加 4 倍。但要注意氧中毒的发生,避免持续吸入高浓度氧。具体方法,氧流量为 10 L/min,每天 2 次,每次 20 min。

1. 症状轻微的原发性气胸

对症状轻微的闭合性小量自发性气胸患者只需保守治疗。气胸量小于 15% 的患者中超过 80％的患者进行临床观察即可,期间发生持续漏气的几率很低。单纯观察的气胸病例的复发率低于行胸腔穿刺干预者。

2. 症状轻微的继发性气胸

对于小量继发性气胸或者没有临床症状的孤立性肺尖部气胸患者可考虑进行保守治疗,但是建议住院观察。

3. 症状性原发性或者继发性气胸

这些患者不适合保守治疗,需要积极治疗,包括抽气或者胸腔插管引流。

(二)手术治疗

1. 开胸手术。为了预防气胸复发,在胸膜漏气的部位进行烧灼、结扎或缝合并发的肺大疱以关闭漏口是必要的。开胸手术的术后气胸复发率很低。肺大疱结扎/切除、开胸胸膜剥脱术以及肺尖或全肺壁层胸膜切除术的失败率均低于 0.5％。气胸患者胸廓切开术并发症的综合发生率为 3.7％,大多数为痰液潴留和术后感染。一般而言,开胸手术采用单侧肺通气,在外侧胸廓切开进行脏层胸膜切除术、肺切除术、肺大疱结扎或胸膜剥脱术。

2. 经腋前线的小口胸廓切开术。Becker 等于 20 世纪 70 年代提出经腋前线的小口胸廓切开术(切口长为 5～6 cm),通过该切口可进行肺尖胸膜切除术或剥脱术,还可仔细检查肺尖的胸膜下肺大疱,必要时结扎这些肺大疱。该手术平均住院时间为 6 d,复发率为 0.4％,并发症发生率为 10％,绝大多数并发症都是轻微的。上述资料使这项手术成为治疗复杂性自发性气胸理想的选择。

3. 电视辅助胸腔镜手术(VATS)。与外科手术相比,对 VATS 治疗自发性气胸的资料较少,就并发症、住院时间而言,VATS 比开胸手术有优势。最小创伤性手术的并发症发生率可能与开胸手术相似,为 8％～12％。VATS 术后气胸的复发率为 5％～10％,高于开胸手术的 1％。尽管在胸腔镜下进行肺大疱切除术、胸膜切除术、胸膜剥脱术以及外科性胸膜固定术成功率都很高,然而有人担心在吸入一氧化氮局部麻醉下进行 VATS 会引起进行性单侧肺通气困难,并且还会增加检查整个脏层胸膜表面的难度,以及增加遗漏漏气肺大疱的风险。

有研究表明,VATS 可能更适合年轻复杂性或复发性原发性气胸患者,而对继发性气胸则不太适合。对于继发性气胸患者,开胸手术并进行胸膜修补仍是目前推荐的方法,而 VATS 应该作为由于肺功能太差不能耐受开胸手术患者的备选方案。

七、护理

(一)一般护理

提供舒适安静的休养环境,保持室内空气新鲜,阳光充足。如果胸腔内气体量少,一般无明显呼吸困难,可不用吸氧,应限制活动,以卧床休息为主。如有明显的呼吸困难,应给予半坐卧位,并给予吸氧,必要时排气治疗。饮食方面应给予蔬菜和水果及含粗纤维的食物,以保持大便通畅,减少大便用力引起胸膜腔内压力升高,延误胸膜裂口愈合。

对于剧烈咳嗽者应给予镇咳剂。

(二)排气治疗

根据症状、体征及 X 线所见,判断气胸类型,是否需要进行排气治疗。

1. 闭合性气胸。闭合性气胸气量少于该侧胸腔容积 20% 时,气体可在 2~3 周自行吸收,可不抽气,但宜定期作胸部 X 线检查,直到气胸消失。气量较多时,可行胸腔闭式引流排气。

2. 开放性气胸。紧急处理的原则是将开放性气胸转变为闭合性气胸。可使用无菌敷料,如凡士林纱布加棉垫盖住伤口,以绷带包扎固定;在紧急时也可利用手边任何物品,如手帕、围巾等将胸壁伤口紧密盖住,直到拿来凡士林纱布为止。然后行胸腔穿刺抽气减压。当凡士林纱布密闭伤口后,应严密观察患者有无张力性气胸的现象,如果出现严重呼吸困难,应立即将敷料打开。送至医院后应给予输血、补液纠正休克,给氧、清创、缝合伤口,并作胸腔闭式引流。

3. 张力性气胸。由于病情严重危急,必需紧急进行减压处理。为了有效地持续排气,一般安装胸腔闭式引流。

(三)病情观察

对于气胸患者应密切观察病情变化,如体温升高、寒战、胸痛加剧,血白细胞升高,则可能并发胸膜炎或脓气胸,应及时通知医师,取痰液标本及胸腔引流液进行细菌培养,遵医嘱给予有效抗生素抗感染治疗。对于原发疾病则应根据年龄、病情采取相应的治疗和护理。同时应注意血压、脉搏及呼吸的变化,如出现血压下降、呼吸困难、脉搏细弱等休克症状,应立即通知医师进行抢救。

(四)胸腔闭式引流及护理

1. 胸腔闭式引流的目的。排除胸腔内液体、气体,恢复和保持胸膜腔负压,维持纵隔的正常位置,促使患侧肺迅速膨胀,防止感染。

2. 胸腔闭式引流的方法。胸腔闭式引流是胸腔内插入引流管,管的下端置于引流瓶水中,维持引流单一方向,避免逆流,以重建胸膜腔负压。引流气体时,一般选在锁骨中线第 2 肋间或腋中线第 3 肋间插管;引流液体时,选在腋中线和腋后线之间的第 6~8 肋间。

3. 胸腔引流的种类及其装置。①单瓶水封闭式引流。一个容量 2 000~3 000 mL 的广口无菌引流瓶,内装无菌生理盐水,两根中空的管由橡皮塞上插入,短管为空气通路,下口远离液面,使瓶内空气与外界大气相通,长管一端插至水平面下 3~4 cm,另一端与患者的胸腔引流管连接。②双瓶水封闭式引流。一个空瓶收集引流液,而另一个是水封瓶。空引流瓶介于患者和水封瓶之间,引流瓶的橡皮塞上插入两根短管,一根管子与患者胸腔引流管连接,另一根管子用一短橡皮管连接到水封瓶的长管上。

4. 胸腔引流装置的固定。引流管的长度约 100 cm,它可垂直降到引流瓶,但不能垂下绕圈,以避免阻碍引流。可用橡皮筋或胶带条环绕引流管,以别针穿过橡皮筋或胶带条,再固定于床上。或将引流管两端的床单拉紧形成一凹槽,再用别针固定。引流瓶放置应低于胸腔引流出口 60 cm 以上,并妥善安置,以免意外翻倒。搬运患者前,先用止血钳夹住引流管,将引流瓶放在病床上以利搬运。在松开止血钳前需先把引流瓶放到低于胸腔的位置。

5. 维持引流通畅。引流管通畅时有气体或液体排出,或引流瓶长管中的水柱随呼吸上下波动。应注意检查引流管是否受压、折曲、阻塞、漏气等。引流液黏稠、有块状物时,应定时挤压引流管。

6. 体位与活动:最常采用的体位是半坐卧位。如果患者躺向插管侧,可在引流管两旁垫以砂袋或折叠的毛巾,以免压迫引流管。鼓励患者经常深呼吸与咳嗽,以促进肺膨胀,促使胸膜腔气体与液体的排出。当病情稳定,患者可在床上或下床活动。若引流瓶意外打破,应立即将胸侧引流管折曲夹闭。若引流管脱落,应迅速用无菌敷料堵塞、包扎胸壁引流管处伤口。搬动患者时用两把止血钳交叉夹紧胸腔引流管。

7. 胸腔引流的观察与记录。观察引流液量、性状。创伤后如出血已停止,引出胸液多呈暗红色。引流液呈鲜红色,伴有血块,考虑胸腔内有进行性出血,应当即通知医师,并准备剖胸手术。

8. 拔管指征、方法及注意事项。

(1)拔管指征:24 h引流液少于 50 mL,脓液小于 10 mL,无气体溢出,患者无呼吸困难,听诊呼吸音恢复,X线检查肺膨胀良好,可去除引流管。

(2)拔管方法:患者坐在床边缘或躺向健侧,嘱患者深吸气后屏气拔管,并迅速用凡士林纱布覆盖,再盖上纱布,胶布固定。

(3)注意事项:拔管后观察患者有无呼吸困难,引流管口处有无渗液、漏气,管口周围有无皮下气肿等。

（王丽云　于春华　逄锦燕　李　蕾　王　娟）

第三节　前列腺增生

前列腺增生是老年男性常见疾病,其病因是由于前列腺的逐渐增大对尿道及膀胱出口产生压迫作用,临床上表现为尿频、尿急、夜间尿次增加和排尿费力,并能导致泌尿系统感染、膀胱结石和血尿等并发症,对老年男性的生活质量产生严重影响,因此需要积极治疗,部分患者甚至需要手术治疗。

一、病因

前列腺是男性特有的性腺器官。前列腺如栗子,底朝上,与膀胱相贴,尖朝下,抵泌尿生殖膈,前面贴耻骨联合,后面紧邻直肠,因此可以通过直肠指诊,触知前列腺的背面。人的前列腺自出生后到青春期前,前列腺的发育、生长缓慢;青春期后,生长速度加快,约至 24 岁发育至顶峰,30～45 岁间其体积较衡定,以后一部分人可趋向于增生,腺体体积逐渐增大,若明显压迫前列腺部尿道,可造成膀胱出口部梗阻而出现排尿困难的相关症状,即前列腺增生症。由于此种增生属良性病变,故其全称为良性前列腺增生(benign prostatic hyperplasia,BPH),旧称为前列腺肥大。前列腺增生症是老年男性的常见疾病,一般在 40 岁后开始发生增生的病理改变,50 岁后出现相关症状。目前,前列腺增生症的病因仍不十分明了,但有四种理论颇值得重视。

1. 性激素的作用:功能性睾丸的存在为前列腺增生发生的必要条件,其发病率随年龄增高而增高。睾酮是男性体内的性激素,在前列腺内睾酮通过 5α-还原酶作用,转化成具有更强作用能力的双氢睾酮,双氢睾酮能促进前列腺细胞的增多,使得前列腺体积逐渐增加。抑制体内 5α-还原酶作用,使得双氢睾酮的产生减少,前列腺细胞数量就会减少,从而使得前列腺体积缩小。也有人认为,前列腺增生发生发展变化中存在着雌、雄激素的相互协同作用,雌、雄激素的平衡改变是前列腺增生发生的原因。

2. 多肽类生长因子:多肽类生长因子为一类调节细胞分化、生长的多肽类物质,有研究表明多肽类生长因子可直接调节前列腺细胞的生长,而性激素只起间接的作用。目前发现在前列腺增生发生过程中起重要作用的多肽类生长因子,主要包括表皮生长因子(EGF)、转化生长因子 α 和 β、成纤维细胞生长因子(FGF)和胰岛素样生长因子-I 等,其中碱性成纤细胞生长因子(bFGF)被证实具有促人类前列腺匀浆中几乎所有细胞的有丝分裂作用,在前列腺增生发病中的地位正日益受到重视。

3. 生活方式:肥胖与前列腺体积呈正相关,即脂肪越多,前列腺体积越大。尽管结论不太一致,现有的一些研究表明营养元素可以影响 BPH 和下尿路症状(LUTS)的风险。总能量、总蛋白摄入的增加,以及脂肪、牛奶及奶制品、红肉、谷物、禽类、淀粉类摄入的增加均可潜在增加前列腺增生和前列腺手术的风险;而蔬菜、水果、多不饱和脂肪酸、亚油酸和维生素 D 则有潜在的减少前列腺增生风险的作用。

二、临床表现

前列腺增生主要表现为两组症状:一类是膀胱刺激症状;另一类是因增生前列腺阻塞尿路产生的梗阻性症状。

1. 膀胱刺激症状。尿频、尿急、夜尿增多及急迫性尿失禁。尿频是前列腺增生的早期信号,尤其夜尿次数增多更有临床意义。原来不起夜的老人出现夜间 1~2 次的排尿,常常反映早期梗阻的来临,而从每夜 2 次发展至每夜 4~5 次甚至更多,说明了病变的发展和加重。

2. 排尿无力、尿线变细和尿滴沥。由于增生前列腺的阻塞,患者排尿要使用更大的力量克服阻力,以至排尿费力;增生前列腺将尿道压瘪致尿线变细;随着病情的发展,还可能出现排尿中断,排尿后滴沥不尽等症状。当感到有尿意时,要站在厕所里等一会儿,小便才"姗姗"而来,且尿流变细,排出无力,射程也不远,有时竟从尿道口线样滴沥而下。

3. 血尿。增大的前列腺表明有许多血管,这些血管在压力增高的情况下,会发生破裂,使得尿液中带血即为血尿,又称尿血。正常情况下,尿液中是没有红细胞的。医学上把患者尿液离心沉淀后,用显微镜来检查,如果每个高倍视野中有 5 个以上的红细胞,就叫血尿。

4. 尿潴留。前列腺增生较重的晚期患者,梗阻严重时可因受凉、饮酒、憋尿时间过长或感染等原因导致尿液无法排出而发生急性尿潴留。

三、诊断

1. 多见于 50 岁以上的老年男性。表现为尿频、尿急、夜尿增多、排尿等待,尿流无力变细,尿滴沥,间断排尿。

2. 尿液分析。前列腺增生患者的尿常规检查有时可以正常,出现尿路感染时可见白细胞尿,还可判断有无血尿。

3. 血清前列腺特异性抗原(PSA)的测定。PSA 是前列腺器官特异的指标,它的升高可以见于前列腺癌、前列腺增生、急性尿储留、前列腺炎症,对前列腺进行按摩,尿道插入器械操作,检查 PSA 之前曾有射精活动等情况。PSA 明显升高主要见于前列腺癌,在前列腺增生患者中,PSA 也可以升高,但上升幅度相对较小。

4. 尿流率检查。该检查能够计算患者尿液排出的速度。尿流率的变化能够知道患者排尿功能的整体变化,这些变化的原因包括前列腺、尿道和膀胱等器官的病变。前列腺增生患者应为增大的前列腺压迫尿道,使得膀胱尿液排出受阻,表现为尿液排出速度下降,即尿流率降低。尿流率检查对于前列腺增生患者非常重要,没有痛苦,可以反应患者排尿困难的严重程度,故在初诊、治疗中和治疗后都可测定尿流率来判断疗效。基于该检查的无损伤性和临床价值,在有条件的地方,于治疗前、中、后都应测定。

5. 超声检查。可以了解双肾有无积水,膀胱有无憩室形成,前列腺的大小及形态,测定残余尿量。前列腺增生患者可出现残余尿量的增多,测定残余尿的多少有助于判断前列腺增生的程度。超声检查是目前测定残余尿的主要方法,患者在憋尿进行常规的膀胱、前列腺超声检查后,起身去排尿,充分排尿后,再次用超声观察膀胱,测量排尿后膀胱内的残余尿量。

6. 直肠指诊。可发现前列腺增大,中间沟消失或隆起,应注意有无坚硬结节,是否存在前列腺癌。

7. 静脉尿路造影和尿道造影。如果前列腺增生患者同时伴有反复泌尿系感染、镜下或肉眼血尿、怀疑肾积水或者输尿管扩张反流、泌尿系结石时应行静脉肾盂造影检查。应该注意,当患者造影剂过敏或者肾功能不全时,禁止行静脉尿路造影检查。怀疑尿道狭窄时建议尿道造影。

四、治疗

可分急诊处理、非手术治疗、手术治疗。

(一)急诊处理

患者常因急性尿潴留来院就诊,急性尿潴留需要及时解决,以解除痛苦而挽救生命。解决方法,导尿管导尿。如导尿管受阻可在肛门内肥大腺体之下缘,以手指向前推压导尿管之顶端,使导管顶端抬起,则可插入膀胱。大量潴留尿液,不可快速一次放空,调节导管深浅,固定留置引流,同时可开始内分泌素治疗。如导尿管无法放入,则急症作耻骨上膀胱造瘘,此手术操作简单患者负担不大,可在局麻或针麻下施行,同样在大量潴尿情况下,不应快速将尿液放空,同时注意以下两项:即探查膀胱内情况要细致全面,前列腺肥大程度如何、何叶肥大、质地如何、有无其他合并症,把情况了解细致全面,并于手术记录中详细记述,为以后治疗提供必要的指南。另外,造瘘引流管宜留置于膀胱高位,即膀胱高位造瘘。至于膀胱穿刺,在有条件治疗本病的情况下,不采用此法,以避免发生其他并发症,给患者带来更多痛苦。还有是否可急症作前列腺摘除术,采用此法,以避免发生其他并发症。急症作前列腺摘除术,人们多不赞同。概患者皆为高龄,长期排尿障碍已有肾功亏损,亦常有其他系统疾病存在,而手术本身又属较大手术,权衡利害,不可轻举。膀胱造瘘后,排尿问题解决,在性激素治疗情况下,全面检查了解各方面情况,再决定是否施行二期前列腺切除术。

(二)非手术治疗

指性激素的治疗而言。前列腺肥大症病因既与性腺内分泌紊乱有关,人们相信性腺内分泌的治疗,应获得良好效果。

1. 雄性激素的治疗:1935~1958 年期间曾有 Walther 等人推荐雄性激素治疗前列腺肥大。以后 Menllner 指出雄性激素的作用,主要在于增加膀胱肌肉的张力。Enfedznier 的经验总结认为雄性激素对早期前列腺肥大有一定的疗效。对晚期患者无效。Greissman 认为雄性激素对纯肌瘤性的前列腺肥大有效,对腺性肥大无效。Jackot 的经验是对超高龄 76~86 岁以上患者,有良好的疗效,对 75 岁以下的患者,效果则很差。总之雄性激素治疗前列腺肥大,有很多选择条件,故未能得到广泛的推广应用。

2. 雄性素及雌性素合并应用治疗:用雄性素和雌性素以 3:1 的比例治疗本病,结果可使膀胱张力增强,前列腺亦有所缩小。Gloss 用丙酸睾丸素 5~10 mg 加乙烯雌酚治疗前列腺腺肥大症,观察 3 个月至 4 年,20 例有显著改善。Kanfman 用丙酸睾丸素 25 mg 加雌性素 1.25 mg,每周 3 次,治疗 6 个月,28 例中残余尿减少者 15 例、腺体缩小者 14 例,无一例增大。看来联合应用两种激素比单用雄性素的效果好。

3. 雌性素治疗:大量的临床经验证明,应用雌性素治疗前列腺肥大症,可得到良好的效果。

(三)手术治疗

对于体质尚好,能耐受手术患者,仍以手术治疗为佳。因内分泌素治疗仅是相对的治愈,复发机会仍然存在,远不如手术解决问题完全彻底。手术方式可有多种,重要者有下列数种。

1. 耻骨上前列腺切除术:在耻骨上膀胱切除前列腺是一古老的手术方法。可一期施行,亦可分二期施行。一般情况差的患者,如有严重的肾脏损害及心力衰竭,需先作膀胱造瘘引流,待肾功能恢复,心脏情况亦好转能耐受手术时,再考虑手术治疗,对于此类患者在膀胱造瘘引流的同时并用性激素来治疗是否相宜问题,结论是性激素治疗可减少术中出血量,而不致造成不利于手术的因素。

2. 耻骨后前列腺切除术:1945 年 Millin 氏所创用,手术途径耻骨后膀胱外,不需切开膀胱,在耻骨联合后膀胱前间隙暴露前列腺,在内括约肌平面以下切开包膜,剜出前列腺体之肥大部分,然后缝合被膜。本术式对较小而纤维化的腺体摘除,最为适宜。

3. 经会阴部前腺摘除术:此手术需要在会阴部切开暴露前列腺,需要特殊经尿道的牵引器械,使膀胱颈部较好地暴露于会阴部的切口。本术式操作范围狭窄,易于伤及直肠及膀胱内括约肌,为前列腺癌肿切除术所必取之途径。

4. 经尿道切除前列腺:通过电灼刮切内诊镜,经尿道内将肥大之腺体一条一条地刮除,至排尿通畅。此手术可多次重复进行,但均不能把肥大之腺体切除干净。

五、护理

1. 术前注意心理护理。
2. 戒烟、忌酒、防便秘,以免诱发急性尿潴留。
3. 改善肾功能,有尿路感染时使用抗生素。
4. 加强营养,适当活动,提高机体对手术的耐受力。
5. 术后保持导尿管和膀胱造瘘管引流通畅,根据需要作膀胱冲洗。
6. 观察和防止术后出血(术后护理重点),注意密切观察血压、脉搏、引流尿量和尿色变化、气囊内充液情况、术后 1 周内禁止肛管排气和灌肠、术后 10 d 左右拔除气囊导尿管。
7. 耻骨上膀胱造瘘管术后 2 周左右拔除。
8. 预防感染,加强基础护理。

（孙振刚　王翠香　张　钰　王文荣　李靖宜）

第四节　膀胱癌

膀胱癌是指膀胱内细胞的恶性过度生长。最常见的过度生长位于膀胱腔内,也就是膀胱的黏膜上皮。人体内空腔脏器的表面通常由上皮细胞构成。例如脸颊内侧、胃、肠、胆囊,也包括膀胱均是由一层上皮细胞组成的。每个脏器都有它自己的一类上皮细胞。膀胱的黏膜上皮细胞称作尿路上皮细胞,由它生成的癌就称作尿路上皮细胞癌,占到了所有膀胱癌的 90%～95%,是最常见的一类膀胱癌。其他不太常见的膀胱癌有鳞状细胞癌和腺癌。

一、病因

膀胱癌的发病是一个多因素混合、多基因参与、多步骤形成的过程,异常基因型的积累加上外在环境的作用最终导致恶性表型的出现。目前比较公认的观点是病毒或某些化学致癌物作用于人体,使原癌基因激活成癌基因,抑癌基因失活而致癌。80% 以上的膀胱癌发病与致癌的危险因素相关。

1. 饮水中的致癌物:饮用经氯消毒并且含有氯化副产物的自来水,可使膀胱癌危险性增加;我国台湾和南美阿根廷的饮用水中的砷污染也与膀胱癌危险性增加有关。

2.咖啡:饮咖啡者的膀胱癌危险性高于不饮者,但两者无剂量和时间趋势,流行病学研究的结果已排除咖啡与膀胱癌之间的强相关性,但不排除两者之间相关。

3.尿道疾病:尿道上皮长期受到慢性刺激或人体代谢产物使尿中致癌物水平增高,可使尿路上皮增殖后癌变,例如膀胱鳞癌与埃及血吸虫感染或膀胱结石有关。

4.药物:大量服用含非那西汀的止痛药可使膀胱癌危险性增加,目前该药已停售。用环磷酰胺治疗的淋巴瘤患者膀胱癌发病的危险性可增高几倍,且肿瘤常为浸润性。

5.人工甜味剂:70年代末的研究报道甜味剂可使男性膀胱癌危险性增加60%,但此后的研究未能证实该相关性,故目前国际癌症研究机构已不再将甜味剂列入人类膀胱癌的致癌物质。

6.家族史:膀胱癌患者的直系亲属患膀胱癌的危险性约为无家族史者的2倍,年轻膀胱癌患者的直系亲属危险性更高。此外,有研究显示大量摄入液体、蔬菜和水果,可使膀胱癌的发病危险降低。我国人群膀胱癌发病的主要危险因素为吸烟、职业接触芳香胺、膀胱癌家族史、饮用酒精与咖啡以及性别。

二、临床表现

1.血尿:无痛性肉眼血尿是最常见的症状,有80%以上的患者可以出现,其中17%者血尿严重,但也有15%者可能开始仅有镜下血尿。血尿多为全程,间歇性发作,也可表现为初始血尿或终末血尿,部分患者可排出血块或腐肉样组织。血尿持续的时间,出血量与肿瘤恶性程度、分期、大小、数目、范围、形态有一定关系,但不一定成正比。原位癌常表现为镜下血尿,膀胱脐尿管癌血尿可以不明显。非尿路上皮来源的膀胱肿瘤如果病变没有穿透膀胱黏膜,可以没有血尿。

2.膀胱刺激症状:尿频、尿急、尿痛,约占10%,与广泛分布的原位癌和浸润性膀胱癌有关,尤其病变位于膀胱三角区时。故长期不能痊愈的"膀胱炎"应警惕膀胱癌可能,尤其是原位癌。

3.尿流梗阻症状:肿瘤较大、膀胱颈部位的肿瘤及血块堵塞均可引起排尿不畅甚至尿潴留。肿瘤浸润输尿管口可引起上尿路梗阻,出现腰痛、肾积水和肾功能损害。

4.晚期肿瘤表现:晚期肿瘤侵犯膀胱周围组织、器官或有盆腔淋巴结转移时导致膀胱区疼痛、尿道阴道瘘、下肢水肿等相应症状,远处转移时也可出现转移器官功能受损、骨痛及恶液质等表现。

5.肿瘤较大时,采用阴道或直肠双合触诊可扪及包块,但该方法不够精确,加上双合触诊未必能检查到膀胱所有部位,松弛不佳的腹壁更是难以检查清楚,近年随着影像学的进步,此项检查已少用。

三、诊断

大部分患者都是因为肉眼或镜下血尿怀疑膀胱癌而做检查的;其他一些可能有排尿刺激症状,如尿频、尿急、尿痛;还有一些是由于尿脱落细胞学阳性,或者因为腰背疼痛做

CT 检查时发现膀胱内有肿块。

(一)疾病检查

就诊时有的医生会做直肠指检(对于女性患者还需做盆腔检查),以判断膀胱肿瘤是否可以触及,是否侵犯出膀胱。其他常见的检查包括以下方面。

1. 尿脱落细胞学或其他尿液筛查。

2. 腹部平片和静脉尿路造影检查。

3. 膀胱镜,直视下检查膀胱内部情况,同时医生也可能会做活检,也就是抓取几块怀疑是肿瘤的组织。活检标本将送到病理科医生那里,他们在显微镜下确切地诊断肿瘤的类型和浸润的深度,进一步的检查和治疗将根据活检结果而定。

无论活检结果如何,每个患者都必须接受上尿路的 X 线检查,即腹部平片和静脉尿路造影检查,以确认肾脏和输尿管没有肿瘤,因为这两部分在膀胱镜下是看不到的。需要再检查一下心脏,如心电图或超声心动图,特别是当医生决定在麻醉下进行活检或在手术室做肿瘤切除时。如果这些检查有异常,需要由心内科医生进一步评估。另外,有一些患者特别是 50 岁以上或吸烟者,在接受麻醉前需要行胸部 X 线片检查。最后,怀疑较晚期膀胱癌的患者,需要做腹部和盆腔 CT,以评估肿瘤是否侵出膀胱,同时判断有无淋巴结肿大。

(二)鉴别诊断

膀胱肿瘤的主要症状是血尿,因此要与以血尿为表现的疾病鉴别。

1. 上尿路肿瘤:肾盂、输尿管尿路上皮肿瘤出现的血尿和膀胱肿瘤相似,都表现为无痛性全程肉眼血尿。膀胱肿瘤血尿可同时伴有膀胱刺激症状,有时影响排尿,可以尿出血块或"腐肉"。但肾脏或输尿管肿瘤一般没有膀胱刺激症状,排尿通畅,尿出的血块呈条状,不含"腐肉"。通过影像学检查以及膀胱镜检查可以区分血尿的来源。需要注意的是部分膀胱肿瘤可合并有上尿路肿瘤。

2. 非特异性膀胱炎:多为女性,血尿突然发生,常伴随膀胱刺激症状。尿常规检查可见白细胞、脓细胞,中段尿培养发现细菌生长可确诊。

3. 尿石症:一般血尿较轻,以镜下血尿多见,劳动后可有加重,常伴有尿路结石的疼痛症状,根据结石部位不同症状表现有区别,膀胱结石可有膀胱刺激症状,上尿路结石可有恶心、呕吐,B 超检查,腹部平片和静脉肾盂造影检查可以确诊结石。

4. 良性前列腺增生:也可以出现无痛性肉眼血尿,往往由于腺体表面静脉怒张破裂出血引起。由于常常有排尿梗阻症状,有时合并感染和结石,血尿症状和膀胱肿瘤类似,且两者也可同时存在。但良性前列腺增生的血尿常为一过性,间歇期长达数月或数年。尿细胞学检查,尿肿瘤标记物,以及膀胱镜检查可以帮助鉴别。

5. 腺性膀胱炎:临床表现和膀胱肿瘤很相似,血尿一般不严重,通过膀胱镜检查和活检可以鉴别。

6. 尿路结核:常有一般结核感染的全身表现,出现低热、盗汗、消瘦,血尿终末加重,常合并膀胱刺激症状,以尿频为主。尿中出现结核杆菌,结核杆菌培养可为阳性。膀胱镜检查和活检可以明确诊断。

7. 前列腺癌:前列腺癌侵犯尿道和膀胱可以出现血尿,但常伴有排尿困难症状。血清前列腺特异抗原(PSA)测定、直肠腔内 B 超加前列腺活组织检查等有助于诊断前列腺癌,有时需要行膀胱镜检查。

8. 子宫颈癌:女性晚期宫颈癌侵犯膀胱时可出现血尿,但一般先有阴道流血,膀胱镜检查可见浸润性癌病灶,活组织检查和妇科检查可以鉴别。

四、治疗

(一)手术治疗

外科手术是治疗局限期膀胱癌的主要方式,表浅性(非肌层浸润性)膀胱癌首选经尿道膀胱肿瘤切除术(transureth ralresection of bladder tumor,TURBT)治疗,并根据具体的肿瘤分期和病理分级,术后采用不同的膀胱腔内灌注化疗或免疫治疗方案。肌层浸润性膀胱癌首选根治性膀胱切除术,术前术后可选择性地采用全身化疗,提高疗效。对于部分无法行根治手术或有保留膀胱意愿的浸润性膀胱癌患者,可采用腔内手术,放疗以及全身化疗的保留膀胱综合治疗方案。转移性膀胱癌(含淋巴结转移),全身化疗是唯一能延长患者生命的方法,手术、放疗或动脉介入治疗等仅起到止血、止痛等姑息性效果,以提高患者生活质量。膀胱癌根治术即根治性膀胱切除术,该手术是将膀胱全部切除的一种手术,它分为 3 个步骤:①切除病变的膀胱;②清扫淋巴结;③建立新的储尿囊。男性患者行膀胱癌根治术时通常需要将前列腺、精囊腺以及部分输精管一并切除;女性患者则需将子宫、宫颈及部分阴道切除,可以有选择性地保留卵巢。当肿瘤侵犯尿道时则需将整个尿道切除。膀胱切除后人体仍然会产生尿液。因此,最好的方法是用人造的膀胱来替代原来的膀胱。但到目前为止,所有的人造材料长时间浸泡于尿液中都会形成结石,而无法真正应用于患者。唯一的方法只有使用患者自身的器官。目前泌尿科医生已经成功地运用小肠、大肠及胃替代了膀胱。对于大多数没有接受过放疗的患者而言,一小段回肠是膀胱最佳的替代器官。因为大肠受放疗的影响相对较小,先前接受过放疗的患者可以选取一段大肠来做替代。

目前,多数泌尿科医生会让接受膀胱癌根治手术的患者在以下三种尿流改道方法中选择一种。

1. 回肠膀胱术:最简单的一种尿流改道方法。它采用一段回肠作为输出道将尿液通过皮肤引流到体外,然后通过造口袋收集尿液。输尿管吻合在回肠输出道的近端,而回肠输出道的远端则缝合在腹壁的皮肤上外翻形成乳头。乳头外套着造口袋以收集流出的尿液,患者只需要每 4~6 h 定期排空造口袋就行。佩戴造口袋的患者穿衣服不受任何影响,也没人会看得出你佩戴造口袋。经过短期的适应后,几乎所有的患者都可以跟以前一样正常的生活。

2. 可控性尿流改道:它也是用一段回肠来代替膀胱,不同之处在于采用这种方法,患者不必佩戴造口袋,体内形成的尿液先引流到一个用回肠做成的储尿囊中,而储尿囊通过一条细长的管道连接至腹壁的皮肤。用肠管做成的输出道在腹壁皮肤表面的开口只有橡皮擦那么大小。采用这种手术方式的患者只需要一天数次,用一根导管通过输出道皮肤的乳头,插入储尿囊内引流尿液即可。这种手术方法与第一种方法相比,要复杂一些,患者需要随身携带一根导管。但它的优点也是显而易见的,患者可以不用佩戴造口袋。需要注意的是,如果储尿囊没有及时引流尿液,那么尿液可能会蓄积过多,甚至引发储尿囊破裂。

3. 新膀胱手术:是最复杂的一种方法,这种手术基本上可以使患者回复到术前正常的排尿功能。和上面两种手术相似,它也是用一段回肠来替代膀胱,但是需要肠管的长度会更长一些,差不多有 50～60 cm。和可控性尿流改道一样,外科医生先用肠管做成一个能够储存尿液的储尿囊,然后将两侧的输尿管种植在储尿囊上。接下来,储尿囊并不是通过输出道连接到腹壁皮肤,而是直接跟尿道残端作吻合,这样能使患者跟切除膀胱前一样,通过原来的尿道排尿。这种手术的优势非常明显,但不是所有患者都适合采用这种方法的。新膀胱和原来正常的膀胱不一样,没有逼尿肌,患者必须学会腹壁肌肉的收缩,以增加新膀胱内的压力而排尿。新膀胱控尿的肌肉比较薄弱,所以部分患者术后可能会出现尿失禁,不过通过盆底肌肉的提肛锻炼,2～3 个月后多能恢复正常。

(二)综合治疗

保留膀胱的综合治疗是指任何一种尝试保留肌层浸润性膀胱癌患者的膀胱,使其免于膀胱全切的治疗方法。保留膀胱的治疗有多种方式,绝大多数都是基于化疗、放疗结合经尿道膀胱肿瘤切除术的综合治疗。过去,研究人员曾尝试单纯的放疗或化疗,但疗效不尽如人意。综合放疗、化疗和手术治疗可以使患者免于切除整个膀胱。尽管目前的研究取得了一些成效,但是,标准的肌层浸润性膀胱癌的治疗还是膀胱癌根治术,即根治性膀胱切除术。如果病灶无法完全切除,术后可以考虑化放疗。选择保留膀胱治疗的患者,最终只有约 40% 的人成功保住了他们的膀胱。

(三)药物治疗

膀胱尿路上皮细胞癌对化学治疗较为敏感。早期的非肌层浸润性膀胱癌,在经尿道手术后可以使用腔内化疗或免疫治疗,以降低术后的复发率,延缓肿瘤进展。局限期的肌层浸润性膀胱癌,根治性手术前后使用化疗,可以达到降期,提高手术切除率,延长生命的目的。此外,保留膀胱的综合治疗中,全身化疗不但能杀灭微小转移灶,而且可以增加放射治疗的敏感性。晚期转移性膀胱癌,全身化疗则是唯一能延长患者生存的治疗方法。因此,在不同分期分级的膀胱癌患者治疗中,化学治疗都有其不可或缺的地位。

(四)膀胱腔内化疗和免疫治疗

非肌层浸润性膀胱癌行 TURBT 治疗后,有 50%～70% 的患者复发,其中 10%～15% 的患者肿瘤会向肌层进展。通过尿道插导尿管进行膀胱腔内化疗或免疫治疗,可以消灭 TURBT 后的残余肿瘤,预防复发和延缓肿瘤进展,对因病变广泛而无法完全切除的肿瘤如原位癌也有治疗作用。

目前膀胱腔内灌注的药物主要有两类:免疫调节剂和化疗药物。免疫调节剂主要是卡介苗(BCG),另外还有白细胞介素-2(IL-2)、干扰素(IFN)、肿瘤坏死因子(TNF)、LAK

细胞、肿瘤浸润淋巴细胞(TIL)等。化疗药物主要有丝裂霉素、吡柔比星、表阿霉素、米托蒽醌等。疗程常规设置为术后1周开始膀胱灌注,每周1次,共8～12次,BCG则因为副作用较大需在术后至少两周开始灌注。3个月后膀胱镜复查正常则改为每两周1次,共6次,膀胱镜复查正常再改为每月一次,灌注1～2年。

(五)全身化疗

全身化疗最常用于转移性膀胱癌或者不能靠外科手术切除的局部晚期膀胱癌。约20%的膀胱癌通过化疗能使肿瘤消失。对于这些患者来说,通过影像学检查例如CT扫描能够判断疗效。虽然化疗的效果确切,但很少人能够通过化疗而达到长期生存的。

1. 新辅助化疗:是用于膀胱切除术前的一种化疗。它能带来很多好处,将化疗用于手术前,这时患者机体尚处在比较好的状态。化疗能使肿瘤减慢生长甚至缩小、消退,从而使得手术更容易进行。术前化疗能够控制身体其他地方的肿瘤微转移灶,从而提高疗效。

2. 辅助化疗:是用于膀胱切除术后的一种化疗,这时肿瘤已被完全切除。这类治疗也通常用于局部晚期膀胱癌或盆腔淋巴结转移的膀胱癌。患者术后肿瘤的病理分期明确,可以避免局部早期的膀胱癌(T2期以下)接受不必要的化疗。但是,由于肿瘤已被完全切除,影像学检查无法判断化疗的效果。研究表明,辅助化疗能降低患者复发的风险,但是长期生存率是否得到改善不得而知。新辅助化疗与辅助化疗在延长生存期方面没有显著的差别。所以有医生认为术后化疗更符合常理。因为术后的病理分期明确,医生可以选择更加合适的化疗方案以获得更好的化疗效果。具体是否应该采用化疗或何种化疗,需由医生和患者仔细商谈后决定。转移性膀胱癌一般是无法治愈的,治疗上主要是全身化疗。最常见的是运用以下四种化学药物的联合化疗方案,这个方案可以简写为MVAC,四个字母分别代表,甲氨碟呤(Methotrexate),长春碱(Vinblastine),阿霉素(Adriamycin)和顺铂(Cisplatin)。这一方案的总体有效率为60%～70%,但只有30%的患者完全有效,即肿瘤完全消退。而这些完全有效的患者,几乎所有人最终还是会复发。不是所有患者都可以承受这个化疗方案的,有些患者甚至没有疗效。

五、护理

1. 观察生命体征:严密观察生命体征,保证输血、输液通畅。早期发现休克的症状和体征,及时进行治疗和护理。

2. 膀胱肿瘤电切术后常规冲洗1～3 d,应密切观察膀胱冲洗引流液的颜色,根据引流液颜色的变化,及时调整冲洗速度,防止血块堵塞尿管,确保尿管通畅,防止气囊破裂。停止膀胱冲洗后应指导患者多饮水,起到自家冲洗的作用。

3. 膀胱肿瘤电切术后6 h,患者即可进食,以营养丰富、粗纤维饮食为主,忌辛辣刺激食物,防止便秘。

4. 膀胱全切术后应持续胃肠减压,密切观察胃液的性质、颜色、量并做好记录。待胃肠功能恢复后拔除胃管开始进食,从糖水、米汤开始,逐渐过渡到流食、半流食,直至普食。密切观察患者进食后有无恶心、呕吐、腹泻、腹胀、腹痛、肠梗阻症状。

5. 回肠膀胱术后,应密切观察造瘘口的大小、形状、颜色,刚手术后正常造瘘口肿胀、鲜红、潮湿,如果灰暗且发绀,则可能是由于血液供应受阻碍造成的,需立即通知医生。保持伤口、造瘘口部位敷料清洁干燥。通常在造瘘口肿胀消退后,约术后第 7 d 即可测量造瘘口的大小,但在 6～8 周内造瘘口仍会持续地收缩。尿液颜色由血性逐渐变清澈,伴有黏性分泌物,这是尿液刺激肠黏膜所引起的正常现象。

6. 预防感染:定时测体温及血白细胞变化,观察有无感染发生。保持造瘘口周围皮肤清洁干燥,定时翻身、叩背、咳痰,若痰液黏稠,予雾化吸入,适当活动等措施可预防感染发生。

7. 引流管的护理:各种引流管,应贴标签分别记录引流情况,保持引流通畅。回肠膀胱或可控膀胱因肠黏膜分泌黏液,易堵塞引流管,注意及时挤压将黏液排出,有贮尿囊者可用生理盐水每 4 h 冲洗 1 次。回肠膀胱术后 10～12 d 拔除输尿管引流管和回肠膀胱引流管,改为佩戴皮肤造口袋;可控膀胱术后 8～10 d 拔除肾盂输尿管引流管,12～14 d 拔除贮尿囊引流管,2～3 周拔除输出道引流管,训练自行排尿。

（王　洋　潘增利　刘春媚　郑　岩　宋玉莲）

第十二章　腹部疾病

第一节　急性化脓性腹膜炎

急性化脓性腹膜炎按发病机制分为原发性腹膜炎和继发性腹膜炎。原发性腹膜炎（又称为自发性腹膜炎），腹腔内无原发性病灶，致病菌多为溶血性链球菌、肺炎双球菌或大肠杆菌。继发性腹膜炎是最常见的腹膜炎，腹腔内空腔脏器穿孔、外伤引起的感染或内脏破裂，是急性继发性化脓性腹膜炎最常见的原因。

一、病因

1. 原发性腹膜炎：细菌进入腹腔的途径一般为：血行播散、上行性感染、直接扩散、透壁性感染。

2. 继发性腹膜炎：由腹内脏器穿孔、炎症、损伤、破裂或手术污染引起的。其主要的原因是急性阑尾炎，其次是胃、十二指肠溃疡穿孔。病原菌以大肠杆菌最多见，其次为厌氧类杆菌、肠球菌、链球菌、变形杆菌等，一般多为细菌性混合感染，毒性强。

二、临床表现

(一)症状

急性化脓性腹膜炎的主要临床表现早期为腹膜刺激症状，如腹痛、压痛、腹肌紧张和反跳痛等；后期由于感染和毒素吸收，主要表现为全身感染中毒症状。

1. 腹痛：腹痛是最主要的症状，其程度随炎症的程度而异，但一般都很剧烈，不能忍受，且呈持续性。深呼吸、咳嗽、转动身体时都可加剧疼痛，故患者不敢变动体位。疼痛多自原发灶开始，炎症扩散后蔓延至全腹，但仍以原发病变部位较为显著。

2. 恶心、呕吐等消化道症状：此为早期出现的常见症状。开始时因腹膜受刺激引起反射性的恶心呕吐，呕吐物为胃内容物；后期出现麻痹性肠梗阻时，呕吐物转为黄绿色内含胆汁液，甚至为棕褐色粪样肠内容物。由于呕吐频繁，可呈现严重脱水和电解质紊乱。

3. 发热：急性发病的腹膜炎，开始时体温可以正常，之后逐渐升高。老年衰弱的患者，体温不一定随病情加重而升高。脉搏通常随体温的升高而加快。如果脉搏增快而体温反而下降，多为病情恶化的征象，必须及早采取有效措施。

4. 感染中毒症状：当腹膜炎进入严重阶段时，常出现高热、大汗、口干、脉快、呼吸浅促等全身中毒表现。后期由于大量毒素吸收，患者则表现为表情淡漠、面容憔悴、眼窝凹陷、口唇发绀、肢体冰冷、舌黄干裂、皮肤干燥、呼吸急促、脉搏细弱、体温剧升或下降、血压下降、休克、酸中毒。若病情继续恶化，终因肝肾功能衰弱及呼吸循环衰竭而死亡。

(二)体征

1. 腹式呼吸减弱或消失，并伴有明显腹胀。腹胀加重常是判断病情发展的一个重要标志。

2. 肌紧张、压痛、反跳痛是腹膜炎的重要体征，始终存在，通常是遍及全腹而以原发病灶部位最为显著。腹肌紧张程度则随病因和患者全身状况的不同而轻重不一。

3. 腹部叩诊可因胃肠胀气而呈鼓音。胃肠道穿孔时，叩诊时常发现肝浊音界缩小或消失。腹腔内积液过多时，可以叩出移动性浊音。

4. 听诊常发现肠鸣音减弱或消失。

5. 直肠指诊时，如直肠前窝饱满及触痛，则表示有盆腔感染存在。

三、诊断

1. 腹痛是最主要的症状，恶心、呕吐是最早出现的常见症状。腹膜刺激征为压痛、反跳痛和腹肌紧张。

2. 实验室检查：血白细胞计数和中性粒细胞比例增多，或有中毒颗粒。

3. X线检查：小肠普遍胀气，并有多个小液平面的肠麻痹征象；胃肠穿孔时多数可见膈下游离气体。

4. B超检查：可显示腹内有积液，有助于原发病的诊断。

5. 诊断性腹腔穿刺或腹腔灌洗：腹腔穿刺可判断原发病变，明确病因，如胃十二指肠溃疡穿孔时穿刺液呈黄色、浑浊、无臭味，有时可抽出食物残渣；急性重症胰腺炎时抽出液为血性，胰淀粉酶含量高。如果腹腔穿刺抽出不凝固血液，说明有腹腔内实质脏器损伤。腹腔内液体少于100 mL时，腹腔穿刺往往抽不出液体，注入一定量的生理盐水后再行抽液检查。

四、治疗

(一)保守治疗

对病情较轻，或病程较长超过24 h且腹部体征已减轻或有减轻趋势者，或伴有严重心肺等脏器疾患不能耐受手术者，可行非手术治疗。主要措施有：①一般取半卧位，休克患者取平卧位或头、躯干和下肢各抬高约20°的体位；②禁食、胃肠减压；③纠正水、电解质紊乱；④应用抗生素；⑤补充热量和营养支持；⑥镇静、止痛、吸氧。

(二)手术治疗

1. 手术适应证

(1)经上述非手术治疗6～8 h后(一般不超过12 h)，腹膜炎症状及体征不缓解反而加重。

(2)腹腔内原发病严重，如胃肠道穿孔或胆囊坏疽、绞窄性肠梗阻、腹腔内脏器损伤破裂、胃肠道手术后短期内吻合口瘘所致的腹膜炎。

(3)腹腔内炎症较重,有大量积液,出现严重的肠麻痹或中毒症状,尤其是有休克表现者。

(4)腹膜炎病因不明确,且无局限趋势者。

2.手术处理原则

(1)积极处理原发病。

(2)彻底清洁腹腔。

(3)充分引流,放置腹腔引流管的指证为:坏死病灶未能彻底清除或有大量坏死组织无法清除者;为预防胃肠道穿孔修补等术后发生渗漏部位有较多的渗液或渗血者;已形成局限性脓肿者。

(4)术后继续禁食、胃肠减压、补液、应用抗生素和营养支持治疗,保证引流管通畅。

五、护理

1.观察病情:即腹部症状体征、胃肠道症状、中毒症状、生命体征、实验检查结果等。急性化脓性腹膜炎无论非手术治疗或手术治疗,均有形成腹腔脓肿的机会。在无休克的情况下,应采取半卧位,以利腹腔内渗出液、脓液等积聚在盆腔,使炎症局限。因为盆腔腹膜吸收能力较上腹部差,可减少毒素吸收,并可防止形成更加严重的隔下脓肿。

2.体位:外科急症患者一般采取平卧位或患者感觉最舒适的体位。如有急性腹膜炎,应采用半卧位;处于休克状态的患者,可采用躯干和下肢各抬高 10°~30°的体位。

3.四禁:外科急腹症患者在没有明确诊断之前,应严格执行四禁,即:①禁用吗啡类止痛剂,以免掩盖病情;②禁饮食;③禁服泻药;④禁止灌肠,以免造成炎症扩散。如胆结石阵痛发作时,可适当用解痉止痛剂。

4.胃肠减压:胃肠减压可以减轻腹胀,缓解消化道梗阻,对消化道穿孔或破裂的患者可避免消化液进一步漏入腹腔。

5.补液输血:在禁食观察期间,需要通过补液维持水与电解质的平衡,供给营养。要保持补液的通畅,必要时作好静脉切开及输血的准备,以免延误病情。

6.抗感染:无论是原发的细菌感染或继发于胃肠道梗阻或破裂的感染,都需要用抗菌药物。腹腔内炎症通常以革兰氏阴性杆菌感染为主,大部分合并厌氧菌感染,一般先给常用的抗生素,待细菌培养及药物敏感实验报告后再调整用药。

7.做好术前准备:外科急腹症患者大多需要紧急手术,因此在观察期必须作好急诊手术的术前准备,迅速收集各项化验的标本送验,及时收取报告单,做好家属的思想工作。一旦决定手术,要尽快做好皮肤准备,按时给术前用药,充分作好送手术室前的一切准备。

8.书写记录:在急症观察期中,除常规记录外,需将观察所见、各项检验结果和相应的处理及时记录,特别要写明时间,文字简明,内容正确。护理记录既是诊断治疗的重要资料,又是法律的重要依据,不可疏忽。

(孙振刚　朱敬珍　张爱美　刘兰香　徐莉莉)

第二节　急性阑尾炎

急性阑尾炎俗称"盲肠炎"，这是在解剖部位上的一种误解，实际阑尾是在盲肠末端的一个废用性器官。如果发生了感染时，则容易发炎而导致发病。其诱因可能来自粪石梗阻、淋巴增生、寄生虫侵入等。该病根据发病急缓和轻重可分为：急性、亚急性、慢性，可发生脓肿、坏疽和穿孔导致腹膜炎等并发症。一般诊断治疗并不困难，予后良好。但由于阑尾的末端几乎可以位于腹部的任何一个部位，所以其体征可能有极大差异。因此，须和其他急腹症进行认真鉴别，以免误诊。

一、病因

1. 梗阻：阑尾为一细长的管道，仅一端与盲肠相通，一旦梗阻，可使管腔内分泌物积存，内压增高，压迫阑尾壁阻碍远侧血运，在此基础上管腔内细菌侵入受损黏膜，易致感染，有人发现坏疽性阑尾炎几乎都有梗阻存在，常见的梗阻原因为：①堵塞阑尾腔的粪石，干结的粪块，食物碎屑，异物，蛔虫等；②阑尾壁曾被破坏而致管腔狭窄或粘连；③阑尾系膜过短而形成阑尾扭曲，阻碍管道通畅；④阑尾壁内淋巴组织增生或水肿引起管腔变狭窄；⑤阑尾于盲肠部位的开口附近有病变，如炎症、息肉、结核、肿瘤等，使阑尾开口受压，排空受阻，其中粪石梗阻最为常见，约占 1/3。梗阻为急性阑尾炎发病常见的基本因素，因此急性阑尾炎发病初期经常先有剑突下或脐部绞痛，这是阑尾管腔受阻，内压增高引起的症状，此外，切除阑尾的标本中常可见到粪石梗阻管腔，远端明显炎症甚至坏疽穿孔。

2. 感染：也有无梗阻而发病者，其主要因素为阑尾腔内细菌所致的直接感染，阑尾腔因与盲肠相通，因此具有与盲肠腔内相同的以大肠杆菌和厌氧菌为主的菌种和数量，若阑尾黏膜稍有损伤，细菌侵入管壁，引起不同程度的感染，少数患者发生于上呼吸道感染后，因此也被认为感染可由血运传至阑尾，还有一部分感染起于邻近器官的化脓性感染，侵入阑尾。

3. 其他：被认为与发病有关的其他因素中有因胃肠道功能障碍（腹泻、便秘等）引起内脏神经反射，导致阑尾肌肉和血管痉挛，一旦超过正常强度，可以产生阑尾管腔狭窄，血供障碍，黏膜受损，细菌入侵而致急性炎症。此外，也有人认为急性阑尾炎发病与饮食习惯和遗传有关，多纤维素饮食的地区发病率低，可能与结肠排空加快，便秘减少有关，因便秘而习惯性应用缓泻药可能使肠道黏膜充血，也可影响阑尾。有人认为遗传因素与阑尾先天性畸形有关，过度扭曲、管腔细小、长度过长、血运不佳等都是易发生急性炎症的条件。

二、临床表现

1. 急性发病，腹痛多起于上腹或脐周，开始痛不重，位置不固定，数小时后腹痛转移并固定于右下腹,持续性加重。部分患者病起即出现右下腹痛。

2. 早期出现恶心、呕吐和腹泻或便秘。尚有乏力,头痛,畏寒发热,腹胀等全身症状。

3. 右下腹(麦氏点多见)固定压痛、反跳痛,肌紧张,肠鸣音减弱或消失。特殊患者或盲肠后位等位置阑尾炎压痛深在,反跳痛、肌紧张等腹膜炎刺激征不明显。

4. 直肠指诊,直肠右前方有触痛;结肠充气试验;腰大肌试验;闭孔内肌试验;咳嗽试验及触痛试验等有助于早期或位置深的阑尾炎的诊断。

5. 强迫体位:患者来诊时常见弯腰行走,且往往以双手按在右下腹部。在床上平卧时,其右髋关节常呈屈曲位。

6. 右下腹压痛:是急性阑尾炎常见的重要体征,压痛点通常在麦氏点,可随阑尾位置变异而改变,但压痛点始终在一个固定的位置上。病变早期腹痛尚未转移至右下腹时,压痛已固定于右下腹部。当炎症扩散到阑尾以外时,压痛范围也随之扩大,但仍以阑尾部位压痛最为明显。

7. 腹膜刺激征象:有腹肌紧张、反跳痛(Blumberg 征)和肠鸣音减弱或消失等,这是壁层腹膜受到炎性刺激的一种防御反应,常提示阑尾炎已发展到化脓、坏疽或穿孔的阶段。但小儿、老人、孕妇、肥胖、虚弱患者或盲肠后位阑尾炎时,腹膜刺激征象可不明显。

8. 其他体征:结肠充气试验(Rovsing 试验):用一手压住左下腹降结肠部,再用另手反复压迫近侧结肠部,结肠内积气即可传至盲肠和阑尾部位,引起右下腹痛感者为阳性;腰大肌试验:左侧卧位后将右下肢向后过伸,引起右下腹痛者为阳性,说明阑尾位置较深或在盲肠后位靠近腰大肌处;闭孔内肌试验:仰卧位,将右髋和右膝均屈曲 90°,并伴右股向内旋转,如引起右下腹痛者为阳性,提示阑尾位置较低,靠近闭孔内肌;直肠指诊:当阑尾位于盆腔或炎症已波及盆腔时,直肠指诊有直肠右前方的触痛。如发生盆腔脓肿时,可触及痛性肿块。

9. 腹部包块:阑尾周围脓肿形成时,右下腹可触到有触痛的包块。

10. 皮肤感觉过敏:早期(尤其阑尾腔有梗阻时)可出现右下腹皮肤感觉过敏现象,范围相当于第 10~12 胸髓节段神经支配区,位于右髂嵴最高点、右耻骨嵴及脐构成的三角区,也称 Sherren 三角,它并不因阑尾位置不同而改变。如阑尾坏疽穿孔,则该三角区皮肤感觉过敏现象消失。

三、诊断

1. 急性发病,转移性右下腹痛或初起即为右下腹痛。恶心呕吐等胃肠道症状。

2. 右下腹固定压痛、反跳痛、肌紧张。

3. 直肠右前方触痛或结肠充气征或腰大肌征或闭孔内肌征或咳嗽和触痛试验征阳性。

4. 血白细胞总数及中性粒细胞不同程度增高。

5. 尿常规检查:尿检查一般无阳性发现,但盲肠后位阑尾炎可刺激邻近的右输尿管,尿中可出现少量红细胞和白细胞。

6. 大便常规检查:盆位阑尾炎和穿孔性阑尾炎合并盆腔脓肿时,大便中也可发现血细胞。

7. 超声检查：发现阑尾肿胀，积液或包裹积液（脓）。

8. X线检查：胸腹透视列为常规。急性阑尾炎在腹部平片上也可出现阳性结果：约5%～6%的患者右下腹阑尾部位可见一块或数块结石阴影，1.4%患者阑尾腔内有积气。急性阑尾炎合并弥漫性腹膜炎时，为除外溃疡穿孔、急性绞窄性肠梗阻等，立位腹部平片是必要的，如出现膈下游离气体，阑尾炎基本上可以排除。

四、治疗

(一)非手术治疗

主要适应于单纯性阑尾炎、阑尾脓肿、妊娠早期和后期阑尾炎及高龄合并主要脏器病变的阑尾炎。

1. 基础治疗：卧床休息，控制饮食，适当补液和对症处理。

2. 抗菌治疗：可选用广谱抗生素（如氨苄青霉素）和抗厌氧菌的药物（如甲硝唑）静脉滴注。

3. 针刺治疗：可取足三里、阑尾穴，强刺激，留针30 min，每日2次，连续3 d。

4. 中药治疗：外敷适用于阑尾脓肿，可选用"四黄散"；内服主要是清热解毒、行气活血及通里攻下，可选"大黄牡丹皮汤"加减。

(二)手术治疗

1. 手术原则：急性阑尾炎诊断明确后，应早期外科手术治疗，既安全，又可防止并发症的发生。早期手术系指阑尾还处于管腔阻塞或仅有充血水肿时手术切降，此时操作简易。如化脓或坏疽后再手术，操作困难且术后并发症显著增加。

2. 手术选择：各种不同临床类型急性阑尾炎的手术方法亦不相同。

(1)急性单纯性阑尾炎，行阑尾切除术，切口一期缝合。近年对这种类型开展了经腹腔镜行阑尾切除，但须掌握熟练的技术。

(2)急性化脓性或坏疽性阑尾炎，行阑尾切除术；如腹腔内已有脓液，可清除脓液后关闭腹膜，切口置乳胶片作引流。

(3)阑尾周围脓肿，若无局限趋势，行切开引流，视术中具体情况决定是否可切除阑尾；如阑尾已脱落，尽量取出，闭合盲肠壁，以防造成肠瘘。若脓肿已局限在右下腹，病情又平稳时，不要强求作阑尾切除术，给予抗生素，并加强全身支持治疗，以促进脓液吸收、脓肿消退。

3. 手术方法

(1)麻醉：一般采用硬脊膜外麻醉。

(2)切口：宜选择在右下腹部压痛最明显的部位，一般情况下采用右下腹斜切口（McBurney切口）或右下腹横斜切口。皮肤沿皮纹方向切开，对血管和神经损伤少。这种斜切口，因三层腹壁肌的纤维方向不同，术后切口愈合牢固，不易发生切口疝。但因这种切口不便探查腹腔其他部位脏器，故对诊断不明的探查性手术，宜选用右下腹直肌旁切口，且切口不宜太小。

（3）寻找阑尾：用纱布垫将小肠推向内侧，先找到盲肠，再沿三条结肠带向盲肠顶端追踪，即能找到阑尾。如仍未找到，应考虑盲肠后位阑尾的可能，再剪开侧后腹膜，内翻盲肠寻找阑尾。寻到阑尾后，用阑尾钳夹住阑尾或用止血钳夹住阑尾系膜，将阑尾提到切口外切除。如不能提出，也需严格保护好切口各层组织后，切除阑尾。

（4）处理阑尾系膜：阑尾动脉一般在阑尾系膜的游离缘，感染、炎症加剧时系膜脆弱较易钳断，故尽可能在阑尾根部切断结扎阑尾动脉。如果系膜较阔又很肥厚时，应将系膜逐段分别切断结扎。

（5）处理阑尾根部：在距盲肠 0.5 cm 处的阑尾根部轻轻钳夹后用丝线结扎之，在扎线远处切断阑尾，残端用碘酒、酒精涂擦处理后，用荷包缝合将其包埋入盲肠壁内。荷包缝合不宜过大，防止残留肠壁内死腔。最后，用阑尾系膜或邻近脂肪结缔组织覆盖加固。

①切断阑尾系膜；

②在盲肠壁上作浆肌层的荷包缝合；

③在阑尾根部切除阑尾；

④收紧荷包缝合，将残端埋入盲肠壁内。

（6）特殊情况下的阑尾切除术

①阑尾在腹膜后并粘连固定，不能按常规方法勉强切除，而宜行逆行切除方法，即先在根部切断阑尾，残端包埋后再分段切断阑尾系膜，切除整个阑尾。

②盲肠壁炎性水肿严重，不能按常规将阑尾残端埋入荷包缝合，可在阑尾根部切断阑尾，用间断丝线浆肌层内翻缝合方法埋入阑尾残端。如仍无法埋入时，则用阑尾系膜或附近的脂肪结缔组织覆盖残端。

③阑尾炎性水肿很重，脆弱易于撕碎，根部又无法钳夹结扎时，可用盲肠壁的荷包缝合，将未能结扎的阑尾残端内翻埋入盲肠腔内，外加间断丝线浆肌层内翻缝合。

五、护理

1. 饮食：手术当天禁食，术后第一天流质，第二天进软食，在正常情况下，第 3～4 d 可进普食。

2. 观察生命体征，每 1 h 测量血压、脉搏一次，连续测量三次，至平稳。如脉搏加快或血压下降，则考虑有出血，应及时观察伤口，采取必要措施。

3. 术后根据不同麻醉，选择适当卧位，如腰椎麻醉患者应去枕平卧 6～12 h，防止脑脊液外漏而引起头痛。连续硬膜外麻醉患者可低枕平卧。

4. 单纯性阑尾炎切除术后 12 h，或坏疽性或穿孔性阑尾炎切除术后，如置有引流管，待血压平稳后应改为半卧或低姿半卧位，以利于引流和防止炎性渗出液流入腹腔。

5. 减轻或控制疼痛：根据疼痛的程度，采取非药物或药物方法止痛。

6. 控制感染：遵医嘱应用抗菌药物，以有效控制感染，达到减轻疼痛的目的。

7. 并发症的预防和护理

（1）内出血：多因阑尾系膜结扎线松脱所致，常发生在术后 24 h 内，故手术后当天应严密观察脉搏、血压。患者如有面色苍白、脉速、血压下降等内出血的表现，或是腹腔引流管有血液流出。应立即将患者平卧,静脉快速输液、输血,报告医生并做好手术止血的准备。

(2)切口感染:是术后最常见的并发症。表现为术后 1～5 d 体温升高,切口疼痛且局部有红肿、压痛或波动感。应给予抗生素、理疗等治疗,如已化脓应拆线引流。

(3)腹腔脓肿:炎症渗液积聚于膈下、肠间、盆腔而形成。表现为术后 5～7 d 体温升高,或下降后又上升,并有腹痛、腹胀、腹部包块或排便排尿改变等,应及时和医生取得联系进行处理。

(孙振刚　潘增利　张爱美　刘兰香　徐莉莉)

第三节　肠梗阻

肠梗阻指肠内容物通过障碍,通俗地讲就是肠道不通畅。这里肠道通常是指小肠(空肠、回肠)和结肠(升结肠、横结肠、降结肠、乙状结肠)。急性肠梗阻是最常见的外科急腹症之一,在急诊室可经常遇到。由于种种原因,死亡率仍较高,为 5%～10%;若再发生肠绞窄,死亡率可上升到 10%～20%。

一、病因

(一)按肠梗阻的病因可分为 3 类

1. 机械性肠梗阻:常见病因如下。

(1)肠内异物:肠石,寄生虫,大的胆石及粪块堵塞或嵌顿。

(2)肠道内息肉,新生物,良恶性肿瘤或淋巴瘤堵塞。

(3)肠套叠。

(4)肠先天性异常:包括先天性肠道内闭锁,肠道有先天性的纤维幕或蹼形成,梅克尔憩室狭窄等。肠先天性异常一般较少见。

(5)肠道或腹膜炎症性病变:如肠结核,克罗恩病,结核性腹膜炎,放射性肠炎及 NSAIDs 等药物导致的肠道炎性溃疡所致的狭窄等。

(6)肠粘连:常因腹腔或盆腔手术后,或腹腔内慢性炎症性病变(如结核性腹膜炎,克罗恩病等)所致,手术后发生肠粘连以小肠粘连者为多。

(7)疝:如腹股沟斜疝,腹内疝,包括网膜囊内疝、股疝等发生嵌顿。

(8)肠扭转:扭转多见于肠系膜肿瘤或其基底部狭窄等原因所致。

(9)肠管外肿瘤等压迫:如腹腔内、网膜、肠系膜的巨大肿瘤,腹膜后巨大肿瘤,胰腺假性囊肿等均可使肠管受压,严重者发生肠梗阻,近年来肠管外压迫所致的肠梗阻有增多的趋势。

2. 运动障碍性肠梗阻:运动障碍性肠梗阻是因肠壁肌肉活动紊乱,导致肠内容物不能运行,而非肠腔内外有机械性因素引起肠梗阻,因此也称为假性肠梗阻,其病因如下。

(1)手术后麻痹性肠梗阻:常见于手术后。

(2)非手术麻痹性肠梗阻。常见于:①电解质紊乱(尤以血钾、钠、镁异常多见);②多种全身性或腹腔内炎症,如败血症,腹腔内脓肿,重症胰腺炎及肾盂肾炎,肺炎等;③重金属中毒;④尿毒症;⑤脊髓炎;⑥甲状腺功能减退。

3. 由于肠平滑肌病变或肌间神经丛等病变导致肠肌肉活动障碍所致的肠梗阻,常称为慢性假性肠梗阻,多见于下列病变:

(1)肠平滑肌病变:如进行性系统性硬化症,结缔组织病,淀粉样变性,放射性损害及线粒体肌病等,患原发性家族性内脏性肌病者也常伴有慢性假性肠梗阻。

(2)肠肌间神经丛病变。可见于:①神经源性肠发育异常,孤立性肠道发育异常伴神经纤维瘤病,或伴多发性内分泌瘤及肌强直性营养不良等;②多种隐性及显性遗传性疾病;③散发性内脏神经性病变(包括非炎症性变性病及变性的炎性疾病,如美洲锥虫病,巨细胞病毒感染等);④肠神经或神经丛发育异常,如肌间神经丛成熟障碍(常伴有中枢神经发育异常及神经元异常),全结肠神经节细胞缺乏症等。

(3)神经元性疾病:可见于帕金森病,EB病毒感染后选择性乙酰胆碱功能不全及脑干肿瘤等。

(4)代谢内分泌疾病:见于黏液性水肿,嗜铬细胞瘤,甲状旁腺功能减退,急性间歇性卟啉病等。

(5)小肠憩室病:见于小肠憩室病伴类似进行性全身性肌硬化症,伴内脏神经元性疾病和神经细胞核内包涵体等。

(6)药物性因素:见于应用酚噻嗪类,三环类抗抑郁药物,可乐宁,阿片制剂,长春新碱后及麻醉剂性肠综合征(narcoticbowel syndrome)。

(7)其他:继发于硬化性肠系膜炎,脂肪泻及脂质沉着症(lipidosis)。

4. 急性缺血性肠梗阻:系肠管的血供发生障碍所致,常可造成肠壁肌肉活动消失,如肠管血供不能恢复,则肠管极易发生坏死,尤其是经终末支供血的肠管,肠管血供发生障碍多见于各种原因所致的肠系膜动脉血栓形成或栓塞,以及肠系膜静脉血栓形成等。

(二)按肠管血供情况可分为2类

1. 单纯性肠梗阻:仅表现肠内容物通过困难,而无肠管血液供应障碍,但单纯性肠梗阻可演变为绞窄性肠梗阻。

2. 绞窄性肠梗阻:表现为肠内容物通过受阻,并伴有肠管血运障碍。

(三)按梗阻的程度可分为2类

1. 完全性肠梗阻:肠内容物完全不能通过。

2. 不完全性肠梗阻:部分肠内容物仍可通过梗阻部,不完全性肠梗阻可演变为完全性肠梗阻。

(四)按梗阻部位可分为3类

1. 高位性小肠梗阻:一般指发生于十二指肠及空肠的梗阻。

2. 低位性小肠梗阻:一般指发生于远端回肠的梗阻。

3. 结肠性梗阻：一般好发于左半结肠，尤以乙状结肠或乙状结肠与直肠交界处好发。

（五）按起病的缓急可分为 2 类

1. 急性肠梗阻：绞窄性肠梗阻一般都是急性肠梗阻，也是完全性的。

2. 慢性肠梗阻：慢性肠梗阻一般是不完全性的，不完全性肠梗阻一般也是单纯性肠梗阻，慢性肠梗阻亦可演变为急性。

二、临床表现

肠梗阻最主要的临床症状是腹痛、呕吐、腹胀、停止排气排便四大症状。

1. 腹痛：机械性肠梗阻因肠蠕动增强，常有阵发性腹绞痛。腹痛发作时患者常自感腹内有气体蹿行，可见到或扪到肠型，听到高亢肠鸣音；如果是不完全肠梗阻，当气体通过梗阻后，疼痛骤然减轻或消失；肠扭转和肠套叠时，因肠系膜过度受牵拉，疼痛为持续性并阵发性加重；到病程晚期由于梗阻以上肠管过度扩张、收缩乏力，疼痛的程度和频率都减轻；当出现肠麻痹后，腹痛转变为持续性胀痛。

2. 呕吐：呕吐的频度、呕吐量及呕吐物性状随梗阻部位的高低而有所不同。高位梗阻（主要指十二指肠和空肠近侧）呕吐出现较早、较频繁，呕吐量较多；低位梗阻呕吐出现较晚，次数也较少，呕吐量较少，低位梗阻由于细菌繁殖的作用，呕吐物还具有粪臭味。

3. 腹胀：梗阻时因肠管扩张而引起腹胀。腹胀程度因梗阻是否完全及梗阻部位而异。梗阻越完全，部位越低，腹胀越明显；有时梗阻虽完全，但由于肠管贮存功能丧失，呕吐早而频繁，亦可不出现腹胀；若不注意这一情况，可导致漏诊、误诊。闭袢型肠梗阻常表现出不对称性腹部膨胀，有时可在该处扪到扩张的肠管。

4. 停止排气排便：肠梗阻因为肠内容物运送受阻，不能排出体外，故肛门停止排气排便。但必须注意，梗阻部位远端的肠内容物仍可由蠕动下送。因此，即使完全梗阻，在这些内容物排净之前，患者可继续有排气排便，只是在排净之后才不再有排气排便。当然，在不完全性梗阻，排气排便现象不会完全消失。此外，肠梗阻的临床症状还有水、电解质和酸碱平衡紊乱，遇有绞窄性梗阻、肠坏死，可出现休克、腹膜炎和胃肠出血等表现。

三、症状体征

（一）症状

1. 腹部膨胀。多见于低位小肠梗阻的后期。闭袢性肠梗阻常有不对称的局部膨胀，而麻痹性肠梗阻则有明显的全腹膨胀。在腹部触诊之前，最好先作腹部听诊数分钟。

2. 肠鸣音（或肠蠕动音）亢进或消失。在机械性肠梗阻的早期，当绞痛发作时，在梗阻部位经常可听到肠鸣音亢进，如一阵密集气过水声。肠腔明显扩张时，蠕动音可呈高调金属音性质。在麻痹性肠梗阻或机械性肠梗阻并发腹膜炎时，肠蠕动音极度减少或完全消失。

3. 肠型和蠕动波。在慢性肠梗阻和腹壁较薄的病例，肠型和蠕动波特别明显。

4. 腹部压痛。常见于机械性肠梗阻，压痛伴肌紧张和反跳痛主要见于绞窄性肠梗阻,尤其是并发腹膜炎时。

5.腹块。在成团蛔虫、胆结石、肠套叠或结肠癌所致的肠梗阻,往往可触到相应的腹块;在闭袢性肠梗阻,有时可能触到有压痛的扩张肠段。

(二)体征

1.心率:单纯性肠梗阻,失水不重时,心率正常。心率加快是低血容量与严重失水的表现。绞窄性肠梗阻,由于毒素的吸收,心率加快更为明显。

2.体温:正常或略有升高。体温升高是肠管绞窄或肠管坏死的征象。

3.腹部体征:应注意是否有手术瘢痕,肥胖患者尤其应注意腹股沟疝及股疝,因为皮下脂肪过多容易忽略。膨胀的肠管有压痛、绞痛时伴有肠型或蠕动波。若局部压痛伴腹肌紧张及反跳痛,为绞窄性肠梗阻的体征。听诊时应注意肠鸣音音调的变化,绞痛时伴有气过水声,肠管高度扩张,可闻及"丁丁"(tinkling)的金属音(高调)。

4.直肠指诊:注意直肠是否有肿瘤,指套是否有鲜血。有鲜血应考虑到肠黏膜病变、肠套叠、血栓等病变。

四、诊断

(一)辅助检查

对肠梗阻最有帮助的特殊检查是腹部平片与钡灌肠。直立位腹部平片可显示肠袢胀气,空肠黏膜的环状皱襞在肠腔充气时呈"鱼骨刺"样,结肠可显示结肠袋,肠腔充气的肠袢是在梗阻以上的部位。小肠完全性梗阻时,结肠将不显示。左侧结肠梗阻,右侧结肠将有充气。低位结肠梗阻时,左半结肠可以有充气。

(二)疾病诊断

肠梗阻的诊断实际上是件比较复杂的工作,必须回答下面几个问题,以便决定处治方案。

1.明确是否存在肠梗阻。

2.了解梗阻是否完全:完全性肠梗阻与不完全性肠梗阻的处理不同,后者有较充裕的时间作比较深入细致的检查。

3.梗阻部位:属高位还是低位。腹部 X 线片对梗阻部位判断有重要意义,必要时行胃肠造影或钡剂灌肠、腹部 CT 检查,更有助于确诊梗阻部位。

4.梗阻的性质:是单纯性或绞窄性。鉴别单纯性和绞窄性肠梗阻非常重要,因为后者有发生肠坏死穿孔的危险。但绞窄肠梗阻无任何绞窄征象占 3%～13%。因临床表现和 X 线检查都难以准确鉴别是单纯性或绞窄性,所以有主张 3 d 机械性肠梗阻宜早期手术,但意见尚不一致。

5.梗阻的病因:肠梗阻最常见原因为粘连,因此,凡有腹部手术史、腹部外伤史以及腹腔与盆腔炎史者,均有发生粘连性肠梗阻的可能;如结核病者有患肠结核及结核性腹膜炎所致粘连梗阻之可能;经常低热、腹痛、大便不规则的患者,发生肠梗阻应想到克罗恩病的可能;腹外疝、肠扭转肠套叠、先天性肠道畸形亦是肠梗阻常见病因。凡有机械性肠梗阻应常规检查外疝好发部位,尤其肥胖女性患者注意有无股疝,曾有肠梗阻患者到手术台上皮肤消毒时,方发现嵌顿的疝块。新生儿肠梗阻多为肠道先天性狭窄或闭锁;2岁以下幼儿以肠套叠多见;儿童则以蛔虫肠梗阻多见。青壮年饱餐后做剧烈活动以肠扭转常见;老年人以结肠癌或粪便阻塞多见;腹内复发癌或转移癌伴肠梗阻,大多是癌肿所致;如有心房纤颤、心瓣膜病变,肠系膜可能出现血管栓塞所致的血管性肠梗阻。因此肠梗阻诊断成立,除了对梗阻部位、病因诊断外,必须对病情进行分析,即对梗阻的程度和性质做出诊断,提出处理对策。病情诊断包括确定是完全性或部分性、机械性或动力性、单纯性或绞窄性肠梗阻。原则上动力性肠梗阻不需手术治疗,机械性完全性肠梗阻需手术治疗,绞窄性肠梗阻更需急诊手术治疗。

五、治疗

肠梗阻的治疗包括非手术治疗和手术治疗,治疗方法的选择根据梗阻的原因、性质、部位以及全身情况和病情严重程度而定。不论采用何种治疗均首先纠正梗阻带来的水、电解质与酸碱紊乱,改善患者的全身情况。肠梗阻的治疗原则:纠正水、电解质、酸碱平衡失调;补充循环血量;降低肠内张力;使用抗生素,防治感染;解除梗阻原因,恢复肠道通畅;手术处理肠绞窄。

(一)非手术治疗

1. 胃肠减压治疗:胃肠减压抽出积聚在梗阻上端的气体和液体,降低肠内张力,有利于改善肠壁血循环,减轻全身中毒症状,改善呼吸、循环功能。有效的胃肠减压对单纯性肠梗阻和麻痹性肠梗阻可达到解除梗阻的目的,对于需要手术者也是一种良好的术前准备。

2. 液体治疗:重点在纠正水、电解质、酸碱平衡失调,肠绞窄时因丢失大量血浆和血液,故在适当补液后应输全血或血浆。

3. 营养支持治疗:肠梗阻时手术或非手术治疗都有相当一段时间不能进食,所以营养支持很重要。一般的外周静脉输液通常达不到营养支持的要求,可采用全胃肠外营养,也就是通过静脉途径输注身体所必需的营养液。肠梗阻时采用全胃肠外营养,既可作为术前的准备,也可作为非手术治疗或术后不能及早进食的支持治疗。若肠梗阻解除和肠功能恢复,最好尽早口服。不能进正常饮食的患者,可进要素膳食。

4. 抗生素治疗:肠梗阻时,在梗阻上端肠腔内细菌可迅速繁殖。肠梗阻患者应使用针对需氧和厌氧的抗生素。

(二)手术治疗

对绞窄性肠梗阻经短期术前准备,补足血容量,应尽早手术。但若伴有休克,则需待休克纠正或好转后手术比较安全。有时估计已有肠坏死存在,而休克又一时难以纠正,则一边抗休克,一边手术,将坏死肠段切除,休克才会缓解。肠梗阻的手术目的是解除梗阻原因,恢复肠道通畅,但具体手术方式应根据梗阻的原因、部位、性质、病程早晚以及全身状况来决定。如粘连性肠梗阻手术方式就很多,难易程度相差甚远,轻者仅需切断一条纤维束带,重者令术者难以操作,不得不被迫切除大量肠袢,或行短路吻合,或作肠造口减压术以求缓解梗阻症状,更有甚者因粘连过重未能施行任何其他操作而中止手术,可见要处理好粘连性肠梗阻手术并非易事,需要在术前有完善的手术方案与良好的技术准备。

六、护理

(一)非手术疗法的护理

1. 饮食:肠梗阻者应禁食,待梗阻缓解后 12 h 方可进少量流食,但忌甜食和牛奶,以免引起肠胀气,48 h 后可试进半流食。

2. 胃肠减压:以减轻腹痛、腹胀。保持减压通畅,做好减压期间相关护理。

3. 解痉、止痛:单纯性肠梗阻可应用阿托品类解痉药缓解疼痛,禁用吗啡类止痛药,以免掩盖病情而延误诊断。

4. 液体疗法的护理:保证输液通畅,记录 24 h 出、入液体量,观察水、电解质失衡纠正情况等。

5. 防治感染和中毒:遵医嘱应用抗生素,以减少毒素吸收,减轻中毒症状。

6. 病情观察:严密观察病情变化,以及时发现绞窄性肠梗阻的体征。出现下列情况时应考虑到有绞窄性肠梗阻的可能,应及早采取手术治疗。

(1)腹痛:发作急剧,起始即为持续性腹痛,或在阵发性加重之间仍有持续性腹痛。肠鸣音可不亢进。

(2)呕吐:早、剧烈而频繁。

(3)腹胀:不对称,腹部有局限性隆起或触及压痛性包块(胀大的肠襻)。

(4)有明显的腹膜刺激症,体温上升,脉率增快,白细胞计数增高。

(5)呕吐物、胃肠减压抽出液、肛门排出物为血性,或腹腔穿刺抽出血性液体。

(6)腹部 X 线检查:见到孤立、固定的肠襻,且不受体位、时间的影响。

(7)经积极的非手术治疗无效而症状无明显改善者。

(二)手术疗法的护理

术前准备:除上述非手术护理措施外,按腹部外科常规术前准备。

(三)术后护理

1. 卧位:回病房后根据麻醉给予适当的卧位,麻醉清醒后,血压、脉搏平稳给予半卧位。

2. 饮食:禁食、胃肠减压,待肛门排气,拔出胃管后当日每 1~2 h 饮 20~30 mL 水,第 2 d 喝米汤,第 3 d 流食,1 周后改半流食,2 周后软饭。忌生冷、油炸及刺激性食物。

3. 活动:鼓励患者早期活动,以利于肠功能恢复,防止肠粘连。

4. 防治感染:遵医嘱应用抗生素。

5. 病情观察:观察生命体征、伤口敷料及引流情况,及时发现术后并发症。

(四)健康教育

1. 注意饮食卫生:不食不洁净的食物,不暴饮暴食,多吃易消化的食物,进食后不做剧烈运动。

2. 保持大便通畅：老年及肠功能不全者有便秘现象应及时给予缓泻剂，必要时灌肠，促进排便。

3. 有腹痛等不适，及时前来医院就诊。

（王　菲　李　晶　李亚莉　赵玉晓）

第十三章　神经外科疾病

第一节　颅脑损伤

颅脑损伤(head injury)指暴力作用于头颅引起的损伤。包括头部软组织损伤、颅骨骨折和脑损伤。其中脑损伤后果严重,应特别警惕。

一、病因

颅脑损伤始于致伤外力作用于头部所导致的颅骨、脑膜、脑血管和脑组织的机械形变(mechanical distortion)。损伤类型则取决于机械形变发生的部位和严重程度。原发性脑损伤主要是神经组织和脑血管的损伤,表现为神经纤维的断裂和传出功能障碍,不同类型的神经细胞功能障碍甚至细胞的死亡。继发性脑损伤包括脑缺血、脑血肿、脑肿胀、脑水肿、颅内压升高等,这些病理生理学变化是由原发性损伤所导致的,反过来又可以加重原发性脑损伤的病理改变。

二、临床表现

(一)轻型

1. 伤后昏迷时间 0~30 min。
2. 有轻微头痛、头晕等自觉症状。
3. 神经系统和 CSF 检查无明显改变。主要包括单纯性脑震荡,可伴有或无颅骨骨折。

(二)中型

1. 伤后昏迷时间 12 h 以内。
2. 有轻微的神经系统阳性体征。
3. 体温、呼吸、血压、脉搏有轻微改变。主要包括轻度脑挫裂伤,伴有或无颅骨骨折及蛛网膜下腔出血,无脑受压者。

(三)重型

1. 伤后昏迷 12 h 以上,意识障碍逐渐加重或再次出现昏迷。
2. 有明显神经系统阳性体征。
3. 体温、呼吸、血压、脉搏有明显改变。主要包括广泛颅骨骨折、广泛脑挫裂伤及脑干损伤或颅内血肿。

(四)特重型

1. 脑原发损伤重,伤后昏迷深,有去大脑强直或伴有其他部位的脏器伤、休克等。

2. 已有晚期脑疝,包括双侧瞳孔散大,生命体征严重紊乱或呼吸已近停止。

三、诊断

多发伤中颅脑损伤的发生率较高,占 2/3～3/4,休克发生率高达 26%～68%,单纯颅脑损伤伴休克的占 2%～3%。

1. 必须仔细分析病史、受伤机制、伤后意识及瞳孔变化。伤后意识变化:伤后有持续昏迷史,应考虑脑挫裂伤可能。有昏迷后清醒再昏迷者,应疑有颅内血肿存在。伤后有昏迷以后转为清醒的,脑震荡诊断可成立。临床上常用 Glasgow 意识障碍程度量表来判定程度和预后,量分最高为 15 分,最低分 3 分,分数越高意识状态越好。瞳孔大小变化:双侧瞳孔缩小的应该考虑中、延脑损伤。单侧瞳孔大,提示同侧有硬膜下、外血肿。椎体束征存在(失语、痉挛性瘫痪、腱反射亢进、引出病理反射)考虑脑挫裂伤、颅内血肿。去大脑强直:脑干损伤。

2. 有下列情况者应疑有多发伤存在:

(1)颅脑外伤出现休克,尤其在外伤后 6 h 才逐渐出现休克,都应怀疑多发伤的存在。

(2)肢体出现肿胀、畸形、假关节、骨擦音及功能障碍。

(3)急性颅脑损伤可有短暂呼吸变慢,如有持续呼吸时间延长,出现呼吸窘迫或呼吸困难时应考虑有胸腔脏器或呼吸器官的损伤。

(4)伤后很快出现腹部膨胀,腹部肌肉紧张或伴有呼吸困难,此时应疑有腹内脏器出血可能。

(5)颅脑损伤后,同时有四肢运动功能障碍,则要考虑脊柱或脊髓损伤可能。

3. 颅脑外伤的预后判断:

(1)意识障碍程度:GCS 小于 4 分预后不良,大于 8 分预后良好。

(2)颅内压:大于 8 kPa(60 mmHg)预后不良,2.8～5.33 kPa(21～44 mmHg)治愈率下降 1/4,小于 2.67 kPa(20 mmHg)预后多良好。

(3)损伤部位:脑干(桥、延脑)损伤预后最差,死亡率大于 90%;中、桥脑损伤较前稍好,死亡率在 90%上下;中脑部位的损伤死亡率在 60%上下。

(4)颅内血肿范围:多发血肿、双侧血肿、脑内外血肿者,预后差。

四、分类

(一)脑膜损伤

脑膜损伤主要引起出血。

1. 硬脑膜外出血:硬脑膜外出血(epiduralhemorrhage,EDH)以颞部较多见。创伤局部或颞骨骨折导致脑膜中动脉撕裂出血。血肿常引起颅骨与局部硬脑膜分离,压迫局部脑组织,形成平整而边界不清的压迹。典型的临床表现是患者在因创伤所致的短时意识丧失后,有6~8 h的清醒期,随着血肿的形成和发展,患者再次陷入进行性昏迷状态。患者常因脑疝、呼吸衰竭死亡,因此应及时确诊并进行手术处理。

2. 硬脑膜下出血:硬脑膜下出血(subduralhemorrhage,SDH)多因桥静脉(连接脑皮质和上矢状窦)撕裂所致,因此出血位置多在大脑背侧部,在硬脑膜和蛛网膜之间。血肿大小与机体的凝血机能和出血的次数等有关。局部大脑受压,由于血肿直接压迫脑组织,致使压迹凹陷呈不规则状,轮廓分明。急性硬脑膜下血肿可伴有脑挫伤或撕裂。临床症状出现较缓慢,有不同程度的意识障碍,其后果取决于出血程度及局部脑损伤等因素。慢性硬脑膜下血肿常发生在轻微脑损伤后,多见于具有脑萎缩之老年人。起病缓慢,往往到血肿发展至相当体积后才出现症状。可表现为精神错乱,注意力不集中,偶可出现癫痫和缓慢进行的昏迷。血肿表面有起源于硬脑膜的肉芽组织包围。轻微损伤又可使其中的毛细血管破裂导致少量出血,这种出血、机化的过程可反复进行,使肉芽组织机化呈层状增厚,并使血肿进行性增大。未经治疗者多死于因颅内压升高所致的脑损害。

3. 蛛网膜下腔出血:蛛网膜下腔出血(subarachnoidhemorrhage,SAH)可伴发于脑挫伤,也可单独存在。通常出血范围有限,少数可为广泛、弥漫的出血。广泛弥漫的蛛网膜下腔出血、机化,可引起脑积水。

(二)脑实质损伤

1. 脑震荡:脑震荡(concussion)是头部创伤后暂时性意识丧失。其发生可能与中脑旋转所致网状系统一过性功能障碍有关。一般无明显的结构变化。必须指出的是,临床医生单凭症状作脑震荡的诊断须相当慎重。不少有脑震荡脑史的患者,在其尸检时可发现程度不同的脑挫伤。

2. 脑挫伤:脑挫伤(contussion)和撕裂是最常见的局限性脑损伤。脑损伤发生在直接受外力冲击之处称为冲击伤(couplesion),发生在其对侧者称为对冲伤(contracoup)。后者的发生和脑在受损过程中的旋转和位移有关。对冲伤易发生在额叶、颞叶,而枕叶甚少见。此与颅底不规则骨性粗糙面有关。脑挫伤多累及脑回之冠,脑沟深部大多完好。病变呈楔形,底朝表面,尖端位于深层。局部软脑膜和皮层全层坏死(皮质分子层坏死是与脑梗死相区别的特征),并伴皮层血管撕裂出血。挫伤灶最后由增生的星形胶质细胞和由软脑膜纤维母细胞增生形成的纤维胶质疤痕加以修复,病灶和硬脑膜粘连。

3. 脑撕裂:脑撕裂(laceration)乃由头部重度钝器伤造成,除脑皮质外病灶还累及深部脑组织。

4. 弥漫性轴突损伤(diffuseaxonalinjury):患者在颅脑损伤后即出现深昏迷和植物状态。肉眼观脑无明显病变。镜下,轴突广泛肿胀,以大脑白质、胼胝体和脑干上部最为显著。继之出现髓鞘变性,灶性出血坏死和小胶质细胞增生。本病的发病机制可能与加速或减速过程中对脑造成的剪切力(shearingforce)损伤轴突有关。多见于汽车车祸。约有20%患者经治疗可恢复正常意识。

5. 脑出血:损伤性脑出血常伴发于脑挫伤、撕裂伤和急性轴突损伤。一般为点状或灶性出血。如大血管撕裂则可导致大出血或血肿形成。

五、治疗

1. 保持呼吸道通畅：急性颅脑损伤的患者多因出现意识障碍而失去主动清除分泌物的能力，可因呕吐物或血液、脑脊液吸入气管造成呼吸困难，甚至窒息。故应立即清除口、鼻腔的分泌物，调整头位为侧卧位或后仰，必要时就地气管内插管或气管切开，以保持呼吸道的通畅，若呼吸停止或通气不足，应连接简易呼吸器作辅助呼吸。

2. 制止活动性外出血：头皮血运极丰富，单纯头皮裂伤有时即可引起致死性外出血，开放性颅脑损伤可累及头皮的大小动脉，颅骨骨折可伤及颅内静脉窦，同时颅脑损伤往往合并有其他部位的复合伤均可造成大出血引起失血性休克，而导致循环功能衰竭。因此制止活动性外出血，维持循环功能极为重要。现场急救处理包括以下措施。

（1）对可见的较粗动脉的搏动性喷血可用止血钳将血管夹闭。

（2）对头皮裂伤的广泛出血可用绷带加压包扎暂时减少出血。在条件不允许时，可用粗丝线将头皮全层紧密缝合，到达医院后需进一步处理时再拆开。

（3）静脉窦出血现场处理比较困难，在情况许可时最好使伤员头高位或半坐位转送到医院再做进一步处理。

（4）对已暴露脑组织的开放性创伤出血可用明胶海绵贴附再以干纱布覆盖，包扎不宜过紧，以免加重脑组织损伤。

3. 维持有效的循环功能：单纯颅脑损伤的患者很少出现休克，往往是因为合并其他脏器的损伤、骨折、头皮裂伤等造成内出血或外出血而致失血性休克引起循环功能衰竭。但在急性颅脑损伤时为防止加重脑水肿而不宜补充大量液体或生理盐水，因此及时有效地止血、快速地输血是防止休克、避免循环功能衰竭的最有效的方法。

4. 局部创面的处理：以防止伤口再污染、预防感染、减少或制止出血为原则，可在简单清除创面的异物后用生理盐水或凉开水冲洗后用无菌敷料覆盖包扎，并及早应用抗生素和破伤风抗毒素。

5. 防止和处理脑疝：当患者出现昏迷及瞳孔不等大，则是颅脑损伤严重的表现，瞳孔扩大侧通常是颅内血肿侧，应静推或快速静脉点滴（15～30 min 内）20%甘露醇 250 mL，同时用速尿 40 mg 静推后立即转送，并注意在用药后患者意识和瞳孔的变化。

六、护理

护理人员对护理颅脑损伤患者要高度重视。首先要全面了解受伤时情况，损伤程度，着力部位，有无骨折，昏迷时间长短、呕吐史、有否其他部位损伤。对开颅手术患者和钻颅引流者要详细了解术中情况、颅内出血的量和引流通畅情况。对体质虚弱患者及小儿、老年患者密切观察。

1. 意识状态观察：对神志清醒的患者，入院后如果出现剧烈头痛、频繁呕吐，或出现进行性意识障碍要考虑颅内血肿的形成。注意观察昏迷患者昏迷的深度变化，对各种刺激的反应，以判断病情的好坏。如原来烦躁不安的患者，突然转为安静则示意病情恶化。夜间患者应每 2 h 唤醒一次，以免把昏迷误作熟睡。总之，观察意识状态变化是早期发现脑血肿的主要手段。半小时内发现颅内血肿形成,及早手术是防止脑疝、降低死亡的关键。

2. 瞳孔观察:在意识状态观察同时,注意观察瞳孔是否等大等圆,有否瞳孔缩小。若出现瞳孔不等大,对光反射迟钝或消失,示意脑血肿形成;若出现双侧瞳孔针尖样大小改变,表示桥脑损伤,患者此时多伴较深度的昏迷。

3. 血压、呼吸观察:在了解患者的基础血压和有否高血压病史的基础上,定时测量血压。一般每小时测血压一次,危重患者每半小时测量一次。患者如出现血压升高,超过正常界限或血压有进行性升高,要考虑患者继发性颅内出血,及早作手术处理。患者呼吸平稳结合其他生命体征的观察,如没有重要变化,多示意病情稳定。如患者呼吸大,伴有烦躁出现,多示意病情恶化。如出现潮式呼吸,多为脑干损伤,预后不佳。

4. 颅内血肿手术后护理:颅内血肿手术清除后,护理的重点是观察有否继发出血的发生,要对患者的意识、瞳孔、血压、呼吸等生命体征严密观察。每 0.5～1 h 测量一次,留有详细记录,以做对照。对每一项目的变化都要高度警惕。对术后口干、咽部不适、由于导尿引起不适以致患者不安,护理人员应向患者或亲属多作解释,解除患者和家属的疑虑,多能取得患者的合作。

5. 硬膜外血肿引流的护理:无菌引流袋要低于引流口,保持通畅,防止引流液逆流。对烦躁不安的患者要加约束带,防止牵拉和拔出引流管。观察引流液量、性质和颜色,准确记录 24 h 引流量。清除枕边一切杂物,防止引流感染发生。引流时间一般不超过 48 h,拔管前先夹管 24 h,观察有否颅内压升高的症状。拔管时先夹管再拔管,以防管内液体逆流。

6. 对留置导尿管患者的护理:对颅脑手术后意识障碍患者留置导尿管,要按时测量排尿量、尿液颜色、注意导尿管是否通畅。患者意识恢复后,在患者膀胱充盈明显有排尿要求时,拔出导尿管,借助其已建立起的排尿反射稍加帮助,如轻轻按摩患者膀胱,便能主动排尿。第一次排尿成功了,以后的排尿就不存在问题了。患者膀胱充盈时拔出导尿管,有利于患者建立自主排尿意识。

(丁桂芹　盖丁凯　邓　冰　张梦歌　林树翠)

第二节　颅内压增高

颅内压增高(increased intracranial pressure)是神经外科常见临床病理综合征,是颅脑损伤、脑肿瘤、脑出血、脑积水和颅内炎症等所共有征象,由于上述疾病使颅腔内容物体积增加,导致颅内压持续在 2.0 kPa(20.4 cmH$_2$O)以上,从而引起相应的综合征,称为颅内压增高。颅内压增高会引发脑疝危象,可使患者因呼吸循环衰竭而死亡,因此对颅内压增高及时诊断和正确处理,十分重要。

一、病因

引起颅内压增高的原因可分为三大类。

1. 颅腔内容物的体积增大,如脑组织体积增大(脑水肿)、脑脊液增多(脑积水)、颅内静脉回流受阻或过度灌注、脑血流量增加使颅内血容量增多。

2. 颅内占位性病变使颅内空间相对变小,如颅内血肿、脑肿瘤、脑脓肿等。

3. 先天性畸形使颅腔的容积变小,如狭颅症、颅底凹陷症等。

二、临床表现

1. 头痛:这是颅内压增高最常见的症状之一,程度不同,以早晨或晚间较重,部位多在额部及颞部,可从颈枕部向前方放射至眼眶。头痛程度随颅内压的增高而进行性加重。当用力、咳嗽、弯腰或低头活动时常使头痛加重。头痛性质以胀痛和撕裂痛为多见。

2. 呕吐:当头痛剧烈时,可伴有恶心和呕吐。呕吐呈喷射性,易发生于饭后,有时可导致水、电解质紊乱和体重减轻。

3. 视神经乳头水肿:这是颅内压增高的重要客观体征之一。表现为视神经乳头充血,边缘模糊不清,中央凹陷消失,视盘隆起,静脉怒张。若视神经乳头水肿长期存在,则视盘颜色苍白,视力减退,视野向心缩小,称为视神经继发性萎缩。此时如果颅内压增高得以解除,往往视力的恢复也并不理想,甚至继续恶化和失明。

4. 意识障碍:疾病初期意识障碍可出现嗜睡,反应迟钝。严重病例,可出现昏睡、昏迷,终因呼吸循环衰竭而死亡。

5. 其他症状和体征:头晕、猝倒,头皮静脉怒张。在小儿患者可有头颅增大、颅缝增宽或分裂、前囟饱满隆起。头颅叩诊时呈破罐声及头皮和额眶部浅静脉扩张。

三、诊断

通过全面而详细地询问病史和认真的神经系统检查,可发现许多颅内疾病在引起颅内压增高之前已有一些局灶性症状与体征,由此可做出初步诊断。应及时地作以下辅助检查,以尽早诊断和治疗。

1. 电子计算机 X 线断层扫描(CT)。目前 CT 是诊断颅内占位性病变的首选辅助检查。它不仅能对绝大多数占位性病变做出定位诊断,而且还有助于定性诊断。CT 具有无创伤性特点,易于被患者接受。

2. 磁共振成像(MRI)。在 CT 不能确诊的情况下,可进一步行 MRI 检查,以利于确诊。MRI 同样也具有无创伤性。

3. 数字减影血管造影(DSA)。不仅使脑血管造影术的安全性大大提高,而且图像清晰,使疾病的检出率提高。

4. 头颅 X 线摄片。颅内压增高时,可见颅骨骨缝分离,指状压迹增多,鞍背骨质稀疏及蝶鞍扩大等。但单独作为诊断颅内占位性病变的辅助检查手段现已少用。

5. 腰椎穿刺。腰穿测压对颅内占位性病变患者有一定的危险性,有时引发脑疝,故应当慎重进行。

四、治疗

1. 一般处理:凡有颅内压增高的患者,应留院观察。密切观察神志、瞳孔、血压、呼吸、脉搏及体温的变化,以掌握病情发展的动态。

2. 病因治疗:颅内占位性病变,首先应考虑作病变切除术。若有脑积水者,可行脑脊液分流术,颅内压增高已引起急性脑病时,应分秒必争进行紧急抢救或手术处理。

3. 降低颅内压治疗:适用于颅内压增高但暂时尚未查明原因或虽已查明原因但仍需要非手术治疗的病例。常用口服的药物有:①氢氯噻嗪 25～50 mg,每日 3 次;②乙酰唑胺 250 mg,每日 3 次;③氨苯蝶啶 50 mg,每日 3 次;④呋塞米(速尿)20～40 mg,每日 3 次;⑤50%甘油盐水溶液 60 mL,每日 2～4 次。常用的可供注射的制剂有:①20%甘露醇 250 mL,快速静脉滴注,每日 2～4 次;②山梨醇溶液 200 mL,静脉滴注,每日 2～4 次;③呋塞米 20～40 mg,肌肉或静脉注射,每日 1～2 次。此外,也可采用浓缩 2 倍的血浆 100～200 mL 静脉注射;20%人血清清蛋白 20～40 mL 静脉注射,对减轻脑水肿、降低颅内压有效。

4. 激素应用:地塞米松 5～10 mg 静脉或肌肉注射,每日 2～3 次;氢化可的松 100 mg 静脉注射,每日 1～2 次;泼尼松 5～10 mg 口服,每日 1～3 次。

5. 冬眠低温疗法或亚低温疗法:有利于降低脑的新陈代谢率,减少脑组织的氧耗量,防止脑水肿的发生与发展,对降低颅内压亦起一定作用。

6. 脑脊液体外引流:有颅内压监护装置的病例,可经脑室缓慢放出脑脊液少许,以缓解颅内压增高。

7. 辅助过度换气:目的是使体内 CO_2 排出。当动脉血的 CO_2 分压每下降 1 mmHg 时,可使脑血流量递减 2%,从而使颅内压相应下降。

五、护理

(一)一般护理

1. 观察和记录意识、瞳孔、血压、脉搏、呼吸及体温的变化。

2. 床头抬高 15°～30°。

3. 高流量给氧。

4. 意识清醒者,给予普通饮食,但适当减少盐的摄入;不能进食者,给予静脉补液,但成人日补液量限制在 2 000 mL 以内(其中含盐溶液不超过 500 mL),输液速度不超过 15～20 滴/分,保证尿量 24 h 不少于 600 mL 即可。

(二)症状护理

1. 高热者,采取降温措施。

2. 躁动者,不可强行约束,应查找原因对因处理,必要时给予镇静剂。

3. 呕吐者,及时清除呕吐物,防止误吸,并提供呕吐后清洁护理。

4. 视力障碍或肢体活动障碍者,提供生活护理,以防意外受伤。

5. 头痛严重者,给予镇静止痛剂。

6. 意识不清者,定时翻身、拍背和口腔护理,防止肺部并发症。

(三)防止颅内压突然增高

1. 保持呼吸道通畅:及时清除呼吸道分泌物和呕吐物,防止误吸;安置合适卧位,防止颈部过屈或过伸;有舌后坠者,及时安置口咽通气道;不能有效排痰者,协助医生行气管切开。

2. 防止用力、剧咳和便秘;告知患者勿突然用力提取重物;进食时防止呛咳,并注意保暖,防止受凉;鼓励摄入粗纤维类食物,如 2 d 不解大便应给予缓泻剂,已出现便秘者应先手法掏出干硬粪便,再给予缓泻剂或低压、小量灌肠。

3. 控制癫痫发作。遵医嘱给予抗癫痫药物,癫痫发作过后或给予脱水药物。

(四)减低颅内压的护理

1. 脱水治疗:是降低颅内压的主要方法。急性颅内压增高,常用 25% 甘露醇,成人125~250 mL 静脉滴注(15~30 min 内滴完),每日 2~4 次;速尿 20~40 mg 静脉注射,每日 2~4 次。慢性颅内压增高者,可口服速尿 20~40 mg,每日 3 次。进行脱水治疗时,应严格按时定量给药,记录出入量,观察颅内压增高症状的改善情况,注意药物的不良反应,如电解质紊乱。

2. 糖皮质激素治疗:急性颅内压增高者,常用地塞米松 5~10 mg 或氢化考的松100 mg静脉注射,每日 1~2 次。慢性者,可口服地塞米松 0.75 mg 或泼尼松 5~10 mg,每日 1~3 次。糖皮质激素治疗期间应注意观察药物的不良反应,如消化道出血,也会使感染机会增加,故应采取预防措施,如必要的隔离、保持皮肤清洁等。

3. 辅助过度换气:遵医嘱给予肌松剂,调节呼吸机的各种参数,定时抽血做血气分析,维持动脉血氧分压在 12~13 kPa,动脉二氧化碳分压在 3.33~4.0 kPa 为宜。

4. 冬眠低温疗法。

(李 雯 王艺茜 袁 青 潘增利 王 洋)

第三节 急性脑疝

颅腔内某一分腔有占位性病变时,该分腔内的压力高于邻近分腔,脑组织从高压区向低压区移位,从而引起一系列临床综合征,称为脑疝。

一、病因

颅内任何部位占位性病变发展到严重程度均可导致颅内各分腔压力不均而引起脑疝。常见病因有:

1. 外伤所致各种颅内血肿,如硬膜外血肿、硬膜下血肿及脑内血肿。

2. 颅内脓肿。

3. 颅内肿瘤,尤其是颅后窝、中线部位及大脑半球的肿瘤。

4. 颅内寄生虫病及各种肉芽肿性病变。

二、临床表现

不同类型的脑疝各有其临床特点,在此仅简述小脑幕切迹疝及枕骨大孔疝的临床表现。

1. 小脑幕切迹疝

(1)颅内压增高的症状:表现为剧烈头痛,与进食无关的频繁的喷射性呕吐。头痛程度进行性加重伴烦躁不安。急性脑疝患者视神经乳头水肿可有可无。

(2)瞳孔改变:病初由于患侧动眼神经受刺激导致患侧瞳孔变小,对光反射迟钝;随病情进展患侧动眼神经麻痹,患侧瞳孔逐渐散大,直接和间接对光反射均消失,并有患侧上睑下垂、眼球外斜。如果脑疝进行性恶化,影响脑干血供时,由于脑干内动眼神经核功能丧失可致双侧瞳孔散大,对光反射消失,此时患者多已处于濒死状态。

(3)运动障碍:表现为病变对侧肢体的肌力减弱或麻痹,病理征阳性。脑疝进展时可致双侧肢体自主活动消失,严重时可出现去脑强直发作,这是脑干严重受损的信号。

(4)意识改变:由于脑干内网状上行激动系统受累,患者随脑疝进展可出现嗜睡、浅昏迷至深昏迷。

(5)生命体征紊乱:由于脑干受压,脑干内生命中枢功能紊乱或衰竭,可出现生命体征异常。表现为心率减慢或不规则,血压忽高忽低,呼吸不规则、大汗淋漓或汗闭,面色潮红或苍白,体温可高达 41℃以上或体温不升。最终因呼吸循环衰竭而致呼吸停止,血压下降,心脏停搏。

2. 枕骨大孔疝

(1)枕下病痛、颈强或强迫头位:疝出组织压迫颈上部神经根,或因枕骨大孔区脑膜或血管壁的敏感神经末梢受牵拉,可引起枕下疼痛。为避免延髓受压加重,机体发生保护性或反射性颈肌痉挛,患者头部维持在适当位置。

(2)颅内压增高:表现为头痛剧烈、呕吐频繁。

(3)后组脑部经受累:出现眩晕、听力减退等症状。

(4)生命体征改变:急性疝出者迅速发生呼吸和循环障碍,先呼吸缓慢,脉细速,血压下降,很快出现潮式呼吸和呼吸停止。

三、诊断

注意询问是否有颅内压增高症的病史或由慢性脑疝转为急性脑疝的诱因。颅内压增高征患者神志突然昏迷或出现瞳孔不等大,应考虑为脑疝。颅内压增高患者呼吸突然停止或腰椎穿刺后出现危象,应考虑可能为枕骨大孔疝。诊断小脑幕切迹疝的瞳孔改变应注意下列各种情况。

1. 患者是否应用过散瞳或缩瞳剂,是否有白内障等疾病。

2. 脑疝患者如两侧瞳孔均已散大,不仅检查瞳孔,尚可检查两眼提睑肌肌张力是否有差异,肌张力降低的一侧,往往提示为动眼神经首先受累的一侧,常为病变侧。

3. 脑疝患者两侧瞳孔散大,如经脱水剂治疗和改善脑缺氧后,瞳孔改变为一侧缩小,一侧仍散大,则散大侧常为动眼神经受损侧,可提示为病变侧。

4. 脑疝患者,如瞳孔不等大,若瞳孔较大侧对光反应灵敏,眼外肌无麻痹现象,而瞳孔较小侧提睑肌张力低,这种情况往往提示瞳孔较小侧为病侧。这是由于病侧动眼神经的副交感神经纤维受刺激而引起的改变。

5. 腰椎穿刺：脑疝患者一般禁止腰椎穿刺。即使有时腰椎穿刺所测椎管内压力不高，也并不能代表颅内压力，由于小脑扁桃体疝可以梗阻颅内及椎管内的脑脊液循环。

6. CT：小脑幕切迹疝时可见基底池（鞍上池）、环池、四叠体池变形或消失。下疝时可见中线明显不对称和移位。

7. MRI：可观察脑疝时脑池的变形、消失情况，直接观察到脑内结构如钩回、海马旁回、间脑、脑干及小脑扁桃体。

四、治疗

处理脑疝是由于急剧的颅内压增高造成的，在做出脑疝诊断的同时应按颅内压增高的处理原则快速静脉输注高渗降颅内压药物，以缓解病情，争取时间。当确诊后，根据病情迅速完成开颅术前准备，尽快手术去除病因，如清除颅内血肿或切除脑肿瘤等。如难以确诊或虽确诊而病因无法去除时，可选用下列姑息性手术，以降低颅内高压和抢救脑疝。

1. 脑室外引流术。可在短期内有效地降低颅内压，暂时缓解病情。对有脑积水的病例效果特别显著。

2. 减压术。小脑幕切迹时可作颞肌下减压术，枕骨大孔疝时可作枕下减压术。这种减压术常造成脑组织的大量膨出，对脑的功能损害较大，故非迫不得已不宜采用。

3. 脑脊液分流术。适用于有脑积水的病例，根据具体情况及条件可选用：

（1）脑室脑池分流术；

（2）脑室腹腔分流术；

（3）脑室心房分流术等。

4. 内减压术。在开颅术中遇到脑组织大量膨出，无法关闭脑腔时，不得不作部分脑叶切除以达到减压目的。但这只能作为一种最后的方法来考虑。

五、护理

1. 体位：术后 6 h 内去枕平卧，头偏向健侧，去骨瓣处向上，头部垫枕抬高 15°～30°，以利颅内静脉回流。每 2 h 更换体位 1 次。术后 72 h 内，取头高半坡卧位，头部保持中位，避免前屈、过伸、侧转，以免影响脑部静脉回流，尽量避免过度刺激和连续性护理操作。昏迷患者头偏向一侧，以防止舌后坠及呼吸道分泌物增多，造成患者窒息。

2. 呼吸道管理：保持呼吸道通畅，定时更换体位，按时翻身叩背，促进痰液排出，及时清除口、鼻腔及气道内分泌物或血液。防止呼吸道感染。术后常规持续氧气吸入 3～5 d，氧流量 2～4 L/min，以供给脑细胞充足的氧。进行动脉血气监测，指导呼吸管理。加强人工气道管理，做好气管插管，气管切开及呼吸机的护理。加强气道湿化与促进排痰。给予雾化吸入，气管内滴药等。定期痰培养，并做药敏试验，选用有效抗生素。加强营养，提高机体抵抗力，减少探视，避免外来呼吸道疾病的传播引起交叉感染。

3. 引流管的护理：注意保持引流通畅，详细记录引流液的性质、颜色、量，避免引流管扭曲受压。留置脑室引流管的患者严格掌握引流管的高度和流量，引流管高于穿刺点 15 cm 为宜，密切观察引流物的颜色、性质，并做好记录。

4. 输液量及速度控制：一般 20~30 滴/分为宜，成人每日补液 1 500~2 000 mL，应用高渗药液如 20%甘露醇 250 mL，应在 20~30 min 内滴完，注意药液勿漏出血管，以免造成局部组织坏死。严格记录出入量，保持水、电解质、酸碱平衡。

5. 控制体温：术后 2~3 d 吸收热过后，如患者体温超过 38.5℃，应警惕颅内感染和肺内感染。根据药敏应用有效的抗生素，及时采取降温措施，部分患者因丘脑下部受损，体温调节中枢失控，出现中枢性高热，对这类患者尽早应用人工冬眠疗法，以减轻脑组织的耗氧量，防止脑水肿。在冬眠期间，应严密观察病情变化，体温不可降得过快，体温控制在 32℃~34℃为宜，并避免皮肤冻伤。

6. 饮食护理：脑疝患者因昏迷不能进食，气管切开后体液消耗大，导致患者营养障碍。除静脉输液外，根据病情给予鼻饲，可鼻饲牛奶、鸡蛋、果汁等流质，以保证热量及营养的供给。清醒患者术后第 2 d 鼓励进食。

7. 做好患者家属的安慰工作：减少家属陪护。多数患者家属表现焦虑、悲伤，有时不理解对患者的各种治疗和护理，所以应耐心地做好解释工作。告诉他们患者的恢复需要较长过程，要有心理准备。同时要树立配合医护人员治疗信心，这对我们的工作、患者的转归都有积极意义。

8. 积极预防，减少并发症。

(1)加强翻身拍背，注意皮肤护理，预防褥疮发生。术后 6 h 患者如血压平稳即可轻翻身，以后每 2 h 一次，保持床铺干燥，经常按摩受压部位。并在受压部位垫一海绵垫或气圈，减少局部皮肤受压状况。

(2)及时吸痰，保持呼吸道通畅，同时观察痰液性状、量、颜色，必要时做细菌培养，以防肺部感染。

(3)颅脑损伤后能反射性引起胃黏膜糜烂、溃疡，导致出血，早期应用制酸药物，并留置胃管，一般伤后 24 h 内禁食，24 h 后可给易消化流质饮食，密切观察胃液颜色及排便情况，以及时发现消化道溃疡出血而及时处理。

(4)准确记录 24 h 出入量。对神志障碍者尽早留置导尿管，每日更换一次引流袋，每日用稀碘伏棉球擦洗会阴部 2 次，男患者可利用接尿器接尿，以减少泌尿系感染机会。

(5)加强肢体活动及功能锻炼。病情稳定后开始做简单的上下肢功能锻炼，如掌指伸展，病情允许后再做大幅度运动，如肢体伸展，内外展逐渐到坐立、行走。虽然脑疝患者病情危重，但若能尽快解除脑受压，脑疝复位，患者也能恢复良好。因此应竭尽全力进行抢救，而不应轻易放弃。脑疝患者即使生命得救，也有可能遗留不同程度的神经缺损，因此对颅脑损伤患者必须密切观察病情变化，争取在脑疝未形成或脑疝早期做出判断和处理。同时加强健康教育，使患者和家属了解时间对患者的重要性，以争取抢救患者的最佳时机，从而减少病残率和死亡率，提高患者的生活质量。

在护理工作中，护士应熟练掌握本病临床特点及可能出现的并发症。加强责任心、细心观察，仔细护理，及时发现问题及时汇报、及时处理，才能做好脑疝的护理工作。

（袁　青　王艺茜　胡　建　李　雯　王丽云）

第四节　颅内肿瘤

生长于颅内的肿瘤通称为脑瘤,包括由脑实质发生的原发性脑瘤和由身体其他部位转移至颅内的继发性脑瘤。其病因至今不明,肿瘤发生自脑、脑膜、脑垂体、颅神经、脑血管和胚胎残余组织者,称为原发性颅内肿瘤。由身体其他脏器组织的恶性肿瘤转移至颅内者,称为继发性颅内肿瘤。颅内肿瘤可发生于任何年龄,以20~50岁为最多见。

一、病因

总体上说,发病原因并不明确,有关病因学调查归纳起来分环境因素与宿主因素两类。环境致病原包括物理因素如离子射线与非离子射线,化学因素如亚硝酸化合物、杀虫剂、石油产品等,感染因素如致瘤病毒和其他感染。但除了治疗性的离子射线照射外,迄今还没有毫无争议的环境因素。宿主的患病史、个人史、家族史同颅内肿瘤发生发展的关系,有些已经肯定,有些并未受到广泛的认可,而有些已经基本排除。

二、临床表现

(一)发病年龄

新生儿到老年人均可发病,10岁左右为第一个高峰,成人以20~50岁最多见。

(二)一般症状与体征

一般症状主要是是由颅内高压所引起,颅内高压的原因包括三方面:肿瘤本身占位效应及脑水肿使颅内容物的体积超出了生理调节限度;肿瘤造成梗阻性脑积水;压迫静脉窦致静脉回流受阻。脑萎缩的老年人及颅缝未闭的婴幼儿颅内高压的症状出现较晚。头痛、呕吐、视盘水肿共称为颅内高压三主征。

1. 头痛:颅内高压或肿瘤本身压迫、牵拉颅内痛敏结构时会引起头痛,出现在50%~60%原发颅内肿瘤和35%~50%颅内转移瘤患者中,表现为发作性头痛。一般无定位意义,幕上肿瘤患者表现为额颞部疼痛,且可能病侧较重,幕下肿瘤则枕颈部疼痛显著。

2. 呕吐:导致呕吐的原因包括颅内高压降低了大脑皮层兴奋性,进而对下丘脑自主神经中枢抑制作用下降;颅内高压引起迷路水肿;脑积水牵张或肿瘤直接刺激第四脑室底的呕吐中枢。

3. 视力障碍:主要表现为视盘水肿和视力减退。视盘水肿早期往往无视力减退或仅为一过性视力下降。视盘水肿持续数周或数月以上,可发生继发性视盘萎缩,视野向心性缩小,甚至失明。

4. 头晕与眩晕:主要为颅内高压引起内耳迷路水肿或前庭功能受累引起,以后颅窝肿瘤常见。

5. 癫痫:约30%的脑肿瘤患者出现癫痫。颅内高压引起的癫痫多为全身性癫痫,成人出现部分性癫痫发作或 Todd 瘫痪要高度怀疑脑肿瘤,较常见于累及皮层或皮层下的肿瘤。

6. 复视:眼球运动神经在颅底走行过程中,因挤压、牵扯所致。以展神经麻痹多见,其次为滑车神经。

7. 精神及意识障碍:颅内高压、脑水肿以及肿瘤本身刺激或破坏某些精神功能区均可出现不同程度的精神症状,表现为思维、情感、智能、意识、人格和记忆力的改变。意识障碍出现较晚,表现为嗜睡甚至昏迷。

8. 前囟膨隆、头围增大及颅缝分离现象可在儿童颅内高压患者中出现,并可因脑积水叩诊呈破罐音。

9. 生命体征改变。

(三)定位体征

颅内组织受到肿瘤的刺激、压迫、破坏或肿瘤造成局部血供障碍,均会引起相应的神经缺陷体征。一般认为最早出现的体征尤其具有定位意义。

1. 额叶肿瘤:常有精神症状;中央前回受累时出现对侧轻偏瘫、中枢性面瘫及椎体束征;优势半球 Broca 区受累出现运动性失语,额中回后部可出现书写不能及双眼向对侧同向注视不能,对侧有强握及摸索反射;接近中央前回的肿瘤可产生局限性运动性癫痫。还可出现额叶性共济失调、嗅觉障碍、双下肢痉挛性瘫痪及大小便功能障碍等。

2. 顶叶肿瘤:感觉障碍为顶叶肿瘤的特点,可出现对侧深、浅感觉及皮质复合感觉障碍,或部分感觉性癫痫发作,左角回和缘上回受累可出现 Gerstmann 综合征,顶叶深部肿瘤累及视放射,可出现对侧下 1/4 象限偏盲。

3. 颞叶肿瘤:颞叶后部肿瘤影响视放射产生对侧同向偏盲、中心视野受累,也可产生有形幻视;颞叶内部肿瘤可出现颞叶性癫痫,肿瘤累及岛叶时产生胸部、上腹部及内脏的绞痛、烧灼感或刺痛,以及流涎、出汗及呼吸心跳改变等自主神经症状,并可是癫痫的先兆;优势半球颞上回后部受累产生感觉性失语;颞叶肿瘤可产生精神症状,主要表现为急躁、好笑、攻击性。

4. 枕叶肿瘤:对侧同向偏盲、但黄斑回避。可有闪光、颜色等无形环视。

5. 半卵圆中心、基地核、丘脑及胼胝体肿瘤:对侧肢体痉挛性瘫、偏瘫,对侧肢体肌肉强直及运动徐缓、震颤和各种形式的运动功能亢进。胼胝体肿瘤可出现精神症状,可有左手失用症,丘脑肿瘤可出现对侧感觉障碍,丘脑痛(较少见)。

6. 蝶鞍部位肿瘤:表现为内分泌紊乱及视神经、视交叉受压两方面症状。

7. 脑室内肿瘤:早期出现颅内高压,三脑室前部肿瘤可影响视交叉、下丘脑而引起相应临床症状,第三脑室后部肿瘤可出现 Parinaud 综合征,小脑受累可出现共济失调等,四脑室肿瘤在变换体位时,可由于肿瘤漂移阻塞第四脑室出口,引起 Bruns 征。

8. 小脑肿瘤:强迫头位、共济失调、眼球震颤,晚期可出现小脑性抽搐等。

9. 小脑桥脑角肿瘤:耳鸣、听力下降、面瘫、声音嘶哑、吞咽困难。

10. 脑干肿瘤:可有对侧肢体感觉障碍、交叉麻痹、双眼运动障碍、周围性面瘫、声音嘶哑、咽反射消失等等。

三、诊断

依靠详细的病史和可靠的查体,以神经解剖、神经生理和各种疾病发展规律的诊断学知识为基础,进行客观的综合分析,可以对是否患有颅脑肿瘤作出初步诊断,根据病史和神经系统检查的提示进一步选择辅助检查手段,全面分析所获得的临床资料,仔细研究肿瘤的部位、性质、大小、血供、发展方向及对周围结构的累及程度,作出肿瘤的定位与定性诊断以及鉴别诊断,以便选择治疗、制定治疗措施。对于颅内肿瘤最具有诊断价值的是 CT 及 MRI 检查。

1. 颅骨平片:颅内高压、松果体钙化及移位、异常钙化、骨质破坏、内听道扩大、蝶鞍扩大等。

2. 脑血管造影:不作为脑肿瘤的常规检查,但可用于术前肿瘤与重要血管的解剖关系和肿瘤血供及术前栓塞等评价。

3. CT 检查:CT 检查密度分辨率高,并易于显示颅内肿瘤含有的钙、骨骼、脂肪及液体;CT 可显示脑室、脑池、硬脑膜和颅骨,利于肿瘤与毗邻的解剖关系。CT 对比增强扫描可了解肿瘤血供及对血—脑脊液屏障的破坏情况,利于肿瘤的显示和定性。螺旋 CT 使冠状位及矢状位重建图像的分辨力同轴位重建图像相同,三维成像、分割成像和 CT 血管造影提高了 CT 对颅内肿瘤诊断的正确率。

4. MRI:MRI 具有优良的软组织分辨力,多平面成像使病变定位更准确、血管流空效应及多种成像方法与脉冲序列技术促进了颅内肿瘤的定性诊断,为颅内肿瘤诊断的金标准。但 MRI 对骨质和钙化不明感,检查时间长,急诊患者不易配合。MRI 增强扫描可以提高肿瘤的检出率,发现 MRI 平扫上阴性或易被忽视的病变。磁共振弥散成像、灌注成像和磁共振波普对颅内肿瘤的定性诊断也有帮助。

5. 神经核医学检查(PET 与 SPECT):可区分良恶性肿瘤、术后残余肿瘤与瘢痕。

6. 活检术:立体定向活检术是颅内肿瘤标准的活检术,应从不同部位获取多个标本进行系列活检,尽量避免肿瘤的不均一性造成的诊断误差。

7. 其他:如腰穿脑脊液化验。

四、分类

1. 最常见的脑瘤是胶质瘤(glioma),其源自胶质细胞,而胶质细胞是脑组织中的支持性组织。其分类为:

(1)星状细胞瘤(astrocytoma):是最常见的胶质瘤,占胶质瘤的 40%,可生长在脑或脊髓内的任何地方。成人的星状细胞瘤大多长在大脑,而儿童的星状细胞瘤则常长在小脑及脑干。就肿瘤的恶性度而言,可分为如下四级:第一级为毛状星细胞瘤(pilocytic astrocytoma),第二级为星细胞瘤(astrocytoma)属低恶性肿瘤,第三级为分化不良星细胞瘤(anaplastic astrocytoma,AA),第四级为多形性胶质母细胞瘤(glioblastoma multiform,GBM)属恶性肿瘤。

(2)少突胶质细胞瘤(oligodendroglioma)。

（3）室管膜瘤（ependymoma）。

（4）髓母细胞瘤（medulloblastoma）。

2.其他非胶质脑瘤，常见的有下列几种。

（1）胚芽肿瘤（embryonal tumor）：属恶性肿瘤，依部位及分化程度可分为髓母细胞瘤（medulloblastoma）、室管膜母细胞瘤（ependymoblastoma）、原始性神经外胚层肿瘤（primitive neuroectodermal tumor，PNET）以及非典型性畸胎样/横纹肌样瘤（atypical rhabdoid/terotoid tumor，AT/RT）。

（2）脑膜瘤（meningioma）。

（3）颅咽管瘤（craniopharyngioma）。

（4）神经鞘瘤（schwannoma）。

（5）神经节胶质细胞瘤（ganglioglioma）。

（6）脑下垂体瘤（pituitary adenoma）。

（7）脉络丛肿瘤（choroid plexus tumor）。

五、治疗

（一）手术治疗

颅内肿瘤的治疗原则是以手术治疗为主、辅以放射和化学药物治疗的综合治疗。针对患者的不同病情还需采取其他对症治疗措施，包括控制颅内高压、应用皮质类固醇、抗癫痫类药物、纠正代谢异常及支持治疗。手术治疗分两大类。

1.直接手术切除。

2.姑息性手术，包括颅内减压、外减压、脑脊液分流术，目的仅为暂时降低颅内压、缓解病情。直接手术治疗是颅内肿瘤最基本、最有效的治疗方法。手术的原则是尽可能地切除肿瘤，同时尽量保护周围脑组织结构与功能的完整。对于颅内良性肿瘤，手术切除几乎是唯一有效的治疗方法。即使是恶性肿瘤，也要最大限度地切除。手术标本是获得精确病理诊断的基础。手术过程也为许多术中辅助治疗提供机会，由于恶性肿瘤的浸润性生长或肿瘤位于重要功能区及手术难以达到的部位，有时不能获得良好的切除效果，只能次全切、部分切除或仅作活检。

（二）放射治疗

其治疗范围包括颅内肿瘤切除术后防止肿瘤复发或中枢神经系统内播散，以及未能全切的肿瘤，脑深部或累及重要结构、估计手术不能切除或手术可使原有症状加重的肿瘤。对放射治疗高敏感的肿瘤如生殖细胞瘤、髓母细胞瘤、恶性淋巴瘤或神经母细胞瘤，也有可能单独应用放射治疗获得控制。视神经胶质瘤确诊后单独应用反射治疗，可在较长时期内缓解症状。

1.常规放射治疗。

2.间质内近距离放射治疗。

3.立体定向放射治疗。放射治疗宜在术后尽早开始以提高疗效。

（三）化学治疗

传统的化学治疗主要是应用各类细胞毒性制剂。分为细胞周期非特异性药物和细胞周期特异性药物。细胞毒性药物对多数恶性颅内肿瘤能够起到延长患者生存期的作用。常用的亚硝基脲类烷化剂，新型药物替莫唑胺为第二代烷化剂。其他治疗包括免疫治疗、加热治疗、光动力学疗法、基因治疗等。

六、护理

（一）术前护理

1. 心理疏导。脑瘤患者和脑出血患者不同，脑出血患者有昏迷、烦躁，并多意识障碍，而脑瘤患者一般神志清楚，对自己疾病所致的痛苦，甚至死亡有极度的恐惧心理，所以患者的术前术后护理也至关重要。由于患者面对开颅手术，有恐惧、紧张、不合作等心理。护士应耐心听取患者诉说心里紧张及恐惧，以缓解其紧张情绪，并减少不必要的刺激，用简单易懂的语言向患者及家属解释，减轻其心理负担。

2. 颅脑手术前常规准备。

（1）术前常规测定凝血四项，做血型鉴定和交配备血，一般 300～600 mL；术前 6～8 h 禁食水，防止便秘，术前 1 d 给予缓泻剂，术日晨让患者排净大小便，留置导尿管，以防止术中膀胱胀满；术前用药按医嘱执行。

（2）头皮准备：头皮的皮脂较多，如清洗不够易发感染。术前 1 d 剃头，以温肥皂水洗净。在术前当日再剃 1 次，消毒后戴无菌帽或无菌方巾包扎。前额部手术应将眉毛剃掉。颅后窝手术应将颈部、肩部皮肤清洗和消毒。剃头后如发现头皮感染迹象，应延迟手术日期，并积极进行治疗。

（二）术后护理

1. 体位安置。将患者置于清洁安静、空气新鲜的护理室内。在麻醉后清醒前采取去枕平卧，头偏侧；清醒后生命体征正常，可取头高脚低位，床头抬高 15°～30°，头部与身体在同一轴线上，有助于静脉回流改善供血（脑供血），降低脑水肿、脑缺氧。

2. 观察生命体征变化。严格观察生命体征及神志变化。当血压过高、心率快、恶心呕吐，证明颅内压高；血压过低、心率慢，证明颅内压过低或休克状态。体温过高、心率快，则为体温调节中枢直接或间接损伤所致。神志、瞳孔是反映大脑皮层的生理功能状态和颅内疾病的重要标志，因此要严密观察患者有无神志改变，瞳孔的大小是否正常，双侧是否等大等圆，对光反射的灵敏程度，发现异常及时报告医生处理。保持呼吸道通畅，协助患者翻身拍背，及时吸痰，痰液黏稠时，行雾化吸入，并注意观察患者呼吸节律，频率是否有异常，呼吸困难时报告医生行气管插管或气管切开，给予及时处理。

3. 引流管的护理。将头部的引流管挂在床头，引流管高度高于脑室 15～20 cm 防止引流管受压、扭曲、阻塞，每日观察引流液量、性质、颜色，并做 24 h 记录，每日引流量 400～500 mL，不能＞500 mL，每日换引流袋，引流不可太快，否则引起低颅内压、恶心呕吐；引流太慢易导致颅内压增高，或引流管处溢液。并注意观察引流液的性质和颜色。

手术后 1～2 d 为血性,后转为无色、透明。如颜色加深,提示颅内有出血;如引流的脑脊液浑浊,提示有感染,应及时报告医生。保持术区敷料清洁、干燥。并观察尿色量。

4. 基础护理。按时翻身,注意皮肤护理,保持皮肤清洁卫生,保持床铺平整,预防褥疮。保持口腔清洁,按时给予口腔护理,按医嘱进食,防止大便干燥及尿潴留。有留置导尿者,要注意尿管的护理。

5. 出院指导

(1)心理康复。医护人员和家属应密切配合,调整患者消极悲观的心理,掌握和运用正确的护理方法,恢复功能,实现生活自理,重返工作岗位。

(2)加强肢体的主动和被动功能锻炼。

(3)合理饮食。做到科学、合理地补充营养,不易食用过甜、过咸、过辣、过冷、过热的食物,减少物理性刺激,适当锻炼增强患者战胜疾病的信心。

(4)定期复查。

(张爱美　刘兰香　徐莉莉·王　菲　许庆超)

第五节　椎管内肿瘤

椎管内肿瘤,又称为脊髓肿瘤,包括发生于脊髓本身及椎管内与脊髓临近的各种组织(如神经根、硬脊膜、血管、脂肪组织、先天性胚胎残余组织等)的原发性肿瘤或转移性肿瘤的总称。椎管内肿瘤可压迫脊髓和神经,引起肢体运动和感觉障碍。

一、病因

原发性脊髓肿瘤每年每 10 万人口发病 2.5 人。男女发病率相近,但脊膜瘤女性多见,室管膜瘤男性多见。胸段脊髓发生率较高,但按各段长度比例计算,发生率大致相同。椎管内肿瘤的性质,成人以神经鞘瘤最多见;其次是脊膜瘤;余依次为先天性肿瘤、胶质瘤和转移瘤。儿童多为先天性肿瘤(皮样囊肿、上皮样囊肿及畸胎瘤)和脂肪瘤;其次为胶质瘤;第三位是神经鞘瘤。

二、临床表现

(一)疾病症状

脊髓位于椎管内,呈圆柱形,全长 42～45 cm。自上而下共分出 31 对脊神经根;颈段 8 对,胸段 12 对,腰段 5 对,骶段 5 对,尾神经 1 对。脊髓是肌肉、腺体和内脏反射的初级中枢,将身体各部的活动与脑的各部分活动密切联系的中间单位。脊髓病变引起的主要临床表现为运动障碍、感觉障碍、括约肌功能障碍和植物神经功能障碍。主要表现为肿瘤所在平面的神经根损害及该水平以下的锥体束受累的症状和体征。

1. 神经根性疼痛:为神经根或硬脊膜的刺激所致。部位较固定,常局限于一处并沿受累神经根分布区放射,性质如刀割针刺或烧灼样,常呈间歇性发作,在用力咳嗽或打喷嚏时加重或诱发。

2. 感觉障碍:表现为受损脊髓平面以下的感觉减退或感觉异常(麻木或蚁走感)。

3. 运动障碍:颈髓病变可出现四肢肌力减弱;胸腰段损害表现为下肢无力、肌张力增高及病理反射阳性等;腰骶段病变表现为马尾神经受损体征、肌张力及腱反射低下等;部分患者可伴有肌肉萎缩。

4. 直肠和膀胱功能障碍:表现为括约肌功能损害,便秘、小便急促甚至大小便失禁。

(二)疾病体征

神经定位体征:这里是指纵向定位,即不同节段病变的神经系统体征。

1. 颈椎管肿瘤:上颈髓区病变可有枕、颈区痛及感觉异常。病变节段以下可有痉挛性四肢瘫,肱二头肌腱反射亢进。第5颈髓病变可致三角肌、肱二头肌,旋后肌萎缩性瘫。感觉障碍延伸至臂外侧,肱二头肌及旋后肌反射消失。第6颈髓病变致肱三头肌及腕伸肌瘫,部分性垂腕,相应皮节有感觉障碍。第七颈髓病变出现腕屈肌和指屈指伸肌瘫,感觉障碍涉及臂中线偏尺侧。第8颈髓病变引起手内在肌萎缩性瘫,爪形手畸形,可有 Horner 征,感觉障碍累及臂内侧,第4、第5指。

2. 胸椎管肿瘤:临床定位通常依赖感觉障碍水平,难以凭借肋间肌力判断。下腹肌瘫痪,上腹肌正常可出现 Beevor 征,即患者仰卧,对抗胸部所加阻力坐起时,脐向上移动。下腹壁反射消失。可有明显的胸腹部束带感。

3. 腰椎管肿瘤:累及第1、第2腰髓会引起提睾反射丧失。第3、第4腰髓病变,未累及马尾神经根时,股四头肌减弱,膝反射消失,而跟腱反射亢进,踝阵挛出现。该水平马尾神经受累引起小腿弛缓性瘫痪,膝踝反射消失。如果腰髓马尾同时受累可表现为一侧小腿痉挛瘫,另一侧弛缓性瘫痪。

4. 圆锥和马尾区:早期症状可有腰痛、鞍区及下肢痛或麻木,常被诊断为坐骨神经痛。括约肌功能障碍出现较早,可出现下肢弛缓性瘫痪,肌萎缩,足下垂,腰骶皮节特别是鞍区可有感觉丧失,偶尔出现腰骶、臀、髋或足跟溃疡。

三、诊断

1. X线脊柱平片:脊柱 X 线平片常用正、侧位和双斜位检查,有30%～40%的椎管内肿瘤可引起相应节段椎骨骨质的改变,包括椎管直径增加,椎弓根变窄;根间距增大;椎间孔扩张;椎体后缘受压吸收、椎体及邻近骨质吸收和破坏、椎管内钙化斑及椎旁软组织(肿瘤)影。以椎间孔和椎弓根改变最常见。

2. CT 扫描检查:CT 平扫的诊断意义不大,静脉注射增强对比剂可清楚显示肿瘤影像。椎管造影 CT 扫描(CTM):髓内肿瘤表现为脊髓增粗、蛛网膜下腔变窄;髓外硬脊膜下肿瘤显示脊髓移位、变形,蛛网膜下腔在肿瘤侧明显扩大,在肿瘤对侧变窄;硬脊膜外肿瘤显示脊髓移位、变形及双侧蛛网膜下腔变小。

3. 脊髓磁共振(MRI)检查:这是目前最有诊断价值的辅助检查方法。不仅能从矢状位、冠状位、轴位三个方向立体观察病变,对病变进行精确定位,还能观察到病变与脊髓、神经、脊柱骨性结构的关系。经过注射顺磁性造影剂 Gd-DTPA 后,根据某些肿瘤自身的影像学特点就能作出定性诊断,这样术前就能对肿瘤做出定位诊断,甚至可确定部分肿瘤的性质,对手术方法的选择及综合治疗帮助很大。

四、鉴别诊断

(一)其他神经外科疾病

1. 脊髓空洞症:其临床表现与脊髓髓内肿瘤类似,在 MRI 上,由于某些髓内肿瘤可继发脊髓空洞形成,故有时会发生误诊。脊髓空洞症有典型浅、深感觉分离症状,常伴有 Chiari 畸形或其他颅颈交界处畸形;MRI 上脊髓空洞多位于脊髓中央、形态规则、空洞壁较光滑,无肿瘤结节影可见;而脊髓髓内肿瘤伴发脊髓空洞的患者,具有典型痛、触觉分离性障碍者少见,罕有伴发 Chiari 畸形和其他颅颈交界处畸形,MRI 上肿瘤继发的脊髓肿瘤性空洞多偏中心存在,形态不规则,空洞壁欠光滑,在平扫及增强 MRI 上,均可见肿瘤影。

2. 脊髓血管畸形:

(1)脊髓血管畸形大多突然起病,而肿瘤患者多缓慢发病;

(2)在 MRI 上,脊髓血管畸形一般不伴有脊髓空洞或仅伴有细小的长管状空洞,若注射 Gd-DTPA 后扫描,无强化肿瘤影;

(3)在出血病例的随访 MRI 上,脊髓粗细因出血被吸收而渐趋正常,而在脊髓髓内肿瘤时,则常伴有继发空洞形成,在增强 MRI 上,可见强化的肿瘤影,脊髓增粗与肿瘤异常信号影持续存在;

(4)如行脊髓血管 DSA,脊髓血管畸形可在病灶内显示单根血管,以及动静脉瘘及异常回流静脉的存在。

(二)骨科退变性疾病

1. 颈椎病:也有颈肩部疼痛及感觉异常等表现,但感觉障碍平面往往不规则,少见有括约肌功能障碍。X 线平片或 MRI 扫描显示颈椎骨质增生或有椎间盘脱出。

2. 腰椎间盘突出:青、壮年多见,患者多有腰部外伤史,以腰 L4~L5 或 L5~S1 椎间盘脱出最常见。患者有单侧坐骨神经痛,直腿抬高试验阳性,直立或活动时疼痛加重,卧床休息后疼痛减轻。脊柱有代偿性侧弯。脊柱 X 线平片可见椎间隙变窄;MRI 特征性地显示椎间盘呈鸟嘴状向后突出或髓核脱入椎管内而使神经根受压。

(三)神经内科疾病

1. 多发硬化症:患者症状波浪形进展,激素治疗有效,除了仔细询问病史和查体,以了解病程呈波浪式进行性加重和发现感觉障碍外,还在于临床医师的高度警惕性,对疑诊患者进一步作 MRI。

2. 肌萎缩侧索硬化:病变主要累及脊髓前角细胞、延髓运动神经核及锥体束。因此以运动障碍为主,一般无感觉障碍。早期可有根痛,其特征性表现是上肢手部肌肉萎缩和舌肌萎缩,严重者有构音困难。病变以上运动神经元为主时,腱反射亢进。蛛网膜下腔无阻塞,脑脊液常规、生化检查正常。

3. 脊髓蛛网膜炎：患者存在结核性脑膜炎史或病前感染发热史，病程较长，脊髓受累范围广而不规则，症状多样化，CSF 中蛋白质轻度增高和白细胞增多，以及 MRI 上脊髓呈轻、中度增粗，而无明显脊髓空洞形成，增强 MRI 上病灶无强化时，需考虑脊髓蛛网膜炎诊断。

4. 急性脊髓炎：起病较急，常有全身不适、发热、肌肉酸痛等前驱症状。脊髓损害症状往往骤然出现，数小时至数天内便发展到高峰。受累平面较清楚，肢体多呈弛缓性瘫痪，合并有感觉和括约肌功能障碍。脊髓蛛网膜下腔无阻塞，脑脊液白细胞数增多，以单核及淋巴细胞为主，蛋白质含量亦有轻度增高。若细菌性所致者以中性粒细胞增多为主，蛋白质含量亦明显增高。MRI 除可见脊髓肿胀外，无脊髓压迫征象，由于急性脊髓炎在 4～6 周内病变呈进行性发展，故发病 6 周左右复查，可见脊髓病变范围缩小，信号强度减弱。

五、治疗

症状轻或自发性缓解的患者可以保守治疗，并予反复、多次身体检查和 MRI 复查（注意：有复发和脊髓损伤出血的危险）。但是，唯一有效的治疗是手术切除肿瘤，由于原发性椎管内肿瘤以良性居多，约 3/4 病例可以手术切除治愈。因此，对椎管内肿瘤应力争手术切除，即使不能完整切除，也应行部分或大块切除，以减轻或缓解肿瘤对脊髓的压迫和损害。一旦明确诊断，应积极创造手术条件，不论脊髓受压程度的轻重，均应及时手术治疗。手术有风险，症状可反复。手术风险依其所处功能位置而不同，外生性者术后缺陷少。应选择合适的治疗手段。术中脊髓诱发电位监护有助于减少神经并发症。手术方法体位术中患者取俯卧位或侧卧位。麻醉为预防颈部过伸或扭转而加重颈髓的损伤致呼吸障碍，并有利于手术部位的暴露，采用清醒状态下气管插管全身麻醉，麻醉后将头固定在特制的头架上。手术入路常为后路或肿瘤至脊髓表面最薄处。近年来的研究已证实，椎体后部结构切除后将明显降低脊柱的抗压强度和稳定性，还有加重神经损伤的危险。因此，脊柱后部结构破坏对后部结构切除后采用融合、内固定和植骨等方法以使脊柱重新获得稳定。王晨阳等采用单侧开窗术治疗椎管内肿瘤，以求最大限度地保持椎体后部结构的稳定性，效果满意。

（一）手术操作

1. 显微外科技术：一般颈脊髓髓外肿瘤由于头架的使用，可以取得良好的体位、先进的照明设备及双极电凝的应用，使手术困难减少。但是高位颈髓外肿瘤，因颈部肌肉厚、病变部位深，若显露不清，操作粗糙，可能损伤颈髓及重要的血管，导致呼吸骤停等恶性并发症。手术有一定的死亡率，或者由于止血不严密，术后形成血肿压迫颈髓造成四肢瘫痪乃至呼吸衰竭死亡等不良后果。而在显微镜下可清楚地看见裸眼所看不清的细小结构，如蛛网膜和肿瘤、神经根和肿瘤、肿瘤和颈髓的界线，特别是供应或引流肿瘤血运的小血管。显微外科技术的应用可以预防及减少这些并发症。根据颈髓 MRI 的检查，确定切口部位及大小。用小尖嘴咬骨钳咬去椎板外层骨皮质，用微型钻磨薄松质骨使椎板呈薄片状，再分块切除余下的薄片。禁忌用咬骨钳一侧插入椎板和硬脊膜之间，以蚕食法咬除椎板，因为这有可能不知不觉中损伤脊髓。切除椎板后，显微镜下切开硬脊膜，沿肿瘤长轴切开蛛网膜，放出脑脊液以利于肿瘤的显露。用棉片保护好颈髓，以预防吸引器及器械的误伤。仔细分离肿瘤,和肿瘤相连的1～2条神经根无法保留时可切断。可见数条小血管穿入肿瘤内,先电凝再切断,有利于减少出血,同时保持手术清晰。电凝时应远离颈髓。在切除哑铃形神经鞘瘤时,应先切除髓外硬脊膜内的瘤体,因神经鞘瘤和脊髓常无粘连,易切除,让出空间有利于切除硬膜外及椎间孔处的肿瘤。切除肿瘤的椎间孔部分常可见肿瘤头侧一条小动脉,应先电凝切断,再分块行肿瘤内切除,最后再切除肿瘤被膜。不可强力牵拉椎间孔内肿瘤被膜,以免撕破椎动脉。若暴露不佳,可先磨开椎间孔前壁,以达完全一期切除。椎间孔内渗血,止血困难时,不可用双极电凝器盲目插入椎间孔内电凝,以免刺伤椎动脉。若遇出血可用肌肉片加胶海绵压敷止血。

2. 椎板开窗术:传统用于腰椎间盘髓核摘除术,有人将其用于治疗颈椎管内肿瘤摘除,目的也是减少椎体后部结构的破坏,保持术后脊柱的稳定性。王晨阳等采用单侧开窗术治疗椎管内肿瘤15例,以求最大限度地保持椎体后部结构的稳定性,效果满意。手术时,患者取俯位或侧卧位。单侧椎板开窗术将骨窗限制在一侧椎板,内侧保留棘突及棘上韧带、棘间韧带,外侧保留小关节突,上下咬除的椎板不超过一半,从椎板间隙开窗,上下均不超过半个椎板,窗口的长可达15～20 mm,宽可达10～15 mm。将肿瘤分块切除或完整剥出。若肿瘤纵径超过一个节段,可顺延再开一个窗口切除肿瘤。因术野相对较小,为避免牵拉、推压脊髓,应尽量在原位分块切除肿瘤。从椎体的横断面看,基本保留了椎管的环状骨结构,从椎体后部的纵向连接看,仅去除了部分椎板和黄韧带,这就最大限度地保持了椎体后部结构的完整性,从而保证了术后脊柱的稳定性。椎管内肿瘤常见的为神经鞘瘤和脊膜瘤,大多体积小,仅开一窗即可完成肿瘤切除。为避免损伤脊髓,以采用分块原位切除肿瘤的方式为妥。

椎板开窗术切除椎管内肿瘤的优点如下。

(1)手术对椎体骨结构的创伤小,对术后脊柱稳定性影响小。

(2)对脊髓、硬脊膜、神经根管、椎管内容物影响小,基本可避免术后残腔疤痕组织增生、粘连所引起的医源性椎管狭窄的可能性。

(3)术野小,术前应尽量精确定位,且手术技巧要求较高。

(4)适用于脊髓髓外肿瘤的切除,但是能否用于脊髓内肿瘤,尚有待于进一步探讨。

(二)不同部位肿瘤的手术方式的选择:

1. 硬脊膜外肿瘤:此类肿瘤多属恶生,往往侵犯周边骨质,完全切除多有困难,故难以根治,可分块或大部分切除以达到减压的目的。已侵及椎体的肿瘤,手术进路最好经前路或侧前方进路,切除病变的椎体,缺损部份可用人工椎体或自体骨移植替代,后路椎板切除尽管可达到减压的目的,但加重了脊柱的不稳,故应辅以一些内固定器械稳定脊柱,如哈氏棒、卢氏棒以及弓螺钉和钢板等。此类肿瘤病程发展较快,一旦出现脊髓神经明显受损的征象,手术治疗的效果也较差。

2. 硬脊膜内脊髓外肿瘤:此部位肿瘤多居良性,多为神经纤维瘤、脊膜瘤等,肿瘤一般位于脊髓的腹侧或背外侧,包膜完整,瘤体一般较小,因此手术完全切除率高,疗效良好。手术一般经后路进入,切除椎板后,打开硬脊膜,而后将肿瘤切除,手术中要注意止血,推拉脊髓时需谨慎、轻柔,必要时切断1～2根齿状韧带。若神经根和肿瘤组织直接连接,可酌情切断该神经根,避免损伤邻近神经根。对于哑铃状肿瘤,可同时作椎旁切口。对于瘤体较大的肿瘤,可先行囊内分块切除,缩小瘤体后再行完全切除。

3. 脊髓髓内肿瘤:髓内肿瘤可分成两类:一类是质地较软的浸润性肿瘤,如恶性星形细胞瘤,多形性胶质母细胞瘤,此类肿瘤呈浸润性生长,和正常脊髓细胞边界不清,无法切除;另一类是质地偏硬、分界清楚的肿瘤,有可能全部切除。因为手术需打开脊髓,故极有可能损伤脊髓,加重脊髓水肿,术后并发症多,手术危险性大,需用显微外科技术。

4. 颈椎管内外哑铃形肿瘤:椎管内外哑铃形神经纤维瘤多位于硬膜外,起源于脊神经根,尤其多见于后根。肿瘤生长缓慢,可由硬膜外顺神经根长至椎管外或硬膜内,也可由椎管外长至椎管内。椎管内外哑铃形神经纤维瘤在术前准备充分的情况下,均能Ⅰ期手术彻底切除。因肿瘤所在部位不同,手术治疗的方法及麻醉选择也不同。颈椎椎间孔前外侧即是横突孔,有椎动脉通过。如果首先处理椎管内肿瘤,虽然可以直视脊髓,但经椎间孔切断肿瘤峡部时有损伤椎动脉的可能。一旦椎动脉破裂,会造成难以控制的出血。因此,先将患者取平卧位,局麻下显露椎旁肿瘤,将椎动脉分离保护或必要时结扎,在椎间孔处切断肿瘤峡部并将所见的肿瘤组织切除。而后将患者改为健侧卧位,局麻下经后路半椎板或全椎板切除椎管内肿瘤。由于颈脊神经支配的肌肉均为单一神经支配,因此,颈神经切断势必影响手的功能。因此,采取肿瘤囊内刮除后再去掉瘤膜的方法,尽量保留残存的部分神经纤维,以期尽可能减少手的功能障碍。

六、护理

1. 搬动患者时要保持脊柱呈水平位,尤其是高颈位手术,必须加用围领固定后搬动,应留意搬动时颈部不能过伸过屈,以免加重脊髓损伤导致严重后果。

2. 手术后体位,高颈段手术取半卧位,胸段脊髓手术取侧卧位,腰骶部手术取俯卧位压沙袋。术后翻身时留意保持脊柱水平位,勿扭曲。

3. 麻醉清醒后可进流质或半流质,出现呕吐暂不进食。

4. 术后24 h注意观察脊髓肿瘤患者肢体活动,每2 h观察1次,以及早发现可能出现的硬膜外血肿。

(1)高颈位手术:麻醉清醒后观察四肢肌力活动,特别要留意呼吸幅度、频率情况。

(2)胸椎手术:上肢不受影响。术后观察下肢肌力活动及感觉平面变化。在观察过程中如发现感觉障碍平面上升或肢体活动力量有减退,应考虑迟发椎管内出血或脊髓水肿,应立即通知医师采取紧急措施。

(3)马尾部手术:观察下肢肌力活动度及肛周皮肤感觉,有否便意。马尾区手术后容易出现大便干结,必要时灌肠处理。

5. 截瘫患者按截瘫护理。

6. 椎管内肿瘤术后6~8 h不能排尿的患者给予导尿并保留,3 d后须继续保留的,应定时冲洗,按保留导尿护理常规。

(袁　青　马　燕　孙振刚　王丽云　隋　英)

第四篇

内科疾病

第十四章 呼吸系统疾病

第一节 慢性阻塞性肺气肿

一、病因

肺气肿的病因及发病机理至今尚未完全阐明。一般认为是多种因素形成的,如感染、吸烟、空气污染、职业性粉尘和有害气体等。长期吸入过敏因素皆可引起阻塞性肺气肿。慢性支气管炎使支气管失去正常的支架作用,吸气时支气管舒张,气体尚能进入肺泡,但呼气时支气管过度缩小、陷闭,阻碍气体排出,肺泡内积聚多量气体,使肺泡明显膨胀和压力升高。持续肺泡过度膨胀,内压骤升可发生肺泡破裂。多个肺泡破裂融合成肺大泡使肺泡壁毛细血管受压,血液供应减少,肺组织营养障碍,炎症引起肺泡壁弹性减退,最后形成阻塞性肺气肿。

目前还认为肺气肿的发生还与遗传因素有关。正常人血清中 a1-抗胰蛋白酶的效价可随炎症加剧而相应增加,以保护肺组织不致受过多的蛋白分解酶破坏,缺乏 a1-抗胰蛋白酶的人,当肺部有炎症时,中性粒细胞和巨噬细胞的蛋白分解酶可损害肺组织而发生肺气肿。

二、临床表现

(一)症状

1. 咳嗽、咳痰:慢性支气管炎并发肺气肿时,咳嗽频繁,咳痰多,甚至常年不断。若伴感染时可为黏液脓性痰或脓痰。咳嗽剧烈时痰中可带血。

2. 呼吸困难,病情迁延时,在咳嗽咳痰的基础上出现了逐渐加重的呼吸困难。最初仅在上楼或登山时有气促,随着病变发展,在平地活动时,甚至在静息时也感觉气短。当慢性支气管炎急性发作时,支气管分泌物增多,加重通气功能障碍,使胸闷气短加重,严重时可出现呼吸衰竭。

(二)体征

肺气肿早期体征不明显。随着病情的发展,逐渐出现桶状胸,前后径增大,肋间隙增宽,呼吸运动减弱,触诊语颤减弱或消失;叩诊呈过清音,心浊音界缩小,或不易叩出肺下界,肝浊音界下降;听诊心音遥远,呼吸音普遍减弱,呼气延长。感染时肺部可有湿性啰音,缺氧明显时出现紫绀。

(三)检查

1. 呼吸功能检查:呼吸功能测定对于诊断肺气肿有决定性的意义。最大通气量低于预计值的 80%;第一秒时间肺活量常低于 60%;肺内气体分布不均匀,肺泡氮浓度常高于 2.5%。

2. X 线检查:胸部扩张,肋间隙增宽,肋骨平行,活动减弱,膈肌下降且变平;两肺野的透亮度增加,有时可见局限性透亮度增高,表现为局限性肺气肿或肺大泡;肺血管纹理外带纤细、稀疏和垂直,而内带的血管纹理可增粗和紊乱。心脏常呈垂直位,心影狭长。

3. 血液气体分析:如出现缺氧及二氧化碳潴留时,动脉血氧分压(PaO_2)降低,二氧化碳分压($PaCO_2$)升高,严重时可出现呼吸性酸中毒,pH 值降低。

三、诊断

根据慢性支气管炎的病史及肺气肿临床表现和 X 线表现,可作出临床诊断,呼吸功能等的测验可确定诊断。

四、治疗

(一)药物治疗

1. 抗菌药物应用护理:应注意各种药物用法、用量、用药时间、速度、稀释方法,使药物在血液中始终保持足够的浓度。

2. 有严重肺功能不全,精神不安者,镇静药要慎用,因能抑制呼吸,促使肺性脑病的发生,必要时可用少量镇静剂,如水合氯醛,但禁用吗啡、可待因等。

(二)对症治疗

1. 排痰化痰。鼓励患者咳嗽,并帮助变换体位,轻拍背以利排痰,痰干结者给糜蛋白酶雾化吸入稀释痰液或给超声雾化和氧气雾化吸入药化痰,也可用药物口服祛痰。

2. 解痉平喘。有喘息症状给予氨茶碱类制剂平喘。

五、护理

1. 一般护理。室内保持空气新鲜流通,冬季有保暖设备,避免患者受凉感冒以免加重病情。注意卧床休息,心脏病有呼吸衰竭者更应卧床休息。给予营养丰富易消化吸收的普通饮食,病情重者给半流质饮食,有心衰和水肿者给予低盐饮食。避免吸入有害煤烟粉尘和有刺激性气体,有吸烟嗜好者劝其戒烟。明显缺氧患者给予吸氧,有二氧化碳潴留者采用鼻导管低流量持续给氧,浓度 25%～30%,流量 1.5～2 L/min。

2. 呼吸运动锻炼。肺气肿时膈肌下降,运动幅度减弱,肺组织弹性减退,使呼吸浅而频速,为了改善肺功能可做腹式呼吸锻炼。方法:取立位(体弱者可取坐位或仰卧位),一手放于腹部,一手放于胸前,吸气时尽力挺腹,胸部不动。呼气时腹部内陷,尽量将气呼出,吸与呼时间之比为 1:2 或 1:3。用鼻吸气,用口呼气,要求缓呼深吸,不可用力,每分钟呼吸速度保持在 7～8 次,可减少能量消耗。

(王丽云 张 萍 隋 英 于春华 逄锦燕)

第二节 慢性肺源性心脏病

一、病因

老年肺心病的病因可分为 4 类。

1. 慢性支气管、肺部疾病最常见。慢性阻塞性肺病(COPD)是我国肺心病最主要的病因。其他如支气管哮喘、重症肺结核、支气管扩张、尘肺、间质性肺疾病等,晚期也可继发慢性肺心病。

2. 严重的胸廓畸形,如严重的脊椎后、侧凸,脊椎结核,胸廓成形术,严重的胸膜肥厚。

3. 肺血管病变,如肺栓塞、特发性肺动脉高压等。

4. 其他神经肌肉疾病,如脊髓灰质炎、肌营养不良和肥胖伴肺通气不足,睡眠呼吸障碍等。

二、临床表现

本病为长期慢性经过,逐步出现肺、心功能衰竭以及其他器官损害的征象。按其功能的代偿期与失代偿期进行分述。

(一)肺、心功能代偿期(包括缓解期)

本期主要临床表现为慢性阻塞性肺气肿。表现为咳嗽、咳痰、喘息、活动后感心悸、气短、乏力和劳动耐力下降。体检有明显肺气肿体征,由于胸膜腔内压升高,阻碍腔静脉回流,可见颈静脉充盈,桶状胸,呼吸运动减弱,语音震颤减弱,呼吸音减低,呼气延长,肺底听到哮鸣音及湿啰音,心浊音界缩小,心音遥远,肝浊音界下降,肝大伴压痛,肝颈静脉反流阳性,水肿和腹腔积液等,常见下肢水肿,午后明显,次晨消失。肺动脉瓣区可有第二心音亢进,提示肺动脉高压。三尖瓣区出现收缩期杂音或剑突下示心脏搏动,提示有右心室肥大。膈下降,使肝上界及下缘明显地下移,应与右心衰竭的肝淤血征相鉴别。

(二)肺、心功能失代偿期(包括急性加重期)

本期临床主要表现以呼吸衰竭为主,或有心力衰竭。

1. 呼吸衰竭。常见诱因为急性呼吸道感染,多为通气障碍型呼吸衰竭(Ⅱ型呼吸衰竭),低氧血症与高碳酸血症同时存在。低氧血症表现为胸闷、心慌、气短、头痛、乏力及腹胀等。当动脉血氧饱和度低于 90% 时,出现明显发绀。缺氧严重者出现躁动不安、昏迷或抽搐,此时忌用镇静或催眠药,以免加重二氧化碳潴留,发生肺性脑病。高碳酸血症表现为皮肤温湿多汗、浅表静脉扩张、洪脉、球结膜充血水肿、瞳孔缩小,甚至眼球突出、两手扑翼样震颤、头昏、头痛、嗜睡及昏迷。这是因二氧化碳潴留引起血管扩张、毛细血管通透性增加的结果。当严重呼吸衰竭伴有精神神经障碍,排除其他原因引起者称为肺性脑病。

2. 心力衰竭。肺心病在功能代偿期只有肺动脉高压及右室肥厚等征象,而无心力衰竭表现。失代偿期出现右心衰竭、心慌、气短、颈静脉怒张、肝大、下肢水肿,甚至全身水肿及腹腔积液,少数患者还可伴有左心衰竭,也可出现心律失常。

三、诊断

根据病史、临床表现、有关检查证实有肺动脉高压或右心室肥厚增大,失代偿以呼吸衰竭和右心衰竭为主,可作出临床诊断。

1. 动脉血气分析。肺心病肺功能代偿期可出现低氧血症或合并高碳酸血症。当 $PaO_2 < 8$ kPa(60 mmHg)、$PaCO_2 > 6.66$ kPa(50 mmHg),多见于慢性阻塞性肺病。

2. 血液检查。缺氧的肺心病患者,红细胞及血红蛋白可升高,血细胞比容高达 50% 以上。合并感染时,白细胞总数增高,中性粒细胞增加,出现核左移现象。血清学检查可有肾功能或肝功能改变,也可出现高钾、低钠、低氯、低钙、低镁等改变。

3. 其他。肺功能检查对早期或缓解期肺心病有意义,痰细菌学检查对急性加重期肺心病可以指导抗菌药物的选用。

4. X 线检查。除肺、胸基础疾病及急性肺部感染的特征外,尚可有肺动脉高压征:

(1)右下肺动脉干扩张,其横径≥15 mm;其横径与气管横径之比值≥1.07。

(2)肺动脉段突出或其高度≥3 mm。

(3)中心肺动脉扩张和外周分支纤细,两者形成鲜明对比。

(4)圆锥部显著凸出(右前斜位 45°)或"锥高"≥7 mm。

(5)右心室肥大征。以上 5 项标准,具有 1 项即可诊断肺心病。

5. 心电图检查。为右心房、室肥大的改变,如电轴右偏,额面平均电轴≥+90°,重度顺钟向转位(V5:R/S≤1),Rv1+Sv5≥1.05 mV,aVR 呈 QR 型及肺型 P 波。也可见右束支传导阻滞及低电压图形,可作为诊断肺心病的参考条件。

6. 心电向量图检查。表现为右心房、右心室肥大的图形。随右心室肥大程度的加重,QRS 方位由正常的左下前或后逐渐演变为向右、再向下、最后转向右前,但终末部仍在右后。QRS 环自逆钟向运行或"8"字形发展至重度时之顺钟向运行。P 环多狭窄,左侧与前额面 P 环振幅增大,最大向量向前下、左或右。右心房肥大越明显,则 P 环向量越向右。

7. 超声心动图检查。测定右心室流出道内径(≥30 mm),右心室内径(≥20 mm),右心室前壁的厚度(≥5 mm),左、右心室内径的比值(<2.0),右肺动脉内径或肺动脉干及右心房肥大等指标,以诊断肺心病。

四、治疗

除治疗肺胸基础疾病,改善肺心功能外,还须维护各系统器官的功能,采取措施予以救治。控制感染,通畅呼吸道,改善呼吸功能,纠正缺氧和二氧化碳潴留,纠正呼吸和心力衰竭。

(一)积极控制肺部感染

肺部感染是肺心病急性加重常见的原因,控制肺部感染才能使病情好转。在应用抗生素之前做痰培养及药物敏感实验,找到感染病原菌作为选用抗生素的依据。在结果出来前,根据感染环境及痰涂片革兰染色选用抗菌药物。院外感染以革兰阳性菌占多数,院内感染则以革兰阴性菌为主,或选用二者兼顾的抗菌药物。选用广谱抗菌药时必须注意可能继发的真菌感染。培养结果出来后,根据病原微生物的种类,选用针对性强的抗生素。以10～14 d为一疗程,但主要是根据患者情况而定。

(二)通畅呼吸道

为改善通气功能,应清除口咽部分泌物,防止胃内容物反流至气管,经常变换体位,鼓励用力咳嗽以利排痰。久病体弱、无力咳痰者,咳嗽时用手轻拍患者背部协助排痰。如通气严重不足、神志不清、咳嗽反射迟钝且痰多、黏稠、阻塞呼吸道者,应建立人工气道,定期吸痰。湿化气道及痰液,可用黏液溶解剂和祛痰剂。同时应用扩张支气管改善通气的药物。

1. 支气管扩张药:(1)选择性 β_2 受体兴奋药;(2)茶碱类药物。

2. 消除气道非特异性炎症:常用泼尼松,吸入药物有倍氯米松(必可酮)。皮质激素类药物的剂量因人而异,不宜过大,以免引起不良的后果。

(三)纠正缺氧和二氧化碳潴留

1. 氧疗。缺氧不伴二氧化碳潴留(Ⅰ型呼衰)的氧疗应给予高流量吸氧(>35%),使 PaO_2 提高到8 kPa(60 mmHg)或 SaO_2 达90%以上。吸高浓度氧时间不宜过长,以免发生氧中毒。缺氧伴二氧化碳潴留(Ⅱ型呼衰)的氧疗应予以低流量持续吸氧。氧疗可采用双腔鼻管、鼻导管或面罩进行吸氧,以1～2 L/min的氧流量吸入。

2. 呼吸兴奋药。呼吸兴奋药包括尼可刹米(可拉明)、洛贝林、多沙普仑、都可喜等。嗜睡的患者可先静脉缓慢推注。密切观察患者的睫毛反应、意识状态、呼吸频率、动脉血气的变化,以便调节剂量。

3. 机械通气。严重呼衰患者,应及早进行机械通气。

(四)纠正酸碱失衡和电解质紊乱

肺心病急性加重期容易出现酸碱失衡和电解质紊乱,常见呼吸性酸中毒、呼吸性酸中毒合并代谢性酸中毒或代谢性碱中毒。呼吸性酸中毒的治疗,在于改善通气,呼吸性酸中毒合并代谢性酸中毒时,pH明显降低,当pH<7.2时,治疗上除注意改善通气外,还应根据情况静滴碳酸氢钠溶液,边治疗边观察。呼吸性酸中毒合并代谢性碱中毒时,大多与低血钾、低血氯有关,应注意补充氯化钾。危重患者可能出现三重性酸碱失衡。电解质紊乱应连续监测,针对性治疗。除对钾、钠、氯、钙及镁等电解质监测外,还应重视低磷血症问题。

(五)降低肺动脉压

氧疗是治疗肺动脉高压的措施之一。肺动脉高压靶向药物治疗应根据肺动脉高压类型而定。

(六)控制心力衰竭

肺心病心力衰竭的治疗与其他心脏病心力衰竭的治疗有其不同之处,因为肺心病患者通常在积极控制感染、改善呼吸功能后心力衰竭便能得到改善。但对治疗后无效或较重患者,可适当选用利尿、正性肌力药。

1. 利尿药。消除水肿,减少血容量和减轻右心负荷。应用原则是少量顿服法应用。

2. 正性肌力药。用药前纠正缺氧,防治低钾血症,以免发生洋地黄药物毒性反应。应用指证是:

(1)感染得到控制,低氧血症已纠正,使用利尿药不能得到良好的疗效而反复水肿的心力衰竭者;

(2)无明显感染的以右心衰竭为主要表现者;

(3)出现急性左心衰竭者;

(4)合并室上性快速性心律失常,如室上性心动过速、心房颤动伴快速心室率者。

(七)脑水肿

肺心病因严重低氧血症和高碳酸血症常合并肺性脑病,临床上出现神经精神症状和颅内高压、脑水肿等表现。应尽快降低颅内压,减轻脑水肿,并控制其神经精神症状。

1. 脱水药。选用 20% 甘露醇快速静脉滴注,1~2 次/天。用药期间密切注意血电解质改变。

2. 皮质激素。必须与有效抗生素及保护胃黏膜药物,如枸橼酸铋钾(得乐)、复方铝酸铋(胃必治)等配合使用,以免发生呼吸道感染恶化和诱发上消化道出血。大多采用地塞米松、氨茶碱及尼可刹米加于 5% 葡萄糖液中静脉滴注,视病情轻重,每天给予 1~3 剂,待肺性脑病症状缓解,脑水肿减轻后,可减量而至停用。

五、护理

严密观察病情变化,宜加强心肺功能的监护。翻身、拍背排除呼吸道分泌物是改善通气功能的一项有效措施。

(一)病情观察

1. 严密观察神志、生命体征、紫绀、出血倾向等情况,预防和减少肺性脑病等并发症的发生,一旦发现肺性脑病等并发症应立即处理。

2. 观察咳嗽、咳痰及喘气情况,注意痰液颜色、性状、量,必要时留取痰液送检。

3. 准确记录出入水量。

4. 做好使用药物观察。

(二)保持气道通畅

及时清除呼吸道分泌物,以解除气道阻塞,改善肺泡通气。神志清醒者应鼓励咳嗽,痰液不易咳出者,可有效湿化。危重病体弱患者定时更换体位,叩击背部使痰液易于咳出。对神志不清者,可进行机械吸痰,需注意无菌操作,抽吸压力要适当,动作轻柔,每次抽吸时间不超过 10 s,以免加重缺氧。

(三)合理用氧

一般给予低流量(1～2 L/min)、低浓度(24%～29%)持续吸氧。

(四)心理护理

肺心病是一种慢性病,病程长,常易反复发作,患者常易产生悲观等心理,因此,护理人员应多与患者沟通,给予心理安慰,多关心体贴患者,鼓励和增强患者树立战胜疾病的信心,协助患者恢复生活自理能力,对危重期患者帮助口腔护理及皮肤护理,待病情稳定后扶患者起床床边活动,逐渐恢复患者生活自理能力。

(孙振刚 朱敬珍 张爱美 刘兰香 王丽云)

第三节 支气管哮喘

一、病因

哮喘发病的危险因素包括宿主因素(遗传因素)和环境因素两个方面。遗传因素在很多患者身上都可以体现出来,比如绝大多数患者的亲人(有血缘关系、近三代人)当中,都可以追溯到有哮喘(反复咳嗽、喘息)或其他过敏性疾病(过敏性鼻炎、特应性皮炎)病史。大多数哮喘患者属于过敏体质,本身可能伴有过敏性鼻炎和/或特应性皮炎,或者对常见的经空气传播的变应原(螨虫、花粉、宠物、霉菌等)、某些食物(坚果、牛奶、花生、海鲜类等)、药物等过敏。

二、临床表现

哮喘患者的常见症状是发作性的喘息、气急、胸闷或咳嗽等症状,少数患者还可能以胸痛为主要表现,这些症状经常在患者接触烟雾、香水、油漆、灰尘、宠物、花粉等刺激性气体或变应原之后发作,夜间和(或)清晨症状也容易发生或加剧。很多患者在哮喘发作时自己可闻及喘鸣音。症状通常是发作性的,多数患者可自行缓解或经治疗缓解。

三、诊断

1. 反复发作喘息、气急、胸闷或咳嗽,多与接触变应原、冷空气、物理、化学性刺激以及病毒性上呼吸道感染、运动等有关。

2. 发作时在双肺可闻及散在或弥漫性、以呼气相为主的哮鸣音,呼气相延长。

3. 上述症状和体征可经治疗缓解或自行缓解。

4. 除外其他疾病所引起的喘息、气急、胸闷和咳嗽。

5. 临床表现不典型者(如无明显喘息或体征),应至少具备以下 1 项肺功能试验阳性:

(1)支气管激发试验或运动激发试验阳性;

(2)支气管舒张试验阳性,FEV1 增加≥12％,且 FEV1 增加绝对值≥200 mL;

(3)呼气流量峰值(PEF)日内(或 2 周)变异率≥20％。

符合 1～4 条或 4、5 条者,可以诊断为哮喘。

四、治疗

治疗哮喘的药物可以分为控制药物和缓解药物。

控制药物:是指需要长期每天使用的药物。这些药物主要通过抗炎作用使哮喘维持临床控制,其中包括吸入糖皮质激素(简称激素)、全身用激素、白三烯调节剂、长效 β_2-受体激动剂(长效 β_2-受体激动剂,须与吸入激素联合应用)、缓释茶碱、抗 IgE 抗体及其他有助于减少全身激素剂量的药物等。

缓解药物:是指按需使用的药物。这些药物通过迅速解除支气管痉挛从而缓解哮喘症状,其中包括速效吸入 β_2-受体激动剂、全身用激素、吸入性抗胆碱能药物、短效茶碱及短效口服 β_2-受体激动剂等。

(一)激素

激素是最有效的控制气道炎症的药物。给药途径包括吸入、口服和静脉应用等,吸入为首选途径。

1. 吸入给药。吸入激素的局部抗炎作用强;通过吸气过程给药,药物直接作用于呼吸道,所需剂量较小。通过消化道和呼吸道进入血液,药物的大部分被肝脏灭活,因此全身性不良反应较少。吸入激素在口咽部局部的不良反应包括声音嘶哑、咽部不适和念珠菌感染。吸药后及时用清水含漱口咽部,选用干粉吸入剂或加用储雾器可减少上述不良反应。目前有证据表明成人哮喘患者每天吸入低至中剂量激素,不会出现明显的全身不良反应。长期高剂量吸入激素后可能出现的全身不良反应包括皮肤瘀斑、肾上腺功能抑制和骨密度降低等。临床上常用的吸入激素包括二丙酸倍氯米松、布地奈德、丙酸氟替卡松等。

2. 溶液给药。布地奈德溶液经以压缩空气为动力的射流装置雾化吸入,对患者吸气配合的要求不高,起效较快,适用于轻中度哮喘急性发作时的治疗。

3. 口服给药。适用于中度哮喘发作、慢性持续哮喘吸入大剂量吸入激素联合治疗无效的患者和作为静脉应用激素治疗后的序贯治疗。一般使用半衰期较短的激素(如泼尼松、泼尼松龙或甲泼尼龙等)。对于激素依赖型哮喘,可采用每天或隔天清晨顿服给药的方式,以减少外源性激素对下丘脑—垂体—肾上腺轴的抑制作用。尽管全身使用激素不是一种经常使用的缓解哮喘症状的方法,但是对于严重的急性哮喘是需要的,因为它可以预防哮喘的恶化、减少因哮喘而急诊或住院的机会、预防早期复发、降低病死率。推荐剂量:泼尼松龙 30～50 mg/d,连用 5～10 d。具体使用要根据病情的严重程度,当症状缓解或其肺功能已经达到个人最佳值,可以考虑停药或减量。

4. 静脉给药。严重急性哮喘发作时,应经静脉及时给予琥珀酸氢化可的松(400～1 000 mg/d)或甲泼尼龙(80～160 mg/d)。无激素依赖倾向者,可在短期(3～5 d)内停药;有激素依赖倾向者应延长给药时间,控制哮喘症状后改为口服给药,并逐步减少激素用量。

(二)β₂-受体激动剂

可通过舒张气道平滑肌、降低微血管的通透性、增加气道上皮纤毛的摆动等,缓解哮喘症状。

1. 短效 β_2-受体激动剂:常用的药物如沙丁胺醇和特布他林等。

(1)吸入给药:通常在数分钟内起效,疗效可维持数小时,是缓解轻至中度急性哮喘症状的首选药物,也可用于运动性哮喘。哮喘发作时每次吸入沙丁胺醇100～200 μg,或特布他林250～500 μg,必要时每 20 min 重复 1 次。这类药物应按需间歇使用,不宜长期、单一使用,也不宜过量应用,否则可引起骨骼肌震颤、低血钾、心律紊乱等不良反应。使用量过多说明疾病急性发作,或日常控制治疗方案强度不够,需要加强。压力型定量手控气雾剂和干粉吸入装置吸入短效 β_2-受体激动剂不适用于重度哮喘发作,其溶液(如沙丁胺醇、特布他林)经雾化泵吸入适用于轻至中度哮喘发作。

(2)口服给药:若没有吸入剂型的短效 β_2-受体激动剂,可短期内使用口服剂型替代,如沙丁胺醇、特布他林、丙卡特罗片等,通常在服药后 15～30 min 起效,疗效维持 4～6 h。如沙丁胺醇 2～4 mg,或特布他林 1.25～2.5 mg,每天 3 次;或丙卡特罗 25～50 μg,每天 2 次。使用虽较方便,但心悸、骨骼肌震颤等不良反应比吸入给药时明显。缓释剂型和控释剂型的平喘作用维持时间可达 8～12 h,特布他林的前体药班布特罗的作用可维持 24 h,可减少用药次数,适用于夜间哮喘患者的预防和治疗。

2. 长效 β_2-受体激动剂:不推荐长期单独使用长效 β_2-受体激动剂。这类药物舒张支气管平滑肌的作用可维持 12 h 以上。沙美特罗:经气雾剂或碟剂装置给药,给药后 30 min 起效,平喘作用维持 12 h 以上。推荐剂量 50 μg,每天 2 次吸入。福莫特罗:经吸入装置给药,给药后 3～5 min 起效,平喘作用维持 8～12 h 以上,平喘作用具有一定的剂量依赖性,推荐剂量 4.5～9 μg,每天 2 次吸入。吸入长效 β_2-受体激动剂适用于哮喘(尤其是夜间哮喘和运动诱发哮喘)的预防和治疗。福莫特罗因起效迅速,可按需用于哮喘急性发作时的治疗。吸入激素和长效 β_2-受体激动剂治疗哮喘,这两者具有协同的抗炎和平喘作用,可获得相当于(或优于)应用加倍剂量吸入激素时的疗效,并可增加患者的依从性、减少较大剂量吸入激素引起的不良反应,尤其适合于中至重度持续哮喘患者的长期治疗。

(三)白三烯受体拮抗剂

本品可减轻哮喘症状、改善肺功能、减少哮喘的恶化。轻症哮喘患者可单独使用该类药物,但其作用不如吸入激素,中重度哮喘患者可将此类药物作为联合治疗中的一种药物。本品可减少中至重度哮喘患者每天吸入激素的剂量,并可提高吸入激素治疗的临床疗效,联用本品与吸入激素的疗效比联用吸入长效 β_2-受体激动剂与吸入激素的疗效稍差。本品服用方便,尤适用于阿司匹林哮喘、运动性哮喘和伴有过敏性鼻炎哮喘患者的治疗。本品使用较为安全,如孟鲁司特钠 10 mg,每天 1 次。

(四)茶碱

具有舒张支气管平滑肌作用,并具有强心、利尿、扩张冠状动脉、兴奋呼吸中枢和呼吸肌等作用。低浓度茶碱具有抗炎和免疫调节作用。1.口服给药:包括氨茶碱和控(缓)释型茶碱,用于轻至中度哮喘发作和维持治疗。一般剂量为每天 6～10 mg/kg。口服控(缓)释型茶碱后昼夜血药浓度平稳,平喘作用可维持 12～24 h,尤适用于夜间哮喘症状的控制。联合应用茶碱、激素和抗胆碱药物具有协同作用。但本品与 β_2-受体激动剂联合应用时,易出现心率增快和心律失常,应慎用并适当减少剂量。药物血清内浓度过高,易引起药物中毒。2.静脉给药:作为症状缓解药,在治疗重症哮喘时静脉使用茶碱可舒张支气管,与足量使用的快速 β_2-受体激动剂对比,没有任何优势。使用方法:氨茶碱加入葡萄糖溶液中,缓慢静脉注射(注射速度不宜超过 0.25 mg/(kg·min))或静脉滴注。负荷剂量为 4～6 mg/kg,维持剂量为 0.6～0.8 mg/(kg·h)。多索茶碱的作用与氨茶碱相同,但不良反应较轻。

(五)抗胆碱药物

吸入抗胆碱药物如溴化异丙托品、溴化氧托品和噻托溴铵等,其舒张支气管的作用比 β_2-受体激动剂弱,起效也较慢,但长期应用不易产生耐药,对老年人的疗效不低于年轻人。本品与 β_2-受体激动剂联合应用具有协同、互补作用。溴化异丙托品气雾剂:常用剂量为 20～40 μg,每天 3～4 次;经雾化泵吸入溴化异丙托品溶液的常用剂量为 50～125 μg,每天 3～4 次。

(六)抗 IgE 治疗

抗 IgE 单克隆抗体可应用于血清 IgE 水平增高的哮喘患者。目前它主要用于经过吸入糖皮质激素和长效 β_2-受体激动剂联合治疗后症状仍未控制的严重哮喘患者。

五、护理

1. 保持室内空气新鲜,无煤气、烟雾、油漆等刺激气味,严禁吸烟。应多开窗通风换气,室温要适宜,注意防寒保暖。

2. 哮喘发作时应卧床,取半卧位。不宜使用内装羽毛或陈旧棉絮的枕头,以免诱发或加重哮喘。若有条件,可适当吸氧。

3. 饮食宜清淡,忌辛辣、生冷、腥发食物,应戒酒,避免过咸、过酸及过饱。

4. 发作有定时者,应于发病前 2 h 服药,如氨茶碱;痰多不易咳出可用平喘的气雾剂喷入咽喉部,但不宜频繁使用,以免成瘾或中毒。若有面色苍白、大汗淋漓、明显紫绀、呼吸困难、四肢厥冷等重症哮喘,应尽快送医院治疗。

5. 平时适当参加体育活动,提高机体抵抗力。避免接触可能的过敏源及其他致病因子。临床发现本病的治疗从夏季着手效果要比较明显,即"冬病夏治"。

(孙振刚　张爱美　刘兰香　徐亚男　王丽云)

第四节 肺栓塞

一、病因

1. 年龄因素。年龄多在 50～65 岁,儿童患病率约为 3％,而 60 岁以上可达 20％,90％致死性 PE 发生在 50 岁以上,在女性 20～39 岁者其深静脉血栓的发生率较同龄男性高 10 倍,故 PE 之发生率相对增高。

2. 活动减少。因下肢骨折、瘫痪、重症心肺疾病、手术等原因,致使长期不适当的卧床,或健康人平时肢体活动减少,降低了静脉血流的驱动力,导致血流淤滞,深静脉血栓形成。

3. 静脉曲张和血栓性静脉炎。肺动脉造影和肺灌注扫描显示,有 51％～71％的下肢深静脉血栓形成者可能合并 PE,因静脉曲张和深静脉血栓性静脉炎患者,由于各种原因,一旦静脉内压急剧升高或静脉血流突然增多,栓子脱落而发生 PE。

4. 心肺疾病。25％～50％的 PE 患者有心肺疾病,特别是心房颤动伴心衰的患者最易发生,其中尤以风湿性心脏病、心肌病、慢阻肺合并肺心病者为多。

5. 创伤。15％的创伤患者并发 PE,其中胫骨、骨盆、脊柱骨折常易发生 PE(由于骨髓中的脂肪滴形成栓子);此外,软组织损伤和大面积烧伤也可并发 PE,可能因为受伤组织释放某些物质损伤了肺血管的内皮细胞或造成高凝状态所致。

6. 肿瘤。许多肿瘤如胰腺癌、肺癌、结肠癌、胃癌、骨肉瘤等均可合并 PE,肿瘤患者 PE 发生率增高的原因可能是肿瘤细胞本身可以作为栓子,另外肿瘤患者的凝血机制常异常。

7. 妊娠和避孕药。孕妇之血栓栓塞病较同龄未孕妇女高 7 倍,服用避孕药妇女静脉血栓形成之发生率比不服药者高 4～7 倍,近报道静脉输注雌激素者亦可诱发 PE。

8. 其他原因。肥胖,某些血液病(如红细胞增多症、镰状细胞病),糖尿病,肺包囊虫病等。

二、临床表现

肺栓塞的临床表现可从无症状到突然死亡。常见的症状为呼吸困难和胸痛,发生率均达 80％以上。胸膜性疼痛为邻近的胸膜纤维素炎症所致,突然发生者常提示肺梗塞。膈胸膜受累可向肩或腹部放射。若有胸骨后疼痛,颇似心肌梗死。慢性肺梗塞可有咯血。其他症状为焦虑,可能为疼痛或低氧血症所致。晕厥常是肺梗塞的征兆。常见的体征为呼吸增快、紫绀、肺部湿啰音或哮鸣音,肺血管杂音,胸膜摩擦音或胸腔积液体征。循环系统体征有心动过速,P2 亢进及休克或急慢性肺心病相应表现。约 40％患者有低至中等度发热,少数患者早期有高热。

三、诊断

1. 常规实验室检查如胸片、心电图、血液气体分析、血液生化试验，必要时可进行纤维支气管镜、痰细菌培养等。

2. 肺灌注显象。

3. 肺动脉造影及核磁共振成像法。

四、治疗

(一)内科治疗

一般治疗：本病发病急，需作急救处理。应保持患者绝对卧床休息，吸氧。

抗凝疗法：①肝素；②维生素K拮抗剂。

纤维蛋白溶解剂：即溶栓治疗。纤维蛋白溶解剂可促进静脉血栓及肺栓子的溶解，恢复阻塞的血循环，是一安全的治疗方法。

(二)外科治疗

1. 肺栓子切除术。

2. 腔静脉阻断术：主要预防栓塞的复发，以致危及肺血管床。除吸氧、止痛、纠正休克和心力衰竭以及舒张支气管等对症治疗措施外，特异性方法包括抗凝、溶栓和手术治疗。下腔静脉阻断术适用于抗凝治疗有致命性出血危险及反复栓塞者，可结扎或置以特制的夹子或滤过器等方法。肺血栓切除死亡率很高，仅限于溶栓或血管加压素积极治疗休克仍持续的患者。

（孙振刚　张爱美　朱敬珍　马　燕　徐莉莉）

第五节　呼吸衰竭

一、病因

损害呼吸功能的各种因素都会导致呼衰。临床上常见的病因有如下几方面。

1. 呼吸道病变。支气管炎症痉挛、上呼吸道肿瘤、异物等阻塞气道，引起通气不足，气体分布不匀导致通气/血流比例失调，发生缺氧和二氧化碳潴留。

2. 肺组织病变。肺炎、重度肺结核、肺气肿、弥散性肺纤维化、肺水肿、成人呼吸窘迫综合征（ARDS）、矽肺等，可引起肺容量、通气量、有效弥散面积减少，通气/血流比例失调导致肺动脉样分流，引起缺氧和(或)二氧化碳潴留。

3. 肺血管疾病。肺血管栓塞、肺梗死、肺毛细血管瘤，使部分静脉血流入肺静脉，发生缺氧。

4. 胸廓病变。如胸廓外伤、畸形、手术创伤、气胸和胸腔积液等，影响胸廓活动和肺脏扩张，导致通气减少、吸入气体不匀影响换气功能。

5. 神经中枢及其传导系统呼吸肌疾患。脑血管病变、脑炎、脑外伤、电击、药物中毒等直接或间接抑制呼吸中枢；脊髓灰质炎以及多发性神经炎所致的肌肉神经接头阻滞影响传导功能；重症肌无力等损害呼吸动力引起通气不足。

二、临床表现

1. Ⅰ型呼吸衰竭：缺氧无 CO_2 潴留，或伴 CO_2 降低（Ⅰ型）见于换气功能障碍（通气／血流比例失调、弥散功能损害和肺动－静脉样分流）的病例。氧疗是其指证。

2. Ⅱ型呼吸衰竭：缺氧伴 CO_2 潴留（Ⅱ型）系肺泡通气不足所致的缺氧和 CO_2 潴留，单纯通气不足，缺氧和 CO_2 的潴留的程度是平行的，若伴换气功能损害，则缺 O_2 更为严重。只有增加肺泡通气量，必要时加氧疗来解决。

三、诊断

1. 多有支气管、肺、胸膜、肺血管、心脏、神经肌肉或严重器质性疾病史，常见的诱因是感染，特别是呼吸道感染；其次是手术、创伤和使用麻醉药等。

2. 除原发病症状外主要为缺氧和二氧化碳潴留的表现，如呼吸困难、急促、精神神经症状、心血管系统症状等，并发肺性脑病时，还可有消化道出血。可有紫绀、意识障碍、球结膜充血、水肿、扑翼样震颤，部分患者视神经乳头水肿、瞳孔缩小、腱反射减弱或消失、锥体束征阳性等。

3. 血气分析。静息状态吸空气时动脉血氧分压（PaO_2）<8.0 kPa（60 mmHg）、动脉血二氧化碳分压（$PaCO_2$）>6.7 kPa（50 mmHg）为Ⅱ型呼衰，单纯动脉血氧分压降低则为Ⅰ型呼衰。

4. 其他检查。根据原发病的不同而有相应的发现。

四、治疗

1. 首先积极治疗原发病，合并细菌等感染时应使用敏感抗生素，去除诱发因素。

2. 保持呼吸道通畅和有效通气量，可给予解除支气管痉挛和祛痰药物，如沙丁胺醇（舒喘灵）、硫酸特布他林（博利康尼）解痉，乙酰半胱氨酸、盐酸氨溴索（沐舒坦）等药物祛痰。必要时可用肾上腺皮质激素静脉滴注。

3. 纠正低氧血症，可用鼻导管或面罩吸氧；严重缺氧和伴有二氧化碳潴留，有严重意识障碍出现肺性脑病时应使用机械通气以改善低氧血症。

4. 纠正酸碱失衡、心律紊乱、心力衰竭等并发症。

五、护理

1. 减少能量消耗。解除支气管痉挛，消除支气管黏膜水肿，减少支气管分泌物，降低气道阻力，减少能量消耗。

2.改善机体的营养状况。增强营养,提高糖、蛋白及各种维生素的摄入量,必要时可静脉滴注复合氨基酸、血浆、白蛋白。

3.坚持锻炼。每天作呼吸体操,增强呼吸肌的活动功能。

(孙振刚　张爱美　王　菲　徐莉莉　王丽云)

第十五章　循环系统疾病

第一节　原发性高血压

一、病因

原发性高血压是指导致血压升高的病因不明,称之为原发性高血压。2005 年美国高血压学会(ASH)提出了高血压新定义,认为高血压是一个由许多病因引起的处于不断进展状态的心血管综合征,可导致心脏和血管功能与结构的改变。把高血压从单纯的血压读数扩大到了包括总的心血管危险因素,建议将全身血管床作为整体进行研究,包括动脉粥样硬化、内皮功能损害、危险因素、亚临床疾病和心血管事件。新的定义结合了有无危险因素、疾病早期的标记物和靶器官损伤,更准确地说明了由高血压所引起的心血管系统和其他器官的病理异常。因此,原发性高血压治疗的主要目的是最大限度地降低心血管的死亡和病残的总危险。

二、分类

目前我国采用正常血压(收缩压<120 mmHg 和舒张压<80 mmHg)、正常高值(收缩压 120~139 mmHg 和/或舒张压 80~89 mmHg)和高血压(收缩压≥140 mmHg 和/或舒张压≥90 mmHg)进行血压水平分类。以上分类适用于男、女性,18 岁以上任何年龄的成人。血压水平分类如表 15-1 所示。

表 15-1　血压水平分类

分类	收缩压(mmHg)	舒张压(mmHg)
正常血压	<120	<80
正常高值	120~139 和/或	80~89
高血压	≥140 和/或	≥90

三、治疗

(一)高血压药物治疗的目的

对高血压患者实施降压药物治疗是通过降低血压,有效预防或延迟脑卒中、心肌梗死、心力衰竭、肾功能不全等心脑血管并发症发生;有效控制高血压的疾病进程,预防高血压急症、亚急症等重症高血压发生。

(二)降压达标的方式

将血压降低到目标水平(140/90 mmHg 以下;高风险患者 130/80 mmHg;老年人收缩压 150 mmHg),可以显著降低心脑血管并发症的风险。及时将血压降低到目标血压水平,但并非越快越好。大多数高血压患者,应根据病情在数周至数月内(而非数天)将血压逐渐降至目标水平。年轻、病程较短的高血压患者,降压速度可快一点;但老年人、病程较长或已有靶器官损害或并发症的患者,降压速度则应慢一点。

(三)降压药物治疗的时机

高危、很高危或 3 级高血压患者,应立即开始降压药物治疗。确诊的 2 级高血压患者,应考虑开始药物治疗;1 级高血压患者,可在生活方式干预数周后,血压仍≥140/90 mmHg时,再开始降压药物治疗。

(四)降压药物应用的基本原则

降压治疗药物应用应遵循以下 4 项原则,即小剂量开始,优先选择长效制剂,联合应用及个体化。

1. 小剂量:初始治疗时通常应采用较小的有效治疗剂量,并根据需要,逐步增加剂量。

2. 尽量应用长效制剂:尽可能使用一天一次给药而有持续 24 h 降压作用的长效药物,以有效控制夜间血压与晨峰血压,更有效预防心脑血管并发症发生。

3. 联合用药:以增加降压效果又不增加不良反应,在低剂量单药治疗疗效不满意时,可以采用两种或多种降压药物联合治疗。事实上,2 级以上高血压为达到目标血压常需联合治疗。对血压≥160/100 mmHg 或中危及以上患者,起始即可采用小剂量两种药联合治疗,或用小剂量固定复方制剂。

4. 个体化:根据患者具体情况和耐受性及个人意愿或长期承受能力,选择适合患者的降压药物。

(五)常用降压药名称、剂量及用法

常用降压药物包括钙通道阻滞剂、血管紧张素转换酶抑制剂(ACEI)、血管紧张素受体阻滞剂(ARB)、利尿剂和 β 受体阻滞剂五类。此外,α-受体阻滞剂或其他种类降压药有时亦可应用于某些高血压人群。钙通道阻滞剂、ACEI、ARB、利尿剂和 β 受体阻滞剂及其低剂量固定复方制剂,均可作为降压治疗的初始用药或长期维持用药。

1. 钙通道阻滞剂:主要通过阻断血管平滑肌细胞上的钙离子通道发挥扩张血管降低血压的作用。包括二氢吡啶类钙拮抗剂和非二氢吡啶类钙拮抗剂。前者如硝苯地平、尼群地平、拉西地平、氨氯地平和非洛地平等。临床上常用的非二氢吡啶类钙拮抗剂主要包括维拉帕米和地尔硫卓两种药物,也可用于降压治疗,常见副作用包括抑制心脏收缩功能和传导功能,有时也会出现牙龈增生。2~3 度房室传导阻滞、心力衰竭患者,禁止使用。因此,在使用非二氢吡啶类 CCB 前应详细询问病史,应进行心电图检查,并在用药2~6周内复查。

2. ACEI：作用机理是抑制血管紧张素转化酶阻断肾素血管紧张素系统发挥降压作用。常用药包括卡托普利、依那普利、贝那普利、雷米普利、培哚普利等。在欧美国家人群中进行了大量的大规模临床试验，结果显示此类药物对于高血压患者具有良好的靶器官保护和心血管终点事件预防作用。ACEI 单用降压作用明确，对糖脂代谢无不良影响。限盐或加用利尿剂可增加 ACEI 的降压效应。尤其适用于伴慢性心力衰竭、心肌梗死后伴心功能不全、糖尿病肾病、非糖尿病肾病、代谢综合征、蛋白尿或微量白蛋白尿患者。最常见不良反应为持续性干咳，多见于用药初期，症状较轻者可坚持服药，不能耐受者可改用 ARB。其他不良反应有低血压、皮疹，偶见血管神经性水肿及味觉障碍。长期应用有可能导致血钾升高，应定期监测血钾和血肌酐水平。禁忌症为双侧肾动脉狭窄、高钾血症及妊娠妇女。

3. ARB：作用机理是阻断血管紧张素 1 型受体发挥降压作用。常用药包括氯沙坦、缬沙坦、厄贝沙坦、替米沙坦等，也在欧美国家进行了大量较大规模的临床试验研究，结果显示，ARB 可降低高血压患者心血管事件危险；降低糖尿病或肾病患者的尿蛋白及尿微量白蛋白。尤其适用于伴左室肥厚、心力衰竭、心房颤动预防、糖尿病肾病、代谢综合征、微量白蛋白尿或蛋白尿患者，以及不能耐受 ACEI 的患者。不良反应少见，偶有腹泻，长期应用可升高血钾，应注意监测血钾及肌酐水平变化。双侧肾动脉狭窄、妊娠妇女、高钾血症者禁用。

4. 利尿剂：通过利钠排水、降低高血容量负荷发挥降压作用。主要包括噻嗪类利尿剂、袢利尿剂、保钾利尿剂与醛固酮受体拮抗剂等几类。用于控制血压的利尿剂主要是噻嗪类利尿剂。在我国，常用的噻嗪类利尿剂主要是氢氯噻嗪和吲达帕胺。

5. β受体阻滞剂：主要通过抑制过度激活的交感神经活性、抑制心肌收缩力、减慢心率发挥降压作用。常用药物包括美托洛尔、比索洛尔、卡维地洛和阿替洛尔等。美托洛尔、比索洛尔对 β_1 受体有较高选择性，因阻断 β_2 受体而产生的不良反应较少，既可降低血压，也可保护靶器官、降低心血管事件风险。β受体阻滞剂尤其适用于伴快速性心律失常、冠心病心绞痛、慢性心力衰竭、交感神经活性增高以及高动力状态的高血压患者。常见的不良反应有疲乏、肢体冷感、激动不安、胃肠不适等，还可能影响糖、脂代谢。高度心脏传导阻滞、哮喘患者为禁忌症。慢性阻塞型肺病、运动员、周围血管病或糖耐量异常者慎用；必要时也可慎重选用高选择性β受体阻滞剂。长期应用者突然停药可发生反跳现象，即原有的症状加重或出现新的表现，较常见有血压反跳性升高，伴头痛、焦虑等，称之为撤药综合征。

6. a受体阻滞剂：不作为一般高血压治疗的首选药，适用于高血压伴前列腺增生患者，也用于难治性高血压患者的治疗，开始用药应在入睡前，以防体位性低血压发生，使用中注意测量坐立位血压，最好使用控释制剂。体位性低血压者禁用。心力衰竭者慎用。

7. 肾素抑制剂：为一类新型降压药，其代表药为阿利吉仑，可显著降低高血压患者的血压水平，但对心脑血管事件的影响尚待大规模临床试验的评估。

四、护理

1. 促进身心休息。提高机体活动能力。高血压初期可适当休息,保证足够睡眠,安排合适的运动,如散步、打太极拳、气功等,不宜登高、提取重物、跑步等。血压较高、症状较多或有并发症的患者需卧床休息,协助生活料理。避免脑力过度兴奋,可组织患者听音乐、看画报、下棋、做体操等调节紧张情绪。对于易激动的患者,做好家属工作,减少不良刺激,保证患者有安静舒适的休养环境。

2. 头痛、头晕护理。及时进行病情解释,松弛因对疾病思考过多造成的压力,使头痛减轻;给以合适的治疗控制血压;用药期间应指导患者起床不宜太快、动作不宜过猛,防止头晕加重;外出活动应有人陪伴以防晕倒引起外伤。

3. 减少压力,保持心理平衡。长期的抑郁或情绪激动、急剧而强烈的精神创伤可使交感—肾上腺素活动增加,血压升高。因此患者保持良好的心理状态十分重要,可通过了解患者的性格特征及有关社会心理因素进行心理疏导,说明疾病过程,教会患者训练自我控制能力,消除紧张和压抑的心理。

(孙振刚　张爱美　刘兰香　李　晶)

第二节　冠状动脉粥样硬化性心脏病

冠状动脉性心脏病简称冠心病。指由于脂质代谢不正常,血液中的脂质沉着在原本光滑的动脉内膜上,在动脉内膜一些类似粥样的脂类物质堆积而成白色斑块,称为动脉粥样硬化病变。这些斑块渐渐增多造成动脉腔狭窄,使血流受阻,导致心脏缺血,产生心绞痛。

一、病因

冠心病的主要病因是冠状动脉粥样硬化,但动脉粥样硬化的原因尚不完全清楚,可能是多种因素综合作用的结果。认为本病发生的危险因素有:年龄和性别(45 岁以上的男性,55 岁以上或者绝经后的女性),家族史(父兄在 55 岁以前,母亲/姐妹在 65 岁前死于心脏病),血脂异常(低密度脂蛋白胆固醇(LDL-C)过高,高密度脂蛋白胆固醇(HDL-C)过低)、高血压、尿糖病、吸烟、超重、肥胖、痛风、不运动等。由于脂质代谢异常,血液中的脂质沉着在原本光滑的动脉内膜上,在动脉内膜一些类似粥样的脂类物质堆积而成白色斑块,这些斑块渐渐增多造成动脉腔狭窄,使血流受阻,导致心脏缺血,产生心绞痛。如果动脉壁上的斑块形成溃疡或破裂,就会形成血栓,使整个血管血流完全中断,发生急性心肌梗死,甚至猝死。冠心病的少见发病机制是冠状动脉痉挛(血管可以没有粥样硬化),产生变异性心绞痛,如果痉挛超过 30 min,也会导致急性心肌梗死(甚至猝死)。

二、临床表现

临床分为隐匿型、心绞痛型、心肌梗死型、心力衰竭型（缺血性心肌病）、猝死型五个类型。其中最常见的是心绞痛型，最严重的是心肌梗死和猝死两种类型。

心绞痛是一组由于急性暂时性心肌缺血、缺氧所引起的征候群。

1. 胸部压迫窒息感、闷胀感、剧烈的烧灼样疼痛，一般疼痛持续 1～5 min，偶有长达 15 min，可自行缓解。

2. 疼痛常放射至左肩、左臂前内侧直至小指与无名指。

3. 疼痛在心脏负担加重（例如体力活动增加、过度的精神刺激和受寒）时出现，在休息或舌下含服硝酸甘油数分钟后即可消失。

4. 疼痛发作时，可伴有（也可不伴有）虚脱、出汗、呼吸短促、忧虑、心悸、恶心或头晕症状。

心肌梗死是冠心病的危急症候，通常多有心绞痛发作频繁和加重作为基础，也有无心绞痛史而突发心肌梗死的病例（此种情况最危险，常因没有防备而造成猝死）。心肌梗死的表现为：

（1）突发胸骨后或心前区剧痛，向左肩、左臂或他处放射，且疼痛持续半小时以上，经休息和含服硝酸甘油不能缓解；

（2）呼吸短促、头晕、恶心、多汗、脉搏细微；

（3）皮肤湿冷、灰白、重病病容；

（4）大约十分之一的患者的唯一表现是晕厥或休克。

三、诊断

大部分冠心病患者，没有症状发作时的心电图都是正常的，或基本正常。所以，心电图正常不能排除冠心病。那么，冠心病心绞痛的心电图特点——当出现心绞痛症状时，发生暂时的 T 波倒置，或 ST 段压低（下移）；当症状消失后（经过休息或含化硝酸甘油片），心电图恢复正常。当然，少数情况下发生较严重的缺血（如时间超过 15 min），心电图异常可以持续较长时间（数天）。相反，患者没有明显的症状，而心电图长期的异常（多数为 T 波倒置，或伴 ST 段压低），多数不是冠心病，可能为心肌病，高血压性心脏病，也常见于正常人。有些人心电图 T 波倒置 30 多年，也没有发现什么器质性的心脏疾病。

1. 把心电图的轻微异常（T 波的低平或倒置）诊断为"心肌缺血"，如果这些所谓的异常与胸痛、胸闷症状没有关联，一般没有临床意义。千万不能随意扣帽子"心肌缺血"。

2. 平板运动试验（心电图运动试验）。它诊断冠心病的准确性在 70% 左右。当然，运动试验有一定风险，有严格的适应证和禁忌症。如急性心肌梗死、不稳定性心绞痛、没有控制的高血压、心力衰竭、急性心肺疾病等属于运动试验的绝对禁忌症。

3. 心肌核素灌注扫描（核医学）。它诊断冠心病（心绞痛）的准确性也是 70%。但确诊心肌梗死的准确性接近 100%。

4. 冠状动脉 CTA。它诊断冠心病的准确性达 90％以上，可以检测出其他检查无法发现的早期动脉硬化症。

5. 动态心电图（Holter）

（1）记录各种心律失常。

（2）十二导联 Holter：记录无痛性心肌缺血；比较胸痛时有无 S-T 段压低，以明确胸痛的性质。

（3）胸痛时伴 S-T 段抬高，有助于确诊冠状动脉痉挛（变异型心绞痛）。

6. 超声心动图：是诊断心脏疾病极其有价值的一项检查

（1）确诊或排除多种器质性心脏病（先心病，风心病，心肌病）；

（2）冠心病心绞痛：绝大多数患者超声心动图是正常的；

（3）急性心肌梗死、陈旧性心肌梗死：有明确的室壁运动异常，超声心动图可以确诊这两类疾病。

四、治疗

（一）药物治疗

1. 硝酸酯类，如硝酸甘油、消心痛、欣康、长效心痛治。

2. 他汀类降血脂药，如立普妥、舒降之、洛伐他丁，可延缓或阻止动脉硬化进展。

3. 抗血小板制剂，阿司匹林每日 100～300 mg，终生服用。过敏时可服用抵克立得或波立维。

4. β-受体阻滞剂，常用的有倍他乐克、阿替乐尔、康可。

5. 钙通道阻滞剂，冠状动脉痉挛的患者首选，如合心爽、拜心同。

（二）手术治疗

冠状动脉搭桥术（主动脉—冠状动脉旁路移植术）：是从患者自身其他部位取一段血管，然后将其分别接在狭窄或堵塞了的冠状动脉的两端，使血流可以通过"桥"绕道而行，从而使缺血的心肌得到氧供，而缓解心肌缺血的症状。这一手术属心脏外科手术，创伤较大，但疗效确切。主要用于不适合支架术的严重冠心病患者（左主干病变，慢性闭塞性病变，糖尿病多支血管病变）。

（三）介入治疗

介入治疗不是外科手术而是一种心脏导管技术，具体来讲是通过大腿根部的股动脉或手腕上的桡动脉，经过血管穿刺把支架或其他器械放入冠状动脉里面，达到解除冠状动脉狭窄的目的。介入治疗的创伤小，效果确切，风险小。普通金属裸支架的再狭窄率为 15％～30％。药物涂层支架的应用进一步改善了支架术的长期疗效，一般人群再狭窄率 3％，糖尿病/复杂病变约为 10％，其效果可与冠状动脉搭桥手术相媲美。

（四）其他治疗

运动锻炼疗法：谨慎安排进度适宜的运动锻炼有助于促进侧支循环的发展，提高体力活动的耐受量而改善症状。

五、护理

预防冠心病首先要从生活方式和饮食做起，主要目的是控制血压、血脂、血糖等，降低心脑血管疾病复发的风险。

1. 起居有常。早睡早起，避免熬夜工作，临睡前不看紧张、恐怖的小说和电视。

2. 身心愉快。忌暴怒、惊恐、过度思虑以及过喜。

3. 控制饮食。饮食宜清淡，易消化，少食油腻、脂肪、糖类。要用足够的蔬菜和水果，少食多餐，晚餐量少，不宜喝浓茶、咖啡。

4. 戒烟少酒。吸烟是造成心肌梗死、中风的重要因素，应绝对戒烟。少量饮啤酒、黄酒、葡萄酒等低度酒可促进血脉流通，气血调和，但不能喝烈性酒。

5. 劳逸结合。避免过重体力劳动或突然用力，饱餐后不宜运动。

6. 体育锻炼。运动应根据各人自身的身体条件、兴趣爱好选择，如打太极拳、乒乓球、健身操等。要量力而行，使全身气血流通，减轻心脏负担。

（孙振刚　张爱美　刘兰香　王丽云）

第三节　心绞痛

心绞痛是指由于冠状动脉粥样硬化狭窄导致冠状动脉供血不足，心肌暂时缺血与缺氧所引起的以心前区疼痛为主要临床表现的一组综合征。

一、病因

冠心病的病因不十分清楚，一般认为是多因素综合引起的结果。心绞痛的主要病理改变是不同程度的冠状动脉粥样硬化。目前认为引起的冠状动脉粥样硬化的危险因素有血脂代谢紊乱、高血压、糖尿病、吸烟、肥胖、高尿酸血症、高纤维蛋白原血症、遗传因素等等。此外，男性、老年、不爱运动者多发。其中前五项在我国发病率高、影响严重，是我们主要控制的对象。

二、临床表现

(一)疾病症状

1. 稳定型心绞痛：心绞痛以发作性胸痛为主要临床表现，疼痛的部位主要在心前区，有手掌大小范围，界限不很清楚。常放射至左肩、左臂内侧达无名指和小指，有时也可发生颈、咽或下颌部不适；胸痛常为压迫、发闷或紧缩性，也可有烧灼感，但不尖锐，不像针刺或刀扎样痛；发作时，患者往往不自觉地停止原来的活动，直至症状缓解；发作常由体力劳动或情绪激动（如愤怒、焦急、过度兴奋等）所激发，饱食、寒冷、吸烟、心动过速等亦可诱发。典型的心绞痛常在相似的条件下，早晨多发；疼痛一般持续 3～5 min 后会逐渐缓解,舌下含服硝酸甘油也能在几分钟内使之缓解。可数天或数星期发作一次,亦可一日内发作多次。

2. 不稳定型心绞痛:和非 ST 段抬高性心肌梗死的共同表现特点为心前区痛,但是疼痛表现形式多样,发作诱因可有可无,可以劳力性诱发,也可以自发性疼痛。发作时间一般比稳定性心绞痛长,可达到 30 min,疼痛部位和放射部位与稳定性心绞痛类似,应用硝酸甘油后多数能缓解。但是也经常有发作不典型者,表现为胸闷、气短、周身乏力、恶心、呕吐等,尤其是老年女性和糖尿病患者。

(二)疾病体征

1. 稳定型心绞痛:体检常无特殊发现,发作时常见心率增快、血压升高,表情焦虑、皮肤凉或出汗,有时出现第四或第三心音奔马律。

2. 不稳定型心绞痛:和非 ST 段抬高性心肌梗死的体征经常不明显,缺乏特异性。一般心脏查体可发现心音减弱,有时可以听到第三或第四心音以及心尖部的收缩期杂音,严重者可发现伴随的周身异常改变。

三、诊断

1. 稳定型心绞痛。根据典型的发作特点,稳定型心绞痛通常发作在 1~3 个月内并无改变,即每日和每周疼痛发作次数大致相同,诱发疼痛的劳力和情绪激动程度相同,每次发作疼痛的性质和部位无改变,疼痛时限相仿(3~5 min),用硝酸甘油后,也在相同时间内发生疗效,结合年龄和存在冠心病易患因素,除外其他原因所致的心绞痛,一般即可建立诊断。

2. 不稳定型心绞痛。根据患者心前区疼痛的症状的特点和心电图心肌缺血的改变,结合年龄和冠心病的危险因素诊断较易。

四、治疗

(一)稳定型心绞痛

稳定型心绞痛的综合治疗措施包括:减少冠状动脉粥样硬化危险因素、药物治疗、冠脉内介入治疗、外科手术即冠状动脉旁路移植术。

1. 一般治疗。发作时立刻休息,一般患者在停止活动后症状即可消除。平时应尽量避免各种确知的诱发因素,如过度的体力活动、情绪激动、饱餐等,冬天注意保暖。调节饮食,特别是一次进食不宜过饱,避免油腻饮食,禁绝烟酒。调整日常生活与工作量;减轻精神负担;保持适当的体力活动,以不致发生疼痛症状为度;处理诱发或恶化心绞痛的伴随疾病,治疗高血压、糖尿病、血脂紊乱等,减少冠状动脉粥样硬化危险因素。

2. 药物治疗。用于稳定型心绞痛的药物包括调脂药物、抗血小板制剂、β阻滞剂、血管紧张素转换酶抑制剂、硝酸酯类和钙拮抗剂等。能够控制和改善心绞痛发作的药物主要是硝酸酯类(包括硝酸甘油、消心痛等)、β阻滞剂(比索洛尔、美托洛尔)和钙拮抗剂(合贝爽)。另外高血压的降压治疗、调血脂的他汀类药物治疗以及抗血小板的阿司匹林治疗对于降低稳定型心绞痛患者死亡率和致残率的证据充分,也作为心绞痛的主要药物治疗措施。

3. 介入治疗。主要是冠状动脉内的支架植入术,尤其是新型支架的应用,介入治疗不仅可以改善生活质量,而且可明显降低患者的心肌梗死和死亡率。

冠脉内介入治疗的适应证:①单支冠脉严重狭窄,有心肌缺血的客观依据,病变血管供血面积较大者;②多支冠脉病变,但病变较局限者;③近期内完全闭塞的血管,血管供应区内有存活心肌,远端可见侧枝循环者;④左心室功能严重减退者,冠状动脉病变适合的情况;⑤冠脉搭桥术后心绞痛;⑥PTCA 术后再狭窄。

4. 外科治疗。主要是施行主动脉—冠状动脉旁路移植手术,取患者自身的大隐静脉作为旁路移植材料。一端吻合在主动脉,另一端吻合在有病变的冠状动脉段的远端,或游离内乳动脉远端吻合,引主动脉的血流以改善该冠状动脉所供血心肌的血流供应。

手术适应证:①冠状动脉多支血管病变,尤其是合并糖尿病的患者;②冠状动脉左主干病变;③不适合于行介入治疗的患者;④心肌梗死合并室壁瘤,需要进行室壁瘤切除的患者;⑤狭窄段的远端管腔要通畅,血管供应区有存活心肌。

(二)不稳定性心绞痛

不稳定性心绞痛是严重的具有潜在危险性的疾病,对其处理的第一步首先应是快速检查评估危险性,并立即开始抗缺血治疗。对中危和高危的患者应立即住院进一步评估、监测、综合治疗,对于低危患者可以在急诊观察一段时间后,行无创性检查评价心肌缺血,结果阴性可以门诊随访观察治疗。

中、高危患者的处理。应该住院按急性心肌梗死进行处理,这类患者症状发作频繁,一般可有心衰、血压低,心电图改变明显,心脏生化标记物升高。主要措施包括:

(1)一般处理:卧床休息、镇静,CCU 监护,对高危者应该至少监护 24 h。

(2)抗心肌缺血治疗。硝酸酯类、β 受体阻滞剂及钙拮抗剂是常用的治疗药物,都可以缓解不稳定型心绞痛的症状。

(3)抗血栓治疗:目前主要有抗血小板和抗凝两种治疗方法,抗血小板的常用药物有阿斯匹林、氯吡格雷、血小板糖蛋白 $IIb/IIIa$ 受体阻滞剂。抗凝的主要药物有肝素和低分子肝素,戊糖和水蛭素也已用于临床。

(4)其他药物治疗:硝酸甘油不能缓解胸痛或出现肺瘀血或躁动时,可静脉应用吗啡类镇静药。ACEI 类用于有左心收缩功能障碍、血压仍偏高,以及合并糖尿病的患者。他汀类适用于各种类型冠心病的 1 级和 2 级预防及稳定斑块,也越来越更广泛地应用于冠心病的治疗。

(5)冠状动脉造影和冠状动脉血运重建治疗:目前总的趋势倾向于采取早期介入治疗方案,特别是对于 24 h 内有心肌缺血发作的患者,早期行冠状动脉造影,明确冠状动脉病变,进行早期血管重建治疗包括心脏支架植入术和外科手术搭桥术,都是积极有效地措施。

五、护理

心绞痛根本的预防措施是要控制引发冠心病的危险因素,如血压、血脂、血糖、吸烟等,这就要对患者进行长期的综合教育和管理,使患者明白心脏康复的重要性,达到心脏康复的目的。心脏康复是要求保证使心脏病患者获得最佳的体力、精神及社会状况的总和,从而使患者通过自己的努力在社会上重新恢复尽可能的正常位置,并能自主生活。心脏康复的目标是使患者恢复到最佳生理、心理和职业状态,防止冠心病或有高度易患因素的患者动脉粥样硬化的进展,并且减少冠心病猝死或再梗死的危险性,缓解心绞痛。心脏康复的最终目的是尽量延长患者的寿命,并恢复患者的活动和工作能力。

心绞痛的预防,主要从以下三方面进行。

1. 从根本上预防:也就是控制血压、血脂、血糖等风险因素,戒烟、戒酒,保护受损的血管内皮进一步受损。

2. 从发作机制上预防:心绞痛患者要常规服用阿司匹林,它对血小板聚集有抑制作用,阻止血栓形成,同时还要服用他汀类降脂药,防止脂质的继续沉积和稳定斑块。

3. 常规服药预防:也就是冠心病预防的 ABCDE,包括:

(1)就是应用阿司匹林和抗心绞痛治疗;

(2)为控制血压和应用 β 受体阻滞剂;

(3)是控制胆固醇和戒烟;

(4)是控制饮食和治疗糖尿病;

(5)是运动锻炼和宣传教育。

(孙振刚　朱敬珍　张爱美　刘兰香　王丽云)

第四节　心肌梗死

急性心肌梗死是冠状动脉急性、持续性缺血缺氧所引起的心肌坏死。临床上多有剧烈而持久的胸骨后疼痛,休息及硝酸酯类药物不能完全缓解,伴有血清心肌酶活性增高及进行性心电图变化,可并发心律失常、休克或心力衰竭,常可危及生命。本病在欧美最常见,美国每年约有 150 万人发生心肌梗死。中国近年来呈明显上升趋势,每年新发至少 50 万人,现患至少 200 万人。

一、病因

患者多发生在冠状动脉粥样硬化狭窄基础上,由于某些诱因致使冠状动脉粥样斑块破裂,血中的血小板在破裂的斑块表面聚集,形成血块(血栓),突然阻塞冠状动脉管腔,导致心肌缺血坏死;另外,心肌耗氧量剧烈增加或冠状动脉痉挛也可诱发急性心肌梗死,常见的诱因如下。

1. 过劳。过重的体力劳动,尤其是负重登楼,过度体育活动,连续紧张劳累等,都可使心脏负担加重,心肌需氧量突然增加,而冠心病患者的冠状动脉已发生硬化、狭窄,不能充分扩张而造成心肌缺血。剧烈体力负荷也可诱发斑块破裂,导致急性心肌梗死。

2. 激动。由于激动、紧张、愤怒等激烈的情绪变化诱发。

3. 暴饮暴食。不少心肌梗死病例发生于暴饮暴食之后。进食大量含高脂肪高热量的食物后,血脂浓度突然升高,导致血黏稠度增加,血小板聚集性增高。在冠状动脉狭窄的基础上形成血栓,引起急性心肌梗死。

4. 寒冷刺激。突然的寒冷刺激可能诱发急性心肌梗死。因此,冠心病患者要十分注意防寒保暖,冬春寒冷季节是急性心肌梗死发病较高的原因之一。

5. 便秘。便秘在老年人当中十分常见。临床上,因便秘时用力屏气而导致心肌梗死的老年人并不少见。必须引起老年人足够的重视,要保持大便通畅。

6. 吸烟、大量饮酒。吸烟和大量饮酒可通过诱发冠状动脉痉挛及心肌耗氧量增加而诱发急性心肌梗死。

二、临床表现

约半数以上的急性心肌梗死患者,在起病前 1~2 d 或 1~2 周有前驱症状,最常见的是原有的心绞痛加重,发作时间延长,或对硝酸甘油效果变差;或继往无心绞痛者,突然出现长时间心绞痛。典型的心肌梗死症状包括以下方面。

1. 突然发作剧烈而持久的胸骨后或心前区压榨性疼痛。休息和含服硝酸甘油不能缓解,常伴有烦躁不安、出汗、恐惧或濒死感。

2. 少数患者无疼痛。一开始即表现为休克或急性心力衰竭。

3. 部分患者疼痛位于上腹部。可能误诊为胃穿孔、急性胰腺炎等急腹症;少数患者表现颈部、下颌、咽部及牙齿疼痛,易误诊。

4. 神志障碍。可见于高龄患者。

5. 全身症状。难以形容的不适、发热。

6. 胃肠道症状。表现恶心、呕吐、腹胀等,下壁心肌梗死患者更常见。

7. 心律失常。见于 75%~95% 患者,发生在起病的 1~2 周内,以 24 h 内多见,前壁心肌梗死易发生室性心律失常,下壁心肌梗死易发生心率减慢、房室传导阻滞。

8. 心力衰竭。主要是急性左心衰竭,在起病的最初几小时内易发生,也可在发病数日后发生,表现为呼吸困难、咳嗽、发绀、烦躁等症状。

9. 低血压、休克。急性心肌梗死时由于剧烈疼痛、恶心、呕吐、出汗、血容量不足、心律失常等可引起低血压,大面积心肌梗死(梗死面积大于 40%)时心排血量急剧减少,可引起心源性休克,收缩压<80 mmHg,面色苍白,皮肤湿冷,烦躁不安或神志淡漠,心率增快,尿量减少(<20 mL/h)。

三、诊断

1. 心电图。特征性改变为新出现 Q 波及 ST 段抬高和 ST-T 动态演变。

2. 心肌坏死血清生物标志物升高。肌酸激酶同工酶（CK-MB）及肌钙蛋白（T 或 I）升高是诊断急性心肌梗死的重要指标。可于发病 3～6 h 开始增高，CK-MB 于 3～4 d 恢复正常，肌钙蛋白于 11～14 d 恢复正常。GOT 和 LDH 诊断特异性差，目前已很少应用。

3. 检测心肌坏死血清生物标志物。采用心肌钙蛋白 I／肌红蛋白／肌酸激酶同工酶（CK-MB）的快速诊断试剂，可作为心肌梗死突发时的快速的辅助诊断，被越来越多的应用。

4. 其他。白细胞数增多，中性粒细胞数增多，嗜酸性粒细胞数减少或消失，血沉加快，血清肌凝蛋白轻链增高。

四、治疗

急性心肌梗死发病突然，应及早发现，及早治疗，并加强入院前处理。治疗原则为挽救濒死的心肌，缩小梗死面积，保护心脏功能，及时处理各种并发症。

（一）监护和一般治疗

无并发症者急性期绝对卧床 1～3 d，吸氧、持续心电监护，观察心率、心律变化及血压和呼吸，低血压、休克患者必要时监测肺毛楔入压和静脉压。低盐、低脂、少量多餐、保持大便通畅。无并发症患者 3 d 后逐步过渡到坐在床旁椅子上吃饭、大小便及室内活动。一般可在 2 周内出院。有心力衰竭、严重心律失常、低血压等患者卧床时间及出院时间需酌情延长。

（二）镇静止痛

小剂量吗啡静脉注射为最有效的镇痛剂，也可用哌替啶。烦躁不安、精神紧张者可给于地西泮（安定）口服。

（三）调整血容量

入院后尽快建立静脉通道，前 3 d 缓慢补液，注意出入量平衡。

（四）再灌注治疗，缩小梗死面积

再灌注治疗是急性 ST 段抬高心肌梗死最主要的治疗措施。在发病 12 h 内开通闭塞冠状动脉，恢复血流，可缩小心肌梗死面积，减少死亡。越早使冠状动脉再通，患者获益越大。"时间就是心肌，时间就是生命"。因此，对所有急性 ST 段抬高型心肌梗死患者就诊后必须尽快做出诊断，并尽快做出再灌注治疗的策略。

1. 直接冠状动脉介入治疗（PCI）。在有急诊 PCI 条件的医院，在患者到达医院 90 min内能完成第一次球囊扩张的情况下，对所有发病 12 h 以内的急性 ST 段抬高型心肌梗死患者均应进行直接 PCI 治疗，球囊扩张使冠状动脉再通，必要时置入支架。急性期只对梗死相关动脉进行处理。对心源性休克患者不论发病时间都应行直接 PCI 治疗。因此，急性 ST 段抬高型心肌梗死患者应尽可能到有 PCI 条件的医院就诊。

2. 溶栓治疗。如无急诊 PCI 治疗条件，或不能在 90 min 内完成第一次球囊扩张时，若患者无溶栓治疗禁忌证，对发病 12 h 内的急性 ST 段抬高型心肌梗死患者应进行溶栓治疗。常用溶栓剂包括尿激酶、链激酶和重组组织型纤溶酶原激活剂（rt-PA）等，静脉注射给药。溶栓治疗的主要并发症是出血，最严重的是脑出血。溶栓治疗后仍宜转至有

PCI 条件的医院进一步治疗。非 ST 段抬高型心肌梗死患者不应进行溶栓治疗。

(五)药物治疗

持续胸痛患者若无低血压可静脉滴注硝酸甘油。所有无禁忌证的患者均应口服阿司匹林,置入药物支架患者应服用氯吡格雷一年,未置入支架患者可服用一月。应用 rt-PA 溶栓或未溶栓治疗的患者可用低分子肝素皮下注射或肝素静脉注射 3～5 d。对无禁忌证的患者应给予 β 受体阻滞剂。对无低血压的患者应给予肾素—血管紧张素转氨酶抑制剂(ACEI),对 ACEI 不能耐受者可应用血管紧张素受体阻滞剂(ARB)。对 β 受体阻滞剂有禁忌证(如支气管痉挛)而患者持续有缺血或心房颤动、心房扑动伴快速心室率,而无心力衰竭、左室功能失调及房室传导阻滞的情况下,可给予维拉帕米或地尔硫卓。所有患者均应给予他汀类药物。

(六)抗心律失常

偶发室性早搏可严密观察,不需用药;频发室性早搏或室性心动过速(室速)时,立即用利多卡因静脉注射继之持续静脉点滴;效果不好时可用胺碘酮静脉注射。室速引起血压降低或发生室颤时,尽快采用直流电除颤。对缓慢心律失常,可用阿托品肌肉注射或静脉注射;Ⅱ～Ⅲ度房室传导阻滞时,可安置临时起搏器。室上性心律失常:房性早搏不需特殊处理,阵发性室上性心动过速和快心室率心房颤动可给予维拉帕米、地尔硫卓、美托洛尔、洋地黄制剂或胺碘酮静脉注射。对心室率快、药物治疗无效而影响血液动力学者,应直流电同步电转复。

(七)急性心肌梗死合并心源性休克和泵衰竭的治疗

肺水肿时应吸氧,静脉注射吗啡、速尿,静脉点滴硝普钠。心源性休克可用多巴胺、多巴酚丁胺或阿拉明静脉滴注,如能维持血压,可在严密观察下加用小量硝普钠。药物反应不佳时应在主动脉内气囊反搏术支持下行直接 PCI,若冠状动脉造影病变不适于 PCI,应考虑急诊冠状动脉搭桥手术。

(八)出院前评估及出院后生活与工作安排

出院前可进行 24 h 动态心电监测、超声心动图、放射性核素检查,发现有症状或无症状性心肌缺血和严重心律失常,了解心功能,从而估计预后,决定是否需血管重建治疗,并指导出院后活动量。出院后 2～3 个月,可酌情恢复部分工作或轻工作,部分患者可恢复全天工作,但要避免过劳或过度紧张。

(九)家庭康复治疗

急性心肌梗死患者,在医院度过了急性期后,对病情平稳、无并发症的患者,医生会允许其回家进行康复治疗。

1. 按时服药,定期复诊;保持大便通畅;坚持适度体育锻炼。
2. 不要情绪激动和过度劳累;戒烟限酒和避免吃得过饱。

五、护理

心肌梗死后必须做好二级预防,预防心肌梗死再发。患者应采用合理膳食(低脂肪、低胆固醇饮食），戒烟、限酒，适度运动，心态平衡。坚持服用抗血小板药物（如阿司匹林）、β受体阻滞剂，他汀类调脂药及 ACEI 制剂，控制高血压及糖尿病等危险因素，定期复查。

对公众及冠心病患者应普及有关心肌梗死知识，预防心肌梗死发生，万一发生能早期诊断，及时治疗。除上述二级预防所述各项内容外，在日常生活中还要注意以下几点。

1. 避免过度劳累。尤其避免搬抬过重的物品。在老年冠心病患者可能诱发心肌梗死。

2. 放松精神。愉快生活，对任何事情要能坦然处之。

3. 洗澡时要特别注意。不要在饱餐或饥饿的情况下洗澡。水温最好与体温相当，洗澡时间不宜过长，冠心病程度较严重的患者洗澡时，应在他人帮助下进行。

4. 气候变化时要当心。在严寒或强冷空气影响下，冠状动脉可发生痉挛而诱发急性心肌梗死。所以每遇气候恶劣时，冠心病患者要注意保暖或适当防护。

5. 要懂得和识别心肌梗死的先兆症状并给予及时处理。心肌梗死患者约 70% 有先兆症状，主要表现如下。

（1）既往无心绞痛的患者突然发生心绞痛，或原有心绞痛的患者发作突然明显加重，或无诱因自发发作。

（2）心绞痛性质较以往发生改变、时间延长，使用硝酸甘油不易缓解。

（3）疼痛伴有恶心、呕吐、大汗或明显心动过缓或过速。

（4）心绞痛发作时伴气短、呼吸困难。

（5）冠心病患者或老年人突然出现不明原因的心律失常、心力衰竭、休克或晕厥等情况时都应想到心肌梗死的可能性。

（孙振刚　张爱美　刘兰香　徐亚男　王丽云）

第十六章　消化系统疾病

第一节　消化性溃疡

消化性溃疡主要指发生在胃和十二指肠的慢性溃疡,亦可发生于食管下段、胃空肠吻合口周围及含有异位胃黏膜的美克尔(Meckel)憩室。这些溃疡的形成与胃酸和胃蛋白酶的消化作用有关,故称消化性溃疡。近年研究发现溃疡的形成与幽门螺旋杆菌(Hp)的存在有关。本病绝大多数(95%以上)位于胃和十二指肠,故又称胃十二指肠溃疡。深入研究表明,胃溃疡病和十二指肠溃疡病在病因和发病机制方面有明显的区别,并非同一种疾病,但因两者的流行病学、临床表现和药物治疗反应有相似之处,所以习惯上还是把它们归并在一起。本病的总发病率占人口的 5%~10%,十二指肠溃疡较胃溃疡多见,以青壮年多发,男多于女,儿童亦可发病,老年患者所占比例亦逐年有所增加。胃溃疡患者的平均年龄高于十二指肠溃疡患者约 10 年。

一、病因

1. 生活因素:溃疡病在有些职业(如司机和医生等人)当中似乎更为多见,可能与饮食无规律有关,工作过于劳累而诱发本病。

2. 精神因素:精神紧张或忧虑,多愁善感,脑力劳动过多也是本病诱发因素。可能因迷走神经兴奋、胃酸分泌过多而引起。

3. 化学因素:长期饮用酒精或长期服用阿司匹林、皮质类固醇等药物易致此病发生,此外长期吸烟和饮用浓茶似亦有一定关系。

4. 遗传因素:胃溃疡也有家族史,尤其患儿童溃疡有家族史的占 25%~60%。另外 A 型血的人比其他血型的人易患此病。

二、临床表现

1. 慢性、周期性、节律性中上腹部疼痛,胃溃疡常在剑突下或偏左,进餐后 1~2 h 发作,持续 1~2 h 胃排空后缓解;十二指肠溃疡多在剑突下偏右,多于空腹时发生,进食后缓解。发作与季节有关。疼痛性质可呈钝痛、灼痛或饥饿样痛。特殊类型溃疡如幽门管、十二指肠球后、胃底贲门区、巨大溃疡及多发性溃疡、复合性溃疡或有并发症时,腹痛可不典型,可有剧烈腹痛或夜间痛。

2. 常伴有返酸、嗳气、流涎、恶心、呕吐等。

3. 全身症状:患者可有失眠等神经官能症的表现,疼痛较剧而影响进食者可有消瘦及贫血。

4. 缓解期一般无明显体征。活动期胃溃疡压痛点常在中上腹或偏左;十二指肠溃疡者常在偏右;后壁穿透性溃疡在背部第 11、12 胸椎两旁。

三、诊断

1. 有慢性、节律性、周期性中上腹部疼痛。
2. 可有返酸、嗳气、恶心、呕吐及其他消化不良的症状。
3. 胃镜或上消化道钡餐检查可发现龛影。

四、治疗

(一)内科治疗

1. 生活。消化性溃疡属于典型的心身疾病范畴,心理—社会因素对发病起着重要作用,因此乐观的情绪、规律的生活、避免过度紧张与劳累,无论在本病的发作期或缓解期均很重要。当溃疡活动期,症状较重时,卧床休息几天乃至 1～2 周。

2. 饮食。在 H_2 受体拮抗剂问世以前,饮食疗法曾经是消化性溃疡的唯一或主要的治疗手段。1901 年,Lenhartz 指出少食多餐对患者有利。其后,Sippy 饮食疗法问世,并一直被在临床上沿用达数十年之久。Sippy 饮食主要由牛奶、鸡蛋、奶油组成,以后还包括了一些"软"的非刺激性食物,其原理在于这些食物能够持久地稀释和中和胃酸。对消化性溃疡患者的饮食持下列观点。

(1)细嚼慢咽,避免急食,咀嚼可增加唾液分泌,后者能稀释和中和胃酸,并可能具有提高黏膜屏障作用。

(2)有规律地定时进食,以维持正常消化活动的节律。

(3)当急性活动期,以少吃多餐为宜,每天进餐 4～5 次即可,但一旦症状得到控制,应鼓励较快恢复到平时的一日 3 餐。

(4)饮食宜注意营养,但无需规定特殊食谱。

(5)餐间避免零食,睡前不宜进食。

(6)在急性活动期,应戒烟酒,并避免咖啡、浓茶、浓肉汤和辣椒酸醋等刺激性调味品或辛辣的饮料,以及损伤胃黏膜的药物。

(7)饮食不过饱,以防止胃窦部的过度扩张而增加胃泌素的分泌。

3. 镇静。对少数伴有焦虑、紧张、失眠等症状的患者,可短期使用一些镇静药或安定剂。

4. 避免应用致溃疡药物。应劝阻患者停用诱发或引起溃疡病加重或并发出血的有关药物,包括:

(1)水杨酸盐及非类固醇抗炎药(NSAIDs);

(2)肾上腺皮质激素;

(3)利血平等。如果因风湿病或类风湿病必须用上述药物,应当尽量采用肠溶剂型或小剂量间断应用。同时进行充分的抗酸治疗和加强黏膜保护剂。

(二)药物治疗

治疗消化性溃疡的药物主要包括降低胃酸的药物、根除幽门螺杆菌感染的药物和增强胃黏膜保护作用的药物。

1. 降低胃酸的药物。包括制酸药和抗分泌药两类。制酸药与胃内盐酸作用形成盐和水,使胃酸降低。种类繁多,有碳酸氢钠、碳酸钙、氧化镁、氢氧化铝、三硅酸镁等,其治疗作用在于:

(1)结合和中和 H^+,从而减少 H^+ 向胃黏膜的反弥散,同时也可减少进入十二指肠的胃酸;

(2)提高胃液的 pH,降低胃蛋白酶的活性。胃液 pH 为 1.5～2.5 时,胃蛋白酶的活性最强。

制酸药分可溶性和不溶性两大类,碳酸氢钠属于可溶性,其他属于不溶性。前者止痛效果快,但长期和大量应用时,副作用较大。含钙、铋、铝的制酸剂可致便秘,镁制剂可致腹泻,常将二种或多种制酸药制成复合剂,以抵消其副作用。

(3)抗分泌药物主要有组胺 H_2 受体拮抗剂和质子泵抑制剂两类。

①组胺 H_2 受体拮抗剂:组胺 H_2 受体拮抗剂选择性竞争 H_2 受体,从而使壁细胞内 cAMP 产生及胃酸分泌减少,故对治疗消化性溃疡有效。

②质子泵抑制剂:胃酸分泌最后一步是壁细胞分泌膜内质子泵驱动细胞 H^+ 与小管内 K^+ 交换,质子泵即 H^+—K^+-ATP 酶。质子泵抑制剂可明显减少任何刺激激发的酸分泌。

2. Hp 感染的治疗。对 Hp 感染的治疗主要是应用具有杀菌作用的药物。清除指药物治疗结束时 Hp 消失,根除指药物治疗结束后至少 4 周无 Hp 复发。临床上要求达到 Hp 根除,消化性溃疡的复发率可大大降低。体外药物敏感试验表明,在中性 pH 条件下,Hp 对青霉素最为敏感,对氨基糖苷类、四环素类、头孢菌素类、氧氟沙星、环西沙星、红霉素、利福平等高度敏感;对大环内酯类、呋喃类、氯霉素等中度敏感;对万古霉素有高度抗药性。但 Hp 对铋盐中度敏感。

3. 加强胃黏膜保护作用的药物。已知胃黏膜保护作用的减弱是溃疡形成的重要因素,近年来的研究认为加强胃黏膜保护作用,促进黏膜的修复是治疗消化性溃疡的重要环节之一。

(1)胶态次枸橼酸铋(CBS)。商品名 De-Nol、德诺、迪乐。CBS 对消化性溃疡的疗效大体与 H_2 受体拮抗剂相似。CBS 在常规剂量下是安全的,口服后主要在胃内发挥作用,仅约 0.2% 吸收入血。严重肾功能不全者忌用该药。少数患者服药后出现便秘、恶心、一时性血清转氨酶升高等。

(2)前列腺素 E:是近年来用于治疗消化性溃疡的一类药物。前列腺素具有细胞保护作用,能加强胃肠黏膜的防卫能力,但其抗溃疡作用主要基于其对胃酸分泌的抑制。

(3)硫糖铝:是硫酸化二糖和氢氧化铝的复合物,在酸性胃液中,凝聚成糊状黏稠物,可附着于胃、十二指肠黏膜表面,与溃疡面附着作用尤为显著。

(4)表皮生长因子(EGF):是一种多肽,由唾液腺、Brunner 腺和胰腺分泌。EGF 不被肠道吸收,能抵抗蛋白酶的消化,在黏膜防御和创伤愈合中起重要作用,EGF 不仅能刺激黏膜细胞增殖,维护黏膜光整,还可增加前列腺素、巯基和生长抑素的释放。胃肠外的 EGF 还能抑制壁细胞的活力和各种刺激引起的酸分泌。

(5)生长抑素:能抑制胃泌素分泌,而抑制胃酸分泌,可协同前列腺素对胃黏膜起保护作用。主要应用于治疗胃、十二指肠溃疡并发出血。

4. 促进胃动力药物。在消化性溃疡病例中,如见有明显的恶心、呕吐和腹胀,实验室检查见有胃潴留、排空迟缓、胆汁反流或胃食管反流等表现,应同时给予促进胃动力药物。如:甲氧氯普胺(Metoclopramide);多潘立酮(Domperidone);西沙必利(Cisapride)。

5. 药物治疗的选择

(1)药物的选用原则:组胺 H_2 受体拮抗剂可作为胃、十二指肠溃疡的首选药物。抗酸剂和硫糖铝也可用作第一线药物治疗,但疗效不及 H_2 受体拮抗剂。奥美拉唑可用作第一线药物,但在更多的情况下,用于其他药物治疗失败的顽固性溃疡。Hp 阳性的病例,应采用双联或三联疗法根除 Hp 感染。

(2)难治性和顽固性溃疡的治疗:经正规内科治疗无明显效果,包括溃疡持久不愈合,或在维持治疗期症状仍复发,或发生并发症者,称难治性溃疡;十二指肠溃疡经 8 周,胃溃疡 12 周治疗而未愈合者,称为顽固性溃疡。这时,可尝试增加 H_2 受体拮抗剂的剂量,或应用奥美拉唑,后者可使 90% 的顽固性溃疡愈合。铋剂和抗生素联合治疗清除 Hp 感染,对某些顽固性溃疡也有一定效果。如果药物治疗失败宜考虑手术。

(3)溃疡复发的防治。消化性溃疡是一慢性复发性疾病,约 80% 的溃疡病治愈后在一年内复发,5 年内复发率达 100%。如何避免复发是个尚未解决的问题。已经认识到吸烟、胃高分泌、长期的病史和以前有过并发症、使用致溃疡药物、幽门螺杆菌感染是导致溃疡复发的重要危险因素,临床上对每一个消化性溃疡患者要仔细分析病史和作有关检查,尽可能地消除或减少上述危险因素。

(4)消化性溃疡的维持治疗。由于消化性溃疡治愈停药后复发率甚高,并发症发生率较高,而且自然病程长达 8～10 年,因此药物维持治疗是个重要的实施。有下列三种方案可供选择。

①正规维持治疗:适用于反复复发、症状持久不缓解、合并存在多种危险因素或伴有并发症者。维持方法:西咪替丁 400 mg,或雷尼替丁 150 mg,或法莫替丁 20 mg,睡前一次服用,也可口服硫糖铝 1 g,每日 2 次。正规长程维持疗法的理想时间尚难确定,多数主张至少维持 1～2 年,对于老年人、预期溃疡复发可产生严重后果者,可终身维持。

②间隙全剂量治疗:在患者出现严重症状复发或内镜证明溃疡复发时,可给予一疗程全剂量治疗,据报告约有 70% 以上患者可取得满意效果。这种方法简便易行,易为多数患者所接受。

③按需治疗:本法系在症状复发时,给予短程治疗,症状消失后即停药。对有症状者,应用短程药物治疗,目的在于控制症状,而让溃疡自发愈合。事实上,有相当多的消化性溃疡患者在症状消失后即自动停药。按需治疗时,虽然溃疡愈合较慢,但总的疗效与全程治疗并无不同。下列情况不适此法:60 岁以上,有溃疡出血或穿孔史,每年复发

2次以上以及合并其他严重疾病者。

(三)并发症的治疗

1. 大量出血。消化性溃疡病并发大量出血,常可引起周围循环衰竭和失血性贫血,应当进行紧急处理。

(1)输血输液补充血容量、纠正休克和稳定生命体征是重要环节。

(2)同时给予全身药物止血,如生长抑素 25 μg 稀释后静脉滴注,以后每小时注入 250 μg,治疗 24～48 h 有止血作用。组胺 H_2 受体拮抗剂能减少胃酸分泌,有助于止血、溃疡愈合,可选择西咪替丁 0.8 g/d 或法莫替丁 40 mg/d,溶于 500 mL 葡萄糖中,静脉滴注。也可选用质子泵抑制剂奥美拉唑 40 mg/d 加入补液中滴注;

(3)内镜下局部止血,可选用局部喷洒 1‰肾上腺素液、5%孟氏液、凝血酶 500～1 000 U 或立止血 1～2 kU。或者于出血病灶注射 1%乙氧硬化醇、高渗盐水肾上腺素或立止血。或者应用电凝、微波、激光止血,常可获得良好的疗效。

以下情况考虑紧急或近期内外科手术治疗:①中老年患者,原有高血压、动脉硬化,一旦大出血,不易停止;②多次大量出血的消化性溃疡;③持续出血不止,虽经积极治疗措施未见效;④大量出血合并幽门梗阻或穿孔,内科治疗多无效果。

2. 急性穿孔。胃十二指肠溃疡一旦并发急性穿孔,应禁食,放置胃管抽吸胃内容物,防止腹腔继发感染。无腹膜炎发生的小穿孔,可采用非手术疗法。饱食后发生穿孔,常伴有弥漫性腹膜炎,需在 6～12 h 内施行急诊手术。慢性穿孔进展较缓慢,穿孔毗邻脏器,可引起粘连和瘘管形成,必须外科手术。

3. 幽门梗阻。功能性或器质性幽门梗阻的初期,其治疗方法基本相同。包括:

(1)静脉输液,以纠正水、电解质代谢紊乱或代谢性碱中毒。

(2)放置胃管连续抽吸胃内潴留物 72 h 后,于每日晚餐后 4 h 行胃灌洗术,以解除胃潴留和恢复胃张力。

(3)经胃灌洗术后,如胃潴留已少于 200 mL,表示胃排空已接近正常,可给流质饮食。

(4)消瘦和营养状态极差者,宜及早予以全肠外营养疗法。

(5)口服或注射组胺 H_2-受体拮抗剂。

(6)应用促进胃动力药如吗丁啉或西沙必利,但禁用抗胆碱能药物如阿托品、颠茄类,因此类药物能使胃松弛和胃排空减弱而加重胃潴留。

(四)外科治疗

消化性溃疡的大多数,经过内科积极治疗后,症状缓解,溃疡愈合。如能根除 Hp 感染和坚持药物维持治疗,可以防止溃疡复发。外科治疗主要适用于:

1. 急性溃疡穿孔;

2. 穿透性溃疡;

3. 大量或反复出血,内科治疗无效者;

4. 器质性幽门梗阻;

5. 胃溃疡癌变或癌变不能除外者;

6.顽固性或难治性溃疡,如幽门管溃疡、球后溃疡多属此类。

五、护理

(一)服药指导

嘱患者按医嘱服药,不可漏服。洛赛克、羟氨苄青霉素、替硝唑服药时间为早餐前和晚上入睡前,金奥康为晚上睡前服用。

(二)消毒

1. 患者急性期入院后,将同病种安排在同一病室,嘱患者大小便在固定的容器,经医务人员消毒处理后再排入管道。

2. 病室内的洗手间及便器每日用消毒液消毒处理。

3. 嘱患者饭前便后要洗手,注意个人卫生。

4. 患者吃剩的食物、用过的餐具、呕吐物等都先消毒后处理,以免成为传染源继续播散。

(三)饮食

以前按传统方法,应少食多餐,饮食为牛奶、鸡蛋等少渣饮食,不吃刺激性食物。现在主张在溃疡出血期饮食以流质、易消化的软食为主。在溃疡恢复期,抗酸治疗的同时,勿必过分限制饮食,以清淡为主,避免暴饮暴食,并鼓励进食正常或高纤维素饮食。高纤维素饮食中存在一种脂容性保护因子而且含有较多的营养因子,这些具有防止溃疡发生和复发的作用。

(四)健康教育

1. 同患者多交流,帮助他们了解病情,解除思想顾虑,树立根除疾病的信心。

2. 使患者了解药物的不良反应,嘱其坚持服药。禁用致溃疡病药物,如阿司匹林等非甾体类药物,防止溃疡出血。

3. 对患者积极进行卫生宣传教育,明确 Hp 的传染性,特别注意家庭内的感染,做好餐具的消毒。家庭成员中有类似溃疡病症状者,要及时来医院检查。

(孙振刚　张爱美　丁桂芹　王　菲　李　晶)

第二节　胃　癌

胃癌在我国各种恶性肿瘤中居首位,胃癌发病有明显的地域性差别,在我国的西北与东部沿海地区胃癌发病率比南方地区明显为高。好发年龄在 50 岁以上,男女发病率之比为 2∶1。胃癌的预后与胃癌的病理分期、部位、组织类型、生物学行为以及治疗措施有关。

一、病因

1. 地域环境及饮食生活因素。胃癌发病有明显的地域性差别,在我国的西北与东部沿海地区胃癌发病率比南方地区明显为高。长期食用薰烤、盐腌食品的人群中胃远端癌发病率高,与食品中亚硝酸盐、真菌毒素、多环芳烃化合物等致癌物或前致癌物含量高有关;吸烟者的胃癌发病危险较不吸烟者高50%。

2. 幽门螺杆菌感染。我国胃癌高发区成人Hp感染率在60%以上。幽门螺杆菌能促使硝酸盐转化成亚硝酸盐及亚硝胺而致癌;Hp感染引起胃黏膜慢性炎症加上环境致病因素加速黏膜上皮细胞的过度增殖,导致畸变致癌;幽门螺杆菌的毒性产物CagA,VacA可能具有促癌作用,胃癌患者中抗CagA抗体检出率较一般人群明显为高。

3. 癌前病变。胃疾病包括胃息肉、慢性萎缩性胃炎及胃部分切除后的残胃,这些病变都可能伴有不同程度的慢性炎症过程、胃黏膜肠上皮化生或非典型增生,有可能转变为癌。癌前病变系指容易发生癌变的胃黏膜病理组织学改变,是从良性上皮组织转变成癌过程中的交界性病理变化。胃黏膜上皮的异型增生属于癌前病变,根据细胞的异型程度,可分为轻、中、重三度,重度异型增生与分化较好的早期胃癌有时很难区分。

4. 遗传和基因。遗传与分子生物学研究表明,胃癌患者有血缘关系的亲属其胃癌发病率较对照组高4倍。

二、临床表现

早期胃癌多数患者无明显症状,少数人有恶心、呕吐或是类似溃疡病的上消化道症状。疼痛与体重减轻是进展期胃癌最常见的临床症状。患者常有较为明确的上消化道症状,如上腹不适、进食后饱胀,随着病情进展上腹疼痛加重,食欲下降、乏力。根据肿瘤的部位不同,也有其特殊表现。贲门胃底癌可有胸骨后疼痛和进行性吞咽困难;幽门附近的胃癌有幽门梗阻表现;肿瘤破坏血管后可有呕血、黑便等消化道出血症状。腹部持续疼痛常提示肿瘤扩展超出胃壁,如锁骨上淋巴结肿大、腹水、黄疸、腹部包块、直肠前凹扪及肿块等。晚期胃癌患者常可出现贫血、消瘦、营养不良甚至恶病质等表现。胃癌的扩散和转移有以下途径。

1. 直接浸润。贲门胃底癌易侵及食管下端,胃窦癌可向十二指肠浸润。分化差浸润性生长的胃癌突破浆膜后,易扩散至网膜、结肠、肝、胰腺等邻近器官。

2. 血行转移。发生在晚期,癌细胞进入门静脉或体循环向身体其他部位播散,形成转移灶。常见转移的器官有肝、肺、胰、骨骼等处,以肝转移为多。

3. 腹膜种植转移。当胃癌组织浸润至浆膜外后,肿瘤细胞脱落并种植在腹膜和脏器浆膜上,形成转移结节。直肠前凹的转移癌,直肠指检可以发现。女性患者胃癌可发生卵巢转移性肿瘤。

4. 淋巴转移。是胃癌的主要转移途径,进展期胃癌的淋巴转移率高达70%左右,早期胃癌也可有淋巴转移。胃癌的淋巴结转移率和癌灶的浸润深度呈正相关。胃癌的淋巴结转移通常是循序逐步渐进,但也可发生跳跃式淋巴转移,即第一站无转移而第二站

有转移。终末期胃癌可经胸导管向左锁骨上淋巴结转移,或经肝圆韧带转移至脐部

三、诊断

1. X 线钡餐检查。数字化 X 线胃肠造影技术的应用,目前仍为诊断胃癌的常用方法。常采用气钡双重造影,通过黏膜相和充盈相的观察作出诊断。早期胃癌的主要改变为黏膜相异常,进展期胃癌的形态与胃癌大体分型基本一致。

2. 纤维胃镜检查。直接观察胃黏膜病变的部位和范围,并可获取病变组织作病理学检查,是诊断胃癌的最有效方法。采用带超声探头的纤维胃镜,对病变区域进行超声探测成像,有助于了解肿瘤浸润深度以及周围脏器和淋巴结有无侵犯和转移。

3. 腹部超声。在胃癌诊断中,腹部超声主要用于观察胃的邻近脏器(特别是肝、胰)受浸润及淋巴结转移的情况。

4. 螺旋 CT 与正电子发射成像检查。多排螺旋 CT 扫描结合三维立体重建和模拟内腔镜技术,是一种新型无创检查手段,有助于胃癌的诊断和术前临床分期。利用胃癌组织对于氟和脱氧-D-葡萄糖(FDG)的亲和性,采用正电子发射成像技术(PET)可以判断淋巴结与远处转移病灶情况,准确性较高。

四、治疗

(一)手术治疗

1. 根治性手术。原则为整块切除包括癌灶和可能受浸润胃壁在内的胃的部分或全部,按临床分期标准整块清除胃周围的淋巴结,重建消化道。

2. 姑息性手术。原发灶无法切除,为了减轻由于梗阻、穿孔、出血等并发症引起的症状而作的手术,如胃空肠吻合术、空肠造口、穿孔修补术等。

(二)化疗

用于根治性手术的术前、术中和术后,延长生存期。晚期胃癌患者采用适量化疗,能减缓肿瘤的发展速度,改善症状,有一定的近期效果。早期胃癌根治术后原则上不必辅助化疗,有下列情况者应行辅助化疗:病理类型恶性程度高;癌灶面积大于 5 cm;多发癌灶;年龄低于 40 岁。进展期胃癌根治术后、姑息手术后、根治术后复发者需要化疗。

常用的胃癌化疗给药途径有口服给药、静脉、腹膜腔给药、动脉插管区域灌注给药等。常用的口服化疗药有替加氟、优福定、氟铁龙等。常用的静脉化疗药有氟尿嘧啶、丝裂霉素、顺铂、阿霉、依托泊苷、甲酰四氢叶酸钙等。近年来紫杉醇、草酸铂、拓扑酶抑制剂、希罗达等新的化疗药物用于胃癌。

(三)其他治疗

包括放疗、热疗、免疫治疗、中医中药治疗等。胃癌的免疫治疗包括非特异生物反应调节剂,如卡介苗、香菇多糖等;细胞因子,如白介素、干扰素、肿瘤坏死因子等;以及过继性免疫治疗,如淋巴细胞激活后杀伤细胞(IAK)、肿瘤浸润淋巴细胞(TIL)等的临床应用。抗血管形成基因是研究较多的基因治疗方法,可能在胃癌的治疗中发挥作用。

五、护理

1. 加强病情观察。预防感染及其他并发症的发生,观察患者生命体征的变化,观察腹痛、腹胀及呕血、黑粪的情况,观察化疗前后症状及体征改善情况。晚期胃癌患者抵抗力下降,身体各部分易发生感染,应加强护理与观察,保持口腔、皮肤的清洁。长期卧床患者,要定期翻身、按摩,指导并协助进行肢体活动,以预防压疮及血栓性静脉炎的发生。

2. 休息。保持安静、整洁和舒适的环境,有利于睡眠和休息。早期胃癌患者经过治疗后可从事一些轻工作和锻炼,应注意劳逸结合。中晚期胃癌患者需卧床休息,以减少体力消耗。恶液质患者做好皮肤护理,定时翻身并按摩受压部位。做好生活护理和基础护理,使患者能心情舒畅地休息治疗。若有合并症需禁食或进行胃肠减压者,予以静脉输液以维持营养需要。恶心、呕吐的患者,进行口腔护理。此外,环境的控制、呕吐物的处理及进餐环境的空气流通对促进患者的食欲也是极为重要的。

3. 饮食。饮食应以合乎患者口味,又能达到身体基本热量的需求为主要目标。给予高热量、高蛋白、丰富维生素与易消化的食物,禁食霉变、腌制、熏制食品。宜少量多餐,选择患者喜欢的烹调方式来增加其食欲。化疗患者往往食欲减退,应多鼓励进食。

4. 疼痛的护理。疼痛是晚期胃癌患者的主要痛苦,护理人员应在精神上给予支持,减轻心理压力。可采用转移注意力或松弛疗法,如听音乐、洗澡等,以减轻患者对疼痛的敏感性,增强其对疼痛的耐受力。疼痛剧烈时,可按医嘱予以止痛剂,观察患者反应,防止药物成瘾。如果患者要求止痛剂的次数过于频繁,除了要考虑止痛剂的剂量不足外,也要注意患者的情绪状态,多给他一些倾诉的时间。在治疗性会谈的同时,可给予背部按摩或与医生商量酌情给予安慰剂,以满足患者心理上的需要。

5. 化疗的护理。无论是对术后或未手术的患者,化疗中均应严密观察药物引起的局部及全身反应,如恶心、呕吐、白细胞降低及肝、肾功能异常等,并应及时与医生联系,及早采取处理措施。化疗期间还应保护好血管,避免药液外漏引起的血管及局部皮肤损害。一旦发生静脉炎,立即予以 2% 利多卡因局部封闭或 50% 硫酸镁湿敷,局部还可行热敷、理疗等。若有脱发,可让患者戴帽或用假发,以满足其对自我形象的要求。

6. 心理护理。当患者及家属得知疾病诊断后,往往无法很坦然地面对。患者情绪上常表现出否认、悲伤、退缩和愤怒,甚至拒绝接受治疗,而家属也常出现焦虑、无助,有的甚至挑剔医护活动。护理人员应给予患者及家属心理上的支持。根据患者的性格、人生观及心理承受能力来决定是否告知事实真相。耐心做好解释工作,了解患者各方面的要求并予以满足,调动患者的主观能动性,使之能积极配合治疗,对晚期患者,应予以临终关怀,使患者能愉快地度过最后时光。

(孙振刚　徐莉莉　王　菲　李　晶　丁桂芹)

第三节　原发性肝癌

原发性肝癌是我国常见的恶性肿瘤之一,高发于东南沿海地区。我国肝癌患者的中位年龄为 40～50 岁,男性比女性多见。其病因和发病机制尚未确定。随着原发性肝癌早期诊断、早期治疗,总体疗效已有明显提高。

一、病因

原发性肝癌的病因和发病机制尚未确定。目前认为与肝硬化、病毒性肝炎以及黄曲霉素等化学致癌物质和环境因素有关。

二、临床表现

1. 肝区疼痛。半数以上患者肝区疼痛为首发症状,多为持续性钝痛、刺痛或胀痛。主要是由于肿瘤迅速生长,使肝包膜张力增加所致。位于肝右叶顶部的癌肿累及横膈,则疼痛可牵涉至右肩背部。当肝癌结节发生坏死、破裂,可引起腹腔内出血,出现腹膜刺激征等急腹症表现。

2. 全身和消化道症状。主要表现为乏力、消瘦、食欲减退、腹胀等。部分患者可伴有恶心、呕吐、发热、腹泻等症状。晚期则出现贫血、黄疸、腹水、下肢水肿、皮下出血及恶病质等。

3. 肝肿大。肝肿大呈进行性,质地坚硬,边缘不规则,表面凹凸不平呈大小结节或巨块。

4. 肝癌转移症状。肝癌如发生肺、骨、脑等处转移,可产生相应症状。少数患者可有低血糖症、红细胞增多症、高血钙和高胆固醇血症等特殊表现。原发性肝癌的并发症主要有肝性昏迷、上消化道出血、癌肿破裂出血及继发感染。

三、诊断

(一)辅助检查

(1)血清甲胎蛋白(AFP)测定。本法对诊断本病有相对的特异性。放射免疫法测定持续血清 AFP≥400 $\mu g/L$,并能排除妊娠、活动性肝病等,即可考虑肝癌的诊断。临床上约 30% 的肝癌患者 AFP 为阴性。如同时检测 AFP 异质体,可使阳性率明显提高。

(2)血液酶学及其他肿瘤标记物检查。肝癌患者血清中 γ-谷氨酰转肽酶及其同功酶、异常凝血酶原、碱性磷酸酶、乳酸脱氢酶同功酶可高于正常。但缺乏特异性。

(3)超声检查。可显示肿瘤的大小、形态、所在部位以及肝静脉或门静脉内有无癌栓,其诊断符合率可达 90%,是有较好诊断价值的无创性检查方法。

(4)CT 检查。CT 具有较高的分辨率,对肝癌的诊断符合率可达 90% 以上,可检出直径 1.0 cm 左右的微小癌灶。

(5)磁共振成像(MRI)。诊断价值与 CT 相仿,对良、恶性肝内占位病变,特别与血管瘤的鉴别优于 CT。

(6)选择性腹腔动脉或肝动脉造影检查。对血管丰富的癌肿,其分辨率低限约 1 cm,对 2 cm 的小肝癌其阳性率可达 90%。由于属创伤性检查,必要时才考虑采用。

(7)肝穿刺行针吸细胞学检查。在 B 型超声引导下行细针穿刺,有助于提高阳性率。适用于经过各种检查仍不能确诊,但又高度怀疑者。

(二)症状

凡是中年以上,特别是有肝病病史的患者,若有原因不明的肝区疼痛、消瘦、进行性肝肿大者,应及时作详细检查。如甲胎蛋白(AFP)检测和 B 型超声等影像学检查,有助于诊断,甚至可检出早期肝癌。

四、治疗

1. 手术治疗。手术是治疗肝癌的首选,也是最有效的方法。手术方法有:根治性肝切除,姑息性肝切除等。

2. 对不能切除的肝癌治疗。对不能切除的肝癌可根据具体情况,采用术中肝动脉结扎、肝动脉化疗栓塞、射频、冷冻、激光、微波等治疗有一定的疗效。原发性肝癌也是行肝移植手术的指证之一。

3. 化学药物治疗。经剖腹探查发现癌肿不能切除,或作为肿瘤姑息切除的后续治疗者,可采用肝动脉和(或)门静脉置泵(皮下埋藏灌注装置)作区域化疗栓塞;对估计手术不能切除者,也可行放射介入治疗,经股动脉作选择性插管至肝动脉,注入栓塞剂(常用如碘化油)和抗癌药行化疗栓塞,部分患者可因此获得手术切除的机会。

4. 放射治疗。对一般情况较好,肝功能尚好,不伴有肝硬化,无黄疸、腹水、无脾功能亢进和食管静脉曲张,癌肿较局限,尚无远处转移而又不适于手术切除或手术后复发者,可采用放射为主的综合治疗。

5. 生物治疗。常用的有免疫核糖核酸、干扰素、白细胞介素-2、胸腺肽等,可与化疗联合应用。

6. 中医中药治疗。采取辨证施治、攻补兼施的方法,常与其他疗法配合应用。以提高机体抗病力,改善全身状况和症状,减轻化疗、放疗不良反应。

五、护理

1. 疼痛的护理:遵医嘱给予适量止痛药。提供安静环境及舒适体位,进行心理疏导,原发性肝癌的护理可以改善患者的一些症状,同时可以配合中药的治疗,中药如人参皂苷 Rh2(护命素)可以减轻疼痛症状。

2. 出现意识障碍按照昏迷护理常规执行。

3. 出血的护理:动态观察血压变化及大便颜色、性质,肠鸣音、便潜血、血红蛋白的变化。

4. 腹水的护理

（1）大量腹水患者取半卧位，以减轻呼吸困难。

（2）每日液体摄入量不超过 1 000 mL，并给予低盐饮食。

（3）应用利尿剂时遵医嘱记录 24 h 出入量，定期测量腹围和体重。

（五）营养失调的护理

1. 与营养师和患者商量制订患者的食谱，成年休息者每日每千克体重给予热量 104.6～125.5 kJ，轻体力劳动者每日每公斤给予热量 125.5～146.4 kJ。

2. 调整饮食色、香、味，增进患者食欲。

3. 重症患者协助进食。

（许庆超　徐亚男　王昌俊　李亚莉　赵玉晓）

第四节　肝硬化

肝硬化是一种以肝组织弥漫性纤维化，假小叶和再生结节形成为特征的慢性肝病。临床上有多系统受累，以肝功能损害和门静脉高压为主要表现，晚期常出现消化道出血、肝性脑病、继发感染等严重并发症。高发年龄在 35～48 岁，男女比例为（3.6～8.1）：1。

一、病因

引起肝硬化的病因很多，在我国以病毒性肝炎所致肝硬化为主，国外以酒精中毒多见，常见病因如下。

1. 病毒性肝炎：主要为乙型、丙型和丁型病毒重叠感染。

2. 酒精中毒：长期大量饮酒，每天摄入乙醇 80 g 达 10 年以上即可发生肝硬化。

3. 胆汁淤积。

4. 循环障碍。

5. 工业毒物或药物：长期接触四氯化碳、磷、砷等或服用甲基多巴、四环素等。

6. 代谢障碍，肝豆状核变性、血色病、α_1-抗胰蛋白酶缺乏病和半乳糖血症。

7. 营养障碍。

8. 免疫紊乱。

9. 血吸虫感染。

10. 原因不明者称隐源性肝硬化。

二、临床表现

通常肝硬化起病隐匿，病程发展缓慢，潜伏期 3～5 年或 10 年以上，少数因短期大片肝坏死 3～6 个月便发展成肝硬化。常分如下几期。

1. 代偿期：可无症状或症状不典型。乏力，食欲减退，可伴有腹胀不适、恶心、上腹隐痛、轻微腹泻等。上述症状多呈间歇性，经休息或治疗可以缓解。患者营养状态一般，肝轻度大,质地结实或偏硬,无或有轻度压痛,脾轻或中度大,肝功能检查结果正常或轻度异常。

2.失代偿期:症状典型,主要为肝功能减退或门静脉高压症两大类临床表现。同时可有全身多系统症状。

(一)肝功能减退症状

1. 疲乏无力。

2. 体重下降。因食欲减退,胃肠道吸收障碍及体内蛋白质合成减少所致。

3. 食欲不振,伴恶心、腹胀、腹泻等症状。

4. 腹泻。为大便不成形,由于肠壁水肿,吸收不良,烟酸缺乏等。

5. 腹胀。为常见症状,午后及夜间为重,可能由于消化不良,胃肠胀气,低血钾,腹腔积液和脾大所致。

6. 双胁胀痛或腹痛。肝细胞进行性坏死,脾周及肝周炎症均可引起双胁胀痛,门静脉炎,门静脉血栓形成,肝硬化患者消化性溃疡,胆系感染,胆石症均可发生上腹痛。

7. 出血。出血倾向多见,由于凝血因子缺乏及脾功能亢进,血小板减少而出现皮肤黏膜淤斑或出血点,鼻出血,牙龈出血,女性可出现月经过多。呕血与黑便的常见原因是肝硬化门脉高压,侧支循环形成,致食管胃底静脉曲张、痔静脉曲张、十二指肠静脉曲张及肠系膜上静脉曲张均可引起出血。以食管胃底静脉破裂出血多见,出血量大迅猛,常可呕吐大量鲜血并便血,可迅速出现休克甚至死亡,出血量大时,亦可排红色血便。痔静脉出血较少见,为鲜红血便。门脉高压性胃炎伴糜烂,消化性溃疡,腹腔积液,患者腹压增高,致反流性食管炎,均可引起上消化道出血。

8. 神经精神症状。兴奋、定向力、计算力异常,嗜睡、昏迷,应考虑肝性脑病的可能。

9. 气短。活动时明显,唇有发绀,杵状指,见于部分患者。血气分析时血氧饱和度降低,氧分压下降,有报道是由于右支左分流引起的,肺内动静脉瘘,门静脉至肺静脉有侧支血管形成。

10. 低热。约 1/3 的患者常有不规则低热,可能与肝脏不能灭活致热性激素,如还原尿睾酮所致。

11. 皮肤表现。肝病容、蜘蛛痣及肝掌:患者面部、颈部、上胸、肩背和上肢等上腔静脉所引流区域出现蜘蛛痣和(或)毛细血管扩张。在手掌大鱼际、小鱼际和指端腹侧部位有红斑,称为肝掌。黄疸:表示肝细胞有损害,若肝细胞有炎症坏死,黄疸加深。

12. 内分泌表现。女性患者月经不调,闭经;男性患者性欲减退,睾丸萎缩及男性乳房增生。醛固酮增多,肝硬化患者晚期常有醛固酮增多现象,对腹腔积液的形成有重要作用。代谢异常,肝脏对血糖调节障碍,可出现高血糖或低血糖的表现。

(二)门脉高压症

门静脉系统阻力增加和门静脉血流量增多,是形成门静脉高压的发生机制。具体表现如下。

1. 脾大。脾脏可中等度增大,有时可呈巨脾。

2. 侧支循环建立开放。临床上有 3 支重要的侧支开放,食管和胃底静脉曲张;腹壁静脉曲张;痔静脉扩张。

3. 腹腔积液。提示肝硬化进入晚期失代偿的表现。出现腹部膨隆,腹内压力增高,严重者可有脐疝。高度腹水横膈升高可致呼吸困难。上消化道出血、感染、门静脉血栓、外科手术等可使腹水迅速形成。腹水的形成为钠、水的过量潴留。

4. 胸腔积液。腹腔积液患者有 5%~10% 伴胸腔积液,常见为右侧,双侧及左侧少见。

(三)肝脏触诊

肝脏性质与肝内脂肪浸润、肝细胞再生与结缔组织增生程度有关。早期肝稍大,肋下 1~3 cm,中等硬,表面光滑。晚期缩小,坚硬,表面结节不平,边锐,肋下不能触及。左叶代偿增生时剑突下可触及。

三、诊断

(一)血常规

在脾功能亢进时,全血细胞减少,以白细胞和血小板减少常见,但部分患者出现正红细胞性贫血,少数患者可为大细胞贫血。

(二)尿常规

代偿期一般无变化,有黄疸时可出现胆红素,并有尿胆原增加。有时可见到蛋白、管型和血尿。

(三)肝功能试验

常用生化指标如下。

1. ALT 和 AST 升高。反应细胞损害程度,代偿期肝硬化或不伴有活动性炎症的肝硬化可不升高。

2. 血清胆红素。反应肝对其摄取、结合及排泄功能。失代偿期半数以上患者出现黄疸,有活动肝炎存在或胆管梗阻时,直接胆红素及总胆红素可增高。

3. 血清白蛋白减低。见于中度以上损害,其持续低下有预后价值。

4. 蛋白电泳。肝硬化时白蛋白降低,α 球蛋白增高,β 球蛋白变化不大,γ 球蛋白常有增高。蛋白电泳中蛋白成分除免疫球蛋白以外,均由肝实质细胞合成。白蛋白明显低下,γ 球蛋白明显增高,常反应为慢性进行性肝脏病变。

5. 凝血酶原时间测定。早期肝硬化血浆凝血酶原多正常,而晚期活动性肝硬化和肝细胞严重损害时,则明显延长,若维生素 K 及其他治疗不能纠正者,提示预后欠佳。

6. 尿素氮。反应肝合成尿素的能力,<50 mg/L 见于乙醇性肝硬化。

7. 血氨。肝性脑病时血氨可以升高,正常血氨为 34~100 μmol/L。

8. 血清结合胆酸及胆酸/鹅去氧胆酸比值。有诊断价值。餐后结合胆酸改变提示有肝循环障碍,在原发与继发性胆汁性肝硬化尤有价值。

9. 血清胆碱酯酶(ChE)。肝硬化失代偿时 ChE 活力常明显下降,其下降幅度与血清白蛋白相平行。此酶反应肝脏储备能力。

10. 血清腺苷脱氨酶（ADA）测定。认为 ADA 是肝损害的一个良好标志，大体与 ALT 一致，且反应肝病的残存病变较 ALT 为优。

(四)肝储备功能的检测

CT 测定肝脏大小及容积、半乳糖清除率、尿素合成率、ICG。潴留率：BSP 最大运转及贮存能力，以及药物转化能力等，可估测残存肝细胞群的功能量，估测肝硬化的严重程度，对肝病手术危险性估计也有价值。

(五)肝纤维化检测

肝纤维化的最佳指标为血清Ⅲ型前胶原（P-Ⅲ-P），其次为单胺氧化酶（MAO），脯氨酰羟化酶、赖氨酸氧化酶、血清 N-B-氨基-葡萄糖苷酶（NAG）、脯氨酸、羟脯氨酸等。近年还有测定Ⅲ型前胶原抗体的 Fab 片断及板层蛋白浓度。在肝硬化及慢活肝尤其乙醇性肝硬化均有明显增高。

(六)免疫学检查

1. 细胞免疫。肝硬化患者 E 玫瑰花结成率、淋巴细胞转换率均降低。CD3、CD4、CD8 细胞均有降低。T 细胞在肝硬化患者也有降低。

2. 体液免疫。免疫球蛋白往往是丙种球蛋白升高，尤其 IgG 增高明显，高球蛋白症与肝脏受损、吞噬细胞清除能力降低、T 细胞功能缺陷、B 细胞功能亢进有关。自身免疫性慢活肝者还有自身免疫抗体。

(七)腹腔积液检查

一般为漏出液，如并发自发性腹膜炎，则腹水透明度降低，比重介于漏出液和渗出液之间，白细胞数增多，常在 $500×10^6/L$ 以上，以多形核白细胞计数大于 $250×10^6/L$，并发结核性腹膜炎时，则以淋巴细胞为主。

(八)其他检查

1. 超声波检查。肝硬化时显示均匀的、弥散的密集点状回声、晚期回声增强、肝脏缩小，门静脉增宽、脾脏增厚等。

2. 食管 X 线钡餐检查。观察有无食管、胃静脉曲张。有静脉曲张时，钡剂于黏膜上分布不均，出现虫蚀样充盈缺损。胃底静脉曲张时，钡剂呈菊花样充盈缺损。

3. CT 扫描。对晚期肝硬化，认为 CT 诊断可以代替腹腔镜和肝活检。

4. 磁共振成像（MRI）。磁共振成像与 CT 相似，能看到肝形态、脂肪浸润、腹水及血管是否通畅。两者各有优缺点。

5. 选择性肝动脉造影。可反应肝硬化的程度、范围和类型，并与原发性肝癌的鉴别有一定的意义。

6. 核素扫描。肝脏 Kupffer 细胞摄取和吞噬核素功能有改变。可示肝外形改变，常见有右叶萎缩，左叶增大，脾及骨髓显影，代偿期可见肝影增大，晚期肝影缩小，脾影增大。

7. 胃镜检查。诊断率较食管 X 线钡餐检查为高，可直接观察食管胃静脉曲张的程度、静脉曲张色调，有无红色征象及纤维素样渗出、糜烂，有助于预测出血的判断。

8. 肝穿刺活组织检查。可以确定诊断,了解肝硬化的组织类型及肝细胞受损和结缔组织形成的程度。

9. 腹腔镜检查。可直接观察肝外形、表面、色泽、边缘及脾等改变,亦可用拨棒感触硬度,直视下对病变明显处做穿刺活组织检查,对明确肝硬化病因很有帮助。

四、治疗

(一)一般治疗

1. 休息。肝功能代偿期患者可参加一般轻工作,注意劳逸结合,定期随访。肝功能失代偿期或有并发症者需要休息或住院治疗。

2. 饮食。以高热量、高蛋白质、维生素丰富而易消化的食物为宜。严禁饮酒,动物脂肪摄入不宜过多,肝性脑病者应严格限制蛋白质食物。有腹腔积液者,应予少钠盐或无钠盐饮食。有食管静脉曲张者,应避免粗糙坚硬食物。

(二)去除病因

药物中毒引起的肝损害时应停药。继发于其他疾病的肝损害,应先治疗原发病。寄生虫感染引起的肝损害,应治疗寄生虫病。营养不良引起的肝损害,应补充营养。细菌感染引起的,应以抗生素治疗。有慢性肝炎活动时,应控制肝炎,必要时抗病毒及免疫调整治疗,如干扰素、阿糖腺苷等。

(三)抗纤维化治疗

临床较为肯定的药物有泼尼松(强的松)、铃兰氨酸、秋水仙碱、青霉胺(D-青霉胺)。

(四)补充维生素

肝硬化时有维生素缺乏的表现,适当补充维生素 B_1、B_2、C、B_6、烟酸、叶酸、B_{12}、A、D 及 K 等。

(五)保护肝细胞

防治肝细胞坏死,促肝细胞再生的药物葡醛内酯(葡萄糖醛酸内酯),可有解除肝脏毒素作用。此外,还有肌苷、辅酶 A,均有保护肝细胞膜的作用,能量合剂、蛋白同化剂等均有促进肝细胞再生的作用,近年研究证明,肝细胞生长素、地诺前列酮(前列腺素 E2)、硫醇类(谷胱甘肽、半胱氨酸)、维生素 E 等,有抗肝细胞坏死、促进肝细胞再生作用。

(六)腹腔积液治疗

1. 限制水钠摄入。

2. 利尿剂。

3. 放腹腔积液加输注人血白蛋白。

4. 提高血浆胶体渗透压:每周定期少量,多次静脉输注鲜血或人血白蛋白。

5. 腹腔积液浓缩回输:可放腹腔积液 5 000～10 000 mL,通过浓缩处理或 500 mL,再静脉回输。

6. 腹腔—颈静脉引流,又称 Le Veen 引流法。

7. 经颈静脉肝内门体分流术（TIPSS）：是一种以介入放射学的方法在肝内的门静脉与肝静脉的主要分支间建立分流通道。

五、护理

(一)病情观察

1. 根据病情随时观察神志、表情、性格变化以及扑翼样震颤等肝昏迷先兆表现。
2. 对躁动不安的患者，应用约束带、床栏等保护性措施，以免坠床。
3. 观察鼻、牙龈、胃肠等出血倾向，若有呕血及便血时，要作好记录，及时与医师联系作对症处理。

(二)对症护理

1. 饮食以高糖、高蛋白、低脂肪、低盐、多维生素软食，忌吃粗糙过硬食物。
2. 伴有水肿和腹水的患者应限制水和盐摄入（每日 3～9 g）。
3. 肝功能不全昏迷期或血氨升高时，限制蛋白在每日 30 g 左右。
4. 正确记录 24 h 出入液量。
5. 禁烟、忌酒、咖啡等刺激性饮料及食物。

(三)一般护理

1. 肝功能代偿期患者，可参加力所能及的工作；肝功能失代偿期患者应卧床休息。
2. 大量腹水的患者，可采取半卧位或取患者喜欢的体位，每日测腹围和体重，详细记录。衬衣、裤要宽松合适，每日温水擦身，保持皮肤清洁、干燥；有牙龈出血者，用毛刷或含漱液清洁口腔，切勿用牙签剔牙。
3. 适当补充多种维生素，尤以 B 族维生素类。
4. 注意观察用利尿药后的尿量变化及电解质情况，随时与医师取得联系。

（盖丁凯　邓　冰　张梦歌　林树翠）

第五节　上消化道出血

上消化道出血是指屈氏韧带以上的消化道，包括食管、胃、十二指肠或胰胆等病变引起的出血，胃空肠吻合术后的空肠病变出血亦属这一范围。大量出血是指在数小时内失血量超出 1 000 mL 或循环血容量的 20％，其临床主要表现为呕血和(或)黑粪，往往伴有血容量减少引起的急性周围循环衰竭，是常见的急症，病死率高达 8％～13.7％。

一、病因

(一)上胃肠道疾病

1. 食管疾病。食管炎、食管癌、食管消化性溃疡、食管损伤等。

2. 胃十二指肠疾病。消化性溃疡、急性胃炎、慢性胃炎、胃黏膜脱垂、胃癌、急性胃扩张、十二指肠炎、卓—艾综合征、胃手术后病变等。

3. 空肠疾病。空肠克隆病,胃肠吻合术后空肠溃疡。

(二)门静脉高压

1. 各种肝硬化失代偿期。

2. 门静脉阻塞:门静脉炎、门静脉血栓形成、门静脉受邻近肿块压迫。

3. 肝静脉阻塞综合征。

(三)上胃肠道邻近器官或组织的疾病

1. 胆道出血。胆管或胆囊结石、胆囊或胆管癌、术后胆总管引流管造成的胆道受压坏死、肝癌或肝动脉瘤破入胆道。

2. 胰腺疾病。累及十二指肠胰腺癌,急性胰腺炎并发脓肿溃破。

3. 动脉瘤破入食管、胃或十二指肠,主动脉瘤,肝或脾动脉瘤破裂。

4. 纵隔肿瘤或脓肿破入食管。

(四)全身性疾病

1. 血液病。白血病、血小板减少性紫癜、血友病、弥散性血管内凝血及其他凝血机制障碍。

2. 尿毒症。

3. 血管性疾病。动脉粥样硬化、过敏性紫癜、遗传性出血性毛细血管扩张、弹性假黄瘤等。

4. 结节性多动脉炎。系统性红斑性狼疮或其他血管炎。

5. 应激性溃疡。败血症创伤、烧伤或大手术后休克,肾上腺糖皮质激素治疗后,脑血管意外或其他颅脑病变,肺气肿与肺源性心脏病等引起的应激状态。

二、临床表现

1. 呕血和(或)黑便。是上消化道出血的特征性表现。出血部位在幽门以上者常有呕血和黑便,在幽门以下者可仅表现为黑便。但是出血量少而速度慢的幽门以上病变可仅见黑便,而出血量大、速度快的幽门以下的病变可因血液反流入胃,引起呕血。

2. 失血性周围循环衰竭。出血量 400 mL 以内可无症状,出血量中等可引起贫血或进行性贫血、头晕、软弱无力,突然起立可产生晕厥、口渴、肢体冷感及血压偏低等。大量出血达全身血量 30%～50% 即可产生休克,表现为烦躁不安或神志不清、面色苍白、四肢湿冷、口唇发绀、呼吸困难、血压下降至测不到、脉压差缩小及脉搏快而弱等,若处理不当,可导致死亡。

3. 氮质血症。

4. 贫血和血象变化。急性大出血后均有失血性贫血,出血早期,血红蛋白浓度、红细胞计数及红细胞压积可无明显变化,一般需要经 3～4 h 以上才出现贫血。上消化道大出血 2～5 h,白细胞计数可明显升高,止血后 2～3 d 才恢复正常。但肝硬化和脾亢者,则白细胞计数可不增高。

5. 发热。中度或大量出血病例，于 2 h 内发热，多在 38.5℃ 以下，持续数日至一周不等。

三、诊断

(一)辅助检查

1. 化验检查。急性消化道出血时，重点化验应包括血常规、血型、出凝血时间、大便或呕吐物的隐血试验、肝功能及血肌酐、尿素氮等。

2. 特殊检查方法

(1)内镜检查。胃镜直接观察，即能确定，并可根据病灶情况作相应的止血治疗。做纤维胃镜检查注意事项有以下几点。

①胃镜检查的最好时机在出血后 24～48 h 进行。

②处于失血性休克的患者，应首先补充血容量，待血压有所平稳后做胃镜较为安全。

③事先一般不必洗胃准备，但若出血过多，估计血块会影响观察时，可用冰水洗胃后进行检查。

(2)选择性动脉造影。在某些特殊情况下，如患者处于上消化道持续严重大量出血紧急状态，以至于胃镜检查无法安全进行或因积血影响视野而无法判断出血灶，此时行选择性肠系膜动脉造影可能发现出血部位，并进行栓塞治疗。

(3)X 线钡剂造影。因为一些肠道的解剖部位不能被一般的内镜窥见，有时会遗漏病变，这些都可通过 X 线钡剂检查得以补救。但在活动性出血后不宜过早进行钡剂造影，否则会因按压腹部而引起再出血或加重出血。一般主张在出血停止、病情稳定 3 d 后谨慎操作。

(4)放射性核素扫描。经内镜及 X 线检查阴性的病例，可做放射性核素扫描。其方法是采用核素标记患者的红细胞后，再从静脉注入患者体内，当有活动性出血，而出血速度能达到 0.1 mL/min，核素便可以显示出血部位。

(二)诊断依据

1. 有引起上消化道出血的原发病，如消化性溃疡、肝硬化、慢性胃炎及应激性病变等。

2. 呕血和(或)黑便。

3. 出血不同程度时可出现相应的表现，轻者可无症状，严重者可发生出血性休克。

4. 发热。

5. 氮质血症。

6. 急诊内镜可发现出血源。

四、治疗

(一)一般治疗

大出血宜取平卧位，并将下肢抬高，头侧位，以免大量呕血时血液反流引起窒息，必要时吸氧、禁食。少量出血可适当进流食，对肝病患者忌用吗啡、巴比妥类药物。应加强护理,记录血压、脉搏、出血量及每小时尿量,保持静脉通路,必要时进行中心静脉压测定和心电图监护。

(二)补充血容量

当血红蛋白低于 70 g/L、收缩压低于 90 mmHg 时,应立即输入足够量全血。肝硬化患者应输入新鲜血。开始输液应快,但老年人及心功能不全者输血输液不宜过多过快,否则可导致肺水肿,最好进行中心静脉压监测。如果血源困难可给右旋糖酐或其他血浆代用品。

(三)止血措施

1. 药物治疗

(1)近年来对消化性溃疡疗效最好的药物是质子泵抑制剂奥美拉唑,H_2 受体拮抗剂西米替丁或法莫替丁,或雷尼替丁在基层医院亦较常用。上述药物用药 3~5 d 止血后皆改为口服。对消化性溃疡和糜烂性胃炎出血,可用去甲肾上腺素 8 mg 加入冰盐水,100 mL 口服或作鼻胃管滴注,也可使用凝血酶口服应用。凝血酶需临床用时新鲜配制,且服药同时给予 H_2 受体拮抗剂或奥美拉唑以便使药物得以发挥作用。

(2)食管、胃底静脉曲张破裂出血时,垂体后叶素是常用药物,但作用时间短,主张小剂量用药。患高血压病、冠心病或孕妇不宜使用。

2. 三腔气囊管压迫止血

适用于食管、胃底静脉曲张破裂出血。如药物止血效果不佳,可考虑使用。该方法即时止血效果明显,但必须严格遵守技术操作规程以保证止血效果,并防止窒息、吸入性肺炎等并发症发生。

3. 内镜直视下止血

对于门脉高压出血者,可采取急诊食管曲张静脉套扎术;注射组织胶或硬化剂如乙氧硬化醇、鱼肝酸油钠等。

(四)血管介入技术

对于食管—胃底静脉曲张破裂出血,经垂体后叶素或三腔气囊管压迫治疗失败的患者,可采用经颈静脉门体分流手术(TIPS)结合胃冠状静脉栓塞。

(五)手术治疗

经上述处理后,大多数上消化道大出血可停止。如仍无效可考虑手术治疗。食管、胃底静脉曲张破裂可考虑口腔或脾肾静脉吻合等手术。胃、十二指肠溃疡大出血患者早期手术可降低死亡率,尤其是老年人不易止血又易复发,更宜及早手术,如并发溃疡穿孔、幽门梗阻或怀疑有溃疡恶变者宜及时手术。

五、护理

(一)病情观察

1. 观察血压、体温、脉搏、呼吸的变化。

2. 在大出血时,每 15~30 min 测脉搏、血压,有条件者使用心电血压监护仪进行监测。

3. 观察神志、末梢循环、尿量、呕血及便血的色、质、量。

4. 有头晕、心悸、出冷汗等休克表现,及时报告医师对症处理并做好记录。

(二)对症护理

1. 出血期护理

(1)绝对卧床休息至出血停止。

(2)烦躁者给予镇静剂,门脉高压出血患者烦躁时慎用镇静剂。

(3)耐心细致地做好解释工作,安慰体贴患者的疾苦,消除紧张、恐惧心理。

(4)污染被服应随时更换,以避免不良刺激。

(5)迅速建立静脉通路,尽快补充血容量,用5%葡萄糖生理盐水或血浆代用品,大量出血时应及时配血、备血,准备双气囊三腔管备用。

(6)注意保暖。

2. 呕血护理

(1)根据病情让患者侧卧位或半坐卧位,防止误吸。

(2)行胃管冲洗时,应观察有无新的出血。

3. 一般护理

(1)口腔护理。出血期禁食,需每日2次清洁口腔。呕血时应随时做好口腔护理,保持口腔清洁、无味。

(2)便血护理。大便次数频繁,每次便后应擦净,保持臀部清洁、干燥,以防发生湿疹和褥疮。

(3)饮食护理。出血期禁食;出血停止后按序给予温凉流质、半流质及易消化的软饮食;出血后3 d未解大便患者,慎用泻药。

(4)使用双气囊三腔管压迫治疗时,参照双气囊三腔管护理常规。

(5)使用特殊药物,如施他宁、垂体后叶素时,应严格掌握滴速不宜过快,如出现腹痛、腹泻、心律失常等副作用时,应及时报告医师处理。易引起并发症的药物应忌用,如水杨酸类、利血平、保泰松等。

(王艺茜 丁桂芹 袁 青 胡 建 李 雯)

第十七章 血液系统疾病

第一节 再生障碍性贫血

再生障碍性贫血(aplastic anemia,AA)是一种骨髓造血功能衰竭症,主要表现为骨髓造血功能低下、全血细胞减少和贫血、出血、感染征候群。临床上骨髓穿刺及骨髓活检等检查用于确诊再生障碍性贫血。再生障碍性贫血罕有自愈者,一旦确诊,应积极治疗。

一、病因

1. 药物。药物是最常见的发病因素。

2. 苯。在工业生产和日常生活中,人们与苯(C_6H_6)及其衍生物有广泛的接触机会,苯具有挥发性,易被吸入人体,在接触苯的人员中血液学异常者较常见。

3. 病毒性肝炎。一般认为病毒性肝炎患者中 HAAA 的发生率为 0.05%～0.9%,在再生障碍性贫血患者中的构成比为 3.2%～23.9%,80% 的 HAAA 由丙型肝炎病毒引起,少数为乙型肝炎病毒(HBV)所致。

4. 放射线。放射线诱发的骨髓衰竭是非随机的,具有剂量依赖性,并与组织特异的敏感性有关,造血组织对放射线较敏感,致死或亚致死剂量(4.5～10 Gy)的全身照射可发生致死性的急性再生障碍性贫血,而极少引起慢性再生障碍性贫血。

5. 免疫因素。再生障碍性贫血可继发于胸腺瘤、系统性红斑狼疮和类风湿性关节炎等,患者血清中可找到抑制造血干细胞的抗体,部分原因不明的再生障碍性贫血可能也存在免疫因素。

6. 遗传因素。Fanconi 贫血系常染色体隐性遗传性疾病,有家族性,贫血多发现在5～10 岁,多数病例伴有先天性畸形,特别是骨骼系统,如拇指短小或缺如,多指,桡骨缩短,体格矮小,小头,眼裂小,斜视,耳聋,肾畸形及心血管畸形等,皮肤色素沉着也很常见,本病胎儿型血红蛋白(HBF)常增高,染色体异常发生率高,DNA 修复机制有缺陷,因此恶性肿瘤,特别是白血病的发生率显著增高,10% 患儿双亲有近亲婚配史。

7. 其他因素。罕有病例报告,再生障碍性贫血在妊娠期发病,分娩或人工流产后缓解,第二次妊娠时再发,但多数学者认为可能是巧合。此外,再生障碍性贫血尚可继发于慢性肾功能衰竭,严重的甲状腺或前(腺)脑垂体功能减退症等。

二、临床表现

1. 贫血:有苍白、乏力、头昏、心悸和气短等症状。急重型者多呈进行性加重,而轻型者呈慢性过程。

2. 感染：以呼吸道感染最常见，其次有消化道、泌尿生殖道及皮肤黏膜感染等。感染菌种以革兰氏阴性杆菌、葡萄球菌和真菌为主，常合并败血症。急重型者多有发热，体温在 39℃以上，个别患者自发病到死亡均处于难以控制的高热之中。轻型者高热比重型少见，感染相对易控制，很少持续 1 周以上。

3. 出血：急重型者均有程度不同的皮肤黏膜及内脏出血。皮肤表现为出血点或大片瘀斑，口腔黏膜有血泡，有鼻衄、牙龈出血、眼结膜出血等。深部脏器可见呕血、咯血、便血、尿血，女性有阴道出血；其次为眼底出血和颅内出血，后者常危及患者生命。轻型者出血倾向较轻，以皮肤黏膜出血为主，内脏出血少见。

三、诊断

(一)辅助检查

1. 全血细胞计数、网织红细胞计数、血涂片。再生障碍性贫血全血细胞计数表现为两系或三系血细胞减少，成熟淋巴细胞比例正常或相对增多。血红蛋白水平、中性粒细胞绝对值及血小板计数成比例地降低，但在再生障碍性贫血早期可表现为一系减少，常常是血小板减少。贫血常伴网织红细胞减少，多数再生障碍性贫血是正细胞正色素性贫血，少部分可见到大红细胞以及红细胞不均一性。中性粒细胞无病态造血，胞浆可见中毒颗粒。血小板数量减少，但涂片中无异常血小板。胎儿血红蛋白水平测定对于判断成人再生障碍性贫血者是否为遗传性也有重要意义。

2. 骨髓检查。骨髓穿刺及骨髓活检是必需的检查。多部位(不同平面)骨髓增生减低，可见较多脂肪滴，粒、红系及巨核细胞减少，淋巴细胞及网状细胞、浆细胞比例增高，多数骨髓小粒空虚。红系可见病态造血，不能以此诊断为骨髓异常增生综合征(MDS)。骨髓活检至少取 2 cm 标本，显示造血组织减少。骨髓活检可以评估细胞比例、残存造血组织情况，及是否存在骨髓浸润、骨髓纤维化等至关重要。多数再生障碍性贫血表现为全切片增生减低，少数可见局灶性增生灶。再生障碍性贫血患者的骨髓活检中网硬蛋白不增加亦无异常细胞。

(二)症状

1. 全血细胞减少，网织红细胞绝对值减少。

2. 一般无脾大。

3. 骨髓检查至少一个部位增生减低或重度减低。

4. 能除外其他引起全血细胞减少的疾病，如阵发性睡眠性血红蛋白尿症，骨髓增生异常综合征，急性造血功能停滞，骨髓纤维化，急性白血病，恶性组织细胞病等。

5. 一般抗贫血药物治疗无效。

四、治疗

再生障碍性贫血的治疗包括病因治疗、支持疗法和促进骨髓造血功能恢复的各种措施。慢性型一般以雄激素为主,辅以其他综合治疗,经过长期不懈的努力,才能取得满意疗效,不少病例血红蛋白恢复正常,但血小板长期处于较低水平,临床无出血表现,可恢复轻工作。急性型预后差,上述治疗常无效,诊断一旦确立宜及早选用骨髓移植或抗淋巴细胞球蛋白等治疗。

(一)支持疗法

凡有可能引起骨髓损害的物质均应设法去除,禁用一切对骨髓有抑制作用的药物。积极做好个人卫生和护理工作。对粒细胞缺乏者宜保护性隔离,积极预防感染。输血要掌握指证,准备做骨髓移植者,移植前输血会直接影响其成功率,尤其不能输家族成员的血。一般以输入浓缩红细胞为妥。严重出血者宜输入浓缩血小板,采用单产或 HLA 相合的血小板输注可提高疗效。反复输血者宜应用去铁胺排铁治疗。

(二)雄激素

为治疗慢性再生障碍性贫血首选药物。常用雄激素有四类。

1. 17α-烷基雄激素类:如司坦唑(康力龙)、甲氧雄烯醇酮、羟甲烯龙、氟甲睾酮、大力补等;

2. 睾丸素酯类:如丙酸睾酮、庚酸睾酮、环戊丙酸睾酮;

3. 非 17α-烷基雄激素类:如苯丙酸诺龙和葵酸诺龙等;

4. 中间活性代谢产物:如本胆烷醇酮和达那唑等。睾酮进入体内,在肾组织和巨噬细胞内,通过 5α-降解酶的作用,形成活力更强的 5α-双氢睾酮,促使肾脏产生红细胞生成素,巨噬细胞产生粒巨噬细胞集落刺激因子;在肝脏和肾髓质内存在 5β-降解酶,使睾酮降解为 5β-双氢睾酮和本胆烷醇酮,后两者对造血干细胞具有直接刺激作用,促使其增殖和分化。因此雄激素必须在一定量残存的造血干细胞基础上,才能发挥作用,急性、严重再生障碍性贫血常无效。慢性再生障碍性贫血有一定的疗效,但用药剂量要大,持续时间要长。丙酸睾丸酮 $50\sim100$ mg/d 肌肉注射,康力龙 $6\sim12$ mg/d 口服,安雄 $120\sim160$ mg/d口服,巧理宝 250 mg 每周二次肌肉注射,疗程至少 6 个月以上。国内报告的有效率为 $34.9\%\sim81\%$,缓解率 $19\%\sim54\%$。一般治后一个月网织红细胞开始上升,随后血红蛋白上升,2 个月后白细胞开始上升,但血小板多难以恢复。部分患者对雄激素有依赖性,停药后复发率达 $25\%\sim50\%$。复发后再用药,仍可有效。丙酸睾酮的男性化副作用较大,出现痤疮、毛发增多、声音变粗、女性闭经、儿童骨成熟加速及骨骺早期融合,且有一定程度的水钠潴留。丙睾肌注多次后局部常发生硬块,宜多处轮换注射。17α-烷基类雄激素男性化副反应较丙睾为轻,但肝脏毒性反应显著大于丙睾,多数患者服药后出现谷丙转氨酶升高,严重者发生肝内胆汁瘀积性黄疸,少数甚至出现肝血管肉瘤和肝癌,但停药后可消散。

(三)骨髓移植

骨髓移植是治疗干细胞缺陷引起再生障碍性贫血的最佳方法,且能达到根治的目的。一旦确诊严重型或极严重型再生障碍性贫血,年龄<20 岁,有 HLA 配型相符供者,在有条件的医院应首选异基因骨髓移植,移植后长期无病存活率可达 $60\%\sim80\%$,但移

植需尽早进行,因初诊者常输红细胞和血小板,这样易使受者对献血员次要组织相容性抗原致敏,导致移植排斥发生率升高。对确诊后未输过血或输血次数很少者,预处理方案可用环磷酰胺每天 50 mg/kg 连续静滴 4 d。国内已开始应用异基因骨髓移植治疗严重再生障碍性贫血,并已有获得成功报道。凡移植成功者则可望治愈。

(四)免疫抑制剂

适用于年龄大于 40 岁或无合适供髓者的严重型再生障碍性贫血。最常用的是抗胸腺球蛋白(ATG)和抗淋巴细胞球蛋白(ALG)。其机理主要可能通过去除抑制性 T 淋巴细胞对骨髓造血的抑制,也有人认为尚有免疫刺激作用,通过产生较多造血调节因子促进干细胞增殖。此外,可能对造血干细胞本身还有直接刺激作用。

(五)中医药

治宜补肾为本,兼益气活血。常用中药为鹿角胶、仙茅、仙灵脾、黄芪、生熟地、首乌、当归、苁蓉、巴戟、补骨脂、菟丝子、枸杞子、阿胶等。国内治疗慢性再生障碍性贫血常用雄激素合并中医补肾法治疗。

(六)造血细胞因子和联合治疗

再生障碍性贫血是造血干细胞疾病引起的贫血,内源性血浆 EPO 水平均在 500 U/L 以上,采用重组人 EPO 治疗再生障碍性贫血必需大剂量才可能有效,一般剂量是不会取得任何效果。重组人集落刺激因子包括 G-CSF,GM-CSF 或 IL-3 治疗再生障碍性贫血对提高中性粒细胞,减少感染可能有一定效果,但对改善贫血和血小板减少效果不佳,除非大剂量应用。但造血细胞因子价格昂贵,因此目前仅限于重型再生障碍性贫血免疫抑制剂治疗时的辅助用药,如应用 ALG/ATG 治疗重型再生障碍性贫血,常因出现严重粒细胞缺乏而并发感染,导致早期死亡。若此时合并应用 rHG-CSF 可改善早期粒缺,降低病死率。联合治疗可提高对重型再生障碍性贫血治疗效果,包括 ALG/ATG 和 CSA 联合治疗,CSA 和雄激素联合治疗等。

五、护理

(一)贫血的护理

1. 病情观察:详细询问患者贫血症状、持续时间。观察口唇、甲床苍白程度、心率。了解检查结果,如血红蛋白及网织红细胞数。

2. 评估患者目前的活动耐力。

3. 制定活动计划:一般重度以上贫血(血红蛋白<60 g/L)要以卧床休息为主。中轻度贫血应休息与活动交替进行。活动中如出现心慌、气短应立刻停止活动。

4. 药物护理:遵医嘱给予患者丙酸睾丸酮,坚持用药。不良反应及护理:①该药为油剂,需深层注射;由于吸收慢,注射部位易发生肿块,要经常检查注射部位,发现硬块要及时理疗。②男性化,如毛须增多、声音变粗、痤疮、女性闭经等。③肝功能受损,用药过程中应定期检查肝功能。

5. 输血:慢性严重贫血可输注红细胞悬液。输血操作应严格按程序进行并观察输血反应。

(二)脑出血的护理

1. 嘱患者多卧床休息,观察患者有无脑出血先兆,如头痛、呕吐、精神烦躁不安等。

2. 若发生颅内出血,处理如下:

(1)迅速通知医生;

(2)患者平卧位,头偏一侧,保持呼吸道通畅;

(3)开放静脉,按医嘱给予脱水剂、止血药或输浓缩血小板液;

(4)观察患者意识状态、瞳孔大小、血压、脉搏及呼吸频率、节律。

(三)心理护理

鼓励患者适当运动,增强体质,提高自身免疫力对再生障碍性贫血患者的康复没有坏处。

(王丽云 张 萍 于春华 逄锦燕)

第二节 急性白血病

急性白血病是一类造血干细胞异常的克隆性恶性疾病。其克隆中的白血病细胞失去进一步分化成熟的能力而停滞在细胞发育的不同阶段。在骨髓和其他造血组织中白血病细胞大量增生积聚并浸润其他器官和组织,同时使正常造血受抑制,临床表现为贫血、出血、感染及各器官浸润症状。

一、病因

随着分子生物学技术的发展,白血病的病因学已从群体医学、细胞生物学进入分子生物学的研究。尽管许多因素被认为和白血病发生有关,但人类白血病的确切病因至今未明。目前在白血病的发病原因方面,仍然认为与感染、放射因素、化学因素、遗传因素有关。

二、临床表现

因为白血病进展比较缓慢,所以很多患者没有症状,尤其在早期的患者,随着疾病的进展,白血病破坏骨髓正常造血功能,浸润器官,引起了明显但非特异的白血病的临床表现症状。白血病的临床表现如下。

1. 贫血:表现为乏力、头晕、面色苍白或活动后气促等。

2. 反复感染且不易治好:主要由于缺少正常的白细胞,尤其是中性粒细胞。

3. 出血倾向:容易出血、出血不止、牙龈出血、大便出血及月经不规则出血等,由于血小板减少引起;

4. 脾大、不明原因的消瘦及盗汗等。

三、诊断

(一)症状和体征

1. 发热：发热大多数是由感染所致。

2. 出血：早期可有皮肤黏膜出血，继而内脏出血或并发弥散性血管内凝血。

3. 贫血：进行性加重。

4. 白血病细胞的浸润表现：淋巴结、肝、脾肿大，胸骨压痛。亦可表现其他部位浸润，如出现胸腔积液、腹腔积液或心包积液，以及中枢神经系统浸润等。

(二)辅助检查

1. 血细胞计数及分类：大部分患者均有贫血，多为中重度。

2. 白细胞计数可高可低，血涂片可见不同数量的白血病细胞，血小板计数大多数小于正常。

3. 骨髓检查：形态学，活检（必要时）。

4. 免疫分型。

5. 细胞遗传学：核型分析、FISH（必要时）。

6. 有条件时行分子生物学检测。

四、治疗

(一)支持治疗

急性白血病的诊断一旦确立，接下来的 24～48 h 通常为患者接受诱导化疗做准备，往往患者的一般情况越好对诱导化疗的耐受性越强，以下叙述是在几乎所有的要接受诱导化疗的患者均会遇到的情况。

1. 利尿和纠正电解质平衡：维持适当的尿量是预防由于细胞崩解而导致肾功衰竭的重要手段。

2. 预防尿酸性肾病。

3. 血制品的正确使用：许多急性白血病的患者均伴有骨髓功能障碍，因此必须纠正症状性贫血及血小板减少。

4. 发热及感染的防治。

(二)化学治疗

1. 治疗的目的。化学治疗的目的是清除白血病细胞克隆并重建骨髓正常造血功能。两个重要的原则更需明确：

(1)长期缓解的病例几乎只见于有完全缓解（CR）的病例。

(2)除了骨髓移植可做为挽救性治疗的手段外，对于开始治疗的反应可以预测白血病患者的预后。尽管白血病治疗的毒性较大，且感染是化疗期间引起死亡的主要原因，但未经治疗或治疗无效的白血病患者的中位生存期只有 2～3 个月，绝大部分未经治疗的病例均死于骨髓功能障碍。化疗的剂量并不应因细胞减少而降低,因为较低剂量仍会产生明显的骨髓抑制而改善骨髓功能方面帮助不大,但对于最大限度地清除白血病细胞克隆极为不利。

2. 化学治疗的种类

(1)诱导化疗:是开始阶段的高强度化疗,其目的是清除白血病细胞克隆而取得完全缓解(CR)。

(2)巩固治疗:重复使用与诱导治疗时相同或相似的剂量的化疗方案,并在缓解后不久即给予。

(3)强化治疗:增加药物的剂量(如 HD-Arc-C)或选用非交叉性耐药的方案,一般在取得缓解后马上给予。

(4)缓解后化疗:是针对经诱导化疗已取得完全缓解后的患者,为进一步消灭那些残留的白血病细胞。目前诱导缓解的成功率较高,而治疗的关键在于改进缓解后的巩固治疗。

(三)骨髓移植(BMT)

骨髓移植在 AML 治疗中作用的临床试验缺乏质量控制研究。BMT 在 AML 中的治疗效果受多种因素的影响,移植相关死亡率、年龄和其他预后因素等均应加以考虑。诊断时有预后良好因素的患者,可不必考虑年龄因素使用标准的诱导缓解后治疗。无预后良好因素者,尤其是骨髓细胞核型差的病例,应在第 1 次缓解后选择自体或异基因BMT。第 1 次缓解后便采用无关供者的 BMT 的治疗,这种骨髓移植是否值得进行应慎重考虑,既便是对于治疗相关性 AML 或是继发于骨髓异常增生的 AML 均属临床研究性质。

1. 异基因骨髓移植:近年来有关异基因骨髓移植的报导很多,但据估计最多有 10%左右的 AML 患者真正适合进行配型相合的异基因骨髓移植。异基因骨髓移植一般在40 或 45 岁以下的患者进行,但许多中心年龄放宽到 60 岁。第 2 次缓解的 AML 往往选择异基因 BMT,因为该类患者的长期生存率只有 20%~30%。最近的随机对照研究表明,第 1 次缓解后即行 BMT 与先行缓解后治疗当复发后第 2 次缓解后再行 BMT 两组之间生存率上无差异。因此 BMT 应当用于 2 次缓解后的挽救治疗、诱导失败、早期复发、或某些高危患者。但适合的病例仍应进入前瞻性临床研究以确定异基因 BMT 的效果。

2. 自体骨髓移植:采用骨髓或末梢血中的造血干细胞,其优点是无 GVHD、不需要供者以及年长者耐受性好。但明显的缺点是白血病细胞的再输入。随着多种体外净化方法的改进,自体 BMT 可能会成为早期强化治疗的最佳方案。

五、护理

(一)饮食护理

食物的摄取是患者热量供应、蛋白质、微量元素、电解质摄入的来源,对患者的生命活动及耐受化疗有重要意义。但由于化疗引起的胃肠道反应,口腔溃疡疼痛,导致患者不能进食,我们应根据患者的具体情况进行护理。遵医嘱应用止吐药,减轻肠胃反应;应用促进溃疡愈合的药物及止痛药;给患者提供高蛋白、高维生素、高热量易消化的饮食;鼓励患者多饮水,减轻药物对消化道黏膜的刺激,同时有利于毒素排泄。

(二)临床护理

化疗药物大都通过静脉注射用于治疗急性白血病,但许多化疗药物对通路静脉有损伤作用,常致静脉痉挛、疼痛甚至静脉阻塞,因此,应注意保护静脉。有些化疗药物的毒性表现在黏膜上,尤其是大量应用时常引起严重的口腔炎症、口腔溃疡。另外,化疗可致白细胞下降,易引起全身感染乃至败血症。因此,为减轻患者痛苦,加速黏膜上皮细胞再生,防止感染,口腔护理是化疗护理中不可缺少的一环。具体包括:保持口腔清洁,用4%碳酸氢钠漱口;化疗期间让患者多饮水,减轻药物对黏膜的损伤;化疗期间不要使用牙刷,用棉签轻轻擦洗口腔牙齿;发生口腔炎时要做好口腔护理,根据病情选用有效药物;给予无刺激性流食。

(三)心理护理

通过对患者的心理分析,年龄、性别、职业、文化程度、病情及化疗反应的不同,心理反应也不同,开朗型占3%,多数患者表现为忧郁、焦虑、烦躁、悲观、消极、恐惧的心理。40%的患者对治疗持怀疑态度,医务人员应关心患者,耐心向患者介绍化疗的目的、意义,可能引起的不良反应,并说明这些反应是暂时的,待停药后可恢复正常,鼓励患者树立战胜疾病的信心。

(孙振刚 张爱美 刘兰香 徐莉莉)

第三节 弥散性血管内凝血

弥散性血管内凝血(disseminated or diffuse intravascular coagulation,DIC)是指在某些致病因子作用下凝血因子和血小板被激活,大量可溶性促凝物质入血,从而引起以凝血功能失常为主要特征的病理过程或病理综合征。在微循环中形成大量微血栓,同时大量消耗凝血因子和血小板,继发性纤维蛋白溶解(纤溶)过程加强,导致出血、休克、器官功能障碍和贫血等临床表现的出现。

一、病因

1. 妊娠并发症:羊水栓塞、胎盘早剥、死胎滞留、流产感染、宫内引产、先兆子宫破裂。
2. 感染:流行性出血热、出疹性病毒感染(天花,水痘,麻疹)、传染性单核细胞增多症、巨细胞病毒感染、斑疹伤寒、固紫色阴性杆菌感染(胆道感染,伤寒,暴发性细菌性痢疾,败血症等)、固紫色阳性球菌感染(溶血性链球菌引起的暴发性紫癜,金黄色葡萄球菌败血症等)、流行性脑脊髓膜炎的华—佛氏综合征、恶性疟疾。
3. 大量组织损伤与手术:大面积烧伤、严重的复合性外伤、体外循环、胸部、盆腔及前列腺手术等。

4. 肿瘤及血液病：前列腺癌、肺癌、消化道各种黏液腺癌（尤其是广泛移转的晚期肿瘤）、各种急性白血病（尤其是早幼粒细胞白血病）、血栓性血小板减少性紫癜、溶血性贫血。

5. 心、肺、肾、肝等内脏疾患：肺源性心脏病、紫绀型先天性心脏病、严重的心力衰竭、肝硬化、急性或亚急性肝坏死、急进性肾小球肾炎、溶血尿毒综合征、出血坏死性小肠炎、出血坏死性胰腺炎、糖尿病酸中毒、系统性红斑狼疮、结节性动脉周围炎等结缔组织病。

6. 其他：各种原因引起的休克、输血及输液反应、肾移值后排斥反应、毒蛇咬伤、巨大血管瘤、药物反应及中毒等。

二、临床表现

DIC 的临床表现复杂多样，与基础疾病有关。但主要表现是出血、休克、器官功能障碍和贫血。

1. 微血栓形成及缺血性组织坏死。小动脉、毛细血管或小静脉内血栓可引起各种器官微血栓阻塞，导致器官灌注不足而发生功能障碍，严重者甚至发生衰竭，引起缺血坏死。皮肤末端小动脉阻塞时出现出血性死斑，暴发型则表现为手指或足趾坏疽；肾脏受累肾皮质坏死引起血尿、少尿甚至无尿，继发肾小管坏死，肾功能进一步受损；肺间质出血对呼吸功能影响，伴有不同程度的低氧血症；胃及十二指肠黏膜下坏死可产生浅表性溃疡，导致消化道出血；患者可出现肝细胞性黄疸，长期存在感染和低血压常使肝损害进一步加重；肾上腺皮质出血及坏死造成急性肾上腺皮质功能衰竭，称为华—佛综合征（Waterhouse-Friderichsen syndrome）；垂体微血栓引起的垂体出血、坏死，导致垂体功能衰竭，即席汉综合征（Sheehan syndrome）。

2. 出血症状。出血是 DIC 最初及最常见的临床表现，患者可有多部位出血倾向，最常见出血部位是皮肤，其次为肾、黏膜、胃肠道，表现为皮肤瘀斑、紫癜、咯血、消化道出血等。轻者仅表现为局部（如注射针头处）渗血，重者可发生多部位出血。

3. 微血管病性溶血性贫血。由于出血和红细胞破坏，DIC 患者可伴有微血管病性溶血性贫血。不稳定的、疏松的纤维蛋白丝在小血管沉积，循环中的红细胞流过由纤维蛋白丝构成的网孔时，常会粘着或挂在在纤维蛋白丝上，加上血流的不断冲击，引起红细胞破裂。外周血涂片中可见红细胞碎片。临床表现为贫血、血红蛋白血症及血红蛋白尿。

4. 休克。广泛的微血栓形成使回心血量明显减少，加上广泛出血造成的血容量减少等因素，使心输出量减少，加重微循环障碍而引起休克。DIC 形成过程中产生多种血管活性物质，造成微血管平滑肌舒张、血管扩张、通透性增高，回心血量减少。

三、诊断

DIC 的诊断基本上根据 DIC 的病因学、发病学和临床表现特点，通过确定引起 DIC 的原发病，临床症状和实验室检查结果作综合分析，进行判断，总的来说，DIC 的诊断有三原则。

1. 应有引起 DIC 的原发病。

2. 存在 DIC 的特征性临床症状和体征,如出血、循环功能障碍、某个或某些器官功能不全的症状或检查阳性结果。

3. 实验室检查出凝血指标的阳性结果,最基本的是血小板明显减少,Fbg 明显减少(过度代偿型除外),凝血酶原时间(prothrombin time,PT)明显延长,凝血时间延长,3P试验阳性和血凝块溶解时间缩短等。在诊断 DIC 时,实验室诊断十分重要,由于 DIC 病因复杂,影响因素众多,发病不同阶段凝血,抗凝和纤溶系统各种指标的变化多样化,故对 DIC 的实验室诊断标准不同国家和地区有一定差别,但大多是以 Colman 早期所订标准为基础的,Colman 的诊断标准是:血小板计数低于正常,PT 延长,Fbg 低于 2 g/L。如果这三项中只有两项符合,必须补做一项纤溶指标。

四、治疗

(一)防治原发病

预防和去除引起 DIC 的病因是防治 DIC 的根本措施。例如控制感染,去除死胎或滞留胎盘等。某些轻度 DIC,只要及时去除病因,病情即可迅速恢复。

(二)替代治疗

患者若有明显出血或消耗性低凝期和继发纤溶期,血小板数、纤维蛋白原及凝血因子水平均降低,应适当补充凝血因子,输注新鲜冰冻血浆、冷沉淀、浓缩血小板悬液或新鲜全血或凝血酶原复合物。推荐剂量 8 U 血小板浓缩物、8 U 冷沉淀、2 U 新鲜冰冻血浆、每 8 h 根据血小板数、纤维蛋白原、APTT、PT、输入的容量而调整替代治疗剂量。

(三)肝素治疗

尽管在 DIC 治疗上使用肝素已有较长历史,但对肝素的使用仍有较大争议。目前一般认为肝素使用指证为:

(1)持续出血、经替代治疗血小板和凝血因子不上升。

(2)证实有纤维蛋白的沉积,如皮肤坏死、暴发性紫癜、肢端缺血或静脉血栓栓塞。

(3)对下列疾病一般认为肝素治疗有效:死胎滞留伴低纤维蛋白原血症诱导分娩前、流产,血型不合输血诱发 DIC 等。目前推荐的普通肝素剂量为 5～10 U/(kg·h)。出血倾向明显者可采用低分子量肝素 30～50 抗 Xau/kg 每 12 h 一次皮下注射。

(四)纤溶抑制物

纤溶抑制物阻断 DIC 的代偿机制、妨碍组织灌注,阻止血块溶解的同时,常带来肾损害,近年来不主张应用。在纤溶过盛及危及生命出血时,推荐剂量氨甲环酸每次 100～200 mg,每日 2～3 次静脉输注。因氨甲环酸尿路中浓度高,易因血块形成梗阻尿路,故 DIC 伴有血尿或尿道手术后慎用。24 h 临床不改善,不建议继续应用。

五、护理

(一)病情观察

1. 观察出血症状。可有广泛自发性出血,皮肤黏膜瘀斑,伤口、注射部位渗血,内脏出血如呕血、便血、泌尿道出血、颅内出血意识障碍等症状。应观察出血部位、出血量。

2. 观察有无微循环障碍症状。皮肤黏膜紫绀缺氧、尿少尿闭、血压下降、呼吸循环衰竭等症状。

3. 观察有无高凝和栓塞症状。如静脉采血血液迅速凝固时应警惕高凝状态,内脏栓塞可引起相关症状,如肾栓塞引起腰痛、血尿、少尿,肺栓塞引起呼吸困难、紫绀,脑栓塞引起头痛、昏迷等。

4. 观察有无黄疸溶血症状。

5. 观察实验室检查结果,如血小板计数、凝血酶原时间、血浆纤维蛋白含量、3P 试验等。

6. 观察原发性疾病的病情。

(二)对症护理

1. 出血的护理

(1)按本系统疾病的出血护理常规护理。

(2)按医嘱给予抗凝剂、补充凝血因子、成分输血或抗纤溶药物治疗。正确、按时给药,严格掌握剂量如肝素,严密观察治疗效果,监测凝血时间等实验室各项指标,随时按医嘱调整剂量,预防不良反应。

2. 微循环衰竭的护理

(1)意识障碍者要执行安全保护措施。

(2)保持呼吸道通畅,氧气吸入,改善缺氧症状。

(3)定时测量体温、脉搏、呼吸、血压,观察尿量、尿色变化。

(4)建立静脉通道,按医嘱给药,纠正酸中毒,维持水、电解质平衡,维持血压。

(5)做好各项基础护理,预防并发症。

(6)严密观察病情变化,若有重要脏器功能衰竭时应作相关护理,详细记录。

(三)一般护理

1. 按原发性疾病护理常规。

2. 卧床休息,保持病室环境安静清洁。

3. 给予高营养、易消化食物,应根据原发病调整食品的营养成分和品种。

4. 正确采集血标本,协助实验室检查以判断病情变化和治疗效果。

(盖丁凯　邓　冰　王　菲　李　晶　朱敬珍)

第十八章　神经系统疾病

第一节　脑梗死

脑梗死又称缺血性脑卒中,中医称之为卒中或中风。本病系由各种原因所致的局部脑组织血液供应障碍,导致脑组织缺血缺氧性病变坏死,进而产生临床上对应的神经功能缺失表现。脑梗死依据发病机制的不同分为脑血栓形成、脑栓塞和腔隙性脑梗死等主要类型。其中脑血栓形成是脑梗死最常见的类型,约占全部脑梗死的60%。

一、病因

1. 血管壁本身的病变。最常见的是动脉粥样硬化,且常常伴有高血压、糖尿病、高脂血症等危险因素。其可导致各处脑动脉狭窄或闭塞性病变,但以大中型管径($\geqslant 500\ \mu m$)的动脉受累为主,国人的颅内动脉病变较颅外动脉病变更多见。其次为脑动脉壁炎症,如结核、梅毒、结缔组织病等。此外,先天性血管畸形、血管壁发育不良等也可引起脑梗死。由于动脉粥样硬化好发于大血管的分叉处和弯曲处,故脑血栓形成的好发部位为颈动脉的起始部和虹吸部、大脑中动脉起始部、椎动脉及基底动脉中下段等。当这些部位的血管内膜上的斑块破裂后,血小板和纤维素等血液中有形成分随后黏附、聚集、沉积形成血栓,而血栓脱落形成栓子可阻塞远端动脉导致脑梗死。脑动脉斑块也可造成管腔本身的明显狭窄或闭塞,引起灌注区域内的血液压力下降、血流速度减慢和血液黏度增加,进而产生局部脑区域供血减少或促进局部血栓形成出现脑梗死症状。

2. 血液成分改变。真性红细胞增多症、高黏血症、高纤维蛋白原血症、血小板增多症、口服避孕药等均可致血栓形成。少数病例可有高水平的抗磷脂抗体、蛋白 C、蛋白 S或抗血栓Ⅲ缺乏伴发的高凝状态等。这些因素也可以造成脑动脉内的栓塞事件发生或原位脑动脉血栓形成。

3. 其他。药源性、外伤所致脑动脉夹层及极少数不明原因者。

二、临床表现

本病多发于50～60 岁以上的中、老年人,男性稍多于女性。其常合并有动脉硬化、高血压、高脂血症或糖尿病等危险因素或对应的全身性非特异性症状。脑梗死的前驱症状无特殊性,部分患者可能有头昏、一时性肢体麻木、无力等短暂性脑缺血发作的表现。而这些症状往往由于持续时间较短和程度轻微而被患者及家属忽略。脑梗死发病起病急,多在休息或睡眠中发病,其临床症状在发病后数小时或 1～2 d 达到高峰。

(一)颈内动脉闭塞综合征

病灶侧单眼黑矇,或病灶侧 Horner 征(因颈上交感神经节后纤维受损所致的同侧眼裂变小、瞳孔变小、眼球内陷及面部少汗);对侧偏瘫、偏身感觉障碍和偏盲等(大脑中动脉或大脑中、前动脉缺血表现);优势半球受累还可有失语,非优势半球受累可出现体像障碍等。尽管颈内动脉供血区的脑梗死出现意识障碍较少,但急性颈内动脉主干闭塞可产生明显的意识障碍。

(二)大脑中动脉闭塞综合征

1. 主干闭塞。出现对侧中枢性面舌瘫和偏瘫、偏身感觉障碍和同向性偏盲;可伴有不同程度的意识障碍;若优势半球受累还可出现失语,非优势半球受累可出现体像障碍。

2. 皮质支闭塞。上分支闭塞可出现对侧偏瘫和感觉缺失,Broca 失语(优势半球)或体像障碍(非优势半球);下分支闭塞可出现 Wernicke 失语、命名性失语和行为障碍等,而无偏瘫。

3. 深穿支闭塞。对侧中枢性上下肢均等性偏瘫,可伴有面舌瘫;对侧偏身感觉障碍,有时可伴有对侧同向性偏瘫;优势半球病变可出现皮质下失语。

(三)大脑前动脉闭塞综合征

1. 主干闭塞。前交通动脉以后闭塞时额叶内侧缺血,出现对侧下肢运动及感觉障碍,因旁中央小叶受累小便不易控制,对侧出现强握、摸索及吸吮反射等额叶释放症状。若前交通动脉以前大脑前动脉闭塞时,由于有对侧动脉的侧支循环代偿,不一定出现症状。如果双侧动脉起源于同一主干,易出现双侧大脑前动脉闭塞,出现淡漠、欣快等精神症状,双侧脑性瘫痪、二便失禁、额叶性认知功能障碍。

2. 皮质支闭塞。对侧下肢远端为主的中枢性瘫痪,可伴有感觉障碍;对侧肢体短暂性共济失调、强握反射及精神症状。

3. 深穿支闭塞。对侧中枢性面舌瘫及上肢近端轻瘫。

(四)大脑后动脉闭塞综合征

1. 主干闭塞。对侧同向性偏盲、偏瘫及偏身感觉障碍,丘脑综合征,主侧半球病变可有失读症。

2. 皮质支闭塞。因侧支循环丰富而很少出现症状,仔细检查可发现对侧同向性偏盲或象限盲,伴黄斑回避,双侧病变可有皮质盲;顶枕动脉闭塞可见对侧偏盲,可有不定型幻觉痫性发作,主侧半球受累还可出现命名性失语;距状动脉闭塞出现对侧偏盲或象限盲。

(五)椎基底动脉闭塞综合征

1. 主干闭塞。常引起广泛梗死,出现脑神经、锥体束损伤及小脑症状,如眩晕、共济失调、瞳孔缩小、四肢瘫痪、消化道出血、昏迷、高热等,患者常因病情危重而死亡。

2. 中脑梗死。常见综合征如下

(1)Weber 综合征。同侧动眼神经麻痹和对侧面舌瘫和上下肢瘫。

(2)Benedikt 综合征。同侧动眼神经麻痹,对侧肢体不自主运动,对侧偏身深感觉和精细触觉障碍。

（3）Claude 综合征。同侧动眼神经麻痹，对侧小脑性共济失调。

（4）Parinaud 综合征。垂直注视麻痹。

3. 脑桥梗死，常见综合征如下。

（1）Foville 综合征。同侧周围性面瘫，双眼向病灶对侧凝视，对侧肢体瘫痪。

（2）Millard-Gubler 综合征。同侧面神经、展神经麻痹，对侧偏瘫。

（3）Raymond-Cesten 综合征。对侧小脑性共济失调，对侧肢体及躯干深浅感觉障碍，同侧三叉神经感觉和运动障碍，双眼向病灶对侧凝视。

（4）闭锁综合征，又称为睁眼昏迷。系双侧脑桥中下部的副侧基底部梗死。患者意识清楚，因四肢瘫痪、双侧面瘫及球麻痹，故不能言语、不能进食、不能做各种运动，只能以眼球上下运动来表达自己的意愿。

三、诊断

（一）辅助检查

1. 一般检查。血小板聚集率、凝血功能、血糖、血脂水平、肝肾功能等；心电图，胸片。这些检查有助于明确患者的基本病情，部分检查结果还有助于病因的判断。

2. 特殊检查。主要包括脑结构影像评估、脑血管影像评估、脑灌注及功能检查等。

（1）脑结构影像检查

①头颅 CT。头颅 CT 是最方便和常用的脑结构影像检查。在超早期阶段（发病 6 h 内），CT 可以发现一些细微的早期缺血改变：如大脑中动脉高密度征、皮层边缘（尤其是岛叶）以及豆状核区灰白质分界不清楚和脑沟消失等。但是 CT 对超早期缺血性病变和皮质或皮质下小的梗死灶不敏感，尤其后颅窝的脑干和小脑梗死更难检出。大多数病例在发病 24 h 后 CT 可显示均匀片状的低密度梗死灶，但在发病 2～3 周内由于病灶水肿消失导致病灶与周围正常组织密度相当的"模糊效应"，CT 难以分辨梗死病灶。

②头颅 MRI。标准的 MRI 序列（T1，T2 和 Flair 相）可清晰显示缺血性梗死、脑干和小脑梗死、静脉窦血栓形成等，但对发病几小时内的脑梗死不敏感。弥散加权成像（DWI）可以早期（发病 2 h 内）显示缺血组织的大小、部位，甚至可显示皮质下、脑干和小脑的小梗死灶。结合表观弥散系数（ADC），DWI 对早期梗死的诊断敏感性达到 88%～100%，特异性达到 95%～100%。

（2）脑血管影像学

①颈部血管超声和经颅多普勒（TCD）。目前脑血管超声检查是最常用的检测颅内外血管狭窄或闭塞、动脉粥样硬化斑块的无创手段，亦可用于手术中微栓子的检测。目前颈动脉超声对颅外颈动脉狭窄的敏感度可达 80% 以上，特异度可超过 90%，而 TCD 对颅内动脉狭窄的敏感度也可达 70% 以上，特异度可超过 90%。但由于血管超声技术操作者主观性影响较大，且其准确性在总体上仍不及 MRA/CTA 及 DSA 等有创检查方法，因而目前的推荐意见认为脑血管超声检查（颈部血管超声和 TCD）可作为首选的脑血管病变筛查手段，但不宜将其结果作为血管干预治疗前的脑血管病变程度的唯一判定方法。

②磁共振血管成像（MRA）和计算机成像血管造影（CTA）。MRA 和 CTA 是对人体创伤较小的血管成像技术，其对人体有创的主要原因系均需要使用对比剂，CTA 尚有一定剂量的放射线。二者对脑血管病变的敏感度及特异度均较脑血管超声更高，因而可作为脑血管评估的可靠检查手段。

③数字减影血管造影（DSA）。脑动脉的 DSA 是评价颅内外动脉血管病变最准确的诊断手段，也是脑血管病变程度的金标准，因而其往往也是血管内干预前反映脑血管病变最可靠的依据。DSA 属于有创性检查，通常其致残及致死率不超过 1%。

(二)症状

本病的诊断要点如下。

1. 中老年患者，多有脑血管病的相关危险因素病史。

2. 发病前可有 TIA。

3. 安静休息时发病较多，常在睡醒后出现症状。

4. 迅速出现局灶性神经功能缺失症状并持续 24 h 以上，症状可在数小时或数日内逐渐加重。

5. 多数患者意识清楚，但偏瘫、失语等神经系统局灶体征明显。

6. 头颅 CT 早期正常，24～48 h 后出现低密度灶。

四、治疗

(一)戒烟限酒、调整不良生活饮食方式

对所有有此危险因素的脑梗死患者及家属均应向其普及健康生活饮食方式对改善疾病预后和预防再发的重要性。

(二)规范化二级预防药物治疗

主要包括控制血压、血糖和血脂水平的药物治疗。

1. 控制血压。在参考高龄、基础血压、平时用药、可耐受性的情况下，降压目标一般应该达到≤140/90 mmHg，理想应达到≤130/80 mmHg。糖尿病合并高血压患者严格控制血压在 130/80 mmHg 以下，降血压药物以血管紧张素转换酶抑制剂、血管紧张素Ⅱ受体拮抗剂类在降低心脑血管事件方面获益明显。在急性期血压控制方面应当注意以下几点。

(1)准备溶栓者，应使收缩压<180 mmHg、舒张压<100 mmHg。

(2)缺血性脑卒中后 24 h 内血压升高的患者应谨慎处理。应先处理紧张焦虑、疼痛、恶心呕吐及颅内压增高等情况。血压持续升高，收缩压≥200 mmHg 或舒张压≥110 mmHg，或伴有严重心功能不全、主动脉夹层、高血压脑病，可予谨慎降压治疗，并严密观察血压变化，必要时可静脉使用短效药物（如拉贝洛尔、尼卡地平等），最好应用微量输液泵，避免血压降得过低。

(3)有高血压病史且正在服用降压药者，如病情平稳，可于脑卒中 24 h 后开始恢复使用降压药物。

（4）脑卒中后低血压的患者应积极寻找和处理原因，必要时可采用扩容升压的措施。

2. 控制血糖。空腹血糖应＜7 mmol/L（126 mg/dL），糖尿病血糖控制的靶目标为HbAlc＜6.5%，必要时可通过控制饮食、口服降糖药物或使用胰岛素控制高血糖。

在急性期血糖控制方面应当注意以下两点。

（1）血糖超过 11.1 mmol/L 时可给予胰岛素治疗。

（2）血糖低于 2.8 mmol/L 时可给予 10%～20% 葡萄糖口服或注射治疗。

3. 调脂治疗。对脑梗死患者的血脂调节药物治疗的几个推荐意见如下。

（1）胆固醇水平升高的缺血性脑卒中和 TIA 患者，应该进行生活方式的干预及药物治疗。建议使用他汀类药物，目标是使 LDL-C 水平降至 2.59 mmol/L 以下或使 LDL-C 下降幅度达到 30%～40%。

（2）伴有多种危险因素（冠心病、糖尿病、未戒断的吸烟、代谢综合征、脑动脉粥样硬化病变但无确切的易损斑块或动脉源性栓塞证据或外周动脉疾病之一者）的缺血性脑卒中和 TIA 患者，如果 LDL-C＞2.07 mmol/L，应将 LDL-C 降至 2.07 mmol/L 以下或使 LDL-C 下降幅度达到 40%。

（3）对于有颅内外大动脉粥样硬化性易损斑块或动脉源性栓塞证据的缺血性脑卒中和 TIA 患者，推荐尽早启动强化他汀类药物治疗，建议目标 LDL-C＜2.07 mmol/L 或使 LDL-C 下降幅度达到 40%。

（4）长期使用他汀类药物总体上是安全的。他汀类药物治疗前及治疗中，应定期监测肌痛等临床症状及肝酶（谷氨酸和天冬氨酸氨基转移酶）、肌酶（肌酸激酶）变化，如出现监测指标持续异常并排除其他影响因素，应减量或停药观察（供参考：肝酶 3 倍正常上限；肌酶 5 倍正常上限时停药观察）；老年患者如合并重要脏器功能不全或多种药物联合使用时，应注意合理配伍并监测不良反应。

（5）对于有脑出血病史或脑出血高风险人群应权衡风险和获益，建议谨慎使用他汀类药物。

（三）特殊治疗

主要包括溶栓治疗、抗血小板聚集及抗凝药物治疗、神经保护剂、血管内介入治疗和手术治疗等。

1. 溶栓治疗。静脉溶栓和动脉溶栓的适应证及禁忌证基本一致。本文以静脉溶栓为例详细介绍其相关注意问题。

（1）对缺血性脑卒中发病 3 h 内和 3～4.5 h 的患者，应根据适应证严格筛选患者，尽快静脉给予 rt-PA 溶栓治疗。使用方法：rt-PA 0.9 mg/kg（最大剂量为 90 mg）静脉滴注，其中 10% 在最初 1 min 内静脉推注，其余持续滴注，用药期间及用药 24 h 内应如前述严密监护患者。

（2）发病 6 h 内的缺血性脑卒中患者，如不能使用 rt-PA 可考虑静脉给予尿激酶，应根据适应证严格选择患者。使用方法：尿激酶 100 万～150 万 U，溶于生理盐水 100～200 mL，持续静脉滴注 30 min，用药期间应如前述严密监护患者。

（3）发病 6 h 内由大脑中动脉闭塞导致的严重脑卒中且不适合静脉溶栓的患者，经过严格选择后可在有条件的医院进行动脉溶栓。

（4）发病 24 h 内由后循环动脉闭塞导致的严重脑卒中且不适合静脉溶栓的患者，经过严格选择后可在有条件的单位进行动脉溶栓。

（5）溶栓患者的抗血小板或特殊情况下溶栓后还需抗血小板聚集或抗凝药物治疗者，应推迟到溶栓 24 h 后开始。

（6）临床医生应该在实施溶栓治疗前与患者及家属充分沟通，向其告知溶栓治疗可能的临床获益和承担的相应风险。

①溶栓适应证：a. 年龄 18～80 岁；b. 发病 4.5 h 以内（rt-PA）或 6 h 内（尿激酶）；c. 脑功能损害的体征持续存在超过 1 h，且比较严重；d. 脑 CT 已排除颅内出血，且无早期大面积脑梗死影像学改变；e. 患者或家属签署知情同意书。

②溶栓禁忌证：a. 既往有颅内出血，包括可疑蛛网膜下腔出血，近 3 个月有头颅外伤史；近 3 周内有胃肠或泌尿系统出血；近 2 周内进行过大的外科手术；近 1 周内有在不易压迫止血部位的动脉穿刺。b. 近 3 个月内有脑梗死或心肌梗死史，但不包括陈旧小腔隙梗死而未遗留神经功能体征。c. 严重心、肝、肾功能不全或严重糖尿病患者。d. 体检发现有活动性出血或外伤（如骨折）的证据。e. 已口服抗凝药，且 INR>1.5；48 h 内接受过肝素治疗（APTT 超出正常范围）。f. 血小板计数低于 100×10^9/L，血糖<2.7 mmol/L。g. 血压：收缩压>180 mmHg，或舒张压>100 mmHg。h. 妊娠。i. 患者或家属不合作。j. 其他不适合溶栓治疗的条件。

2. 抗血小板聚集治疗。急性期（一般指脑梗死发病 6 h 后至 2 周内，进展性卒中稍长）的抗血小板聚集推荐意见如下。

（1）对于不符合溶栓适应证且无禁忌证的缺血性脑卒中患者应在发病后尽早给予口服阿司匹林 150～300 mg/d；急性期后可改为预防剂量 50～150 mg/d。

（2）溶栓治疗者，阿司匹林等抗血小板药物应在溶栓 24 h 后开始使用。

（3）对不能耐受阿司匹林者，可考虑选用氯吡格雷等抗血小板治疗。

3. 抗凝治疗。主要包括肝素、低分子肝素和华法林。其应用指证及注意事项如下。

（1）对大多数急性缺血性脑卒中患者，不推荐无选择地早期进行抗凝治疗。

（2）关于少数特殊患者（如主动脉弓粥样硬化斑块、基底动脉梭形动脉瘤、卵圆孔未闭伴深静脉血栓形成或房间隔瘤等）的抗凝治疗，可在谨慎评估风险、效益比后慎重选择。

（3）特殊情况下溶栓后还需抗凝治疗的患者，应在 24 h 后使用抗凝剂。

（4）无抗凝禁忌证的动脉夹层患者发生缺血性脑卒中或者 TIA 后，首先选择静脉肝素，维持活化部分凝血活酶时间 50～70 s 或低分子肝素治疗；随后改为口服华法林抗凝治疗（INR 2.0～3.0），通常使用 3～6 个月；随访 6 个月如果仍然存在动脉夹层，需要更换为抗血小板药物长期治疗。

4. 神经保护剂。如自由基清除剂、电压门控性钙通道阻断剂、兴奋性氨基酸受体阻断剂等，对急性期脑梗死患者可试用此类药物治疗。

5. 其他特殊治疗。如血管内干预治疗和外科手术治疗，有条件的医院可对合适的脑梗死患者进行急性期血管内干预和外科手术治疗；如对发病 6 h 内的脑梗死病例可采用动脉溶栓及急性期支架或机械取栓治疗；对大面积脑梗死病例必要时可采用去骨瓣减压术治疗。

(四)并发症的防治

脑梗死急性期和恢复期容易出现各种并发症，其中吸入性肺炎、褥疮、尿路感染、下肢深静脉血栓形成及肺栓塞、吞咽困难所致营养不良等可明显增加不良预后的风险。因而对这些并发症的有效防治和密切护理也是脑梗死规范化治疗过程中一个关键的环节。

(五)康复治疗和心理调节治疗

应尽早启动脑梗死患者个体化的长期康复训练计划，因地制宜采用合理的康复措施。有研究结果提示脑梗死发病后 6 月内是神经功能恢复的"黄金时期"，对语言功能的有效康复甚至可长达数年。同时，对脑梗死患者心理和社会上的辅助治疗也有助于降低残疾率，提高生活质量，促进其早日重返社会。

五、护理

1. 饮食护理。给予患者高热量、易消化普通食物，可以是牛奶、米汤、菜汤、鸡蛋、淀粉、菜汁、肉汤和果汁水等，为方便进食，可剁馅或缩浆。如进食正常，食物可不用机械高密度处理。但不要高盐、肥腻，还要结合患者有没有其他病选用食物，如糖尿病患者不能进食糖。每日 3～4 餐即可。有医生建议多吃黑木耳和芹菜等，前为软化血管，后为降血压。

2. 保持呼吸道通畅，防止感冒。特别是结合患者情况，日夜安排人看护好患者。

3. 预防褥疮。帮助和维持患者定时翻身和适度活动，如果患者不能很好活动，可以帮助其，一般每 2～3 h 翻身一次。及时更换潮湿的床单、被褥和衣服。

4. 预防烫伤、碰伤、摔倒等二次伤害。

5. 防止便秘。可给患者吃一些香蕉及蜂蜜和含纤维素多的食物，每日早晚给患者按摩腹部。3 d 未大便者，要药物帮助排便。

6. 防止泌尿系感染。患者能自行排尿，要及时更换尿湿衣裤。患者用导尿管排尿，每次清理患者尿袋要无菌操作。

7. 防止坠床。躁动不安的患者应安装床档，必要时使用保护带，防止患者坠床、摔伤。

8. 防治结膜、角膜炎和老年人疾病。对眼睛不能闭合者，可给患者涂用抗生素眼膏并加盖湿纱布，以防结、角膜炎的发生。一般说来 71 岁的老年人还同时患有其他疾病，就要结合病情，有主有次、有先有后地进行适度治疗。

9. 一般护理。每天早晚及饭后给患者用盐水清洗口腔、甚至刷牙，每周擦澡 1～2 次，每日清洗外阴一次，隔日洗脚一次等，当然现在天气炎热，洗澡要相对勤快些。洗漱时还可适当进行热敷患侧身体，促进血液循环。平时保证适度的按摩推拿。

(张梦歌　林树翠　王艺茜　袁　青　王翠香)

第二节 脑出血

脑出血,俗称脑溢血,属于"脑中风"的一种,是中老年高血压患者一种常见的严重脑部并发症。脑出血是指非外伤性脑实质内血管破裂引起的出血,最常见的病因是高血压、脑动脉硬化、颅内血管畸形等,常因用力、情绪激动等因素诱发,故大多在活动中突然发病,临床上脑出血发病十分迅速,主要表现为意识障碍、肢体偏瘫、失语等神经系统的损害。它起病急骤、病情凶险、死亡率非常高,是目前中老年人致死性疾病之一。

一、病因

1. 外界因素。气候变化,临床上发现,脑血管病的发生在季节变化时尤为多见,如春夏、秋冬交界的季节。现代医学认为,季节的变化以及外界温度的变化可以影响人体神经内分泌的正常代谢,改变血液黏稠度,血浆纤维蛋白质、肾上腺素均升高,毛细血管痉挛性收缩和脆性增加。短时间内颅内血管不能适应如此较为明显的变化,即出现血压的波动,最终导致脑出血的发生。

2. 情绪改变。情绪改变是脑出血的又一重要诱因,包括极度的悲伤、兴奋、恐惧等,临床工作中我们发现,多数脑出血患者发病之前都有情绪激动病史,甚至曾有人做过研究,证实临床上近30%的患者是因生气、情绪激动导致脑出血。究其原因主要是由于短时间情绪变化时出现交感神经兴奋,心跳加快、血压突然升高,原本脆弱的血管破裂所致。

3. 不良生活习惯。吸烟对人体有较为严重的健康影响是得到世界卫生组织公认的,长期吸烟可以使得体内血管脆性增加,对血压波动的承受能力下降容易发生脑血管破裂。而长期饮酒可引起血管收缩舒张调节障碍,并出现血管内皮的损伤,血管内脂质的沉积,使得血管条件变差,易发生脑出血。此外,经常过度劳累,缺少体育锻炼,也会使血黏度增加,破坏血管条件,导致脑出血的发生。

二、临床表现

脑出血的症状与出血的部位、出血量、出血速度、血肿大小以及患者的一般情况等有关,通常一般表现为不同程度的突发头痛、恶心呕吐、言语不清、小便失禁、肢体活动障碍和意识障碍。位于非功能区的小量出血可以仅仅表现为头痛及轻度的神经功能障碍,而大量出血以及大脑深部出血、丘脑出血或者脑干出血等可以出现迅速昏迷,甚至在数小时及数日内出现死亡。典型的基底节出血可出现突发肢体的无力及麻木,语言不清或失语,意识障碍,双眼向出血一侧凝视,可有剧烈疼痛,同时伴有恶心呕吐、小便失禁症状;丘脑出血常破入脑室,患者有偏侧颜面和肢体感觉障碍,意识淡漠,反应迟钝;而脑桥出血小量时可有出血一侧的面瘫和对侧肢体瘫,而大量时可迅速出现意识障碍、四肢瘫痪、眼球固定,危急生命;小脑出血多表现为头痛、眩晕、呕吐、构音障碍等小脑体征,一般不出现典型的肢体瘫痪症状,血肿大量时可侵犯脑干,出现迅速昏迷、死亡。

三、诊断

脑出血属于神经科急诊,需要在短时间内立刻明确诊断,目前辅助检查主要分为实验室检查和影像学检查两种,随着目前医疗水平的逐渐提高,影像学检查因为其具有时间短、无创、结果准确等优点,已逐渐成为首选的检查方法。

1. 头颅 CT 检查:临床疑诊脑出血时首选 CT 检查,可显示圆形或卵圆形均匀高密度血肿,发病后即可显示边界清楚的新鲜血肿,并可确定血肿部位、大小、形态以及是否破入脑室,血肿周围水肿带和占位效应等;如脑室大量积血可见高密度铸型,脑室扩张,1 周后血肿周围可见环形增强,血肿吸收后变为低密度或囊性变,CT 动态观察可发现脑出血的病理演变过程,并在疾病治疗过程中的病情变化时第一时间指导临床治疗。目前头颅 CT 已成为较为广泛的检查方法。

2. MRI 检查:可发现 CT 不能确定的脑干或小脑小量出血,能分辨病程 4～5 周后 CT 不能辨认的脑出血,区别陈旧性脑出血与脑梗死,显示血管畸形流空现象,还可以大致判断出血时间,是否多次反复出血等,但 MR 检查需要患者较长时间(10 min 以上)静止不动躺在扫描机内,对已有意识障碍的患者较难做到,一般不及 CT 检查应用广泛。

3. 全脑血管造影(DSA)检查:脑血管造影曾经是脑出血的重要诊断手段,因其不能显示血肿本身,仅能根据血肿周围相关血管的移位来推测血肿的部位及大小,且 DSA 检查为一项有创检查,目前一线应用已明显减少。值得一提的是,DSA 在脑出血原因的鉴别上仍意义重大,因其可直观地看到脑血管的走行及形态,当怀疑有脑血管畸形或动脉瘤破裂的患者应该需要做 DSA 检查明确诊断。

4. 脑脊液检查:脑出血诊断明确者一般不做脑脊液检查,以防脑疝发生,但在无条件做脑 CT 扫描或脑 MRI 检查时,腰穿仍有一定诊断价值。脑出血后由于脑组织水肿,颅内压力一般较高,80% 患者在发病 6 h 后,由于血液可自脑实质破入到脑室或蛛网膜下隙而呈血性脑脊液,所以脑脊液多数呈血性或黄色,少数脑脊液清亮。因此,腰穿脑脊液清亮时,不能完全排除脑出血的可能,术前应给脱水剂降低颅内压,有颅内压增高或有脑疝的可能时,应禁忌做腰穿。

四、治疗

(一)内科治疗

患者出血量不多,神经功能损害较轻,或者患者一般情况较差不能手术治疗时可选择内科保守治疗。内科治疗的原则是:脱水降颅压、减轻脑水肿、调整血压;防止再出血;减轻血肿造成的继发性损害,促进神经功能恢复;防止并发症。

1. 一般治疗:安静休息,一般卧床休息 2～4 周。保持呼吸道通畅,防止舌根后坠,必要时行气管切开,有意识障碍、血氧饱和度下降的患者应予以吸氧。危重患者应予以心电监测,进行体温、血压、呼吸等生命体征的监测。

2. 控制血压:脑出血患者血压会反射性升高,而过高的血压则会更加引起出血增加,而过低的血压又会影响到健康脑组织的血供,所以对于脑出血患者,应该选用较为有效的降压药物将血压控制在发病之前的基础血压水平。

3. 控制脑水肿,降低颅内压:颅内压的升高可引起患者较为明显的症状,如恶心、呕吐等,严重的还会引起脑疝导致生命危险。所以降低颅内压控制脑水肿是脑出血治疗的重要措施,发病早期可用甘露醇脱水,并辅助以呋塞米进行脱水,同时注意监测患者肾功能,注意复查血电解质情况防止水电解质紊乱。

4. 预防并发症:可预防性使用抗生素以及降低胃酸分泌的药物防止肺部感染及上消化道应激性溃疡的发生。早期可行胃肠减压,一来可观察是否存在应激性溃疡,二来可减轻患者胃肠道麻痹引起的腹胀,避免胃内容物因呕吐而发生吸入性肺炎。

(二)外科治疗

1. 手术适应证:目前认为,患者无意识障碍时多无需手术;有明显意识障碍、脑疝尚不明时,外科治疗明显优于内科;深昏迷患者、双瞳扩大、生命体征趋于衰竭者,内外科治疗方法均不理想。目前手术适应证主要参考以下几点考虑:大脑出血量大于 30 mL,小脑出血量大于 10 mL;患者出血后意识障碍情况,Ⅰ级一般不需手术,Ⅴ级病情属于晚期也无法手术,Ⅱ~Ⅳ级需要手术治疗,Ⅱ级患者若一般情况可,也可首选内科保守治疗,根据病情变化再决定,Ⅳ级患者若出血时间短出血量大、进展快、脑疝形成时间长,则无法手术;另外,位置较为表浅的出血一般多可手术,而较为深在出血如脑干局部出血,若无意识障碍,可保守治疗。对于出血量较少但患者病情明显加重的需要警惕是否存在持续出血,术前应充分考虑。此外,患者的一般情况需要考虑,是否存在心肺功能下降,高龄患者手术后一般恢复较差,效果一般,选择手术需要慎重。

2. 手术前的准备:脑出血手术应尽早进行,长时间的血肿压迫可导致脑细胞功能受损,并出现较为严重的并发症,手术的早期进行有利于提高脑出血的治愈率以及患者的生活质量。脑出血虽然是一种急诊,但术前准备仍然要充分,术前正确处理患者的症状对手术的成功与否也有着重要的影响。术前应保证患者的呼吸道通畅,防止误吸,应用脱水降颅内压的药物,并有效控制血压防止在手术中出现再出血。术前常规需要进行头颅 CT 检查明确诊断,尽快排除手术禁忌证后进行手术治疗。

3. 手术方式的选择:手术方式的选择需要综合患者的一般情况、出血的部位、出血量等,常用的手术方式有开颅清除血肿、穿刺抽吸血肿、脑室穿刺引流血肿等。

(1)开颅清除血肿:是较为常用的脑出血治疗手段。出血量较大的患者常需行开颅手术,如基底节出血常需进行开颅清除血肿。传统的手段主要是行大骨瓣打开颅骨,剪开硬脑膜后暴露脑组织,以距离血肿最近处切开脑皮质,在直视下清除血肿,严密止血后关颅,根据手术中情况决定是否需要去除骨瓣。这种手术方式是急诊手术最常用的,也是较为紧急、快捷的手术方式,但其缺点在于手术创伤较大,术后恢复慢。目前主张开颅清血肿手术方式已基本改进,在急诊手术时首先行一较小手术切口,在去除小骨窗后进行显微镜下血肿清除,根据术中情况再决定是否扩大骨窗的面积以及是否进行去骨瓣等。目前小骨窗治疗脑出血已得到神经外科医师的广泛认可,并在临床上熟练运用。由于改进后手术创伤小,术后患者恢复快,手术效果好,值得推广,其缺陷在于部分基层医院并不具备一定的医疗条件,全面推广还需要一定的时间。

(2)穿刺抽吸血肿:这种治疗方式适用于各部位脑出血,深部脑出血尤为适用,主要方法是应用CT引导或者立体定向引导,选择距离血肿最近的穿刺点,并离开功能区,进行颅骨钻孔,在定位和定向的基础上向血肿内穿刺,再辅助以负压吸引,可一次去除较大部分的血肿。这种手术方式创伤很小,但其局限于仅为细针穿刺,血肿并非为均一圆形状态,一次手术仅能解除一部分血肿的压迫,剩余的血肿依然存在,其分解产物依旧会对脑细胞产生毒害作用,而且这种手术方式对手术者技术要求较高,若一次性抽吸过多血肿,可能造成远隔部位的再出血,所以临床上目前还没有广泛推广。

(3)脑室穿刺引流血肿:顾名思义,主要是进行脑室内穿刺,适应证主要是针对脑室内积血,手术常规行脑室角穿刺,放置引流管,术后应用尿激酶等融化血块药物,使得血肿能由引流管逐渐引出,当颅内压明显升高的时候,脑室外引流手术还可以有效减低颅内压,防止脑疝的形成。外科治疗脑出血是较为明确的方法,术后需要有较为妥善的患者管理,还要注意患者血压情况,控制性降压防止再次出血,应用脱水药物防止颅内压过高,防治并发症,监测患者的各重要脏器功能,加强术后护理,维持水电解质平衡。术后应早期行功能锻炼。

五、护理

1. 安静、舒适的环境,特别是发病2周内,应尽量减少探望,保持平和、稳定的情绪,避免各种不良情绪影响。

2. 绝对卧床休息2周,头部可轻轻向左右转动,应避免过度搬动或抬高头部,四肢可在床上进行小幅度翻动,每2h一次,不必过分紧张。大小便须在床上进行,不可自行下床解便,以防再次出血的意外发生。

3. 有些病员会出现烦躁不安、躁动的症状,对这样的病员我们会采取约束带、床档等保护措施,这样可防止病员自行拔除输液管或胃管、坠床等不必要的意外。可能有些家属于心不忍,我们理解家属的心情。一旦病情稳定,不再烦躁后,会立即撤离对躯体的约束,但床档还需时时加护,特别是有气垫床的患者,严防坠床。

4. 病程中还会出现不同程度的头痛,例如头部胀痛、针刺样痛、剧烈疼痛等,这是最常见的症状。我们会予以合理的治疗。随着病情的好转,头疼会逐渐消失,因此您不必过度紧张,要学会分散注意力。如在治疗过程中,仍觉得痛得很厉害,不能耐受,请及时通知我们,以便医生能采取更有效的治疗方法。

5. 老年患者,心脑血管老化、脆性程度高,季节变化易诱发疾病。长期卧床易肺部感染,痰多不易咳出,药物祛痰,加强翻身、拍背,使痰液松动咳出,减轻肺部感染。无力咳痰者,采取吸痰措施,望能配合。

6. 长期卧床,皮肤受压超过2h,易发生压疮,应加强翻身。按摩受压处,保持皮肤清洁干燥。肢体放置功能位,防畸形。

7. 饮食:要营养丰富、低脂、清淡软食,如鸡蛋、豆制品等。进食困难者,可头偏向一侧,喂食速度慢,避免交谈,防呛咳、窒息。

8. 保持大便通畅,可食用香蕉、蜂蜜,多进水,加强适度翻身,按摩腹部,减少便秘发生。患者数天未解大便或排便不畅,可使用缓泻剂,诱导排便。禁忌用力屏气排便,防再次脑出血。

9. 恢复期根据医嘱摇高床头 10°~15°,后按耐受及适应程度逐渐摇高床头至半卧位,每天 30 min、1~2 h 不等。

10. 高血压是本病常见诱因。服用降压药物要按时定量,不随意增减药量,防血压骤升骤降,加重病情。

11. 出院后定期门诊随访,监测血压、血脂等,适当体育活动,如散步、太极拳等。

(王昌俊　李亚莉　赵玉晓　盖丁凯　王文荣)

第三节　帕金森病

帕金森病(Parkinson's disease,PD)是一种常见的神经系统变性疾病,老年人多见,平均发病年龄为 60 岁左右,40 岁以下起病的青年帕金森病较少见。我国 65 岁以上人群 PD 的患病率大约是 1.7%。大部分帕金森病患者为散发病例,仅有不到 10% 的患者有家族史。帕金森病最主要的病理改变是中脑黑质多巴胺(dopamine,DA)能神经元的变性死亡,由此而引起纹状体 DA 含量显著性减少而致病。

一、病因

帕金森病病因至今未明。遗传因素、环境因素、年龄老化等均可能参与 PD 多巴胺能神经元的变性死亡过程。

1. 年龄老化。PD 的发病率和患病率均随年龄的增高而增加。PD 多在 60 岁以上发病,这提示衰老与发病有关。资料表明随年龄增长,正常成年人脑内黑质多巴胺能神经元会渐进性减少。但 65 岁以上老年人中 PD 的患病率并不高,因此,年龄老化只是 PD 发病的危险因素之一。

2. 遗传因素。遗传因素在 PD 发病机制中的作用越来越受到学者们的重视。自 20 世纪 90 年代后期第一个帕金森病致病基因 α-突触核蛋白(α-synuclein,PARK1)的发现以来,目前至少有 6 个致病基因与家族性帕金森病相关。但帕金森病中仅 5%~10% 有家族史,大部分还是散发病例。遗传因素也只是 PD 发病的因素之一。

3. 环境因素。20 世纪 80 年代美国学者 Langston 等发现一些吸毒者会快速出现典型的帕金森病样症状,且对左旋多巴制剂有效。

4. 其他。除了年龄老化、遗传因素外,脑外伤、吸烟、饮咖啡等因素也可能增加或降低罹患 PD 的危险性。吸烟与 PD 的发生呈负相关,这在多项研究中均得到了一致的结论。咖啡因也具有类似的保护作用。严重的脑外伤则可能增加患 PD 的风险。

二、临床表现

帕金森病起病隐袭,进展缓慢。首发症状通常是一侧肢体的震颤或活动笨拙,进而累及对侧肢体。临床上主要表现为静止性震颤、运动迟缓、肌强直和姿势步态障碍。近年来人们越来越多地注意到抑郁、便秘和睡眠障碍等非运动症状也是帕金森病患者常见的主诉，它们对患者生活质量的影响甚至超过运动症状。

1. 静止性震颤(static tremor)。约70%的患者以震颤为首发症状，多始于一侧上肢远端，静止时出现或明显，随意运动时减轻或停止，精神紧张时加剧，入睡后消失。手部静止性震颤在行走时加重。典型的表现是频率为4～6 Hz的"搓丸样"震颤。部分患者可合并姿势性震颤。患者典型的主诉为："我的一只手经常抖动，越是放着不动越抖得厉害，干活拿东西的时候反倒不抖了。遇到生人或激动的时候也抖得厉害，睡着了就不抖了。"

2. 肌强直(rigidity)。检查者活动患者的肢体、颈部或躯干时可觉察到有明显的阻力，这种阻力的增加呈现各方向均匀一致的特点，类似弯曲软铅管的感觉，故称为"铅管样强直"(lead-pipe rigidity)。患者合并有肢体震颤时，可在均匀阻力中出现断续停顿，如转动齿轮，故称"齿轮样强直"(cogwheel rigidity)。患者典型的主诉为"我的肢体发僵发硬。"在疾病的早期，有时肌强直不易察觉到，此时可让患者主动活动一侧肢体，被动活动的患侧肢体肌张力会增加。

3. 运动迟缓(bradykinesia)。运动迟缓指动作变慢，始动困难，主动运动丧失。患者的运动幅度会减少，尤其是重复运动时。根据受累部位的不同运动迟缓可表现在多个方面。面部表情动作减少，瞬目减少称为面具脸(masked face)。说话声音单调低沉、吐字欠清。写字可变慢变小，称为"小写征"(micrographia)。洗漱、穿衣和其他精细动作可变得笨拙、不灵活。行走的速度变慢，常拽行，手臂摆动幅度会逐渐减少甚至消失。步距变小。因不能主动吞咽致唾液不能咽下而出现流涎。夜间可出现翻身困难。在疾病的早期，患者常常将运动迟缓误认为是无力，且常因一侧肢体的酸胀无力而误诊为脑血管疾病或颈椎病

4. 姿势步态障碍。姿势反射消失往往在疾病的中晚期出现，患者不易维持身体的平衡，稍不平整的路面即有可能跌倒。检查者站在患者的背后，嘱患者做好准备后牵拉其双肩。正常人能在后退一步之内恢复正常直立。而姿势反射消失的患者往往要后退三步以上或是需人搀扶才能直立。PD患者行走时常常会越走越快，不易止步，称为慌张步态(festinating gait)。

5. 非运动症状。帕金森病患者除了震颤和行动迟缓等运动症状外，还可出现情绪低落、焦虑、睡眠障碍、认知障碍等非运动症状。疲劳感也是帕金森病常见的非运动症状。

三、诊断

帕金森病的诊断主要依靠病史、临床症状及体征。根据隐袭起病、逐渐进展的特点，单侧受累进而发展至对侧，表现为静止性震颤和行动迟缓，排除非典型帕金森病样症状即可作出临床诊断。对左旋多巴制剂治疗有效则更加支持诊断。常规血、脑脊液检查多无异常。头CT、MRI也无特征性改变。嗅觉检查多可发现PD患者存在嗅觉减退。以^{18}F-多巴作为示踪剂行多巴摄取功能PET显像可显示多巴胺递质合成减少。以^{125}I-β-

CIT、^{99m}Tc-TRODAT-1 作为示踪剂行多巴胺转运体(DAT)功能显像可显示 DAT 数量减少,在疾病早期甚至亚临床期即可显示降低,可支持诊断。但此项检查费用较贵,尚未常规开展。

四、治疗

(一)治疗原则

1. 综合治疗:药物治疗是帕金森病最主要的治疗手段。左旋多巴制剂仍是最有效的药物。手术治疗是药物治疗的一种有效补充。康复治疗、心理治疗及良好的护理也能在一定程度上改善症状。目前应用的治疗手段主要是改善症状,但尚不能阻止病情的进展。

2. 用药原则:用药宜从小剂量开始逐渐加量。以较小剂量达到较满意疗效,不求全效。用药在遵循一般原则的同时也应强调个体化。根据患者的病情、年龄、职业及经济条件等因素采用最佳的治疗方案。药物治疗时不仅要控制症状,也应尽量避免药物副作用的发生,并从长远的角度出发尽量使患者的临床症状能得到较长期的控制。

(二)药物治疗

1. 保护性治疗:原则上,帕金森病一旦确诊就应及早予以保护性治疗。目前临床上作为保护性治疗的药物主要是单胺氧化酶 B 型(MAO-B)抑制剂。近年来研究表明,MAO-B 抑制剂有可能延缓疾病的进展,但目前尚无定论。

2. 症状性治疗

(1)早期治疗(Hoehn-Yahr Ⅰ~Ⅱ级)。

①何时开始用药:疾病早期病情较轻,对日常生活或工作尚无明显影响时可暂缓用药。若疾病影响患者的日常生活或工作能力,或患者要求尽早控制症状时即应开始症状性治疗。

②首选药物原则:<65 岁的患者且不伴智能减退可选择:a. 非麦角类多巴胺受体(DR)激动剂;b. MAO-B 抑制剂;c. 金刚烷胺,若震颤明显而其他抗 PD 药物效果不佳则可选用抗胆碱能药;d. 复方左旋多巴＋儿茶酚—氧位—甲基转移酶(COMT)抑制剂;e. 复方左旋多巴;d 和 e 一般在 a、b、c 方案治疗效果不佳时加用。但若因工作需要力求显著改善运动症状,或出现认知功能减退则可首选 d 或 e 方案,或可小剂量应用 a、b 或 c 方案,同时小剂量合用 e 方案。≥65 岁的患者或伴智能减退:首选复方左旋多巴,必要时可加用 DR 激动剂、MAO-B 或 COMT 抑制剂。苯海索因有较多副作用尽可能不用,尤其老年男性患者,除非有严重震颤且对其他药物疗效不佳时。

(2)中期治疗(Hoehn-Yahr Ⅲ级)。早期首选 DR 激动剂、MAO-B 抑制剂或金刚烷胺/抗胆碱能药物治疗的患者,发展至中期阶段,原有的药物不能很好地控制症状时应添加复方左旋多巴治疗;早期即选用低剂量复方左旋多巴治疗的患者,至中期阶段症状控制不理想时应适当加大剂量或添加 DR 激动剂、MAO-B 抑制剂、金刚烷胺或 COMT 抑制剂。

(3)晚期治疗(Hoehn-Yahr Ⅳ~Ⅴ级)。晚期患者由于疾病本身的进展及运动并发症的出现治疗相对复杂,处理也较困难。因此,在治疗之初即应结合患者的实际情况制定合理的治疗方案,以期尽量延缓运动并发症的出现,延长患者有效治疗的时间窗。

(三)常用治疗药物

1. 抗胆碱能药物:主要是通过抑制脑内乙酰胆碱的活性,相应提高多巴胺效应。临床常用的是盐酸苯海索。此外有开马君、苯甲托品、东莨菪碱等。主要适用于震颤明显且年龄较轻的患者。老年患者慎用,狭角型青光眼及前列腺肥大患者禁用。

2. 金刚烷胺:可促进多巴胺在神经末梢的合成和释放,阻止其重吸收。对少动、僵直、震颤均有轻度改善作用,对异动症可能有效。肾功能不全、癫痫、严重胃溃疡、肝病患者慎用。

3. 单胺氧化酶 B(MAO-B)抑制剂:通过不可逆地抑制脑内 MAO-B,阻断多巴胺的降解,相对增加多巴胺含量而达到治疗的目的。MAO-B 抑制剂可单药治疗新发、年轻的帕金森病患者,也可辅助复方左旋多巴治疗中晚期患者。它可能具有神经保护作用,因此原则上推荐早期使用。MAO-B 抑制剂包括司来吉兰和雷沙吉兰。晚上使用易引起失眠,故建议早、中服用。胃溃疡者慎用,禁与 5-羟色胺再摄取抑制剂(SSRI)合用。

4. DR 激动剂:可直接刺激多巴胺受体而发挥作用。目前临床常用的是非麦角类 DR 激动剂。适用于早期帕金森病患者,也可与复方左旋多巴联用治疗中晚期患者。年轻患者病程初期首选 MAO-B 抑制剂或 DR 激动剂。激动剂均应从小剂量开始,逐渐加量。使用激动剂症状波动和异动症的发生率低,但体位性低血压和精神症状发生率较高。常见的副作用包括胃肠道症状、嗜睡、幻觉等。非麦角类 DR 激动剂有普拉克索、罗匹尼罗、吡贝地尔、罗替戈汀和阿朴吗啡。

5. 复方左旋多巴(包括左旋多巴/苄丝肼和左旋多巴/卡比多巴):左旋多巴是多巴胺的前体。外周补充的左旋多巴可通过血脑屏障,在脑内经多巴脱羧酶的脱羧转变为多巴胺,从而发挥替代治疗的作用。苄丝肼和卡比多巴是外周脱羧酶抑制剂,可减少左旋多巴在外周的脱羧,增加左旋多巴进入脑内的含量以及减少其外周的副作用。应从小剂量开始,逐渐缓慢增加剂量直至获较满意疗效,不求全效。剂量增加不宜过快,用量不宜过大。餐前 1 h 或餐后 1.5 h 服药。老年患者可尽早使用,年龄小于 65 岁,尤其是青年帕金森病患者应首选单胺氧化酶 B 抑制剂或多巴胺受体激动剂,当上述药物不能很好控制症状时再考虑加用复方左旋多巴。活动性消化道溃疡者慎用,狭角型青光眼、精神病患者禁用。

(四)并发症的防治

1. 运动并发症的诊断与治疗。中晚期帕金森病患者可出现运动并发症,包括症状波动和异动症。症状波动(motor fluctuation)包括疗效减退(wearing-off)和"开—关"现象(on-off phenomenon)。疗效减退指每次用药的有效作用时间缩短。患者此时的典型主诉为"药物不像以前那样管事了,以前服一次药能维持 4 h,现在 2 个小时药就过劲了。"此时可通过增加每日服药次数或增加每次服药剂量,或改用缓释剂,或加用其他辅助药物。"开—关"现象表现为突然不能活动和突然行动自如,两者在几分钟至几十分钟内交替出现。多见于病情严重者,机制不明。患者此时的典型主诉为"以前每次服药后大致什么时候药效消失自己能估计出来,现在不行了,药效说没就没了,很突然。即使自认为药效应该还在的时候也会突然失效"。一旦出现"开—关"现象,处理较困难。可采用微泵持续输注左旋多巴甲酯、乙酯或 DR 激动剂。

2. 运动并发症的预防。运动并发症的发生不仅与长期应用左旋多巴制剂有关,还与用药的总量、发病年龄、病程密切相关。用药总量越大、用药时间越长、发病年龄越轻、病程越长越易出现运动并发症。发病年龄和病程均是不可控的因素,因此通过优化左旋多巴的治疗方案可尽量延缓运动并发症的出现。新发的患者首选 MAO-B 抑制剂或 DR 激动剂以推迟左旋多巴的应用;左旋多巴宜从小剂量开始,逐渐缓慢加量;症状的控制能满足日常生活需要即可,不求全效;这些均能在一定程度上延缓运动并发症的出现。但需要强调的是,治疗一定要个体化,不能单纯为了延缓运动并发症的出现而刻意减少或不用左旋多巴制剂。

(五)非运动症状的治疗

1. 精神障碍的治疗:帕金森病患者在疾病晚期可出现精神症状,如幻觉、错觉等。而抗 PD 的药物也可引起精神症状,最常见的是盐酸苯海索和金刚烷胺。因此,当患者出现精神症状时首先考虑依次逐渐减少或停用抗胆碱能药、金刚烷胺、司来吉兰、DR 激动剂、复方左旋多巴。对经药物调整无效或因症状重无法减停抗 PD 药物者,可加用抗精神病药物,如氯氮平、喹硫平等。出现认知障碍的 PD 患者可加用胆碱酯酶抑制剂,如石杉碱甲、多奈哌齐、卡巴拉汀。

2. 自主神经功能障碍的治疗:便秘的患者可增加饮水量、多进食富含纤维的食物。同时也可减少抗胆碱能药物的剂量或服用通便药物。泌尿障碍的患者可减少晚餐后的摄水量,也可试用奥昔布宁、莨菪碱等外周抗胆碱能药。体位性低血压患者应增加盐和水的摄入量,可穿弹力袜,也可加用 α-肾上腺素能激动剂米多君。

3. 睡眠障碍:帕金森病患者可出现入睡困难、多梦、易醒、早醒等睡眠障碍。若 PD 的睡眠障碍是由于夜间病情加重所致,可在晚上睡前加服左旋多巴控释剂。若患者夜间存在不安腿综合征影响睡眠可在睡前加用 DR 激动剂。若经调整抗 PD 药物后仍无法改善睡眠时可选用镇静安眠药。

(六)手术治疗

手术方法主要有两种,神经核毁损术和脑深部电刺激术(DBS)。神经核毁损术常用的靶点是丘脑腹中间核(Vim)和苍白球腹后部(PVP)。以震颤为主的患者多选取丘脑腹中间核,以僵直为主的多选取苍白球腹后部作为靶点。神经核毁损术费用低,且也有一定疗效,因此在一些地方仍有应用。脑深部电刺激术因其微创、安全、有效,已作为手术治疗的首选。帕金森病患者出现明显疗效减退或异动症,经药物调整不能很好地改善症状者可考虑手术治疗。手术对肢体震颤和肌强直的效果较好,而对中枢症状如姿势步态异常、吞咽困难等功能无明显改善。手术与药物治疗一样,仅能改善症状,而不能根治疾病,也不能阻止疾病的进展。术后仍需服用药物,但可减少剂量。继发性帕金森综合征和帕金森叠加综合征患者手术治疗无效。早期帕金森病患者,药物治疗效果好的患者不适宜过早手术。

五、护理

(一)运动安全护理

1. 环境设置:科内特设 PD 病房,其内仅摆放 2 张病床,光线明亮,墙壁色彩明快,热水瓶置专设柜中,地面平整、干燥,防止摔伤、烫伤及其他损伤;床铺加用防护栏,防止坠床。

2. 做好运动前准备工作:运动前帮助其按摩下肢肌肉 5 min,同时鼓励自行按摩;为患者配置拐杖,鼓励训练使用拐杖;移去活动范围内的障碍物,保证平整、宽敞;患者的衣裤不宜过于长大,穿合适的布鞋,预防跌跤及碰伤。

3. 步行步态的训练:步行训练 2 次/天,每次 5 min,方法:步行时患者双眼直视,两上肢与下肢保持协同合拍动作,同时使足尖尽量抬高,以脚跟先着地,尽量迈开步伐行走,并作左右转向和前后进退的训练;当患者走路遇到步僵时,先让患者停下来,站直身体,鼓励患者抬高一条腿,然后向前迈一大步,再换另一条腿,再抬高,向前迈大步,反复练习3~5 次。以上训练方法可以减轻腿部重力,减轻疲劳,松动肩、手关节,纠正小步和慌张步态。

4. 陪护要求:行走时旁边皆有人守护、搀扶或拄拐杖;患者外出或做检查时,有人陪同,防止外伤、迷路等意外。

(二)情志改变护理

1. 加强心理护理:护理人员同情和理解患者,对患者的症状不流露嫌弃、厌烦的表情,不催促患者,给患者尽可能多的关心和爱护;帮助患者理智地对待疾病,控制情绪,并争取家庭配合,给予具体的护理支持;教一些心理调适的技巧,如重视自己的优点和成就,寻找业余爱好,向医生、护士、亲人倾诉内心想法,宣泄郁闷,获得同情,舒缓情绪。

2. 严格制度管理:制定针对性的护理制度:量体温时,禁量口温,并做到手不离表;发药到口,确认咽下;避免让患者单独活动;将患者情绪、精神症状列入每班交班内容。严格执行护理巡视制度及陪客制度:强调陪客职责,宣教注意事项;对伴有抑郁、幻觉的患者重点巡视,密切观察自杀的先兆征象,特别是在午睡、夜间、饭前、交接班前后要加强防范,以防走失、坠楼、自杀等意外。

(三)用药护理

督促坚持按时、按量服药,发药到口,药片先溶解于水中,再用小勺把药送到舌根处,让患者自己吞咽。密切观察患者的血压、表情、步态等,及时发现药物副作用,注意有无开关现象、便秘、尿潴留、失眠、谵妄等精神症状,发现有异常时,着重交班,及时请示医生停药或减量,特别对有幻觉、谵妄的患者,要专人守护和定时巡视观察,确保患者安全。

(四)特殊症状护理

病情较重者或晚期患者可因吞咽肌强直,导致吞咽困难或发生呛咳、误吸、肺部感染等现象,应予相应的特殊护理。

1. 进食要求：进餐时不说笑，细嚼慢咽；少量多餐，食物不要过冷过热，不吃带有刺激性的调味品，避免胃及食管痉挛；餐后用淡盐水漱口，定时进行口腔护理，防止口腔内积存食物残渣、唾液等而引起口腔及肺部感染。

2. 留置鼻饲管：严重吞咽障碍患者应选择通过胃管给予流质饮食和药物，及早留置鼻饲管能有效预防上述并发症，而插鼻饲管较一般患者更应注意技巧才能顺利插入。

3. 卧位要求：睡眠时以侧卧位为好，以免口水反流而引起呛咳。

（孙振刚　张爱美　刘兰香　徐莉莉　刘彩欣）

第四节　癫　痫

癫痫是慢性反复发作性短暂脑功能失调综合征。以脑神经元异常放电引起反复痫性发作为特征。癫痫是神经系统常见疾病之一，患病率仅次于脑卒中。癫痫的发病率与年龄有关。一般认为 1 岁以内患病率最高，其次为 1～10 岁以后逐渐降低。我国男女之比为(1.15～1.7)：1。种族患病率无明显差异。

一、病因

(一)特发性癫痫

可疑遗传倾向，无其他明显病因，常在某特殊年龄段起病，有特征性临床及脑电图表现，诊断较明确。

(二)症状性癫痫

中枢神经系统病变影响结构或功能等，如染色体异常、局灶性或弥漫性脑部疾病，以及某些系统性疾病所致。

1. 局限性或弥漫性脑部疾病

(1)先天性异常。胚胎发育中各种病因导致脑穿通畸形、小头畸形、先天性脑积水、胼胝体缺如及大脑皮质发育不全，围生期胎儿脑损伤等。

(2)获得性脑损伤。如脑外伤，颅脑手术后，脑卒中后，颅内感染后，急性酒精中毒。

(3)产伤。新生儿癫痫发生率约为 1%，分娩时合并产伤多伴脑出血或脑缺氧损害，新生儿合并脑先天发育畸形或产伤，癫痫发病率高达 25%。

(4)炎症。包括中枢神经系统细菌、病毒、真菌、寄生虫、螺旋体感染及 AIDS 神经系统并发症等。

(5)脑血管疾病。如脑动静脉畸形、脑梗死和脑出血等。

(6)颅内肿瘤。原发性肿瘤如神经胶质瘤、脑膜瘤等。

(7)遗传代谢性疾病。如结节性硬化、脑—面血管瘤病、苯丙酮尿症等。

(8)神经系统变性病。如 Alzheimer 病、Pick 病等约 1/3 的患者合并癫痫发作。

2. 系统性疾病

（1）缺氧性脑病：如心搏骤停、CO 中毒窒息、麻醉意外和呼吸衰竭等可引起肌阵挛性发作或全身性大发作。

（2）代谢性脑病：如低血糖症，最常导致癫痫；其他代谢及内分泌障碍，如高血糖症、低钙血症、低钠血症，以及尿毒症、肝性脑病和甲状腺毒血症等均可导致癫痫发作。

（3）心血管疾病：如心脏骤停、高血压脑病等。

（4）热性惊厥：热性发作导致海马硬化是颞叶癫痫继发全身性发作，并成为难治性癫痫的重要病因。

（5）子痫。

（6）中毒：如酒精、异烟肼、卡巴唑等药物及铅等重金属中毒。

（三）隐源性癫痫

较多见，临床表现提示症状性癫痫，但未找到明确病因，可在特殊年龄段起病，无特定临床和脑电图表现。

二、临床表现

（一）全面强直—阵挛发作（大发作）

系指全身肌肉抽动及意识丧失的发作。以产伤、脑外伤、脑瘤等较常见。强直—阵挛发作可发生在任何年龄，是各种癫痫中最常见的发作类型。其典型发作可分为先兆期、强直期、阵挛期、恢复期四个临床阶段。发作期间脑电图为典型的爆发性多棘波和棘—慢波综合，每次棘—慢波综合可伴有肌肉跳动。

（二）单纯部分发作

系指脑的局部皮质放电而引起的与该部位的功能相对应的症状，包括运动、感觉、自主神经、精神症状及体征。分为四组：

1. 伴运动症状者；

2. 伴躯体感觉或特殊感觉症状者；

3. 伴自主神经症状和体征者；

4. 伴精神症状者。

（三）复杂部分发作

习惯上又称精神运动发作，伴有意识障碍。先兆多在意识丧失前或即将丧失时发生，故发作后患者仍能回忆。

（四）失神发作（小发作）

其典型表现为短暂的意识障碍，而不伴先兆或发作后症状。

（五）癫痫持续状态

指单次癫痫发作超过 30 min，或者癫痫频繁发作，以致患者尚未从前一次发作中完全恢复而又有另一次发作，总时间超过 30 min 者。癫痫持续状态是一种需要抢救的急症。

三、诊断

(一)辅助检查

1. 实验室检查。血、尿、便常规检查及血糖、电解质(钙磷)测定。

2. 脑脊液检查。如病毒性脑炎时,白细胞计数可正常、蛋白增高,细菌性感染时,还有糖及氯化物降低。脑寄生虫病可有嗜酸性粒细胞增多;中枢神经系统梅毒时,梅毒螺旋体抗体检测阳性。颅内肿瘤可以有颅内压增高、蛋白增高。

3. 血清或脑脊液氨基酸分析。可以发现可能的氨基酸代谢异常。

4. 神经电生理检查。传统的脑电图记录,如硬膜下电极包括线电极和栅电极放置在可能是癫痫区域的脑部。

5. 神经影像学检查。CT 和 MRI 大大提高了癫痫病灶结构异常的诊断。目前已在临床应用脑功能检查包括阳离子衍射断层摄影(PET)、单光子衍射断层摄影(SPECT)和 MRI 光谱分析仪(MRS)。PET 可以测量脑的糖和氧的代谢,脑血流和神经递质功能变化。SPECT 亦可以测量脑血流、代谢和神经递质功能变化,但是在定量方面没有 PET 准确。MRS 可以测量某些化学物质,如乙酰天冬氨酸含胆碱物质、肌酸和乳酸在癫痫区域的变化。

6. 神经生化的检查。目前已经应用的离子特异电极和微透析探针,可以放置在脑内癫痫区域,测量癫痫发作间、发作时和发作后的某些生化改变。

7. 神经病理检查。是手术切除癫痫病灶的病理检查,可以确定癫痫病因是由脑瘤瘢痕、血管畸形、硬化炎症、发育异常或其他异常引起。

8. 神经心理检查。此项检查可以评估认知功能的障碍,可以判断癫痫病灶或区域在大脑的哪一侧。

(二)症状

患者出现腹痛、幻觉、昏迷、口吐白沫、面色青紫等症状。

四、治疗

(一)药物治疗

1. 根据癫痫发作类型选择安全、有效、价廉和易购的药物。

(1)大发作选用苯巴比妥 90~300 mg/d,丙戊酸钠 0.6~1.2/d,卡马西平 600~1 200 mg/d 等。

(2)复杂部分性发作:苯妥英钠 0.2~0.6 mg/d,卡马西平 0.2~1.2 g/d。

(3)失神发作:氯硝安定 5~25 mg/d,安定 7.5~40 mg/d。

(4)癫痫持续状态:首选安定每次 10~20 mg,静脉滴注。

2. 药物剂量从常用量低限开始,逐渐增至发作控制理想而又无严重毒副作用为宜。

3. 给药次数应根据药物特性及发作特点而定。

4. 一般不随意更换或间断,癫痫发作完全控制 2~3 年后,且脑电图正常,方可逐渐减量停药。

5.应定期监测药物浓度,适时调整药物剂量。

对于明确病因的癫痫,除有效控制发作外要积极治疗原发病。对药物治疗无效的难治性癫痫可行立体定向术破坏脑内与癫痫发作的有关区域,胼胝体前部切开术或慢性小脑刺激术。

(二)全身强直阵挛发作持续状态的治疗

1.积极有效地控制抽搐

(1)安定。成人 10~20 mg,小儿 0.25~1 mg/kg,缓慢静脉注射至抽搐停止。随后将 20~40 mg 加入葡萄糖液中以每小时 10~20 mg 速度静脉滴注,连续 10~20 h,日总量不超过 120 mg。

(2)异戊巴比妥钠。成人 0.5 g 溶于 10 mL 注射用水中,以 50~100 mg/min 速度缓慢静脉注射至发作停止。注射中要注意呼吸心跳变化。发作控制后应继续鼻饲或口服抗癫痫药物。

2.处理并发症:保持呼吸道通畅,利尿脱水减轻脑水肿,纠正酸中毒等。

五、护理

1.保证呼吸道通畅。发作时立即松解衣领扣,防止呼吸道受压,大发作时保持平卧头偏向一侧,以利分泌物从口角流出;若有舌后坠,将舌拉出,防止呼吸道堵塞,必要时用吸引器清除痰液或气管切开。必要时给予持续低流量吸氧。

2.避免外伤。了解患儿有无发作的前驱症状,仔细观察患儿发作的类型、发作的频率、持续的时间。告知患儿出现前驱症状时立即就地平卧,防止摔伤。抽动的肢体不能强行扳压,防止骨折或脱臼;拦起床档,移开一切可导致患儿受伤的物品,抽搐的患儿需专人守护,意识恢复后仍应注意防止患儿因身体虚弱或精神恍惚而发生事故。

3.密切观察病情。癫痫发作时注意观察患儿的生命体征、神志状态、瞳孔变化、动脉血气等变化。一旦出现变化应立即遵医嘱给予相关而有效的药物并判断用药效果,详细记录。同时备好各种抢救物品及药物,做好气管切开和人工辅助呼吸的准备。

（王　菲　李　晶　李　雯　王丽云　李靖宜）

第十九章　内分泌系统疾病

第一节　甲状腺功能减退

甲状腺功能减退(简称甲减),是由于甲状腺激素合成及分泌减少,或其生理效应不足所致机体代谢降低的一种疾病。按其病因分为原发性甲减,继发性甲减及周围性甲减三类。

一、病因

病因较复杂,以原发性者多见,其次为垂体性者,其他均属少见。

二、临床表现

1. 面色苍白,眼睑和颊部虚肿,表情淡漠、痴呆,全身皮肤干燥、增厚、粗糙多脱屑,非凹陷性水肿,毛发脱落,手脚掌呈微黄色,体重增加,少数患者指甲厚而脆裂。

2. 神经精神系统:记忆力减退,智力低下,嗜睡,反应迟钝,多虑,头晕,头痛,耳鸣,耳聋,眼球震颤,共济失调,腱反射迟钝,跟腱反射松弛期时间延长,重者可出现痴呆、木僵、甚至昏睡。

3. 心血管系统:心动过缓,心输出量减少,血压低,心音低钝,心脏扩大,可并发冠心病,但一般不发生心绞痛与心衰,有时可伴有心包积液和胸腔积液。重症者发生黏液性水肿性心肌病。

4. 消化系统:厌食、腹胀、便秘。重者可出现麻痹性肠梗阻。胆囊收缩减弱而胀大,半数患者有胃酸缺乏,导致恶性贫血与缺铁性贫血。

5. 运动系统:肌肉软弱无力、疼痛、强直,可伴有关节病变如慢性关节炎。

6. 内分泌系统:女性月经过多,久病闭经,不育症;男性阳痿,性欲减退。少数患者出现泌乳,继发性垂体增大。

7. 病情严重时,由于受寒冷、感染、手术、麻醉或镇静剂应用不当等应激可诱发黏液性水肿昏迷或称"甲减危象"。表现为低体温(T<35℃),呼吸减慢,心动过缓,血压下降,四肢肌力松弛,反射减弱或消失,甚至发生昏迷,休克,心肾功能衰竭。

8. 呆小病:表情呆滞,发音低哑,颜面苍白,眶周浮肿,两眼距增宽,鼻梁扁塌,唇厚流涎,舌大外伸,四肢粗短、鸭步。

9. 幼年型甲减:身材矮小,智慧低下,性发育延迟。

三、诊断

(一)辅助检查

1. 甲状腺功能检查。血清 TT4，TT3，FT4，FT3 低于正常值。

2. 血清 TSH 值

(1)原发性甲减症，TSH 明显升高同时伴游离 T4 下降。亚临床型甲减症血清 TT4，TT3 值可正常，而血清 TSH 轻度升高，血清 TSH 水平在 TRH 兴奋剂试验后，反应比正常人高。

(2)垂体性甲减症，血清 TSH 水平低或正常或高于正常，对 TRH 兴奋试验无反应。应用 TSH 后，血清 TT4 水平升高。

(3)下丘脑性甲减症，血清 TSH 水平低或正常，对 TRH 兴奋试验反应良好。

(4)周围性甲减(甲状腺激素抵抗综合征)，中枢性抵抗者 TSH 升高，周围组织抵抗者 TSH 低下，全身抵抗者 TSH 有不同表现。

3. X 线检查。心脏扩大，心搏减慢，心包积液，颅骨平片示蝶鞍可增大。

4. 心电图检查。示低电压，Q-T 间期延长，ST-T 异常。超声心动图示心肌增厚，心包积液。

5. 血脂、肌酸磷酸激酶活性增高，葡萄糖耐量曲线低平。

(二)症状

最重要的是鉴别继发性与原发性甲状腺功能减退；继发性甲状腺功能减退少见，常常由于下丘脑—垂体轴心病变影响其他内分泌器官。已知甲状腺功能减退妇女，继发性甲状腺功能减退的线索是闭经(而非月经过多)和在体检时有些体征提示区别。继发性甲状腺功能减退皮肤和毛发干燥，但不粗糙；皮肤常苍白；舌大不明显；心脏小，心包无渗出浆液积贮；低血压；因为同时伴有肾上腺功能不足和 GH 缺乏，所以常常出现低血糖。

四、治疗

1. 甲状腺制剂终身替代治疗。早期轻型病例以口服甲状腺片或左甲状腺素为主。检测甲状腺功能，维持 TSH 在正常值范围。

2. 对症治疗。中、晚期重型病例除口服甲状腺片或左旋甲状腺素外，需对症治疗如给氧、输液、控制感染、控制心力衰竭等。

五、护理

1. 饮食护理。甲减患者多为虚寒性体质故不宜食生、凉、冰食物。高热量、高蛋白、高维生素、适量脂肪、适量的节制饮食。注意食物与药物之间的关系，如服中药忌饮茶。饮食以多维生素、高蛋白、高热量为主。多吃水果、新鲜蔬菜和海带等含碘丰富的食物。

2. 情志护理。了解患者常有的思想顾虑：有病乱投医；恨病求速效；惜钱不就医等；帮助患者消除思想顾虑；树立自信。

3. 病情观察。一般亚临床型甲减在临床上无明显症状表现,临床型甲减,特别是发展到成人黏液性水肿时,症状才逐渐表现出来,早期观察有无精神萎靡、智力减退、疲乏、嗜睡、大便秘结等。其次,观察有无低基础代谢率综合征,黏液性水肿面容及神经系统、心血管系统、消化系统、血液系统、生殖系统、运动系统、呼吸系统、内分泌系统、血液系统有无异常,嗜睡状态下则应注意防止昏迷的发生。

4. 对症护理。如并发严重急性感染,有重症精神症状,胸、腹水及心包积液,顽固性心绞痛、心力衰竭、黏液性水肿性昏迷,应立即送医院治疗。

5. 服药护理。甲减患者属虚寒性体质,寒凉药物应禁用或慎用。使用安眠药物时应注意剂量、时间,防止诱发昏迷。使用利尿剂应间歇使用,注意观察尿量,是否有电解质紊乱,防止发生低钾血症等。

6. 黏液性水肿、昏迷患者护理。密切观察病情变化,测呼吸、脉搏、血压,每 15 min 1 次,注意保暖,保持呼吸道通畅,准确记录出入液体量,专人看护。

(刘兰香　徐莉莉　王　菲　李　晶　隋　英)

第二节　糖尿病

糖尿病是一组以高血糖为特征的代谢性疾病。高血糖则是由于胰岛素分泌缺陷或其生物作用受损,或两者兼有引起。糖尿病时长期存在的高血糖,导致各种组织,特别是眼、肾、心脏、血管、神经的慢性损害、功能障碍。

一、病因

1. 遗传因素。1 型或 2 型糖尿病均存在明显的遗传异质性。糖尿病存在家族发病倾向,1/4～1/2 患者有糖尿病家族史。临床上至少有 60 种以上的遗传综合征可伴有糖尿病。1 型糖尿病有多个 DNA 位点参与发病,其中以 HLA 抗原基因中 DQ 位点多态性关系最为密切。在 2 型糖尿病已发现多种明确的基因突变,如胰岛素基因、胰岛素受体基因、葡萄糖激酶基因、线粒体基因等。

2. 环境因素。进食过多,体力活动减少导致的肥胖是 2 型糖尿病最主要的环境因素,使具有 2 型糖尿病遗传易感性的个体容易发病。1 型糖尿病患者存在免疫系统异常,在某些病毒如柯萨奇病毒、风疹病毒、腮腺病毒等感染后导致自身免疫反应,破坏胰岛 β 细胞。

二、临床表现

糖尿病的症状可分为两大类:一是与代谢紊乱有关的表现,尤其是与高血糖有关的"三多一少",多见于 1 型糖尿病,2 型糖尿病常不十分明显或仅有部分表现;二是各种急性、慢性并发症的表现。

1. 多尿。是由于血糖过高,超过肾糖阈(8.89～10.0 mmol/L),经肾小球滤出的葡萄糖不能完全被肾小管重吸收,形成渗透性利尿,血糖越高,尿糖排泄越多,尿量越多,24 h尿量可达 5 000～10 000 mL,但老年人和有肾脏疾病者,肾糖阈增高,尿糖排泄障碍,在血糖轻中度增高时,多尿可不明显。

2. 多饮。主要由于高血糖使血浆渗透压明显增高,加之多尿,水分丢失过多,发生细胞内脱水,加重高血糖,使血浆渗透压进一步明显升高,刺激口渴中枢,导致口渴而多饮,多饮进一步加重多尿。

3. 多食。多食的机制不十分清楚,多数学者倾向是葡萄糖利用率(进出组织细胞前后动静脉血中葡萄糖浓度差)降低所致,正常人空腹时动静脉血中葡萄糖浓度差缩小,刺激摄食中枢,产生饥饿感;摄食后血糖升高,动静脉血中浓度差加大(>0.829 mmol/L),摄食中枢受抑制,饱腹中枢兴奋,摄食要求消失,然而糖尿患者由于胰岛素的绝对或相对缺乏或组织对胰岛素不敏感,组织摄取利用葡萄糖能力下降,虽然血糖处于高水平,但动静脉血中葡萄糖的浓度差很小,组织细胞实际上处于“饥饿状态”,从而刺激摄食中枢,引起饥饿,多食;另外,机体不能充分利用葡萄糖,大量葡萄糖从尿中排泄,因此机体实际上处于半饥饿状态,能量缺乏亦引起食欲亢进。

4. 体重下降。糖尿病患者尽管食欲和食量正常,甚至增加,但体重下降,主要是由于胰岛素绝对或相对缺乏或胰岛素抵抗,机体不能充分利用葡萄糖产生能量,致脂肪和蛋白质分解加强,消耗过多,呈负氮平衡,体重逐渐下降,乃至出现消瘦,一旦糖尿病经合理的治疗,获得良好控制后,体重下降可控制,甚至有所回升,如糖尿病患者在治疗过程中体重持续下降或明显消瘦,提示可能代谢控制不佳或合并其他慢性消耗性疾病。

5. 乏力。在糖尿病患者中亦是常见的,由于葡萄糖不能被完全氧化,即人体不能充分利用葡萄糖和有效地释放出能量,同时组织失水、电解质失衡及负氮平衡等,因而感到全身乏力,精神萎靡。

6. 视力下降。不少糖尿病患者在早期就诊时,主诉视力下降或模糊,这主要可能与高血糖导致晶体渗透压改变,引起晶体屈光度变化所致,早期一般多属功能性改变,一旦血糖获得良好控制,视力可较快恢复正常。

三、诊断

(一)辅助检查

1. 血糖。是诊断糖尿病的唯一标准。有明显“三多一少”症状者,只要一次异常血糖值即可诊断。无症状者诊断糖尿病需要两次异常血糖值。可疑者需做 75 g 葡萄糖耐量试验。

2. 尿糖。常为阳性。血糖浓度超过肾糖阈(8.89～10.0 mmol/L)时尿糖阳性。肾糖阈增高时即使血糖达到糖尿病诊断尿糖可呈阴性。因此,尿糖测定不作为诊断标准。

3. 尿酮体。酮症或酮症酸中毒时尿酮体阳性。

4. 糖基化血红蛋白(HbA1c)。是葡萄糖与血红蛋白非酶促反应结合的产物,反应不可逆,HbA1c水平稳定,可反映取血前 2 个月的平均血糖水平。是判断血糖控制状态最有价值的指标。

5. 糖化血清蛋白。是血糖与血清白蛋白非酶促反应结合的产物,反映取血前 1~3 周的平均血糖水平。

6. 血清胰岛素和 C 肽水平。反映胰岛 β 细胞的储备功能。2 型糖尿病早期或肥胖型血清胰岛素正常或增高,随着病情的发展,胰岛功能逐渐减退,胰岛素分泌能力下降。

7. 血脂。糖尿病患者常见血脂异常,在血糖控制不良时尤为明显。表现为甘油三酯、总胆固醇、低密度脂蛋白胆固醇水平升高。高密度脂蛋白胆固醇水平降低。

8. 免疫指标。胰岛细胞抗体(ICA),胰岛素自身抗体(IAA)和谷氨酸脱羧酶(GAD)抗体是 I 型糖尿病体液免疫异常的三项重要指标,其中以 GAD 抗体阳性率高,持续时间长,对 I 型糖尿病的诊断价值大。在 I 型糖尿病的一级亲属中也有一定的阳性率,有预测 I 型糖尿病的意义。

9. 尿白蛋白排泄量,放免或酶联方法。可灵敏地检出尿白蛋白排出量,早期糖尿病肾病尿白蛋白轻度升高。

(二)临床症状

糖尿病的诊断一般不难,空腹血糖大于或等于 7.0 mmol/L,和/或餐后两小时血糖大于或等于 11.1 mmol/L 即可确诊。诊断糖尿病后要进行分型。

1. I 型糖尿病。发病年龄轻,大多小于 30 岁,起病突然,多饮多尿多食消瘦症状明显,血糖水平高,不少患者以酮症酸中毒为首发症状,血清胰岛素和 C 肽水平低下,ICA、IAA 或 GAD 抗体可呈阳性。单用口服药无效,需用胰岛素治疗。

2. II 型糖尿病。常见于中老年人,肥胖者发病率高,常可伴有高血压、血脂异常、动脉硬化等疾病。起病隐袭,早期无任何症状,或仅有轻度乏力、口渴,血糖增高不明显者需做糖耐量试验才能确诊。血清胰岛素水平早期正常或增高,晚期低下。

四、治疗

目前尚无根治糖尿病的方法,但通过多种治疗手段可以控制好糖尿病。主要包括 5 个方面:糖尿病患者的教育,自我监测血糖,饮食治疗,运动治疗和药物治疗。

(一)一般治疗

1. 教育。要教育糖尿病患者懂得糖尿病的基本知识,树立战胜疾病的信心,如何控制糖尿病,控制好糖尿病对健康的益处。根据每个糖尿病患者的病情特点制定恰当的治疗方案。

2. 自我监测血糖。随着小型快捷血糖测定仪的逐步普及,患者可以根据血糖水平随时调整降血糖药物的剂量。1 型糖尿病进行强化治疗时每天至少监测 4 次血糖(餐前),血糖不稳定时要监测 8 次(三餐前、后、晚睡前和凌晨 3 点)。强化治疗时空腹血糖应控制在 7.2 mmol/L 以下,餐后两小时血糖小于 10 mmol/L,HbA1c 小于 7%。2 型糖尿病患者自我监测血糖的频度可适当减少。

(二)药物治疗

1. 口服药物治疗

(1)磺脲类药物。2型DM患者经饮食控制、运动、降低体重等治疗后,疗效尚不满意者均可用磺脲类药物。因降糖机制主要是刺激胰岛素分泌,所以对有一定胰岛功能者疗效较好。对一些发病年龄较轻,体形不胖的糖尿病患者在早期也有一定疗效。但对肥胖者使用磺脲类药物时,要特别注意饮食控制,使体重逐渐下降,与双胍类或α-葡萄糖苷酶抑制剂降糖药联用较好。下列情况属禁忌证:一是严重肝、肾功能不全;二是合并严重感染、创伤及大手术期间,临时改用胰岛素治疗;三是糖尿病酮症、酮症酸中毒期间,临时改用胰岛素治疗;四是糖尿病孕妇,妊娠高血糖对胎儿有致畸形作用,早产、死产发生率高,故应严格控制血糖,应把空腹血糖控制在5.8 mmol/L(105 mg/dL)以下,餐后2 h血糖控制在6.7 mmol/L以下,但控制血糖不宜用口服降糖药;五是对磺脲类药物过敏或出现明显不良反应。

(2)双胍类降糖药。降血糖的主要机制是增加外周组织对葡萄糖的利用,增加葡萄糖的无氧酵解,减少胃肠道对葡萄糖的吸收,降低体重。

①适应证。肥胖型2型糖尿病,单用饮食治疗效果不满意者;2型糖尿病单用磺脲类药物效果不好,可加双胍类药物;1型糖尿病用胰岛素治疗病情不稳定,用双胍类药物可减少胰岛素剂量;2型糖尿病改用胰岛素治疗时,可加用双胍类药物,能减少胰岛素用量。

②禁忌证。严重肝、肾、心、肺疾病,消耗性疾病,营养不良,缺氧性疾病;糖尿病酮症,酮症酸中毒;伴有严重感染、手术、创伤等应激状况时暂停双胍类药物,改用胰岛素治疗;妊娠期。

③不良反应。一是胃肠道反应。最常见,表现为恶心、呕吐、食欲下降、腹痛、腹泻,发生率可达20%。为避免这些不良反应,应在餐中或餐后服药。二是头痛、头晕、金属味。三是乳酸酸中毒,多见于长期、大量应用降糖灵,伴有肝、肾功能减退,缺氧性疾病,急性感染、胃肠道疾病时,降糖片引起酸中毒的机会较少。

(3)α-葡萄糖苷酶抑制剂。1型和2型糖尿病均可使用,可以与磺脲类、双胍类或胰岛素联用。①倍欣(伏格列波糖):餐前即刻口服。②拜唐苹及卡博平(阿卡波糖):餐前即刻口服。主要不良反应有:腹痛、肠胀气、腹泻、肛门排气增多。

(4)胰岛素增敏剂。有增强胰岛素作用,改善糖代谢。可以单用,也可与磺脲类、双胍类或胰岛素联用。有肝脏病或心功能不全者不宜应用。

(5)格列奈类胰岛素促分泌剂。

①瑞格列奈(诺和龙)为快速促胰岛素分泌剂,餐前即刻口服,每次主餐时服,不进餐不服。

②那格列奈(唐力)作用类似于瑞格列奈。

2.胰岛素治疗。胰岛素制剂有动物胰岛素、人胰岛素和胰岛素类似物。根据作用时间分为短效、中效和长效胰岛素,并已制成混合制剂。

(1)1型糖尿病。需要用胰岛素治疗。非强化治疗者每天注射2~3次,强化治疗者每日注射3~4次,或用胰岛素泵治疗。需经常调整剂量。

(2)2型糖尿病。口服降糖药失效者先采用联合治疗方式,方法为原用口服降糖药剂量不变,睡前晚10点注射中效胰岛素或长效胰岛素类似物,一般每隔3 d调整1次,目的为空腹血糖降到 4.9~8.0 mmol/L,无效者停用口服降糖药,改为每天注射 2 次胰岛素。胰岛素治疗的最大不良反应为低血糖。

(三)运动治疗

增加体力活动可改善机体对胰岛素的敏感性,降低体重,减少身体脂肪量,增强体力,提高工作能力和生活质量。运动的强度和时间长短应根据患者的总体健康状况来定,找到适合患者的运动量和患者感兴趣的项目。运动形式可多样,如散步、快步走、健美操、跳舞、打太极拳、跑步、游泳等。

(四)饮食治疗

饮食治疗是各种类型糖尿病治疗的基础,一部分轻型糖尿病患者单用饮食治疗就可控制病情。

1. 总热量。总热量的需要量要根据患者的年龄、性别、身高、体重、体力活动量、病情等综合因素来确定。首先要算出每个人的标准体重,可参照下述公式:男性:身高(cm)−105=标准体重(kg);女性:身高(cm)−100=标准体重(kg),也可根据年龄、性别、身高查表获得。算出标准体重后再依据每个人日常体力活动情况来估算出每千克标准体重热量需要量。根据标准体重计算出每日所需要热卡量后,还要根据患者的其他情况作相应调整。儿童、青春期、哺乳期、营养不良、消瘦以及有慢性消耗性疾病应酌情增加总热量。肥胖者要严格限制总热量和脂肪含量,给予低热量饮食,每天总热量不超过 6 279 kJ,一般以每月降低 0.5~1.0 kg 体重为宜,待接近标准体重时,再按前述方法计算每天总热量。另外,年龄大者较年龄小者需要热量少,成年女子比男子所需热量要少一些。

2. 碳水化合物。碳水化合物每克产热 16.74 kJ,是热量的主要来源,现认为碳水化合物应占饮食总热量的 55%~65%,可用下面公式计算:根据我国人民生活习惯,可进主食(米或面)250~400 g,可作如下初步估计,休息者每天主食 200~250 g,轻度体力劳动者 250~300 g,中度体力劳动者 300~400 g,重体力劳动者 400 g 以上。

3. 蛋白质。蛋白质每克产热量 16.74 kJ,占总热量的 12%~15%。蛋白质的需要量在成人每千克体重约 1 g。在儿童、孕妇、哺乳期妇女、营养不良、消瘦、有消耗性疾病者宜增加至每千克体重 1.5~2.0 g。糖尿病肾病者应减少蛋白质摄入量,每千克体重 0.8 g,若已有肾功能不全,应摄入高质量蛋白质,摄入量应进一步减至每千克体重 0.6 g。

4. 脂肪。脂肪的能量较高,每克产热量 37.67 kJ。约占总热量 25%,一般不超过 30%,每日每千克体重 0.8~1 g。动物脂肪主要含饱和脂肪酸。植物油中含不饱和脂肪酸多,糖尿病患者易患动脉粥样硬化,应采用植物油为主。

五、护理

(一)病情观察

严密观察病情的轻重以及有无并发症。

1. 有无泌尿道、皮肤、肺部等感染,女性有无外阴部皮肤瘙痒。

2. 有无食欲减退,恶心、呕吐、嗜睡、呼吸加快、加深,呼气呈烂苹果气味及脱水等酮症酸中毒表现。

3. 有无低血糖。

4. 有无四肢麻木等周围神经炎表现。

5. 辅助检查尿糖定性、空腹血糖检查及口服葡萄糖耐量试验(GOTT)测定均要准确符合操作规范。

(二)对症护理

1. 饮食护理

(1)让患者明确饮食控制的重要性,从而自觉遵守饮食规定。

(2)应严格定时进食,对使用胰岛素治疗的患者尤应注意。

(3)检查每次进餐情况,若有剩余,必须计算实际进食量,供医师作治疗中参考。

(4)控制总热量,当患者出现饥饿感时可增加蔬菜及豆制品等副食。

(5)有计划地更换食品,以免患者感到进食单调乏味。

2. 应用胰岛素的护理

(1)胰岛素的保存:中效及长效胰岛素比普通胰岛素稳定。同样在 5℃情况下,前两者为 3 年而后者为 3 个月,使用期间宜保存在室温 20 度以下。

(2)应用时注意胰岛素的换算。

(3)剂量必须准确,抽吸时避免振荡。

(4)两种胰岛素合用时,先抽吸正规胰岛素后抽吸鱼精蛋白胰岛素。

(5)胰岛素注射部位选择与安排,胰岛素常用于皮下注射,宜选皮肤疏松部位,有计划按顺序轮换注射。每次要改变部位,以防注射部位组织硬化、脂肪萎缩影响胰岛素的吸收,注射部位消毒应严密以防感染。

(6)低血糖反应:表现为疲乏,强烈饥饿感,甚至死亡,一旦发生低血糖反应,立即抽血检查血糖外,可口服糖水或静注 50%葡萄糖 40 mL,待患者清醒后再让其进食,以防止再昏迷。

(三)一般护理

1. 生活有规律,身体情况许可,可进行适当的运动,以促进碳水化合物的利用,减少胰岛素的需要量。

2. 注意个人卫生,预防感染,糖尿病常因脱水和抵抗力下降,皮肤容易干燥发痒,也易合并皮肤感染,应定时给予擦身或沐浴,以保持皮肤清洁。此外,应避免袜紧、鞋硬,防止血管闭塞而发生坏疽或皮肤破损而致感染。

3. 按时测量体重以作计算饮食和观察疗效的参考。

4. 必要时记录出入水量。

5. 每日分 3～4 段留尿糖定性,必要时测 24 h 尿糖定量。

六、健康指导

1. 帮助患者(或家属)掌握有关糖尿病治疗的知识,树立战胜疾病的信心。

2. 帮助患者学会尿糖定性试验,包括试剂法和试纸法有关事项。

3. 掌握饮食治疗的具体措施,按规定热量进食,定时进食,避免偏食、过食与绝食,采用清淡食品,使菜谱多样化,多食蔬菜。

4. 应用降糖药物时,指导患者观察药物疗效、副作用及掌握其处理方法。

5. 帮助患者及其家属学会胰岛素注射技术,掌握用药方案,观察常见反应。

6. 预防和识别低血糖反应和酮症酸中毒的方法及掌握低血糖反应的处理。

7. 注意皮肤清洁,尤其要对足部、口腔、阴部的清洁,预防感染,有炎症、痈和创伤时要及时治疗。

8. 避免精神创伤及过度劳累。

9. 定期门诊复查,平时外出时注意随带糖尿病治疗情况卡。

(孙振刚　张爱美　刘兰香　徐莉莉　王　洋)

第二十章 风湿性疾病

第一节 系统性红斑狼疮

系统性红斑狼疮(systemic lupus erythematosus,SLE)是一种弥漫性、全身性自身免疫病,主要累及皮肤黏膜、骨骼肌肉、肾脏及中枢神经系统,同时还可以累及肺、心脏、血液等多个器官和系统,表现出多种临床表现;血清中可检测到多种自身抗体和免疫学异常。

一、病因

系统性红斑狼疮的病因及发病机理不清,并非单一因素引起,可能与遗传、环境、性激素及免疫等多种因素有关。通常认为具有遗传背景的个体在环境、性激素及感染等因素的共同作用或参与下引起机体免疫功能异常、诱导 T、B 细胞活化、自身抗体产生、免疫复合物形成及其在各组织的沉积,导致系统性红斑狼疮的发生和进展。

二、临床表现

系统性红斑狼疮的发病可急可缓,临床表现多种多样。早期轻症的患者往往仅有单一系统或器官受累的不典型表现,随着病程的发展其临床表现会越来越复杂,可表现为多个系统和器官受累的临床症状。全身表现包括发热、疲劳、乏力及体重减轻等。

(一)常见受累组织和器官的临床表现

1. 皮肤黏膜:蝶形红斑、盘状皮损、光过敏、红斑或丘疹、口腔、外阴或鼻溃疡、脱发等。
2. 关节肌肉:关节痛、关节肿、肌痛、肌无力、缺血性骨坏死等。
3. 血液系统:白细胞减少、贫血、血小板减少、淋巴结肿大、脾肿大等。
4. 神经系统:头痛、周围神经病变、癫痫、抽搐、精神异常等 19 种表现。
5. 心血管系统:心包炎、心肌炎、心内膜炎等。
6. 血管病变:雷诺现象、网状青斑、动、静脉栓塞及反复流产等。
7. 胸膜及肺:胸膜炎、肺间质纤维化、狼疮肺炎、肺动脉高压及成人呼吸窘迫综合征等。
8. 肾脏:蛋白尿、血尿、管型尿、肾病综合征及肾功能不全等。
9. 消化系统:腹痛、腹泻、恶心、呕吐、腹膜炎及胰腺炎等。

(二)少见的受累组织器官的临床表现

1. 肠系膜血管炎、蛋白丢失性肠病或假性肠梗阻等属于严重的消化系统受累的并发症,症状包括发热、恶心、呕吐、腹泻或血便,腹部压痛及反跳痛等症状和体征。

2. 狼疮眼部受累,以视网膜病变常见,表现为"棉絮斑",其次是角膜炎和结膜炎;可表现为视物不清、视力下降、眼部疼痛及黑矇等。

(三)特殊类型的狼疮

1. SLE 与妊娠:SLE 患者与正常人群的生育与不孕率没有显著差异。但活动性 SLE 患者的自发性流产、胎死宫内和早产的发生率均高于正常健康妇女。SLE 病情完全缓解 6～12 个月妊娠的结局最佳。

2. 新生儿狼疮:这是一种发生于胎儿或新生儿的疾病,是一种获得性自身免疫病;通常发生于免疫异常的母亲。患者的抗 SSA/Ro、抗 SSB/La 抗体可通过胎盘攻击胎儿。可表现为新生儿先天性心脏传导阻滞,还可出现皮肤受累(红斑和环形红斑,光过敏)等。

3. 抗磷脂综合征:可表现为静脉或动脉血栓形成以及胎盘功能不全导致反复流产,抗磷脂抗体可阳性。SLE 继发抗磷脂综合征与原发性抗磷脂综合征(APS)患者妊娠的结局无差异。

4. 药物相关性狼疮(drug-related lupus,DRL):是继发于一组药物包括氯丙嗪、肼苯哒嗪、异烟肼、普鲁卡因胺和奎尼丁后出现的狼疮综合征。诊断时需确认用药和出现临床症状的时间(如几周或几个月),停用相关药物,临床症状可以迅速改善,但自身抗体可以持续 6 个月到一年。

三、诊断

(一)辅助检查

1. 常规检查

(1)血常规:观察白细胞、血小板及血色素。SLE 患者可以表现为不明原因的血小板减少、白细胞减少或急性溶血性贫血。

(2)尿液检查:尿蛋白阳性、红细胞尿、脓尿、管型尿(1 个/高倍视野)均有助于诊断。

(3)便常规:潜血阳性时应注意消化系统病变。

(4)急性时相反应物:血沉(ESR)的增快多出现在狼疮活动期,稳定期狼疮患者的血沉大多正常或轻度升高。血清 CRP 水平可正常或轻度升高;当 CRP 水平明显升高时,提示 SLE 合并感染的可能,但也可能与 SLE 的病情活动有关。

2. 免疫系统检查。免疫球蛋白(immunoglobulin,Ig)是一组具有抗体样活性及抗体样结构的球蛋白,其升高较为显著。免疫球蛋白分为 IgG,IgA,IgM,IgD 和 IgE 等五类。系统性红斑狼疮患者的免疫球蛋白可表现为多克隆的升高,严重时出现高球蛋白血症。

3. 自身抗体的检测。SLE 患者的血清中可检测到多种自身抗体,但其在分类诊断中的敏感性和特异性各不相同。

(二)疾病诊断

本病的诊断主要依靠临床特点、实验室检查,尤其是自身抗体的检测有助于诊断及判断病情。出现多系统损害的临床表现伴有自身免疫病的证据(如自身抗体阳性、免疫球蛋白升高及补体减低等）者，应考虑狼疮的可能。目前常用的是 1997 年美国风湿病学会修订的的系统性红斑狼疮分类标准。与 1982 年的分类诊断标准比较，1997 年的标准中取消了狼疮细胞检查，增加了抗磷脂抗体阳性（包括抗心脂抗体或狼疮抗凝物阳性或至少持续 6 个月的梅毒血清试验假阳性三者之一）。但是该标准对早期、不典型病例容易漏诊，应予注意。对于有典型临床症状或实验室异常而不符合本病诊断的患者，应随访观察。

四、治疗

(一)一般治疗

1. 教育患者：对患者的教育十分重要，使患者懂得合理用药，定期随访的重要性；让患者了解应根据病情的不同，制定不同的治疗方案，应因人而异。

2. 去除诱因：及时去除对日常生活中能够诱发或加重系统性红斑狼疮的各种因素，如避免日光曝晒，避免接触致敏的药物（染发剂和杀虫剂）和食物，减少刺激性食物的摄入，尽量避免手术和美容，不宜口服避孕药等。

3. 休息和锻炼：在疾病的开始治疗阶段休息十分重要，但当药物已充分控制症状后，应根据患者的具体情况制订合理的运动计划，可参加适当的日常工作、学习，劳逸结合，动静结合。

4. 精神和心理治疗：避免精神刺激，消除各种消极心理因素，患者既要充分认识到本病的长期性、复杂性和顽固性，又不要对前途和命运担忧，无论病情是否缓解，都应定期到专科医生处进行长期随访，及时得到指导，才能巩固最佳的治疗效果。

5. 患者自我保护

(1)避免紫外线照射，避免日光照射，以防光过敏。

(2)教育患者尽量防止感染，因为 SLE 本身就存在免疫功能低下，再加上长期接受免疫抑制剂治疗，其抵抗力进一步下降，故易继发感染，一旦感染后应及时去医院就诊，及时控制感染，以免病情反复，应教育患者平时适当使用提高免疫力的药物，如转移因子、胸腺素等，同时还应开导患者调整心理状态，因长期抑郁或精神受刺激，情绪不悦，通过神经—免疫—内分泌网络可加重病情，不利于治疗，根据临床观察，SLE 患者一旦生气后很容易加重病情，因此患者的亲属也应尽量使 SLE 患者保持愉快的心情，此点对配合药物治疗尤其重要，特别在缓解期维持治疗时很重要。

6. 药物和饮食。许多前述的药物能诱发与加重 SLE，要尽量避免或慎重使用，还有许多食品亦可激发或加重病情，也应慎食或禁食，尤其是无鳞鱼类必须禁食，以免加重病情。

(二)药物治疗

1. 糖皮质激素：糖皮质激素是治疗系统性红斑狼疮的主要药物，尤其在其他药物疗效不佳或机体重要器官（如心、脑、肾等）受损的情况下更为首选，主要适用于急性活动期患者，特别是急性暴发性狼疮，急性狼疮性肾炎，急性中枢神经系统狼疮以及合并急性自身免疫性贫血和血小板减少性紫癜，糖皮质激素应用的剂量和方法必须根据患者的具体情况进行确定,通常有以下用法。

(1)冲击疗法:一般选用甲泼尼龙(甲基强的松龙)1 g,加入液体中静脉滴注,30~60 min 内滴完(有人认为仍以在 3 h 内滴入为妥),1 次/天,连续 3~5 d,可在第 2 周甚至第 3 周重复使用,也有用地塞米松每天 7.5~15 mg 进行冲击治疗,但因地塞米松作用时间较长,现已较少采用,疗程结束后给予泼尼松(强的松)每天 60 mg 口服,临床主要适用于急性暴发性系统性红斑狼疮或狼疮性肾炎近期内肾功能恶化,血肌酐明显增高,以及有中枢神经狼疮尤其是并发癫痫大发作,昏迷和器质性脑病综合征的患者,冲击疗法应注意适应证、禁忌证、副作用及对副作用的处理。

(2)大剂量疗法:口服法一般选用泼尼松每天 60~100 mg 或按每天每千克体重 1~1.5 mg,待病情稳定后逐渐减量,主要用于累及重要脏器或系统的时候,如弥漫增殖型肾炎,常规治疗不见好转;如局灶性脑组织损害,抗惊厥治疗无效的癫痫;急性溶血性贫血;狼疮性肺炎和严重的心脏损害等。

(3)中剂量长程疗法:多选用中效制剂如泼尼松、泼尼松龙,一般不宜用地塞米松、倍他米松等长效制剂,泼尼松用量多在每天 20~60 mg 之间,临床主要适用于冲击和大剂量治疗病情得到良好控制后的减药阶段以及疾病处于一般活动期的患者,此阶段的治疗多处在激素应用剂量由大到小的减量阶段,用药时间越长,撤药速度应越慢,疗程多在半年至一年以上或更久,关于激素的给药时间,一般每天总量晨起 1 次服用,这样比较符合生物周期,从而减少对肾上腺皮质的抑制,当发热明显,或觉口服剂量较大时,可将每天总量分 3 次(每 6~8 h 1 次)给药。

(4)小剂量维持方法:一般选用泼尼松每天 15 mg 以内,或以每天 5~7.5 mg 的最小剂量维持,通常采用每天晨起一次给药或间天给药的方法,临床主要适用于疾病稳定期的长期维持治疗。

2. 免疫抑制剂:一般需与激素合用,远期疗效优于单用糖皮质激素,但需达到一定的累积量。

(1)环磷酰胺:通常与糖皮质激素合用,主要用于狼疮性肾炎的治疗,环磷酰胺并用激素治疗 24 个月的疗效显著优于单用激素者,常用量为每天 1~2.5 mg/kg 或每次 0.2 g 静脉注射,每周 2~3 次。近年来,环磷酰胺冲击疗法(即环磷酰胺 0.8~1.2 g,加入液体中静脉滴注,每 3~4 周 1 次),对减少肾组织纤维化有一定作用,被认为是稳定肾功能和防止肾功能衰竭的一种十分有效的方法。

(2)苯丁酸氮芥(瘤可宁):对系统性红斑狼疮的疗效虽较环磷酰胺差,但其对骨髓的抑制和生发上皮的破坏以及脱发均较环磷酰胺为轻,因此,有时与激素合用治疗狼疮性肾炎,常用量为每天 0.1 mg/kg,总量达 400 mg 时即应减量或停服,维持量为每天 0.02 mg/kg。

(3)硫唑嘌呤:硫唑嘌呤对系统性红斑狼疮无肯定疗效,但与激素合用时对狼疮性肾炎有一定的协同作用,常用量为每天 1~1.5 mg/kg。

(4)甲氨蝶呤(MTX):在弥漫性狼疮脑病时甲氨蝶呤 5~10 mg 加地塞米松 5~10 mg 鞘内注射,可取得满意疗效。

3. 抗疟药：氯喹 0.25 g，1 次/天口服，或羟氯唑 0.2 g，1～2 次/天，因两者均有抗光敏和稳定溶酶体膜的作用，所以对系统性红斑狼疮引起的皮肤损害及肌肉关节症状十分有效，也是治疗盘状狼疮的主要药物之一，其主要的副作用包括视网膜病变，心肌损害，故在用药期间注意查眼部及监测心电图。

4. 大剂量静脉输注免疫球蛋白：每天 300～400 mg/kg，连续 3～5 d，个别患者可用至 1 周，对于严重的血小板减少，或重症狼疮合并感染的患者，较适用，其主要作用机制为：抑制 Fc 受体介导的单核网状内皮系统的破坏作用；抗独特型抗体作用；调节 Th1/Th2 以及一些细胞因子如 IL-1 的分泌。副作用：偶有发热，皮疹，低血压或一过性肾功能受损。

5. 细胞因子：细胞因子受体及其拮抗剂和单克隆抗体的治疗目前正在试验阶段，其为系统性红斑狼疮的治疗提供了新的经验。

6. 血浆置换与免疫吸附法：对危害生命的系统性红斑狼疮，暴发型狼疮，急进性狼疮肾炎，迅速发展的肾病综合征，高度免疫活动者，或对激素免疫抑制剂治疗无效，或有应用禁忌者可考虑，方法：每次置换血浆 40 mL/kg，每周 3 次，共 2～6 周，同时需应用免疫抑制剂。

7. 血干细胞移植：造血干细胞移植的免疫重建能使机体的免疫系统重新识别自身抗原，并通过负选择而产生免疫耐受，使自身免疫现象得以控制，目前也正处于临床试验阶段。

8. 性激素：达那唑（丹那唑）是一种弱的雄激素，对治疗狼疮性血小板减少有效，主要副作用是阴道炎，月经不调。

（三）对症治疗

当肾脏受累发生高血压时，应给予适当降压或纠正继发于肾功能不全所致的水及电解质紊乱；出现尿毒症时应用血液透析疗法；当发生抽风、脑神经麻痹及精神失常时，在全身治疗的基础上，尚需应用解痉剂和营养神经药，如苯巴比妥（鲁米那）、B 族维生素类等；有严重心力衰竭时，可给予适量的洋地黄，血管扩张药物以协同激素治疗控制心衰；有继发感染时，应及时选用抗原性最小的抗生素进行控制，与其他自身免疫病如桥本甲状腺炎、甲亢、糖尿病等重叠时，均应对其重叠的疾病进行适当治疗。

五、护理

（一）保护关节，减轻关节的疼痛不适

鼓励患者多休息，但应避免固定不动，平时应维持正确的姿势，每天应有适当的活动，以保持正常的关节活动度，冬天宜注意关节部位的保暖。

（二）降低体温，减轻发热的不适感

对于发热患者，应安排患者卧床休息，调整室温，以促进散热，如果患者没有水肿现象，则增加水分摄取量，以补充发热之水分丧失，给予冰袋使用，以降低体温。

（三）保护皮肤，避免阳光照射

1. 保持皮肤清洁、干燥。

2. 避免阳光直接照射,夏日出门应撑伞,对于局部暴露部位,应使用阳光滤过剂,使发生滤光作用,减少局部受刺激。

3. 每天检查皮肤,以便发现新的病灶。

4. 局部使用皮质类固醇软膏,以抑制炎症反应。

5. 指导患者平时不可任意用药于局部病灶,洗澡水也不可过热,洗澡时避免使用肥皂,以减少对皮肤的刺激。

(四)减轻局部症状

1. 面部出现红斑者,应经常用清水洗脸,保持皮肤清洁,并用 30℃ 左右的清水将毛巾或纱布湿敷于患处,3 次/日,每次 30 min,可促进局部血液循环,有利于鳞屑脱落,面部忌用碱性肥皂、化妆品及油膏,防止对局部皮肤刺激或引起过敏。

2. 皮损感染者,应根据细菌培养及临床表现,先行清创,然后局部给予营养、收敛的药物,适当应用抗生素,促进消炎,有利于皮损愈合。

3. 关节红、肿、热、痛明显者,可用活地龙数条洗净加糖的浸出液湿敷,以清热消肿止痛。

4. 患者有脱发者,每周用温水洗头 2 次,边洗边按摩头皮。

5. 若有口腔黏膜溃疡者可选用养阴生肌散、西瓜霜等外搽,保持患者口腔卫生;若有感染者,可用 1∶5 000 呋喃西林液漱口,局部涂以锡类散或冰硼散等;若有真菌感染者,可用制霉菌素甘油外涂。

6. 牙齿出血、鼻出血者用鲜茅根煎汤代茶,鼻腔出血较多,用吸收性明胶海绵压迫止血,内服生藕汁或鲜生地汁半杯至 1 杯,出血量多者要观察血压、心率,要补充血容量和准备输血。

7. 注意外阴清洁,每天用 1∶5 000 高锰酸钾溶液坐浴或用虎杖 15 g、金银花 15 g 煎水外洗,以防外阴黏膜糜烂。

(五)预防肾功能恶化

1. 当出现肾功能减退时,应减少活动量,尤其在血尿和蛋白尿期间,应卧床休息。

2. 每天注意尿量、体重的变化,当有尿量减少、体重增加或浮肿时,应限制水分和盐分摄取量,并将详情告诉医师。

3. 若肾脏排泄代谢废物的能力大为降低,致使血中尿素氮、肌酐增加时,应采取低蛋白饮食。

4. 每天测量血压,注意观察是否有心肺负荷过重(液体积留体内)和高血压等症状。

5. 若已出现肾功能衰竭,则需要安排定期血液透析或腹膜透析治疗,以排除体内的代谢废物和水分。

(六)维护心肺功能,预防心肺功能衰竭

1. 随时注意生命征象及末梢循环的变化,若有血压升高、心律不齐、心包摩擦音以及肢体水肿、冰冷等情形,应迅速告诉医师,以便施行医疗处理。

2. 注意呼吸道是否通畅,若出现呼吸急促,则嘱患者半卧位,并给予氧气吸入,如果

胸膜积水严重,可能会施行胸膜穿刺放液术,以减少对肺脏的压迫,增进呼吸功能,若有胸痛现象,则试着躺向患侧,或以枕头支托患侧以减轻疼痛。

(七)安排安全措施,预防意外发生

1. 观察患者是否有行为改变、意识混乱、幻觉、妄想或情绪不稳定、抽搐等现象,若出现上述现象,应适当保护患者,以防跌倒、跌落床下或咬伤舌头等意外发生。

2. 注意皮肤是否有紫斑、瘀斑的迹象,平时应避免碰撞或跌伤而发生出血不止。

(八)应用激素治疗的注意事项

1. 糖皮质激素减量应逐步进行,不可突然停药,告诫患者遵医嘱服药,不可自增自减。

2. 积极预防感染,尤其口腔黏膜、呼吸道、泌尿系以及皮肤的感染,注意观察体温变化,加强口腔护理,早期处理口腔内的各种病变,需每天进行会阴部清洁,防止发生泌尿系逆行感染。

3. 适当补充钙剂及维生素 D,防治骨质疏松。

4. 注意监测血糖和尿糖,以防止药物引起的糖尿病,对糖尿病患者应随时注意有无发生酮症。

5. 观察大便颜色及胃肠道症状,定期检查大便潜血,以便早期发现消化道出血或溃疡,必要时给予氢氧化铝凝胶,保护胃黏膜。

6. 糖皮质激素易引发精神及神经症状,若有发生需减药量,加强安全措施,专人看护,防止意外伤害。

7. 大剂量激素冲击治疗前,应向患者交代治疗期间应注意的事项,治疗中注意掌握输液滴速,观察心律变化,防止输液速度过快,引起心力衰竭。

(九)补充营养

患者若未出现肾功能衰竭症状,应鼓励患者摄取均衡饮食,而且每天摄取适当的水分,如果患者已出现肾功能衰竭症状,则应限制蛋白质、含钾食物以及盐、水分的摄取量,以免代谢产物增加及水分滞留而加重身体的不适。

(十)给予精神及情绪上的支持

由于 SLE 常同时侵犯全身各器官,在发病后患者常有病重感,且病程很长,可能缠绵多年,因此,护理人员平时除了应多给予关怀外,也应给予精神上的鼓励,尽量避免任意在患者面前反复使用"狼疮"一词,以免增加患者的恐惧和不安。

(王　菲　王丽云　李　晶　许庆超　王昌俊)

第二节　类风湿性关节炎

类风湿关节炎(rheumatoid arthritis,RA)是一种以慢性侵蚀性关节炎为特征的全身性自身免疫病。类风湿关节炎的病变特点为滑膜炎,以及由此造成的关节软骨和骨质破

坏,最终导致关节畸形。

一、病因

尚未完全明确。类风湿性关节炎是一个与环境、细菌、病毒、遗传、性激素及神经精神状态等因素密切相关的疾病。

(一)细菌因素

A 组链球菌及菌壁有肽聚糖(peptidoglycan)可能为 RA 发病的一个持续的刺激源,A 组链球菌长期存在于体内成为持续的抗原,刺激机体产生抗体,发生免疫病理损伤而致病。支原体导致的关节炎动物模型与人的 RA 相似,但不产生人的 RA 所特有的类风湿因子(RF)。在 RA 患者的关节液和滑膜组织中从未发现过细菌或菌体抗原物质,提示细菌可能与 RA 的起病有关,但缺乏直接证据。

(二)病毒因素

RA 与病毒,特别是 EB 病毒的关系是国内外学者注意的问题之一。研究表明,EB 病毒感染所致的关节炎与 RA 不同,RA 患者对 EB 病毒比正常人有强烈的反应性。在 RA 患者血清和滑膜液中出现持续高度的抗 EB 病毒—胞膜抗原抗体,但到目前为止在 RA 患者血清中一直未发现 EB 病毒核抗原或壳体抗原抗体。本病在某些家族中发病率较高,在人群调查中,发现人类白细胞抗原(HLA)-DR4 与 RF 阳性患者有关。HLA 研究发现 DW4 与 RA 的发病有关,患者中 70% HLA-DW4 阳性,患者具有该点的易感基因,因此遗传可能在发病中起重要作用。

(三)性激素

研究表明 RA 发病率男女之比为 1:(2~4),妊娠期病情减轻,服避孕药的女性发病减少。动物模型显示 LEW/n 雌鼠对关节炎的敏感性高,雄性发病率低,雄鼠经阉割或用 β-雌二醇处理后,其发生关节炎的情况与雌鼠一样,说明性激素在 RA 发病中起一定作用。寒冷、潮湿、疲劳、营养不良、创伤、精神因素等,常为本病的诱发因素,但多数患者患病前常无明显诱因可查。

二、临床表现

(一)关节内表现

类风湿关节炎受累关节的症状表现为对称性、持续性关节肿胀和疼痛,常伴有晨僵。受累关节以近端指间关节、掌指关节、腕、肘和足趾关节最为多见;同时,颈椎、颞颌关节、胸锁和肩锁关节也可受累。中、晚期的患者可出现手指的"天鹅颈"及"纽扣花"样畸形,关节强直和掌指关节半脱位,表现掌指关节向尺侧偏斜。

(二)关节外表现

1. 类风湿结节:多见于关节突起部及经常受压处,无明显压痛,不易活动。类风湿结节也可发生在内脏,心包表面、心内膜、中枢神经系统、肺组织及巩膜等。

2. 血管炎:可影响各类血管,以中、小动脉受累多见。可表现为指端坏疽、皮肤溃疡、外周神经病变、巩膜炎等。

3. 心脏：心包炎、非特异性心瓣膜炎、心肌炎。

4. 胸膜和肺：胸膜炎、肺间质纤维化、肺类风湿结节、肺动脉高压。

5. 肾：膜性及系膜增生性肾小球肾炎、间质性肾炎、局灶性肾小球硬化、增殖性肾炎、IgA肾病及淀粉样变性等。

6. 神经系统：感觉型周围神经病、混合型周围神经病，多发性单神经炎及嵌压性周围神经病。

7. 造血系统：类风湿关节炎患者可出现正细胞正色素性贫血，疾病活动期血小板升高。

三、诊断

(一)辅助检查

1. 常规检查

(1)血常规：约30%的类风湿关节炎患者合并贫血，多为正细胞正色素性贫血。病情活动期血小板升高。少数情况下有白细胞降低，如Felty综合征。

(2)急性时相反应物：大多数类风湿关节炎患者在活动期血沉增快及C-反应蛋白升高，病情缓解时可恢复正常。

2. 自身抗体

(1)类风湿因子(RF)：75%～85%的患者血清类风湿因子阳性，并与病情和关节外表现相关。

(2)抗瓜氨酸化蛋白抗体(ACPA)：抗瓜氨酸化蛋白抗体是一类针对含有瓜氨酸化表位的自身抗体的总称，对类风湿关节炎的诊断具有很高的敏感性和特异性，并与类风湿关节炎的病情和预后密切相关。各种抗瓜氨酸化蛋白抗体对类风湿关节炎的诊断具有很高的敏感性和特异性。

3. 影像学检查

(1)X线检查：早期X线表现为关节周围软组织肿胀及关节附近骨质疏松；随病情进展可出现关节面破坏、关节间隙狭窄、关节融合或脱位。

(2)磁共振成像检查(MRI)：磁共振成像在显示关节病变方面优于X线片，近年已越来越多地应用到类风湿关节炎的诊断中。磁共振成像可显示关节炎性反应初期出现的滑膜增厚、骨髓水肿和轻度关节面侵蚀，有益于类风湿关节炎的早期诊断。

(3)超声：高频超声能清晰显示关节腔、关节滑膜、滑囊、关节腔积液、关节软骨厚度及形态等，彩色多普勒血流显像(CDFI)和彩色多普勒能量图(CDE)能直观地检测关节组织内血流的分布，反映滑膜增生的情况，并具有很高的敏感性。超声检查还可以动态判断关节积液量的多少和距体表的距离，用以指导关节穿刺及治疗。

(二)类风湿关节炎分类标准

1. 晨僵：关节及其周围的僵硬感，在获得最大改善前至少持续1 h(病程＞6周)。

2. 至少3个以上关节部位的关节炎：医生观察到至少3个以上关节区(有14个关节

区可能累及:双侧近端指间关节、掌指关节及腕、肘、膝、踝及跖趾关节)同时有软组织肿胀或积液(不是单纯骨性肥大)(病程>6周)。

3.手部关节的关节炎:腕、掌指或近端指间关节至少1处关节肿胀(病程>6周)。

4.对称性关节炎:身体双侧相同关节区同时受累(近端指间关节、掌指关节及跖趾关节受累时,不一定完全对称)(病程>6周)。

5.类风湿结节:医生观察到在关节伸侧、关节周围或骨突出部位的皮下结节。

6.类风湿因子(RF)阳性:所用方法检测血清类风湿因子在正常人群中的阳性率小于5%。

7.放射学改变:在手和腕的后前位相有典型的类风湿关节炎放射学改变,须包括骨质侵蚀或受累关节及其邻近部位有明确的骨质疏松。

符合以上7项中4项或4项以上者可分类为类风湿关节炎。

四、治疗

(一)一般治疗

强调患者教育及整体和规范治疗的理念。适当的休息、理疗、体疗、外用药、正确的关节活动和肌肉锻炼等对于缓解症状、改善关节功能具有重要作用。

(二)药物治疗

1.非甾体类抗炎药(NSAIDs)。这类药物主要通过抑制环氧合酶(COX)活性,减少前列腺素合成而具有抗炎、止痛、退热及减轻关节肿胀的作用,是临床最常用的类风湿关节炎治疗药物。非甾体类抗炎药对缓解患者的关节肿痛、改善全身症状有重要作用。其主要不良反应包括胃肠道症状、肝和肾功能损害以及可能增加的心血管不良事件。

2.改善病情抗风湿药(DMARDs)。该类药物较非甾体类抗炎药发挥作用慢,需1~6个月,故又称慢作用抗风湿药(SAARDs),这些药物可延缓或控制病情的进展。常用于治疗类风湿关节炎的改善病情。抗风湿药包括如下几种。

(1)甲氨蝶呤(Methotrexate,MTX):口服、肌肉注射或静脉注射均有效,每周给药1次。必要时可与其他改善病情抗风湿药联用。常用剂量为每周7.5~20 mg。常见的不良反应有恶心、口腔炎、腹泻、脱发、皮疹及肝损害,少数出现骨髓抑制。偶见肺间质病变。服药期间应适当补充叶酸,定期查血常规和肝功能。

(2)来氟米特(Leflunomide,LEF):剂量为10~20 mg/d,口服。主要用于病情重及有预后不良因素的患者。主要不良反应有腹泻、瘙痒、高血压、肝酶增高、皮疹、脱发和白细胞下降等。因有致畸作用,故孕妇禁服。服药期间应定期查血常规和肝功能。

(3)柳氮磺吡啶(Salicylazosulfapyriding,SASP):可单用于病程较短及轻症类风湿关节炎,伴有关节外表现或早期出现关节破坏等预后不良因素者应考虑2种或2种以上改善病情抗风湿药的联合应用。主要联合用药方法包括甲氨蝶呤、来氟米特、羟氯喹及柳氮磺吡啶中任意2种或3种联合。应根据患者的病情及个体情况选择不同的联合用药方法。

3. 生物制剂。生物制剂是目前积极有效控制炎症的主要药物，减少骨破坏，减少激素的用量和骨质疏松。治疗类风湿关节炎的生物制剂主要包括肿瘤坏死因子（TNF）-α拮抗剂、白细胞介素（IL）-1 和 IL-6 拮抗剂、抗 CD20 单抗以及 T 细胞共刺激信号抑制剂等。

（1）肿瘤坏死因子-α 拮抗剂：该类制剂主要包括依那西普（Etanercept）、英夫利西单抗（Infliximab）和阿达木单抗（Adalimumab）。与传统的改善病情抗风湿药相比，肿瘤坏死因子-α 拮抗剂的主要特点是起效快、抑制骨破坏的作用明显、患者总体耐受性好。这类制剂可有注射部位反应或输液反应，可能有增加感染和肿瘤的风险，偶有药物诱导的狼疮样综合征以及脱髓鞘病变等。用药前应进行结核筛查，除外活动性感染和肿瘤。

（2）白介素-6 拮抗剂（Tocilizumab）：主要用于中重度类风湿关节炎，对肿瘤坏死因子-α 拮抗剂反应欠佳的患者可能有效。常见的不良反应是感染、胃肠道症状、皮疹和头痛等。

4. 糖皮质激素。糖皮质激素能迅速改善关节肿痛和全身症状。在重症类风湿关节炎伴有心、肺或神经系统等受累的患者，可给予短效激素，其剂量依病情严重程度而定。针对关节病变，如需使用，通常为小剂量激素（泼尼松＜7.5 mg/d）仅适用于少数类风湿关节炎患者。激素可用于以下几种情况。

（1）伴有血管炎等关节外表现的重症类风湿关节炎；

（2）不能耐受非甾体类抗炎药的类风湿关节炎患者作为"桥梁"治疗；

（3）其他治疗方法效果不佳的类风湿关节炎患者；

（4）伴局部激素治疗指证（如关节腔内注射）。激素治疗类风湿关节炎的原则是小剂量、短疗程。使用激素必须同时应用改善病情抗风湿药。在激素治疗过程中，应补充钙剂和维生素 D。关节腔注射激素有利于减轻关节炎症状，但过频的关节腔穿刺可能增加感染风险，并可发生类固醇晶体性关节炎。

5. 植物药制剂

（1）雷公藤：对缓解关节肿痛有效，是否减缓关节破坏尚乏研究。一般给予雷公藤多苷 30～60 mg/d，分 3 次饭后服用。主要不良反应是性腺抑制，一般不用于生育期患者。其他不良反应包括皮疹、色素沉着、指甲变软、脱发、头痛、纳差、恶心、呕吐、腹痛、腹泻、骨髓抑制、肝酶升高和血肌酐升高等。

（2）白芍总苷：常用剂量为 600 mg，每日 2～3 次。其不良反应较少，主要有腹痛、腹泻、纳差等。

6. 外科治疗。类风湿关节炎患者经过积极内科正规治疗，病情仍不能控制，为纠正畸形，改善生活质量可考虑手术治疗。但手术并不能根治类风湿关节炎，故术后仍需药物治疗。常用的手术主要有滑膜切除术、人工关节置换术、关节融合术以及软组织修复术。

7. 其他治疗。对于少数经规范用药疗效欠佳，血清中有高滴度自身抗体、免疫球蛋白明显增高者可考虑免疫净化，如血浆置换或免疫吸附等治疗。但临床上应强调严格掌握适应证以及联用改善病情抗风湿药等治疗原则。

五、护理

1. 病情活动期的护理要点：卧床休息，注意体位、姿势。可采用短时间制动法，如石膏托、支架等,使关节休息,减轻炎症。进行主动或主动加被动的最大耐受范围内的伸展运动,每日1~2次,以防止关节废用。活动前关节局部可进行热敷或理疗,缓解肌肉痉挛,增强伸展能力。有晨僵症状的患者应在服镇痛药后出现疲劳或发僵前进行活动。

2. 病情稳定期的护理要点:此期患者血液中类风湿因子的效价有所下降,免疫复合物测定趋于正常,关节及全身症状好转。因此,应以动静结合为原则,加强治疗性锻炼。基本动作为关节的伸展与屈曲运动,每日进行2~3次。活动前局部应行热敷或理疗。活动程度以患者能够忍受为标准,如活动后不适感觉持续2 h以上者,应减少活动量,指导患者逐渐锻炼生活处理能力,鼓励患者参加日常活动。

3. 卧床患者的护理:加强皮肤护理,按摩受压部位,定时翻身,保持床单平整、清洁,防止发生褥疮。加强口腔护理,防止口腔黏膜感染及溃疡的发生。加强胸廓及肺部的活动,如深呼吸、咳嗽、翻身、拍背等,以防止呼吸道及肺部感染。

(李亚莉 赵玉晓 盖丁凯 邓 冰 闫 慧)

第五篇

妇产科疾病

第二十一章　妇科疾病

第一节　子宫肌瘤

子宫肌瘤又称子宫平滑肌瘤,是女性生殖器官最多见的良性肿瘤。通常可分为浆膜下肌瘤、肌壁间肌瘤、黏膜下肌瘤或宫颈肌瘤、阔韧带肌瘤等,由不同类型的子宫肌瘤可表现出月经过多、下腹部包块或排尿、排便困难等临床表现。在 35 岁以上的妇女中,约有 20% 的人患有子宫肌瘤,但由于该肿瘤发展缓慢而无临床症状,故许多人可终生未被发现,也无需治疗。

一、临床表现

1. 月经量增多,经期延长,为最常见症状。
2. 下腹部包块。
3. 尿频、排尿困难或大便秘结等。
4. 阴道断续流血或脓血性白带。

二、诊断

1. 月经增多、经期延长或不规则阴道流血。
2. 妇科检查可发现子宫增大或可触到肌瘤结节。
3. B 超检查可显示出肌瘤的图像。

三、治疗

1. 随访观察:适用于肌瘤不大、月经量增多不明显者。
2. 雄激素治疗:适用于肌瘤不大、月经量增多不明显的近绝经期患者。
3. 手术治疗:是该病的主要治疗方法。米司非酮治疗:适用于子宫较大、月经多的手术前治疗。

四、护理

(一)术前护理

1. 提供有关疾病知识,解释子宫良性肿瘤恶变率极低,解除其不必要的顾虑,增强康复的信心。

2. 提供表达内心顾虑、恐惧感受和期望的机会,并认真解释。

3. 当子宫肌瘤较大,影响子宫收缩时,在月经期可出血较多时,应向患者解释出血原因及止血方法。

4. 肌瘤脱至阴道内者,应保持会阴清洁,以防感染。

5. 接受药物治疗者,应向其讲解药物名称、用药目的、剂量、用法、不良反应及应对措施。

6. 保证休息和睡眠,加强营养,以纠正贫血状态。

(二)术后护理

1. 麻醉未清醒前取平卧位,头偏向一侧,麻醉清醒后血压平稳者,鼓励患者尽早在床上活动,次日晨取半卧位,术后 48 h 开始离床活动,以增加肠蠕动,防止肠粘连及术后并发症,提高自理能力。

2. 手术当日禁食,术后 24 h 肠蠕动恢复后进流质饮食,逐渐过渡到半流食、普食,未排气前禁吃牛奶及含糖饮食。加强营养,补充蛋白质、维生素及足够热量。

3. 鼓励患者有效咳嗽、咳痰、深呼吸,咳嗽时用双手保护腹部切口,以减轻切口张力。

4. 切口以腹带包扎,以减轻切口张力,松紧以能进 2 指为宜。

5. 保持外阴清洁,每日以 0.1% 苯扎溴铵(新洁尔灭)液冲洗会阴 1~2 次,勤换会阴垫及内裤,预防术后逆行感染。

6. 留置尿管 24~48 h,可能会出现尿道不适,如尿道口疼痛等,应向患者解释清楚,观察尿液的颜色和量。

(张梦歌 林树翠 王艺茜 袁青 邵常岩)

第二节 功能性子宫出血

功能性子宫出血,简称功血,是一种常见的妇科疾病,是指异常的子宫出血,经诊查后未发现有全身及生殖器官器质性病变,而是由于神经内分泌系统功能失调所致。表现为月经周期不规律、经量过多、经期延长或不规则出血。根据排卵与否,通常将功血分为无排卵型及排卵型两大类,前者最为多见,约占 80%~90%,主要发生在青春期及更年期,后者多见于生育期妇女。正常月经周期有赖于中枢神经系统控制,下丘脑—垂体—卵巢性腺轴系统(HPO)的相互调节及制约。任何内外因素干扰了性腺轴的正常调节,均可导致功血。

一、病因

1. 心理因素,不良精神创伤导致。

2. HPO 轴功能失调。包括生殖激素释放节律紊乱、反馈功能失调、排卵和黄体功能障碍。

3. 内分泌和代谢紊乱，如缺铁、贫血、再障性贫血、血液病和出血病、糖尿病、甲状腺和肾上腺疾病。

4. 子宫和子宫内膜因素。包括螺旋小动脉、微循环血管床结构和功能异常，内膜甾体受体和溶酶体功能障碍，局部凝血机制异常，和前列腺素 TXA2、PGI2 分泌失调。

5. 医源性因素。包括甾体类避孕药、宫内节育器干扰正常 HPOU 轴功能。某些治疗全身疾病的药物（尤以精神、神经系）可经神经内分泌机转影响正常月经功能。

6. 营养不良也是其中一个因素。

二、临床表现

(一)无排卵型功血

依年龄分为两组。

1. 青春期功血：见于初潮后少女，由于 HPOU 轴不成熟，不能建立规律排卵所致。临床表现初潮后月经稀发，短时停经后不规则性月经过多，经期延长，淋漓不止，而致严重贫血。

2. 更年期（围绝经期）功血：即≥40 岁妇女至绝经前后之妇女功血，其间无排卵功血发生率逐年增加。临床表现为：月经频发，周期不规则，经量过多，经期延长。10%～15%患者呈严重不规则月经过多、崩漏和严重贫血。内膜活检多呈现不同程度的内膜增生过长。

(二)排卵型功血

最多见于育龄妇女，部分见于青春期少女和更年期妇女。临床分为以下几种类型：

1. 排卵型月经稀发：见于青春期少女。初潮后卵泡期延长，黄体期正常，周期≥40 d，月经稀发并月经过少，常为多囊卵巢之先兆，少见于更年期近绝经期妇女，常进展为自然绝经。

2. 排卵型月经频发：青春期少女卵巢对促性腺激素敏感性增强而使卵泡发育加速，卵泡期缩短，月经频发，但排卵和黄体期仍为正常。如患者为更年期妇女则呈现卵泡期和黄体期均缩短和早绝经。

(三)黄体功能障碍

1. 黄体不健：即黄体过早退化，黄体期缩短≤10 d。临床表现为月经频发，周期缩短，经前出血和月经过多，合并不孕和早期流产。内膜病理为不规则成熟（irregular ripening）或分泌化不完全（imcomplete secretion）。

2. 黄体萎缩不全：亦称黄体功能延长，即黄体不能在 3～5 d 内完全退化，或退化时间延长，或在月经期仍持续分泌一定数量之孕酮而致子宫内膜不规则性脱落（irregular shedding）。经期延长，淋漓不止，合并黄体过早退化时，则表现月经频发、月经过多。多见于人工流产、引产后，合并子宫肌瘤、内膜息肉和子宫腺肌病者。

(四)月经中期出血

亦称排卵期出血。常伴排卵痛（intermenstrual pain or mittelschmerz）系排卵刺激和

雌激素波动引起少量出血(1～3 d)和腹痛。个别出血较多并持续到月经期而形成假性月经频发(pseadopolymenorrhea)。

三、诊断

(一)病史

1. 详细询问发病年龄、月经周期、经期变化、出血持续时间、失血量、出血性质、病程长短及伴随症状,并与发病前月经周期比较。

2. 了解孕产史、避孕情况,有无不良精神刺激。出血前有无停经,有无早孕反应。

3. 了解有无慢性病,如肝病、高血压、血友病等。就诊前是否接受过内分泌治疗。出血时间过长或出血量过多,应询问有无贫血症状。

(二)体格检查

病程长者或有贫血貌,须全面体检,除外周身器质性疾病。妇科检查一般无特殊发现,有时子宫略有增大,或可触及胀大的卵巢。

(三)辅助检查

1. 诊断性刮宫。用于已婚妇女,可了解宫腔大小、形态,宫壁是否平滑,软硬度是否一致,刮出物性质及量。刮取组织送病理检查可明确诊断。

2. 基础体温测定。无排卵型呈单相型曲线;排卵型呈双相型曲线。

3. 宫颈黏液结晶检查。经前出现羊齿状结晶提示无排卵。

4. 阴道脱落细胞涂片。无排卵型功血反映有雌激素作用。黄体功能不全时反映孕激素作用不足,缺乏典型的细胞堆集和皱褶。

5. 激素测定。若需确定排卵功能和黄体是否健全,可测孕二醇。

6. 子宫输卵管造影。可了解宫腔病变,除外器质性病变。

7. 查血常规、出凝血时间、血小板计数,可了解贫血程度及除外血液病。

四、治疗

(一)无排卵型功血的治疗

1. 一般治疗

(1)改善全身情况,贫血重者输血;

(2)保证充分的休息;

(3)流血时间长者,用抗生素预防感染;

(4)应用一般止血药物。

2. 药物治疗。止血:方法包括激素和药物疗法。

(二)联合用药

1. 出血量不太多,仅轻度贫血者:月经第一天即口服复方低剂量避孕药,共 21 d,停药 7 d。28 d 为一周期。连续 3～6 个周期。

2. 急性大出血者:①复方单相口服避孕药物,每 6～8 h 一片,血止后每 3 d 递减 1/3

量直至维持量(每日一片),共 21 d 停药。②三合激素:雌孕激素联合的基础上加用雄激素,以加速止血,如三合激素(黄体酮 12.5 mg,苯甲酸雌二醇 1.25 mg,睾酮 25 mg)肌注,每 8～12 h 一次,血止后逐渐递减至维持量(每 3 d 一次),共 21 d 停药。

3. 调节周期:系在止血治疗的基础上,模拟生殖激素节律,以雌—孕激素人工周期疗法,促使子宫内膜周期发育和脱落,改善 HPO 轴反馈功能,停药后可出现反跳性排卵和重建规律月经。

4. 促排卵治疗:

(1)适用于青春期无排卵型功血,及育龄妇女功血希冀生育者,青春期及更年期患者一般不提倡使用。促排卵治疗可从根本上防止功血复发。

(2)促排卵治疗以生殖激素测定为指导,适当选择促排卵药物和配伍:①CC-hCG;②hMG-hCG;③GnRHa 脉冲疗法;④溴隐亭疗法等。

5. 遏制子宫内膜增生过长:防止癌变,诱导绝经,适合于更年期无排卵功血伴内膜增生过长(腺囊型/腺瘤型),或合并子宫肌瘤、子宫内膜异位症者。

6. 手术治疗:适合于激素或药物治疗无效或复发者。

(1)刮宫:除未婚妇女,无论有排卵或无排卵型功血出血时,刮宫均可迅速而有效地止血兼有诊治双重意义。刮宫应彻底,刮出物全部送病理检查。并依内膜病理于术后第五天开始调经治疗。

(2)子宫内膜去除术:仅用于顽固性功血,尤其施行子宫切除术有禁忌者。

(3)子宫切除术:因功血行子宫切除术约占子宫切除术的 20%,严重贫血者可施行子宫切除术。

(二)排卵型功血的治疗

原则是抑制月经过多,辅佐黄体功能,调整周期,防止复发。

1. 抑制月经过多。

2. 子宫内膜不规则脱落:自排卵后第 1～2 d 或下次月经前 10～14 d 开始,每日口服甲羟孕酮 10 mg,连续 10 d,有生育要求可肌注黄体酮。

3. 辅佐黄体功能

(1)促进卵泡发育:黄体功能不足。

(2)氯米芬 50 mg,月经周期第 5 d,共 5 d。黄体功能刺激疗法:于基础体温上升后开始,隔日用 hCG 1 000～2 000 U,共 5 次,延长黄体期。黄体功能替代疗法:排卵后,黄体酮 10 mg 肌注,每日 1 次,共 10～14 d,补充孕酮分泌不足。

(3)后半周期雌—孕激素合并疗法。

(4)溴隐亭疗法。适用于合并高泌乳素血症者,从月经周期第五天开始口服溴隐亭 2.5 mg/d。

(5)地塞米松疗法。适用于合并高雄激素血症者 0.5 mg/d。

五、护理

1. 心理方面。注意情绪调节,避免过度紧张与精神刺激。特别是青春期少女,父母们不仅要关注女孩的学习与膳食状况,还要重视女孩的情绪变化,与其多沟通,了解其内心世界变化,帮助其释放不良情绪,以使其保持相对稳定的精神心理状态,避免情绪上的大起大落。

2. 卫生方面。除了要预防全身疾病的发生外,预防功血还必须注意经期卫生。每日要清洗会阴部1～2次,并勤换月经垫及内裤。

3. 告知接受药物治疗的功血患者,了解用药的目的、剂量、用法以及递减药量的方法。使患者具备自我监护的能力。

(胡　建　李　雯　王丽云　张　萍　崔红青)

第三节　慢性盆腔炎

慢性盆腔炎指的是女性内生殖器官、周围结缔组织及盆腔腹膜发生慢性炎症。常因为急性炎症治疗不彻底或因患者体质差,病情迁移所致,临床表现主要有下腹坠痛或腰骶部酸痛、白带多、月经多、不孕等。此症较顽固,当机体抵抗力下降时可诱发急性发作。目前治疗上采用综合治疗。

一、临床表现

1. 下腹坠痛及腰骶部酸痛,劳累、性交后、排便时或月经前后加剧。
2. 白带多、月经不调、不孕。
3. 部分患者有神经衰弱症状。
4. 子宫多后位,活动受限,输卵管增粗或宫旁组织片状增厚、压痛或盆腔一侧或两侧有囊性、不活动包块。

二、诊断依据

1. 下腹或腰骶部痛、白带多。
2. 慢性输卵管炎在子宫一侧或两侧触及条索状物。输卵管积水或输卵管卵巢囊肿则盆腔一侧或两侧扪到腊肠型、固定的囊性包块。如是盆腔结缔组织炎,则在子宫一侧或两侧片状增厚、压痛,骶骨韧带粗、硬、触痛。

三、治疗原则

1. 采用中西药综合治疗。
2. 包块明显或病源虽小但反复发作选用手术治疗。包块不大者先选用"基本药物"治疗。
3. 轻度输卵管炎合并不孕,要求生育者选用宫腔注药,用药期间禁性生活。
4. 宫旁组织炎者在全身用药的基础上加用宫旁封闭,效果可能会更好。

5. 病情反复,体质差者加强支持疗法。

6. 加用物理疗法,如超短波、短波、微波、磁疗离子导入等辅助治疗。

7. 包块明显或包块虽不大,但反复急性发作可考虑手术治疗

(于春华　逄锦燕　李　蕾　王翠香　王　峰)

第四节　异位妊娠

孕卵在子宫体腔以外着床并生长发育则称为异位妊娠(ectopic pregnancy,EP),俗称宫外孕(extrauterine pregnancy),但两者之间含义稍有不同,宫外孕指所有发生在子宫以外的妊娠,而异位妊娠是指孕卵位于正常着床部位以外的妊娠,还包括输卵管妊娠、宫颈妊娠、子宫肌壁间妊娠、宫角妊娠等。

一、病因

其发病与输卵管炎症、输卵管手术、宫内节育器放置、输卵管发育不良或功能异常、受精卵游走及输卵管周围肿瘤压迫等有关。

二、临床表现

1. 停经:除输卵管间质部妊娠有较长的停经史外,大多停经 6～8 周,20%～30%患者无明显停经史。

2. 腹痛:是输卵管妊娠患者就诊的主要原因。

3. 阴道出血:常有不规则阴道出血,色暗红、量少、淋漓不尽,一般不超过月经量,随阴道出血可排出蜕膜管型或碎片。

4. 晕厥与休克:由于腹腔内急性出血及剧烈腹痛,轻者晕厥,重者发生失血性休克。其严重程度与腹腔内出血速度及出血量成正比,与阴道出血量不成正比。

三、查体

1. 大体检查:腹腔内出血多时呈贫血貌。大量腹腔内出血致失血性休克时,患者面色苍白,四肢湿冷,脉快、细、弱,血压下降,体温一般正常或略低,腹腔内血液吸收时体温可略升高。

2. 腹部检查:下腹有明显压痛、反跳痛,尤以患侧为著,但腹肌紧张较轻,内出血多时可出现移动性浊音。少数患者下腹部可触及包块。

3. 盆腔检查:阴道内可有少量暗红色血液,后穹窿可饱满、触痛,宫颈可有举痛或摆痛,子宫相当于停经月份或略大而软,宫旁可触及有轻压痛的包块。内出血多时,子宫有漂浮感。

四、诊断

1. 尿妊娠试验:简单、快捷,阳性者可协助诊断,阴性者需待血 β-hCG 定量予以排除。

2. 血 β-hCG 定量:是早期诊断异位妊娠的重要方法,除可协助诊断外,还可帮助判断胚胎的活性以指导治疗。异位妊娠时,血 β-hCG 值通常低于正常宫内妊娠。在保守性药物治疗或手术后,监测血 β-hCG 水平以早期发现持续性异位妊娠。

3. 血孕酮测定:异位妊娠患者孕酮水平偏低,也可以作为诊断早期异位妊娠的指标。

4. 超声检查:阴道超声优于腹部超声,诊断异位妊娠准确率为 70%～94%,在输卵管部位见到妊娠囊("输卵管环")或胎心搏动可确诊。

5. 腹腔镜检查术:是诊断输卵管妊娠的"金标准"。

6. 子宫内膜病理检查:阴道出血较多、超声提示子宫内膜不均质增厚或伴囊区者,可行诊断性刮宫,刮出物有绒毛,可确诊为宫内孕流产,否则送病理检查,如病理仅见蜕膜未见绒毛有助于诊断输卵管妊娠。

五、治疗

(一)手术治疗

严重内出血并发休克者,应在积极纠正休克、补充血容量的同时,进行手术抢救。常规行患侧输卵管切除术。自体输血回输是抢救异位妊娠的有效措施之一,尤其是在缺乏血源的情况下。

(二)非手术治疗

包括期待疗法、化学药物治疗、中药治疗和介入性治疗等,应根据病情慎重选择。

1. 期待疗法:无临床症状或临床症状轻微;异位妊娠包块直径<3 cm,无胎心搏动,无腹腔内出血或估计内出血少于 100 mL;血 β-hCG<1 000 mU/mL 并持续下降。可嘱患者在家休息,每周来院复查血 β-hCG,期间腹痛加重随时就诊。

2. 化学药物治疗:患者有生育要求,特别是对侧输卵管已切除或有明显病变者。适用于无明显腹痛、包块最大直径 3.5～5.0 cm、β-hCG<2 000～3 000 mU/mL、生命体征平稳、无活跃腹腔内出血征象且肝功能、血象正常者。

3. 中药治疗:是我国目前治疗输卵管妊娠方法之一。

4. 介入疗法。

六、护理

(一)术前护理

1. 术前抢救护理:有休克者,应采用平卧位,立即给予氧气吸入,保暖,严密监测生命体征的变化,迅速建立静脉通路,必要时保持两条输液通道,根据病情输注代血浆或低分子右旋糖酐,严重休克则给升压药或输血抢救。

2. 做好术前准备:输卵管破裂易致腹腔内大出血,手术治疗最有效,故应在抢救休克的同时,迅速作好术前准备,同时做好心理护理,安慰患者,讲明手术的重要性以解除患者的恐惧心理。

(二)术后护理

1. 体位:术后 6 h 内采用去枕平卧位,头侧向一边,防止呕吐物吸入气管。连接导尿管及引流管并固定好,调节滴速。了解术中的出血情况及用药情况。保持输液畅通,给予吸氧。

2. 生命体征观察:术后 24 h 严密监测,每 30 min 测量血压、脉搏 1 次,平稳后可 1～2 h 测 1 次,如出现血压下降,脉搏加快,加快输液速度纠正血容量不足。

3. 尿管护理:注意观察并记录尿量、尿液性质及尿管通畅情况。术后 24 h 可拔除尿管。每日用 0.02％～0.05％的碘伏棉球会阴擦洗 2 次,保持会阴清洁,预防泌尿道感染。

4. 饮食护理:术后 6 h 内禁食水,6 h 后鼓励患者多饮水,可进少量流食,禁食奶类豆类等产气食物。待肠功能恢复后,改半流质至普食。应多吃富含粗纤维的蔬菜、水果,保证大便通畅。

5. 手术当日及时观察切口有无渗血,保持切口清洁、干燥,污染时及时更换,防止感染。

6. 疼痛护理:观察并评估患者手术后疼痛的情况,给予恰当的镇痛措施,如取舒适卧位、分散注意力等,亦可根据医嘱给予镇痛泵或镇痛药物。

7. 术后活动:术后 6～8 h,病情稳定,可以嘱患者多翻身,鼓励早期下床活动。

（张　　钰　王文荣　李靖宜　王　洋　刘克红）

第五节　子宫内膜癌

子宫内膜癌(endometrial carcinoma)是发生于子宫内膜的一组上皮性恶性肿瘤,好发于围绝经期和绝经后女性。子宫内膜癌是最常见的女性生殖系统肿瘤之一,每年有接近 20 万的新发病例,并是导致死亡的第三位常见妇科恶性肿瘤(仅次于卵巢癌和宫颈癌)。约占女性癌症总数的 7％,占生殖道恶性肿瘤 20％～30％,近年发病率有上升趋势,与宫颈癌比较,已趋于接近甚至超过。

一、病因

1. 长期持续的雌激素刺激。子宫内膜在雌激素的长期持续刺激、又无孕激素拮抗,可发生子宫内膜增生症,也可癌变。

2. 体制因素。内膜癌易发生在肥胖、高血压、糖尿病、不孕或不育及绝经的妇女。

3. 遗传因素。约 20％内膜癌患者有家族史。目前,对子宫内膜癌的病因仍不十分清楚,根据临床资料与流行病学研究结果,子宫内膜癌的发生机制可分为两类:雌激素依赖型和非雌激素依赖型。

二、临床分期

目前国际上广泛采用国际妇产科联盟（FIGO）制定并于 2009 年重新修订的手术—病理分期，对于个别无法进行手术分期者，采用 FIGO 1971 年制定的临床分期。

（一）Ⅰ期

1. $Ⅰ_a$ 期：肿瘤局限于子宫内膜或肿瘤浸润深度≤1/2 肌层。
2. $Ⅰ_b$ 期：肿瘤浸润深度＞1/2 肌层。

（二）Ⅱ期

肿瘤累及宫颈间质，但是未播散到子宫外。

（三）Ⅲ期

1. $Ⅲ_a$ 期：肿瘤累及子宫浆膜和（或）附件和（或）腹腔细胞学阳性。
2. $Ⅲ_b$ 期：阴道和（或）宫旁受累。
3. $Ⅲ_{c1}$ 期：盆腔淋巴结转移。
4. $Ⅲ_{c2}$ 期：腹主动脉旁淋巴结转移。

（四）Ⅳ期

1. $Ⅳ_a$ 期：肿瘤侵及膀胱和（或）直肠黏膜。
2. $Ⅳ_b$ 期：远处转移，包括腹腔转移或腹股沟淋巴结转移。

三、临床表现

极早期患者可无明显症状，仅在普查或妇科检查时偶然发现。一旦出现症状，多有以下表现。

1. 出血：不规则阴道出血是子宫内膜癌的主要症状，常为少量至中等量的出血。绝经后女性多表现为持续或间断性阴道出血。有些患者仅表现为绝经后少量阴道血性分泌物。晚期患者在出血中可能混有烂肉样组织。

2. 阴道排液：部分患者有不同程度的阴道排液。在早期可表现为稀薄的白色分泌物或少量血性白带，如果合并感染或癌灶坏死，可有脓性分泌物伴有异味。有时阴道排液中可伴有组织样物。

3. 疼痛：癌灶和其引发的出血或感染可刺激子宫收缩，引起阵发性下腹痛。

4. 腹部包块：早期内膜癌一般不能触及腹部包块。如内膜癌合并较大子宫肌瘤，或晚期发生宫腔积脓、转移到盆腹腔形成巨大包块（如卵巢转移）时可能在腹部触及包块，一般为实性，活动度欠佳，有时有触痛。

5. 其他：肿瘤晚期病灶浸润压迫髂血管可引起同侧下肢水肿疼痛；病灶浸润压迫输尿管引起同侧肾盂、输尿管积水，甚至导致肾萎缩；持续出血可导致继发贫血；长期肿瘤消耗可导致消瘦、发热、恶液质等全身衰竭表现。

四、诊断

(一)病史

注意本病的高危因素,如老年、肥胖、绝经延迟、少育或不育等病史,并需询问家族肿瘤史。

(二)体征

1. 全身表现:早期患者可无临床症状。但很多患者同时合并肥胖、高血压和/或糖尿病;长期出血患者可继发贫血;合并宫腔积脓者可有发热;晚期患者可触及腹部包块,下肢水肿或出现恶病质状态。晚期患者可于锁骨上、腹股沟等处触及肿大或融合的淋巴结等转移灶。

2. 妇科检查:早期患者常无明显异常。有时可见癌组织从宫颈口脱出。子宫可正常或大于相应年龄,合并肌瘤或宫腔积脓时,子宫可有增大。晚期宫旁转移时子宫可固定不动。有卵巢转移或合并分泌雌激素的卵巢肿瘤时卵巢可触及增大。

(三)辅助检查

1. B超检查:B超检查可以了解子宫大小、子宫内膜厚度、有无回声不均或宫腔内赘生物,有无肌层浸润及其程度等,其诊断符合率达80%以上。

2. 分段诊刮:是确诊子宫内膜癌最常用、最有价值的方法。不仅可以明确是否为癌,子宫内膜癌是否累及宫颈管,还可鉴别子宫内膜癌和子宫颈腺癌,从而指导临床治疗。对于围绝经期阴道大量出血或出血淋漓不断的患者,分段诊刮还可以起到止血的作用。分段诊刮的标本需要分别标记送病理学检查,以便确诊或排除子宫内膜癌。

3. 宫腔镜检查:宫腔镜直视下活检准确率接近100%。

4. 细胞学检查:可通过宫腔刷、宫腔吸引涂片等方法获取子宫内膜标本,诊断子宫内膜癌,但其阳性率低,不推荐常规应用。

5. 核磁共振成像(MRI):MRI可较清晰地显示子宫内膜癌的病灶大小、范围,肌层浸润以及盆腔与腹主动脉旁淋巴结转移情况等,从而较准确估计肿瘤分期。

6. 肿瘤标志物:CA125在早期内膜癌患者中一般无升高,有子宫外转移者,CA125可明显升高,并可作为该患者的肿瘤标志物,检测病情进展和治疗效果。

五、治疗

治疗以手术切除为主,辅以放射治疗、化疗及孕酮类抗雌激素制剂等。

1. 手术治疗。为首选方法。Ⅰ期患者作筋膜外全子宫及双侧附件切除术,Ⅱ期应作广泛性全子宫切除术及盆腔淋巴结清除术。

2. 手术及放射综合治疗。Ⅰ期患者腹水中找到癌细胞或肌层有癌浸润,淋巴结有转移,术后加用体外照射。Ⅱ期或部分Ⅲ期患者术前加用外照射或腔内照射,放疗结束后1~2周再进行手术。

3. 放射治疗。年老体弱及有严重内科合并症不能耐受手术者,以及Ⅲ期以上不宜手术者,可放射治疗,包括腔内及体外照射。

4. 激素治疗。年轻早期患者要求保留生育功能者,晚期癌不能手术或癌复发患者,可采用大剂量人工合成的孕激素治疗。如醋酸甲孕酮 400 mg,肌注,每周 2～3 次;已酸孕酮 500 mg,肌注,每周 2～3 次等。至少 12 周才能评价疗效。

5. 抗雌激素药。三苯氧胺,适应证与孕激素治疗相同,一般剂量为 20～40 mg/d,口服,可长期应用或分疗程应用。

6. 抗癌化学药物治疗。对晚期不能手术或放疗及治疗后复发病例,可用 5-氟脲嘧啶 (5-Fu)、环磷酰胺(CTX)、丝裂霉素(MMC)、阿霉素(BDR)、顺铂(DDP)等联合化疗,有一定效果。

7. 抗癌中药治疗。可作为综合治疗的措施之一,适用于一些不适合手术和放、化疗或手术后复发的患者。

六、护理

1. 心理支持。消除恐惧的心理,建立信心,能主动配合治疗和护理。

2. 一般护理。加强营养,应给予高热量、高蛋白、高维生素的饮食。

3. 治疗护理。子宫内膜癌的治疗比较复杂,对手术患者应做好心理支持及手术前后护理。广泛性全接受盆腔内放疗的患者,术前应排空膀胱,避免损伤。术后绝对卧床,避免放射源移位。激素治疗应鼓励患者坚持用药,监测药物副反应。化疗患者应按化疗护理常规护理。

4. 健康宣教。中年妇女每年接受防癌检查一次,对围绝经期月经紊乱或阴道不规则流血者或绝经后出现阴道流血者应高度警惕内膜癌,进行早诊断、早治疗。

5. 随访指导。子宫内膜癌的复发率为 10%～20%,绝大多数复发时间在 3 年内。治疗结束后应继续定期随访,监测异常情况,及早发现病灶,给予及早处理。

(孙振刚　丁桂芹　刘春媚　郑　岩　宋玉莲)

第二十二章 产科常见疾病

第一节 羊水过少

妊娠晚期羊水量少于 300 mL 者,称为羊水过少(oligohydramnios)。羊水过少时,羊水呈黏稠、混浊、暗绿色。过去认为羊水过少的发生率约为 0.1%,但近年由于 B 超的广泛应用,羊水过少的检出率为 0.5%~4%。

一、病因

1. 胎儿畸形。许多先天畸形特别是泌尿系统畸形与羊水过少有关,如先天性肾缺如、肾发育不良、多囊肾和尿道狭窄或闭锁等。

2. 胎盘功能不全。过期妊娠、胎儿生长受损、妊娠期高血压疾病。

3. 羊膜病变。

4. 药物作用。许多药物可引起羊水过少。

二、临床表现

1. 孕妇经常因胎动而感疼痛,腹围及子宫底高度均小于妊娠月份,胎儿活动受限,自然回转不易,故臀先露多见。

2. 妊娠时间延长,常超过预产期 2~3 周,分娩过程中常出现原发性宫缩乏力或不协调性宫缩,宫口扩张缓慢,易发生第一产程延长。

3. 羊水极少、黏稠多呈黄绿色,导致胎儿缺氧。由于羊水缺乏造成种种发育畸形,如羊水过少发生于妊娠早期,部分胎儿体表可与羊膜粘连,或形成羊膜带使手指或肢体离断。

三、诊断

主要根据临床表现、B 超检查及直接测量羊水确诊。直接测量羊水,破膜时如果羊水量<300 mL 为羊水过少,其性质黏稠、浑浊暗绿色。另外,在羊膜表面常可见多个圆形或卵圆形结节,直径 2~4 mm,淡灰黄色,不透明,内含复层鳞状上皮细胞及胎脂。直接测量法最大缺点是不能早诊断。

四、治疗

1. 妊娠期发现羊水过少,如果明确合并胎儿畸形者,需要立即终止妊娠。

2. 妊娠期诊断羊水过少,明确无胎儿畸形且胎儿已经发育成熟者,可以考虑终止妊娠,终止妊娠的方式可以考虑剖宫产。

3. 羊膜腔灌注法:羊水量减少是羊水过少对妊娠期和分娩期母儿产生不良影响的主要原因,通过羊膜腔灌注法增加羊水量是有针对性的治疗措施。

4. 保守治疗:若妊娠未足月,且未发现胎儿有畸形,可行保守治疗。

五、护理

1. 孕 37 w 开始,常做 B 超,如发现羊水过少可适当提早入院。

2. 教会孕妇自我监测,注意胎动变化,并多行左侧卧位。同时可适当增加饮水量,提高循环血量,相对增加羊水量。每隔 1～3 d 重复胎心监护,也可重复 B 超检查,以利及时掌握胎儿宫内情况。

3. 分娩过程中要勤听胎心,胎心监护仪连续监护,可先行氧气吸入,注射 5% 葡萄糖 40 mL 加维生素 C 1 g。如情况无改善,特别是破膜伴羊水混浊者,应尽早终止分娩,短时间内估计不能分娩者,应及时行剖宫产。

4. 分娩时应做好一切抢救物品的准备,有羊水粪染时,及时清理口、鼻、咽分泌物,吸出含胎粪的黏液、羊水。

5. 分娩后及时擦干,注意保暖,注意观察新生儿的全身情况,有异常及时报告医生并作出相应处理。

(孙振刚　马　燕　刘兰香　李　雯　陈燕秋)

第二节　妊娠高血压综合征

妊娠高血压(简称妊高征),是妊娠期妇女所特有而又常见的疾病,以高血压、水肿、蛋白尿、抽搐、昏迷、心肾功能衰竭,甚至发生母子死亡为临床特点。其发生率为 9.4%。妊娠高血压综合征按严重程度分为轻度、中度和重度,重度妊娠高血压综合征又称先兆子痫和子痫。

一、原因

1. 滋养细胞侵袭异常。患者滋养细胞侵入螺旋小动脉不全,子宫肌层螺旋小动脉未发生重铸,异常狭窄的螺旋动脉使得胎盘灌注减少和缺氧,最终导致子痫前期的发生。

2. 胎盘因素。母体对于父亲来源的胎盘和胎儿抗原的免疫耐受缺失或者失调,是子痫前期病因的重要组成部分。

3. 血管内皮损伤。氧化应激、抗血管生成和代谢性因素,及其他炎症介质可致血管内皮损伤引发子痫前期。

4. 遗传因素。子痫前期是一种多因素多基因疾病,有家族遗传倾向。

5. 营养因素。缺乏维生素 C 可增加子痫前期—子痫发病的危险性。

二、症状

妊娠 20 w 以后出现头晕、头痛及水肿,测量血压比妊娠前血压高。下肢水肿逐渐向上蔓延甚至超过大腿的水平。尿液检查蛋白质含量增多。血液黏度大,血液中尿素氮和尿酸的含量升高。

三、临床表现

1. 血压升高,收缩压≥18.7 kPa(140 mmHg),或舒张压≥12.0 kPa(90 mmHg)或较孕前增加 4/2 kPa(30/15 mmHg)即可诊断。

2. 水肿,临床上表现为体重增加过多,每周增加>0.5 kg,下肢和腹壁水肿,重者出现腹水,经休息水肿不消退。

3. 蛋白尿,应选用清洁中段尿作标本,尿蛋白在(＋)或(＋)以上,或 24 h 尿蛋白多于5 g 即是。

4. 患者自觉头痛头晕,恶心呕吐,视力模糊,上腹部疼痛等。

5. 抽搐昏迷,这是病情最严重的表现,可发生在产前、产时或产后。抽搐时患者表现面肌紧张,牙关紧闭,眼球固定而直视前方,继而全面肌肉强直,剧烈抽动,呼吸停止,意识丧失,大小便失禁,发作频繁或持续昏迷者,常可死亡。

四、诊断

1. 高血压。血压升高达≥140/90 mmHg,或血压较孕前或孕早期血压升高≥25/15 mmHg,至少二次,间隔 6 h。

2. 蛋白尿。单次尿蛋白检查≥30 mg,至少二次或 24 h 尿蛋白定量≥3 g。

3. 水肿。体重增加>0.5 kg/w 为隐性水肿。按水肿的严重程度可分为:局限踝部及小腿(＋);水肿延及大腿(＋＋);水肿延及会阴部及腹部(＋＋＋)。

4. 妊娠高血压。仅有高血压,伴或不伴有水肿,不伴有蛋白尿。

5. 检查眼睛。因为眼底微小血管的变化是妊高症严重程度的标志。

五、治疗

(一)预防性治疗

1. 实行产前检查,做好孕期保健工作。妊娠 36 w 以后,应每周观察血压及体重的变化、有无蛋白尿及头晕等自觉症状。

2. 加强孕期营养及休息。加强妊娠中、晚期营养,尤其是蛋白质、多种维生素、叶酸、铁剂的补充。

3. 重视诱发因素,治疗原发病。

(二)一般性治疗

1. 休息。除特殊允许外,患者应卧床休息(以左侧卧位为好)。提供清洁与安静的环境,室内光线宜暗淡,以保证患者休息和足够的睡眠。

2. 饮食。提供高蛋白、多维生素、低脂肪、低盐食物。病情一旦好转,可逐渐恢复正常食盐。

3. 密切观察病情变化。记出、入量,定时听胎心、测血压,重视患者的自觉症状。如果突然出现头痛、胸闷、视力模糊等,立即与医师联系配合抢救措施。

(三)药物的治疗

1. 解痉药物的应用。硫酸镁具有解痉、降压、利尿的作用,故静脉滴注或肌注硫酸镁有预防和控制子痫发作的作用,适用于中、重度妊娠高血压综合征患者的治疗。硫酸镁又是一种中枢抑制剂,过量会引起呼吸和心率抑制甚至死亡。治疗剂量的硫酸镁,对宫缩和胎儿都无明显影响。正常孕妇血清中镁离子浓度为 $0.75\sim1$ mmol/L;治疗浓度为 $2\sim3$ mmol/L;超过 $3\sim3.5$ mmol/L 将出现中毒现象,首先为膝反射消失,随着浓度增加进一步相继出现全身肌张力减退及呼吸抑制,超过 7.5 mmol/L 时出现心跳停搏。为此,使用硫酸镁治疗时强调如下:

(1)每次用药前及持续静脉滴注期间检查膝反射必须存在;呼吸每分钟不少于 16 次;尿量每小时不少于 25 mL。

(2)床边应备有解毒作用的钙剂,如 10% 葡萄糖酸钙 10 mL 针剂,发现镁中毒时,立即静脉推注。

(3)硫酸镁肌肉注射对局部有刺激性,故加用 2% 普鲁卡因 2 mL,采用 8.33 cm 的长肌肉针头行深部臀肌注射,局部出现红、肿、痛时用热水袋热敷。

(4)静脉给药期间,监测胎心、胎动变化,加强巡视避免药液漏血管外。严格掌握进药的速度(每小时输入 1 g 为宜),维持血镁浓度,以保证治疗效果。

(5)硫酸镁的具体用法:首次负荷剂量用 25% 硫酸镁 10 mL 溶于 25% 葡萄糖液 10 mL 中,缓慢(不少于 5 min)静脉注入;继以 25% 硫酸镁 60 mL 溶于 5% 葡萄糖液 1 000 mL 中作静脉滴注(速度为每小时 1 g,最快不超过 2 g)。晚间睡前停用静脉滴注,换用 25% 硫酸镁 10 mL 加 2% 普鲁卡因作深部臀肌注射。次日起不用负荷剂量,仅用静脉滴注及晚间肌注,连用数日。也可仅用肌注方法,即 25% 硫酸镁 20 mL 加 2% 普鲁卡因 2 mL,每 6 h 1 次。肌肉注射的缺点有局部疼痛,不易被患者接受。临床依病情选择用药途径,并随病情变化调节用药剂量。

2. 抗胆碱药的应用。抗胆碱药具有抑制乙酰胆碱的释放,并且可兴奋呼吸循环中枢,对于频频抽搐,呼吸功能衰竭者,效果好。可用东莨菪碱 0.3 mg 每日 3 次加 5% 葡萄糖 100 mL 静脉滴注,10 min 滴完,必要时 6 h 可重复一次。

3. 镇静药物

(1)安定:5~10 mg,口服,一日三次。重症 10~20 mg,肌注或静推。

(2)苯巴比妥:鲁米那钠 100~200 mg 肌注或阿米妥钠 0.25 g 肌注。

(3)冬眠合剂:氯丙嗪 50 mg,异丙嗪 50 mg,派替啶 100 mg 加于 10% 葡萄糖液中静滴。

4. 降压药物。降压药物虽可使血压下降,但同时减少重要脏器血流量,特别是子宫胎盘的血流量,对胎儿有一定危害,故轻度高血压较少采用。

（1）肼苯哒嗪：首选降压药，具有扩张周围小血管，降低外周阻力，从而降低血压，同时有增加心排出量、肾血流及子宫胎盘血流量的作用。用法：20～40 mg 加于 5% 葡萄糖 250～500 mL 中静滴，注意调节速度，舒张压不能低 12 kPa(90 mmHg)。

（2）酚妥拉明：为 a 受体阻滞剂，具有扩张末梢血管、扩张肾血管、降低外周阻力，尤其适用于伴有心衰、肺水肿患者。用法：10～20 mg 加于 5% 葡萄糖液 250 mL 中静滴。

（2）利血平：0.25 mg，口服，每日 3 次或 1～2 mg，肌注，6 h 一次。有使胎心减慢，新生儿鼻塞等副作用，胎儿分娩前 4～6 h 内忌用。

（四）扩容治疗

原则是解痉基础上扩容，扩容基础上利尿。对血容量减少，血液浓缩，黏稠度高，或有慢性 DIC 改变者，扩容治疗可以改善微循环灌注，防治 DIC，降低围产儿死亡。扩容剂一般用低分子右旋糖酐 500 mL。扩容量应严密观察，防止心脏负荷过重而发生心衰、肺水肿。

（五）子痫的治疗

1. 昏迷患者应取头低侧卧位，垫高一侧肩部；及时清除口腔分泌物，保持呼吸道通畅。

2. 暂禁食；供氧气吸入；上下齿间放置卷有纱布的压舌板，床沿置床栏防坠地受伤。

3. 室内置深色帷幔遮光，保持安静、空气流通。一切操作集中，避免过多扰动及一切外来刺激以防诱发抽搐。

4. 选用硫酸镁及其他药物控制抽搐。

5. 严密观察病情，监测产兆，每 1 h 测血压、脉搏、呼吸及体温。记出入量，及时送血、尿化验，复查眼底及床边心电图等。及早发现并处理并发症。

6. 适时终止妊娠，子痫发作时往往自然临产，如无产兆，应在控制抽搐 24～48 h 内根据胎龄、骨盆、宫颈条件及胎儿成熟度选择分娩方式。因为妊娠终止后病情可自行好转，故适时终止妊娠也是一种有效的治疗方法。

六、护理

（一）卧床休息，谢绝探视，避光，保持病室安静。

（二）备好急救物品及药品，按护床档，防止子痫抽搐时坠床摔伤，必要时专人守护。

（三）严密观察胎心、胎动以及血压、尿量，观察头晕眼花等症状。

（四）加强心理护理，多与患者沟通，消除紧张恐惧心理，配合治疗和护理

（五）使用硫酸镁时，注意观察中毒症状，定时检查膝反射，呼吸每分钟不少于 16 次，尿量每 24 h 不少于 600 mL，每小时不少于 25 mL。备好钙剂，一旦出现中毒时，立即静脉注射 10% 葡萄糖酸钙 10 mL，以防中毒反应进一步加重。

（六）子痫的护理

1. 产前的护理

（1）立即面罩吸氧。

（2）上下齿间放置卷有纱布的压舌板，防止舌后坠堵塞呼吸道，置床栏防坠地受伤。

（3）严密观察生命体征,遵医嘱给予解痉镇静药,并观察用药后的反应。

（4）留置导尿管,并记出入量,抽血测肝肾功能。

（5）严密监护胎儿及产妇情况。

（6）经治疗及护理抽搐停止 6～12 h 终止妊娠。

2. 产时的护理。①如剖宫产做好术前准备及抢救新生儿准备。②如阴道分娩,第一产程观察孕妇的病情,注意休息、营养、监护好胎心、产程进展情况,并防止产时子痫。第二产程避免产妇用力,缩短第二产程,行阴道助产。第三产程应严防产后出血,当胎儿前肩娩出后立即给缩宫素 10～20 U 肌注或静脉滴注,按摩子宫促进收缩。

3. 产后护理

（1）产后在产房观察 2 h,严密观察血压和阴道出血情况。

（2）腹部置沙袋 24 h,为预防感染应用抗生素。

（3）给予会阴护理,防止细菌上行感染,观察恶露的色、量、颜色、气味。

（4）保持环境安静,使产妇情绪稳定。

（5）产后及术后血压正常,自觉症状消失,体力恢复,方可下地和哺乳。

（王　菲　李　晶　李亚莉　赵玉晓　徐莉莉）

第三节　羊水栓塞

是指在分娩过程中羊水突然进入母体血液循环引起急性肺栓塞、过敏性休克、弥散性血管内凝血、肾功能衰竭或猝死的严重的分娩期并发症。发病率为 4/10 万～6/10 万,是造成产妇死亡的主要原因。

一、病因

1. 子宫收缩过强或强直性子宫收缩。

2. 胎膜破裂(其中 2/3 为胎膜早破,1/3 为胎膜自破)。

3. 宫颈或宫体损伤处有开放的静脉或血窦。

4. 多有胎膜早破或人工破膜史。

二、发病机制

1. 急性呼吸循环衰竭。羊水中存在来自胎儿的微粒物质,一旦进入母体血循环,则微粒物质栓塞造成小血管机械性阻塞,这些微粒物质还具有化学介质性质,能刺激肺组织产生和释放前列腺素 $F2\alpha$、E2 及 5-羟色胺等血管活性物质使肺血管发生痉挛,致肺动脉压升高,右心负荷加重,左心房压急剧下降,心搏出量明显减少,肺回流量也明显下降,肺通气与血流比例失调,最终致末梢循环衰竭,急性右心衰竭和急性呼吸衰竭。死亡病例中的 75% 死于此种原因。此外,羊水中作用于胎儿的抗原物质可引起过敏反应而导致休克。

2.急性弥散性血管内凝血(DIC)。羊水中含的促凝物质类似于组织凝血活酶(Ⅲ因子),可激活外源性凝血系统,羊水进入母体循环后引起凝血功能障碍,导致 DIC。此外,羊水中还含有第Ⅹ因子激活物质、肺表面活性物质及胎粪中的胰蛋白酶样物质,这些促凝物质促使血小板聚积,使凝血酶原转化为凝血酶,同样通过激活血液的外源性凝血系统而发生急性 DIC,血中纤维蛋白原被消耗而下降,纤溶系统被激活造成高纤溶症及凝血障碍。此外,纤维蛋白裂解产物蓄积,羊水本身又抑制子宫收缩,使子宫张力下降,致使子宫血不凝而出血不止。

3.多脏器损伤,急性呼吸循环衰竭。DIC 等病理变化常使母体多脏器受累,以休克、急性肾小管坏死、广泛出血性肝坏死、肺及脾出血等最为常见。临床表现为急性肝、肾功能衰竭。当两个以上重要器官同时或相继发生功能衰竭时称为多系统脏器衰竭(mutiple system organ failure,MSOF),此时病死率几乎达 100%。

三、临床表现

羊水栓塞临床表现病程可分为 3 阶段。

1.呼吸循环衰竭。根据病情分为暴发型和缓慢型两种。暴发型为前驱症状之后,很快出现呼吸困难、发绀。急性肺水肿时有咳嗽、吐粉红色泡沫痰、心率快、血压下降甚至消失。少数病例仅尖叫一声后心跳呼吸骤停而死亡。缓慢型的呼吸循环系统症状较轻,甚至无明显症状,待至产后出现流血不止、血液不凝时才被诊断。

2.全身出血倾向。部分羊水栓塞患者经抢救渡过了呼吸循环衰竭时期,继而出现 DIC,表现为大量阴道流血为主的全身出血倾向,如黏膜、皮肤、针眼出血及血尿等,且血液不凝。但是部分羊水栓塞病例在临床上缺少呼吸循环系统的症状,起病即以产后不易控制的阴道流血为主要表现,容易被误认为子宫收缩乏力引起产后出血。

3.多系统脏器损伤。本病全身脏器均受损害,除心脏外肾脏是最常受损害的器官。由于肾脏缺氧,出现尿少、尿闭、血尿、氮质血症,可因肾功能衰竭而死亡;脑缺氧时患者可发生烦躁、抽搐、昏迷。

四、诊断

1.床边心、肺摄片看见肺部有弥漫性点、片状浸润影,沿肺门周围分布,伴右心扩大及轻度肺不张。

2.出血期血液检查符合 DIC 表现。

3.死后心脏穿刺抽取血液或尸体解剖在肺动脉中找到羊水成分中的有形物质,如胎儿脱落的鳞状上皮细胞、胎脂、黏液等。

五、治疗

(一)抗过敏

应用大剂量皮质激素,常选用地塞米松 20~40 mg 静脉滴注。

(二)纠正缺氧

应争取行正压持续给氧,至少用面罩给氧或使用人工呼吸机,供氧可减轻肺水肿,改善脑缺氧及其他组织缺氧。

(三)解除肺动脉高压

1. 氨茶碱:具有解除肺血管痉挛,扩张冠状动脉及利尿作用,还有解除支气管平滑肌痉挛作用。剂量为 0.25～0.5 g 加入 10％～25％葡萄糖液 20 mL,静脉注射。

2. 罂粟碱:对冠状血管和肺、脑血管均有扩张作用,是解除肺动脉高压的理想药物。剂量为 30～60 mg 加入 25％葡萄糖液 20 mL,静脉注射。

3. 阿托品:解除肺血管痉挛,还能抑制支气管的分泌功能,改善微循环。剂量为 0.5～1 mg,静脉注射,每 10～15 min 1 次,至症状好转。

4. 酚妥拉明:解除肺血管痉挛,剂量为 20 mg 加入 10％葡萄糖液 250 mL,静脉滴注。

(四)抗休克

1. 扩充血容量:休克时都存在有效血容量不足,应尽早、尽快扩充血容量。扩容液的选择,开始多用右旋糖酐-40 500～1 000 mL,静脉滴注,伴失血者应补充新鲜血及平衡液。

2. 纠正酸中毒:首次可给 5％碳酸氢钠 100～200 mL。最好做动脉血血气及酸碱测定,按失衡情况给药。

3. 调整血管紧张度:休克症状急骤而严重或血容量虽已补足但血压仍不稳定者,可选用血管活性药物,常用多巴胺 20～40 mg 加入葡萄糖液 500 mL 内,静脉滴注,可保证重要脏器血供。

4. 羊水栓塞诊断一旦确立,就应开始抗凝治疗,尽早使用肝素,以抑制血管内凝血,保护肾脏功能。首次应用肝素量 1 mg/kg(约 50 mg),加入生理盐水 100 mL 内,静脉滴注,1 h 滴完。

(五)预防心力衰竭

可用快速洋地黄制剂,去乙酰毛花苷(西地兰)0.2～0.4 mg 稀释于 25％葡萄糖液 20 mL,静脉注射,必要时 4～6 h 重复 1 次,总量每日＜1.2 mg。另辅以呋塞米 40～80 mg,静脉注射,防治心力衰竭,对提高抢救成功率具有重要意义。

(六)产科处理

如子宫颈口未开或未开全者,应行剖宫产术,以解除病因,防止病情恶化;子宫颈口开全,胎先露位于坐骨棘下者,可行产钳助产。术时及产后密切注意子宫出血等情况。如无出血,继续保守治疗;如有难以控制的产后大出血且血液不凝者,应当机立断行子宫切除术,以控制胎盘剥离面血窦出血,并阻断羊水沉渣继续进入血循环,使病情加重。对宫缩剂的使用意见尚不一致,不同意使用者认为加强宫缩,可促使贮留在子宫壁内的羊水进入母血循环,导致病情恶化。

六、护理

(一)严密观察,加强护理

专人护理,保持呼吸道的通畅,留置导尿管,保持导尿管的通畅,观察尿的排出量和性质,防止肾功能衰竭。定时测量血压、脉搏、呼吸,准确地测定出血量,并观察血凝情况,特别护理应详细记录情况和 24 h 的出入量。防感染,在各项操作中严格执行无菌操作,正确使用大剂量抗生素,防止肺部和生殖道感染。做好血小板、凝血酶原时间、纤维蛋白原定量、鱼精蛋白副凝试验、凝血时间测定血样标本。

(二)产科护理

1. 羊水栓塞在胎儿娩出前或刚临产而发生时,在改善母体呼吸循环功能,并纠正凝血功能障碍后,尽快结束分娩。

2. 胎儿不能及时娩出,应立即做好剖宫产手术的准备,行剖宫产结束分娩。

3. 宫口已开全或接近开全时发病,应及时做好阴道分娩及手术助产,准备娩出胎儿。

4. 产后对无法控制的阴道流血患者,予以子宫切除术,做好腹部全子宫切除手术的前后准备和护理。切除子宫可减少胎盘剥离面大血窦的出血,控制病情不再继续恶化。

（宋玉莲　张爱美　刘兰香　徐莉莉　隋　英）

第四节　产后大出血

胎儿娩出后 24 h 内出血量超过 500 mL 者称为产后出血,80％发生在产后 2 h 内。晚期产后出血是指分娩 24 h 以后,在产褥期内发生的子宫大量出血,多见于产后 1～2 周。产后出血是分娩期严重的并发症,是导致孕产妇死亡的四大原因之一。

一、病因

(一)宫缩乏力

宫缩乏力是产后出血最常见的原因,占 70％。常见的因素如下。

1. 全身因素:产妇因对分娩过度恐惧而极度紧张,尤其对阴道分娩缺乏足够信心则可以引起宫缩不协调或宫缩乏力。此种情况在临产后可能需要使用镇静剂及麻醉剂等将增加产后宫缩乏力而引起产后出血。

2. 产科因素:产程过长造成产妇极度疲劳及全身衰竭,或产程过快,均可引起子宫收缩乏力;羊水过多、巨大儿及多胎妊娠使子宫肌纤维过度伸展,产后肌纤维缩复能力差,多次分娩而致子宫肌纤维受损,均可引起子宫收缩乏力。子痫前期(重度)、严重贫血、宫腔感染等产科并发症及合并症使子宫肌纤维水肿而引起子宫收缩乏力。

3. 子宫因素:子宫肌纤维发育不良,如子宫畸形或子宫肌瘤等。

(二)胎盘因素

胎盘小叶或副胎盘残留、胎盘剥离不全、剥离后滞留、胎盘嵌顿等原因。

(三)软产道裂伤

软产道裂伤包括会阴、阴道及宫颈及子宫下段裂伤。常见因素：①外阴组织弹性差，外阴、阴道炎症改变；②急产、产力过强，巨大儿；③阴道手术助产；④软产道检查不仔细，遗漏出血点，缝合、止血不彻底等。

(四)凝血功能障碍

常见原因有胎盘早剥、羊水栓塞、死胎及妊娠期急性脂肪肝等引起的凝血功能障碍，少数由原发性血液疾病，如血小板减少症、白血病、再生障碍性贫血或重症病毒性肝炎等引起。

(五)子宫内翻

少见，多因第三产程处理不当造成，如用力压迫宫底或猛力牵引脐带等。

二、诊断

1. 子宫收缩乏力。胎盘娩出后，子宫体肌纤维收缩无力，表现为阴道阵发暗红色血液流出，检查发现宫体软，轮廓不清，有的因宫腔积血而增大，宫底升高，按摩和挤压宫底时，可有大量血液和血块流出。子宫下段收缩力差导致产后出血，常见于前置胎盘或胎盘低置状态的患者。即使胎盘完整剥离并顺利娩出，由于胎盘附着部位（子宫下段）肌纤维含量少，压迫止血效果差。表现为胎盘娩出后大量鲜血自阴道流出，查体时子宫体收缩好，软产道无裂伤，除外胎盘和凝血因素，检查胎盘胎膜时发现胎膜破口距胎盘边缘很近。

2. 胎盘因素出血。胎盘在胎儿娩出后 $10 \sim 15$ min 内未娩出，并有大量阴道流血，应考虑胎盘因素。胎盘娩出前有较多的出血，徒手取出胎盘后，出血停止者为胎盘滞留出血。如检查取出的胎盘胎膜有缺损或有副胎盘存在的可能，且阴道仍流血者为胎盘残留出血。如胎盘需徒手剥离或刮宫后才能取出者为胎盘粘连。如徒手无法剥离取出者应考虑为植入性胎盘。

3. 软产道损伤性出血。宫腔排空后，宫缩良好，阴道仍有鲜红血液持续流出，检查产道可发现损伤。

4. 凝血功能障碍性出血。宫缩良好，产道无损伤或修补，但流血持续不断，且血液经久不凝，无血块。

三、治疗

(一)子宫收缩乏力引起的产后出血

对子宫收缩乏力性出血，加强宫缩是最迅速有效的止血方法。去除引起宫缩乏力的原因；改善全身状况，导尿缓解膀胱过度充盈。

1. 按摩子宫：腹部按摩子宫是最简单有效的促使子宫收缩以减少出血的方法。出血停止后，还须间歇性均匀节律地按摩，以防子宫再度松弛出血。

2. 宫缩剂——缩宫素：为预防和治疗产后出血的一线药物。治疗产后出血方法为：缩宫素 10 U 肌内注射、子宫肌层或宫颈注射，随后 10～20 U 加入 500 mL 晶体液静脉滴注，给药速度应根据患者子宫收缩和出血情况调整。静脉滴注能立即起效，但半衰期短，故需持续静脉滴注。

3. 宫腔填塞：以上治疗无效时，为保留子宫或为减少术前失血，可行宫腔填塞纱布压迫止血。注意自宫底及两侧角向宫腔填塞，要塞紧填满，不留空隙，以达到压迫止血的目的。如出血停止，纱条可于 24～48 h 后取出。填塞后需用抗生素预防感染，取出前应注射宫缩剂。

4. 结扎双侧子宫动脉上、下行支及髂内动脉：妊娠时 90% 的子宫血流经过子宫动脉，结扎双侧上、下行支及髂内动脉，出血多被控制。

5. 子宫切除：是控制产科出血最有效的手段。各种止血措施无明显效果，出血未能控制，为挽救生命在输血、抗休克的同时，即行子宫次全或全子宫切除术。

(二)软产道损伤所致出血

在充分暴露软产道的情况下，查明裂伤部位，注意有无多处裂伤。缝合时尽量恢复原解剖关系，并应超过撕裂顶端 0.5 cm 缝合。裂伤超过 1 cm，即使无活动出血，也应当进行缝合。血肿应切开，清除积血，缝扎止血或碘纺纱条填塞血肿压迫止血，24～48 h 后取出。小血肿可密切观察，采用冷敷、压迫等保守治疗。

(三)胎盘因素所致出血

胎盘剥离不全、滞留及粘连者，均可徒手剥离取出或用大号刮匙刮取残留物。植入胎盘应行子宫次全切术。

(四)凝血功能障碍所致出血

应在积极救治原发病基础上确诊并迅速补充相应的凝血因子。

四、护理

(一)子宫收缩乏力

立即以一手在耻骨联合上压制子宫下段，另一手按摩子宫底，压出宫腔内的积血和凝血块，给予缩宫素肌内或静脉注射、宫底注射。经腹壁按摩子宫底，可刺激子宫，从而使子宫壁血窦闭合。在按摩子宫的同时，立即给予肌内注射缩宫素 10 U 或缩宫素 20 U 加于 25% 葡萄糖 40 mL 内静脉推注。也可经腹壁直接注入子宫体部肌层（宫底注射）或经阴道注于子宫颈，以加强宫缩。必要时加用麦角新碱肌内注射。

(二)胎盘滞留

1. 胎盘嵌顿，立即导尿排空膀胱，给予麻醉镇静剂，帮助胎盘娩出，做好阴道手术准备。方法：一手按摩子宫使其收缩，同时轻压子宫底，另一手轻轻牵拉脐带，协助胎盘娩出。

2. 胎盘部分粘连，在无菌操作下，徒手剥离胎盘，取出胎盘和残留的胎盘组织。做好术前准备。

3. 植入性胎盘不能分离，应立即做好腹部手术的准备，进行子宫次全切术。

(三)软产道撕裂

软产道撕裂持续出血时必须注意是否有出血的血管,立即钳合血管结扎后,缝合裂伤处,防血肿产生。不钳合血管单缝合伤口,必致继续出血产生血肿。缝合时应按解剖关系对整齐,逐层缝合,尽量做到恢复会阴、阴道原来的形态。

(四)凝血功能障碍

若发现出血不凝、伤口出血不止等,立即通知医生,同时抽血作凝血酶原、纤维蛋白原、3P试验等,配新鲜血备用,并确保输液途径通畅。

(五)防止失血性休克

患者取平卧位,保持安静,吸氧保暖,静脉开放补充血容量,纠正酸中毒等一系列休克的抢救措施。严密观察并详细记录患者的意识状态,皮肤颜色,血压、脉搏、呼吸及尿量。大量失血后产妇抵抗力低,体质虚弱,易感染,需严密观察子宫收缩以及恶露的量、颜色,做好会阴的护理,并按医嘱给予抗生素预防感染,加强营养及时纠正贫血。

(六)提供产妇与家属的心理支持

医护人员应保持镇静的态度,工作要紧张有序,并给予同情和安慰,以增加安全感,适当地向患者及家属解释有关病情和实施处理的目的,针对产妇的具体情况,指导加强营养,增加活力,逐渐地促进康复,调整产后指导计划。

（王　菲　李　晶　李亚莉　赵玉晓　徐莉莉）

第六篇
儿科相关疾病

第二十三章 儿科急症

第一节 新生儿呼吸窘迫综合征

新生儿肺透明膜病(hyaline membrane disease，HMD)又称新生儿呼吸窘迫综合征(neonatal respiratory distress syndrome，NRDS)，系指出生后不久即出现进行性呼吸困难、青紫、呼气性呻吟、吸气性三凹征和呼吸衰竭。主要见于早产儿，因肺表面活性物质不足导致进行性肺不张。其病理特征为肺泡壁至终末细支气管壁上附有嗜伊红透明膜。

一、病因

本病是因为缺乏由Ⅱ型肺泡细胞产生的表面活性物质(PS)所造成，表面活性物质的80%以上由磷脂(PL)组成，在胎龄 20～24 周时出现，35 周后迅速增加，故本病多见于早产儿，胎龄越小，发病率越高。表面活性物质(PS)缺乏的原因如下。

1. 早产：小于 35 周的早产儿Ⅱ型肺泡细胞发育未成熟，PS 生成不足；
2. 缺氧、酸中毒、低温：均能抑制早产儿生后 PS 的合成；
3. 糖尿病孕妇的胎儿：其胎儿胰岛细胞增生，而胰岛素具有拮抗肾上腺皮质激素的作用，延迟胎肺成熟；
4. 剖宫产：因其缺乏正常子宫收缩、刺激肾上腺皮质激素增加、促进肺成熟，PS 相对较少；
5. 通气失常：可影响 PS 的合成；
6. 肺部感染：Ⅱ型肺泡细胞遭破坏，PS 产量减少。

二、临床表现

患儿几乎都是早产儿，足月儿仅约5%。产母病史常示贫血、产前子宫出血、剖宫产、臀位产和多胎儿或妊娠高血压综合征、糖尿病和分娩异常。出生时心跳、呼吸亦可完全正常。一般出生后立即开始或在 6 h 内逐渐出现呼吸困难、青紫，伴呼气性呻吟、吸气性三凹征，并进行性加重。胸腹呼吸动作不协调，呼吸由快转慢、不规则或呼吸暂停，青紫明显。经急救后呼吸可好转，但过后又复发，常呈原发性发作，程度渐次加重，持续时间延长，发作间隔缩短。体温不稳定，往往不升。死亡多发生在出生后 48 h 内。部分病例经治疗病情渐渐缓解，病程如能超过 72 h，肺成熟度增加，则多数患儿能逐渐康复。

三、诊断

(一)实验室检查

1. 泡沫试验。将患儿胃液(代表羊水)1 mL 加 95％酒精 1 mL,振荡 15 s,静置 15 min后,如果沿管壁有多层泡沫表明 PS 多,可除外 NRDS;如果无泡沫表明 PS 少,可考虑为 NRDS;如果介于两者之间,则可能是 NRDS。其机理为 PS 利于泡沫形成和稳定,而酒精则起抑制作用。

2. 卵磷脂/鞘磷脂(L/S)值。羊水或患儿气管吸引物中 L/S≥2 提示"肺成熟",1.5～2 可疑,<1.5 肺未成熟,PS 中其他磷脂成分的测定也有助于诊断。

(二)X 线检查

胸片表现较特异,对 NRDS 诊断非常重要。

1. 毛玻璃样改变:两肺呈普遍性透过度降低,可见弥漫性均匀一致的细颗粒(肺泡不张)网状影。见于 NRDS 初期或轻型病例。

2. 支气管充气征在普遍性肺泡不张(白色)的背景下,呈树枝状充气之支气管(黑色)清晰显示,NRDS 中,晚期或较重病例多见。

3. 白肺:整个肺野呈白色,肺肝界及肺心界均消失,见于严重 NRDS,动态拍摄 X 线胸片有助于诊断及治疗效果的评估。

四、治疗

(一)一般治疗

1. 保温。放置在自控式暖箱内或辐射式抢救台上,保持皮肤温度在 36.5℃。

2. 监测。体温、呼吸、心率、血压和血气。

3. 保证液体和营养供给。第 1 d 5％或 10％葡萄糖液 65～75 mL/(kg·d),以后逐渐增加到 120～150 mL/(kg·d)并补充电解质,病情好转后改为经口喂养,热能不足时辅以部分静脉营养。

4. 纠正酸中毒。

5. 关闭动脉导管。应严格限制入液量,并给予利尿剂,如仍不关闭者,可静脉注射消炎痛,剂量为每次 0.2 mg/kg,首次用药后 12 h,36 h 各用 1 次,共 3 次。其机理为:前列腺素 E 是胎儿及生后初期维持动脉导管开放的重要物质,而前列腺素合成酶抑制剂(消炎痛)可减少前列腺素 E 的合成,有助于导管关闭。用药无效时可考虑手术结扎。

6. 抗生素。根据肺内继发感染的病原菌(细菌培养和药敏)应用相应抗生素治疗。

(二)氧疗和辅助通气

1. 吸氧。根据发绀程度选用鼻导管、面罩或头罩吸氧,因早产儿易发生氧中毒,故以维持 PaO_2 50～70 mmHg(6.7～9.3 kPa)和 $TcSO_2$ 85％～92％为宜。

2. 持续呼吸道正压及常频机械通气。

3. 其他。近年大样本、多中心的研究表明当 CMV 治疗难以奏效时,改用高频振荡或高频喷射呼吸机,可减少常频呼吸机的负作用,以取得较好的疗效。ECMO 对呼吸机治疗无效的病例有一定疗效。

(三)PS 替代疗法

可明显降低 NRDS 病死率及气胸发生率,同时可改善肺顺应性和通换气功能,降低呼吸机参数,PS 目前已常规用于预防或治疗 NRDS。

1. PS:包括天然、半合成及人工合成三种。

2. 使用方法:一旦确诊应尽早使用(生后 24 h 内)。经气管插管,分别取仰卧位、右侧卧位、左侧卧位和再仰卧位各 1/4 量缓慢注入气道内,每次注入后应用复苏囊加压通气 1~2 min,PS 制剂不同,其剂量及间隔给药时间各异,视病情予以 2~4 次。

五、护理

清除分泌物,头侧位以利分泌物流出,经常清除口咽、鼻咽部和气管内的分泌物,如分泌物较黏稠,可先行雾化吸入,待痰液稀释后再吸痰。

(一)氧气疗法

1. 一旦出现呼气性呻吟,应及早采取持续鼻塞气道正压呼吸,CPAP 可增加肺功能残气量,防止肺泡萎缩和肺不张,改善通气血流比例失调,使血氧分压上升,及早应用可减少呼吸机的使用。

2. 气管插管用氧:如用纯氧 CPAP 后,病情仍无好转者,应及时进行气管插管呼吸机治疗,采用间歇正压通气加呼气末正压通气。

3. 协助医生将肺表面活性物质从气管内滴入。滴入前彻底吸净气道分泌物,将患儿头稍后仰,使气道伸直,将药液从气管中滴入时变动体位(仰卧、俯卧、左侧卧位、右侧卧位),使药物均匀进入各肺叶,同时用复苏囊加压吸氧,有利药液更好地弥散。用药后 4~6 h 内禁止气道内吸引。

(二)严密观察病情

1. 有条件用监护仪监测生命体征,及时进行评估,认真做好护理记录,与医生密切联系。

2. 遵医嘱做好各种医疗操作。

3. 保暖,可置婴儿于适中温度的保暖箱内或辐射式红外线保暖床上,保持皮肤温度在 $36℃~36.5℃$,使体内耗氧量在最低水平。

(三)纠正酸中毒

可用 5%碳酸氢钠每次 3~5 mL/kg,以 5%~10%葡萄糖液稀释成等张液,于 30 min 内经静脉滴入。

(四)保证营养供给

注意液体进入量和营养,吸吮和吞咽困难者用鼻饲法或静脉补充高营养液。病情好转后改由消化道喂养。

(五)做好隔离和预防工作

保持室内空气新鲜,做好消毒隔离,注意无菌操作,预防感染。

(谭萌蕊 张爱美 马 燕 徐莉莉 王 菲)

第二节 新生儿颅内出血

新生儿颅内出血(intracraninal hemorrhage of newborn)是新生儿常见的严重疾病,是常见的一种脑损伤,系由产伤和缺氧引起,也是造成围生新生儿死亡的主要原因之一,部位包括硬膜下出血、蛛网膜下腔出血、脑室周围室管膜下—脑室内出血,小脑出血和脑实质出血。以室管膜下—脑室内出血最常见,预后较差。近年由于产科技术的进步,产伤所致的硬膜下出血明显减少,而早产儿缺氧所致的脑室周围—脑室内出血已成为新生儿颅内出血最常见的类型。新生儿颅内出血死亡率高,是新生儿早期死亡的主要原因之一,部分存活的小儿常常有各种神经系统的严重后遗症,如脑积水,脑性瘫痪,癫痫和智力障碍等,应积极防治。

一、病因

(一)缺氧缺血

一切在产前、产程中和产后可以引起胎儿或新生儿缺氧、窒息、缺血的因素,缺氧缺血性脑病常导致缺氧性颅内出血,早产儿多见。胎龄越小发生率越高,可因宫内窘迫、产时和产后窒息、脐绕颈、胎盘早剥等,缺氧缺血时出现代谢性酸中毒,致血管壁通透性增加,血液外溢,多为渗血或点状出血,出血量常不大而出血范围较广和分散,导致室管膜下出血、脑实质点状出血、蛛网膜下腔出血。

(二)产伤

胎儿头部受到挤压是产伤性颅内出血的重要原因,以足月儿、巨大儿多见,可因胎头过大、产道过小、头盆不称、臀位产、产道阻力过大、急产、高位产钳、吸引器助产等,使头部受挤压,牵拉而引起颅内血管撕裂而出血,出血部位以硬脑膜下多见。

(三)其他

颅内先天性血管畸形或全身出血性疾病,如某些凝血因子表达减少也可引起颅内出血,如维生素 K 依赖的凝血因子缺乏,血小板减少等,可引起颅内出血,快速扩容,输入高渗液体,血压波动过大,机械通气不当,吸气峰压或呼气末正压过高等医源性因素也在一定程度上促使颅内出血的发生。

二、临床表现

颅内出血的症状体征与出血部位及出血量有关,一般生后 1～2 d 出现。常见表现有意识状态改变,如激惹、过度兴奋或淡漠、嗜睡、昏迷等;眼部症状有凝视、斜视、眼球上转困难、眼球震颤等;颅内压增高时,则表现有脑性尖叫、前囟隆起、惊厥等;呼吸系统可见呼吸增快或减慢,呼吸不规则或暂停等;患儿肌张力早期增高,以后减低;瞳孔大小不对称,对光反射差;出现黄疸和贫血。

三、诊断

病史和临床表现仅能提供诊断线索。脑脊液检查如为均匀血性并发现皱缩红细胞,则有助于诊断,但检查正常亦不能排除本病,且病情危重时不宜进行此操作。影像学检查有助确诊,CT 和 B 超扫描可提示出血部位和范围,有助于判断预后。

四、治疗

(一)支持疗法

1. 供氧:选择适当的给氧方法,保持 $PaO_2 > 6.65 \sim 9.31$ kPa($50 \sim 70$ mmHg)、$PaCO_2 < 5.32$ kPa(40 mmHg),但要防止 PaO_2 过高和 $PaCO_2$ 过低。

2. 纠正酸中毒:应改善通气以纠正呼吸性酸中毒,在此基础上方可使用碳酸氢钠纠正代谢性酸中毒,严重酸中毒时可用碳酸氢钠以葡萄糖稀释,静脉缓慢推注,或稀释后静脉滴注。

3. 纠正低血糖:静脉输注葡萄糖,使血糖 > 3.36 mmol/L(60 mg/dL),但应注意防止高血糖。

4. 纠正低血压:输入多巴胺,可合用多巴酚丁胺,应从小剂量开始逐渐增加用量。

5. 补液:每日液量控制在 $60 \sim 80$ mL/kg。

(二)控制惊厥

首选苯巴比妥钠,静脉滴入,安定的作用时间短,疗效快,以上药疗效不显时可加用。

(三)降低颅内压

对伴有颅内高压者可使用地塞米松静脉滴注。如有瞳孔不等大、呼吸节律不整、叹息样呼吸或双吸气时可使用甘露醇,剂量根据病情决定,静脉推注。

(四)止血药

可选择使用维生素 K_1、酚磺乙胺(止血敏)、卡巴克络(安络血)和立止血等。

(五)脑代谢激活剂

出血停止后,可给予胞二磷胆碱静脉滴注。

(六)硬脑膜穿刺

用于硬脑膜下出血患儿。

(七)出血后脑积水

可进行脑室穿刺引流,维持 7 d 后撤除,如头围继续增大,可考虑脑积水分流术。

五、护理

1. 首先应保持患儿及周围环境绝对安静。护理、治疗要集中,到床边进行一切操作,操作时动作要轻,尽量少搬动患儿。

2. 体位。产伤和缺氧引起的颅内出血易发生脑水肿,所以要抬高床头以减轻其水肿,要使患儿右侧卧位,防止唾液吸入气道发生窒息。部分颅内出血患儿伴有头颅血肿,要注意变换体位,以免发生头部压伤。

(王 菲 李 晶 邓 冰 张梦歌 翟晓慧)

第三节 高热惊厥

高热惊厥是指小儿在呼吸道感染或其他感染性疾病早期,体温升高≥39℃时发生的惊厥,并排除颅内感染及其他导致惊厥的器质性或代谢性疾病。主要表现为突然发生的全身或局部肌群的强直性或阵挛性抽搐,双眼球凝视、斜视、发直或上翻,伴意识丧失。高热惊厥分为单纯性高热惊厥和复杂性高热惊厥两种。各年龄期(除新生儿期)小儿均可发生,以6个月至4岁多见,单纯性高热惊厥预后良好,复杂性高热惊厥预后则较差。

一、病因

热性惊厥与发热性疾病中体温骤然升高、小儿神经系统发育不完善有关,最常见的诱因是呼吸道感染,也可伴发于出疹性疾病、中耳炎等。

二、临床表现

1. 发病年龄多为6个月至4岁,亦可<6个月或>4岁。

2. 发热初期(24 h内,个别<48 h),体温升至≥39℃时,突然发生的惊厥。

3. 惊厥为全身性对称或部分性不对称发作,双眼球凝视、斜视、发直或上翻,伴意识丧失。

4. 惊厥持续约数10 s至数分钟,个别呈惊厥持续状态(惊厥发作>30 min)。

5. 惊厥过后意识恢复快,无中枢神经系统异常。

6. 脑电图多于惊厥后2周恢复正常。

7. 可有遗传因素。

三、诊断

1. 发病年龄多为6个月至4岁,亦可<6个月或>4岁。

2. 惊厥发生于上呼吸道感染或其他感染性疾病早期,体温升高至≥39℃时。

3. 惊厥持续约10 s至数分钟,极少超过10 min,多发作1次。

4. 惊厥为全身性对称发作(幼婴儿可不对称),发作时意识丧失,过后意识恢复快,无中枢神经系统异常。

5. 脑电图于惊厥 2 周后恢复正常。

6. 预后良好。

7. 既往有高热惊厥史,如条件不完全符合前述 6 条依据,而又能排除引起惊厥的其他疾病,可诊断为复杂性高热惊厥。

四、治疗

1. 首选安定静注,控制惊厥后用苯巴比妥钠或其他药物以巩固和维持疗效。安定有抑制呼吸、心跳及降低血压的副作用,故应准备心肺复苏措施。

2. 异戊巴比妥钠或硫喷妥钠在以上止惊药物无效时才使用,硫喷妥钠可引起喉痉挛,使用时勿搬动头部以防喉痉挛的发生,一旦发生喉痉挛应即将头后仰,托起下颌,防舌根后坠,并肌注阿托品解痉。

3. 惊厥呈持续状态而出现颅内高压时,应采用 20%甘露醇、速尿等降颅内压措施。

4. 高热者多行物理降温或药物降温。

5. 对不同病因的惊厥给予相应的病因治疗。

(林树翠　王艺茜　袁　青　谭萌蕊　隋　英)

第四节　手足口病

手足口病(HFMD)是由肠道病毒引起的传染病,引发手足口病的肠道病毒有 20 多种(型),其中以柯萨奇病毒 A16 型(Cox A16)和肠道病毒 71 型(EV 71)最为常见。多发生于 5 岁以下儿童,表现口痛、厌食、低热、手、足、口腔等部位出现小疱疹或小溃疡,多数患儿一周左右自愈,少数患儿可引起心肌炎、肺水肿、无菌性脑膜脑炎等并发症。个别重症患儿病情发展快,导致死亡。目前缺乏有效治疗药物,主要对症治疗。

一、病因

有多种肠道病毒可引起手足口病。最常见的是柯萨奇病毒 A16 型及肠道病毒 71 型。其感染途径包括消化道、呼吸道及接触传播。

二、临床表现

手足口病主要发生在 5 岁以下的儿童,潜伏期:多为 2～10 d,一般 3～5 d。

(一)普通病例表现

急性起病,发热、口痛、厌食、口腔黏膜出现散在疱疹或溃疡,位于舌、颊黏膜及硬腭等处为多,也可波及软腭、牙龈、扁桃体和咽部。手、足、臀部、臂部、腿部出现斑丘疹,后转为疱疹,疱疹周围可有炎性红晕,疱内液体较少。手足部较多,掌背面均有。皮疹数少则几个多则几十个。消退后不留痕迹,无色素沉着。部分病例仅表现为皮疹或疱疹性咽峡炎。多在一周内痊愈,预后良好。部分病例皮疹表现不典型,如单一部位或仅表现为斑丘疹。

(二)重症病例表现

少数病例(尤其是小于 3 岁者)病情进展迅速,在发病 1~5 d 出现脑膜炎、脑炎(以脑干脑炎最为凶险)、脑脊髓炎、肺水肿、循环障碍等,极少数病例病情危重,可致死亡,存活病例可留有后遗症。

1. 神经系统表现。并发中枢神经系统疾病时表现:精神差、嗜睡、易惊、头痛、呕吐、谵妄甚至昏迷;肢体抖动,肌阵挛、眼球震颤、共济失调、眼球运动障碍;无力或急性弛缓性麻痹;惊厥。查体可见脑膜刺激征,腱反射减弱或消失,巴氏征阳性。合并有中枢神经系统症状以 2 岁以内患儿多见。

2. 呼吸系统表现。并发肺水肿表现:呼吸浅促、呼吸困难或节律改变,口唇发绀,咳嗽,咳白色、粉红色或血性泡沫样痰液;肺部可闻及湿啰音或痰鸣音。

3. 循环系统表现。并发心肌炎表现:面色苍灰、皮肤花纹、四肢发凉,指(趾)发绀;出冷汗;毛细血管再充盈时间延长。心率增快或减慢,脉搏浅速或减弱甚至消失;血压升高或下降。

三、诊断

(一)病史

根据临床症状及体征,在大规模流行时,尤其是口腔、手足部位的典型皮疹分布特点,诊断不困难。

(二)辅助检查

常规检查:末梢血白细胞数减低或正常;尿、便一般无异常。可将咽拭子或粪便标本送至实验室检测病毒,但病毒检测需要 2~4 周才能出结果。

四、治疗

1. 首先隔离患儿,接触者应注意消毒隔离,避免交叉感染。

2. 对症治疗,做好口腔护理。口腔内疱疹及溃疡严重者,用康复新液含漱或涂患处,也可将思密达调成糊状于饭后用棉签敷在溃疡面上。

3. 衣服、被褥要清洁,衣着要舒适、柔软,经常更换。

4. 剪短宝宝的指甲,必要时包裹宝宝双手,防止抓破皮疹

5. 手足部皮疹初期可涂炉甘石洗剂,待有疱疹形成或疱疹破溃时可涂 0.5% 碘伏。

6. 臀部有皮疹的宝宝,应随时清理其大小便,保持臀部清洁干燥。

7. 可服用抗病毒药物及清热解毒中草药,补充维生素 B、C 等。

五、护理

(一)口腔的护理

定时让患儿用温水冲漱口腔,多喝水,对口腔有溃疡的患儿给蒙脱石散或西瓜霜喷剂外涂。口腔溃疡严重的患儿可用 2‰ 双氧水清洁口腔。

(二)饮食的护理

进食前用生理盐水冲漱口腔,给予清淡的流质或半流质饮食,如牛奶、鸡蛋汤、粥等。少吃零食,禁食冰冷、辛辣等刺激性食物,以免引起疼痛而拒食。对拒食的患儿要鼓励其多喝水,或喝平时爱喝的饮料,同时要补足液体量,防止脱水。

(三)皮肤的护理

患儿手、足、臀部均有不同程度的疱疹,疱疹易受压、破溃而导致细菌感染,这也是传播病毒的一种途径。因此要保持皮肤清洁,穿宽松、柔软的衣服,穿软底鞋,少走动,勤剪指甲,嘱患儿不要抓挠皮肤和水疱。臀部有皮疹的宝宝,应随时清理他的大小便,保持臀部清洁干燥。皮肤有水疱的患儿,可用炉甘石洗剂外涂止痒;疱疹破溃多的患儿,可用 1/1 000 的高锰酸钾液浸泡或湿敷,待干后涂炉甘石洗剂。待有疱疹形成或疱疹破溃时可涂 0.5% 碘伏。注意保持皮肤清洁,防止感染。

(四)监测生命体征

监测生命体征和神志的变化,警惕严重并发症的发生。出现下列情况应及时报告医生并配合抢救:

1. 患儿出现呼吸浅快,可能是肺水肿早期征象。

2. 心率增快,脉搏浅速,尤其心率与升高的体温不成比例时,患儿可能发生了心力衰竭或并发心肌炎。

3. HFMD 危重病例 80% 有血压升高,可能与交感神经异常兴奋有关。血压升高预示病情危重。

4. 出现精神萎靡或嗜睡等神经系统症状,提示可能并发了中毒性脑病。

(五)高热时的护理

对体温升高者,要多喝水,洗温水浴,必要时服用退烧药。对有低热的患儿,晚上睡前洗温水浴可刺激皮肤使血管扩张,易于散热,防止夜间体温过高。对持续高热的患儿要补足液体量,给喝一些淡盐凉开水。体温在 37.5℃～38.5℃ 之间的患儿,给予散热、多喝温水、洗温水浴等物理降温。

(王丽云 王 菲 于春华 庞锦燕 隋 英)

第七篇
传染性疾病

第二十四章　常见传染性疾病

第一节　传染性非典型性肺炎

严重急性呼吸综合征(Severe Acute Respiratory Syndromes),又称传染性非典型肺炎,简称SARS,是一种因感染SARS冠状病毒引起的新的呼吸系统传染性疾病。主要通过近距离空气飞沫传播,以发热、头痛、肌肉酸痛、乏力、干咳少痰等为主要临床表现,严重者可出现呼吸窘迫。本病具有较强的传染性,在家庭和医院有显著的聚集现象。

一、病因

(一)流行病学

经典冠状病毒感染主要发生在冬春季节,广泛分布于世界各地。该病毒包括三个群,第一、二群主要为哺乳动物冠状病毒,第三群主要包括禽类冠状病毒。人冠状病毒有两个血清型,是人呼吸道感染的重要病原,人类20%的普通感冒由冠状病毒引起。冠状病毒也是成人慢性气管炎急性加重的重要病因之一。基因组学研究结果表明,SARS-CoV的基因与已知三个群经典冠状病毒均不相同,第一群病毒血清可与SARS-CoV反应,而SARS患者血清却不能与已知的冠状病毒反应。因此,作为一种新的冠状病毒,SARS-CoV可被归为第四群。

(二)形态结构

SARS-CoV属冠状病毒科冠状病毒属,为有包膜病毒,直径多为60~120 nm,包膜上有放射状排列的花瓣样或纤毛状突起,长约20 nm或更长,基底窄,形似王冠,与经典冠状病毒相似。病毒的形态发生过程较长而复杂,成熟病毒呈圆球形、椭圆形,成熟的和未成熟的病毒体在大小和形态上都有很大差异,可以出现很多古怪的形态,如肾形、鼓槌形、马蹄形、铃铛形等,很容易与细胞器混淆。在大小上,病毒颗粒从开始的400 nm减小到成熟后期的60~120 nm。在患者尸体解剖标本切片中也可见到形态多样的病毒颗粒。

(三)生物学特性

病毒在细胞质内增殖,由RNA基因编码的多聚酶利用细胞材料进行RNA复制和蛋白合成,组装成新病毒并出芽分泌到细胞外。病毒对温度敏感,随温度升高抵抗力下降,37℃可存活 4 d,56℃加热 90 min、75℃加热 30 min 能够灭活病毒。紫外线照射60 min可杀死病毒。病毒对有机溶剂敏感,乙醚 4℃条件下作用 24 h 可完全灭活病毒,

75%乙醇作用 5 min 可使病毒失去活力,含氯的消毒剂作用 5 min 可以灭活病毒。

(四)分子生物学特点

病毒基因组为单股正链 RNA,由大约 30 000 个核苷酸组成,与经典冠状病毒仅有约60%同源性,但基因组的组织动工与其他冠状病毒相似。

一、临床表现

1. 早期:一般为病初的 1～7 d。起病急,以发热为首发症状,体温一般＞38℃,半数以上的患者伴头痛、关节肌肉酸痛、乏力等症状,部分患者可有干咳、胸痛、腹泻等症状;但少有上呼吸道卡他症状,肺部体征多不明显,部分患者可闻及少许湿啰音。X 线胸片肺部阴影在发病第 2 天即可出现,平均在 4 d 时出现,95%以上的患者在病程 7 d 内出现阳性改变。

2. 进展期:多发生在病程的 8～14 d,个别患者可更长。在此期,发热及感染中毒症状持续存在,肺部病变进行性加重,表现为胸闷、气促、呼吸困难,尤其在活动后明显。X 线胸片检查肺部阴影发展迅速,且常为多叶病变。少数患者(10%～15%)出现 ARDS 而危及生命。

3. 恢复期:进展期过后,体温逐渐下降,临床症状缓解,肺部病变开始吸收,多数患者经 2 周左右的恢复,可达到出院标准,肺部阴影的吸收则需要较长的时间。少数重症患者可能在相当长的时间内遗留限制性通气功能障碍和肺弥散功能下降,但大多可在出院后 2～3 个月内逐渐恢复。

三、诊断

(一)辅助检查

1. 实验室检查

(1)外周血白细胞计数一般不升高,或降低,常有淋巴细胞减少,可有血小板降低。

(2)部分患者血清转氨酶、乳酸脱氢酶等升高。

(3)病原诊断——早期可用鼻咽部冲洗/吸引物、血、尿、便等标本进行病毒分离和聚合酶链反应(PCR)。平行检测进展期和恢复期双份血清 SARS 病毒特异性抗体阳转或出现 4 倍及 4 倍以上升高有助于诊断和鉴别诊断,常用免疫荧光抗体法(IFA)和酶联免疫吸附法(ELISA)检测。

(4)胸部 X 线检查早期可无异常,一般 1 周内逐渐出现肺纹理粗乱的间质性改变、斑片状或片状渗出影,典型的改变为磨玻璃影及肺实变影。可在 2～3 d 内波及一侧肺野或两肺,约半数波及双肺。病灶多在中下叶并呈外周分布。少数出现气胸和纵隔气肿。

(5)CT 可见小叶内间隔和小叶间隔增厚(碎石路样改变)、细支气管扩张和少量胸腔积液。病变后期部分患者肺部有纤维化改变。

(二)诊断依据

1. 有与 SARS 患者密切接触或传染给他人的病史。

2. 起病急,高热,有呼吸道和全身症状。

3. 血白细胞正常或降低。

4. 有胸部影像学变化。

5. SARS 病原学检测阳性。

6. 排除其他表现类似的疾病,可以做出 SARS 的诊断。

7. 诊断:结合上述流行病学史、临床症状和体征、一般实验室检查、胸部 X 线影像学变化,配合 SARS 病原学检测阳性,排除其他表现类似的疾病,可以作出 SARS 的诊断。

四、治疗

(一)监测病情

多数患者在发病 2 周后进入进展期,应密切观察病情变化,检测症状、体温、呼吸频率、血氧分压、血象、胸片、心肝肾功能等。

(二)一般和对症治疗

卧床休息,避免劳累,注意保持水电解质平衡,咳嗽剧烈者给予镇咳处理。

1. 发热超过 38.5℃者,可给予物理降温,如冰敷、乙醇擦浴、降温毯等。儿童禁用水杨酸类解热镇痛药。

2. 出现气促或者 $PaO_2 < 70 \text{ mmHg}$,或 $SpO_2 < 93\%$ 给予持续鼻导管或面罩吸氧。

3. 糖皮质激素的应用有以下指证之一者即可应用:

(1)有严重中毒症状,高烧 3 d 不退;

(2)48 h 内肺部阴影进展超过 50%;

(3)有急性肺损伤或出现 ARDS。

(三)重症患者的治疗

尽管大多数 SARS 患者的病情可以自然缓解,但仍有 30% 左右的患者属于重症病例,可能进展至急性肺损伤或 ARDS。对这部分患者必须严密动态观察,加强监护,及时给予呼吸支持,合理使用糖皮质激素,加强营养支持和器官功能保护。注意水电解质平衡,预防和治疗继发感染,及时处理并发症。有条件者,尽可能收入重症监护病房。

(四)使用无创正压机械通气(NPPV)

1. 应用指证

(1)呼吸频率>30 次/分。

(2)吸氧 5 L/min 条件下,$SpO_2 < 93\%$。

2. 禁忌症

(1)有危及生命的情况下,应紧急气管插管。

(2)意识障碍。

(3)呕吐、上消化道出血。

(4)气道分泌物多和排痰障碍。

(5)不能配合 NPPV 治疗。

（6）血流动力学不稳定和有多器官功能损害。

模式使用持续气道正压通气（CPAP），压力水平一般为 4～10 cmH_2O；吸入氧流量为一般为 5～8 L/min；维持血氧饱和度＞93％，或压力支持通气＋呼气末（PSV＋PEEP），PEEP 水平一般为 4～10 cmH_2O，吸气压力水平一般 10～20 cmH_2O。NPPV 应持续应用，暂停时间不宜超过 30 min，直到缓解为止。若患者不接受 NPPV 或氧饱和度改善不满意，应及时进行有创通气治疗。若患者出现休克或 MODS，给予相应支持治疗。在 MODS 中，肺、肾衰竭，消化道出血和 DIC 发生率较高。脏器损害愈多，病死率愈高，2 个或 2 个脏器以上衰竭的病死率约为 69％。早期防治中断恶性循环，是提高治愈率的重要环节。

五、护理

（一）护理问题

1. 传染他人的可能：控制流行必须切断传染途径，做好消毒隔离工作，认真执行传染病的护理常规，与患者密切接触者要接受医学隔离观察，减少传染的机会。

2. 心理护理问题：由于特殊的管理手段，患者不能见到自己的亲人，陌生的环境、紧张的气氛、生疏的面孔给他们增加了精神压力。表现为焦虑、恐惧、忧郁、失望等。护士应积极做好心理护理工作，使患者精神愉快，情绪稳定，消除顾虑，从而增强机体的抗病能力，促进早日康复。

3. 饮食护理问题：SARS 患者有发热、全身酸痛等症状，对机体营养消耗较为严重，做好患者的饮食护理，在治疗中起到了重要作用。因此，合理营养可以增加机体的抵抗力，恢复体力，使患者早日恢复健康。

4. 休息的问题：安静舒适的环境和充分的休息，使患者精神和体力得到恢复；减少肺脏的呼吸次数，可以减少能量消耗，利于疾病的康复。

5. 生命体征的观察：SARS 患者的免疫反应低下，呼吸道症状与体征病变不一致，护士要观察体温及呼吸的变化，掌握患者的临床症状和其他检验结果，做到预见性护理。发现异常及时报告医生。

6. 基础护理问题：由于发热患者代谢功能发生了变化，大量消耗能量，机体的水分和营养得不到补充，致使抵抗力下降，易引起口腔溃疡和皮肤感染，故应保持口腔和皮肤的清洁。

（二）护理措施

1. 严格执行呼吸道和接触隔离制度：患者 24 h 戴 12 层以上的棉纱口罩，每 4～6 h 更换 1 次，保持病室内的自然通风，空气新鲜，减少空气中病毒的含量。按严密隔离的要求禁止陪护和探视。及时、正确地对患者的分泌物和排泄物进行处理，防止病毒的污染和传播。医务人员与患者密切接触时，要做好个人防护，口罩每 4 h 更换 1 次，病房内的空气和各种物体表面应按时给予各种消毒处理，血压计、听诊器、皮肤消毒盘应专室专用，体温计个人专用，每次用后均应及时消毒处理，避免出现交叉感染。

2. 护士应该满腔热忱地对待工作：要给予患者更多的耐心和爱心，做好解释工作，使患者对疾病有一个正确的认识，多与患者沟通，给予同情和安慰，尽量满足患者的生活要求，帮助他们克服心理障碍，消除患者的顾虑和恐惧。认真为患者讲解隔离防护的重要意义，取得患者的信赖与合作，鼓励患者保持良好的心态，正确树立战胜疾病的信心。

3. 维持机体的营养消耗：为患者创造一个舒适的进食环境，营养均衡的饮食利于疾病的恢复，发热时机体代谢快，热量消耗大，食欲低下。宜给予高热量、高维生素、易消化的流食或半流食，鼓励患者多饮水，维持电解质平衡。

4. 保证有足够的休息和睡眠：由于 SARS 患者的体质低下，轻微的活动也可导致缺氧和气促，故应卧床休息，必要时给予氧气吸入，随着病情的好转患者可适当加大活动量，但不宜过于劳累，充足的休息和睡眠，对促进机体康复具有重要的作用。

5. 密切观察病情变化：发现异常及时报告医生，并同时做好紧急抢救的准备。护士要严密观察咳嗽、咳痰、呼吸困难等症状，每 2～4 h 测 1 次体温，高热时要随时监测体温的变化，并做好记录。微寒时要注意保暖，持续高热时可行冰敷等物理降温措施，对腹泻者应注意肛门外周的护理，保证肛周皮肤清洁干燥。

6. 保持皮肤黏膜的完整，预防感染的发生：做好基础护理，严格无菌操作规程，口腔护理每日 2 次，协助翻身拍背每 2 h 1 次，避免皮肤长期受压，保持床单清洁、平整、干燥，预防褥疮发生。

（许庆超　王昌俊　李亚莉　赵玉晓　吴洪婧）

第二节　狂犬病

狂犬病又名恐水症，是由狂犬病毒所致的自然疫源性人畜共患急性传染病。它流行性广，病死率极高，几乎为 100％，对人民生命健康造成严重威胁。人狂犬病通常由病兽以咬伤的方式传给人体而受到感染。临床表现为特有的恐水、恐声、怕风、恐惧不安、咽肌痉挛、进行性瘫痪等。

一、病因

狂犬病主要是感染了狂犬病毒所致，狂犬病毒含 5 种主要蛋白，即糖蛋白（G）、核蛋白（N）、聚合酶（L）、磷蛋白（NS）及膜蛋白（M）等。糖蛋白能与乙酰胆碱结合，决定了狂犬病毒的嗜神经性，能刺激抗体产生保护性免疫性反应。N 蛋白导致的抗体不具中和力，可用检测浆内包涵体有助于临床诊断。

二、临床表现

狂犬病的临床表现可分为四期。

1. 潜伏期：潜伏期长短不一，最短 3 d，最长 19 年，一般 20～90 d。在潜伏期中感染者没有任何症状。

2. 前驱期：感染者开始出现全身不适、低热、头疼、恶心、疲倦、继而恐惧不安，烦躁失眠，对声、光、风等刺激敏感而有喉头紧缩感。在愈合的伤口及其神经支配区有痒、痛、麻及蚁走等感觉异常等症状。本期持续 2～4 d。

3. 兴奋期：表现为高度兴奋，突出为极度的恐怖表情、恐水、怕风。体温升高（38℃～40℃），恐水为本病的特征，但不是每一例都有。典型患者虽极渴而不敢饮，见水、闻水声、饮水或仅提及饮水时也可以引起咽喉肌严重痉挛。外界刺激如风、光、声也可引起咽肌痉挛，可有声音嘶哑，说话吐词不清，呼吸机痉挛可出现呼吸困难和发绀。交感神经功能亢进可表现为大量流涎、大汗淋漓，心率加快，血压升高。但患者神志多清楚，可有精神失常及幻觉出现等。本期 1～3 d。

4. 麻痹期：如果患者能够渡过兴奋期而侥幸活下来，就会进入昏迷期，本期患者深度昏迷，但狂犬病的各种症状均不再明显，大多数进入此期的患者最终衰竭而死。患者常常因为咽喉部的痉挛而窒息身亡。

三、诊断

(一)辅助检查

1. 周围血象和脑脊液。血白细胞总数轻至中度升高，中性粒细胞占 80%。脑脊液细胞数及蛋白质可稍增多，糖和氯化物正常。

2. 病原学检查。脑组织内基小体检验；患者口腔分泌物、脑脊液和脑组织接种鼠脑分离病毒，狂犬病毒核酸检测等。

3. 病毒抗体检测。荧光免疫方法检查抗体血清学抗体检查。

(二)症状体征

在狂犬病的早期，患者多有低热、头痛倦怠、全身不适、恶心、烦躁失眠、恐惧不安等症状，患者对声音、光线或风之类的刺激变得异常敏感，稍受刺激立即感觉咽喉部发紧。在愈合的伤口周围及其神经支配区也有麻木、痒痛及蚁走的异常感觉，2～3 d 以后，病情进入兴奋期。患者高度兴奋，极度恐怖表情，恐水、怕风，遇到声音、光线、风等，都会出现咽喉部的肌肉严重痉挛。患者虽然口渴却不敢喝水，甚至听到流水的声音或者别人说到水，也会出现咽喉痉挛。严重的时候，患者还有全身疼痛性抽搐，导致呼吸困难。狂犬病的患者，大多数神志清醒；但是，也有部分患者出现精神失常。兴奋期约有两三天后，患者变得安静下来，但是，随之出现全身瘫痪，呼吸和血循环系统功能都会出现衰竭，迅速陷入昏迷，数个小时以后，就会死亡。恐水是多数狂躁型狂犬病特有的症状之一。

四、治疗

(一)急救措施

1. 被病狗咬伤后，应立即冲洗伤口，关键是洗的方法。伤口较小，较表浅，无大活动性出血时，可自行先用自来水或肥皂水直接冲洗伤口，至少冲洗 30 min，尽量把可能进入伤口的病毒冲洗掉,冲洗之后要用干净的纱布把伤口盖上。对于严重咬伤,应立即前往医院处理。

2. 被疯狗咬伤后,即使是再小的伤口,也有感染狂犬病的可能,同时可感染破伤风,伤口易化脓。患者应按照要求注射狂犬病疫苗和/或破伤风抗毒素预防针。

3. 及时正确处理伤口,及时全程预防接种是可以预防狂犬病和降低发病率。

(二)药物治疗

狂犬病发病后以对症综合治疗为主,没有特效的治疗方法,包括:单室严格隔离患者,尽量保持患者安静,减少光、风、声的刺激,狂躁时用镇静剂,加强监护治疗,维持水电介质及酸碱平衡等生命支持。有脑水肿也以脱水治疗。

五、护理

1. 按传染病一般护理常规护理。医护人员如有皮肤破损,应戴乳胶手套。

2. 单间接触隔离。被患者唾液沾染的用品均应消毒。须防患者在痉挛发作中抓伤咬伤。

3. 病室内保持绝对安静,防止音、光、水、风等刺激。作好监护工作。

4. 若可能给予流食或半流食,必要时咽部用 0.5%~1% 丁卡因喷雾。

(盖丁凯　邓　冰　张梦歌　林树翠　郑　岩)

第三节　霍　乱

霍乱(cholera)是一种烈性肠道传染病,两种甲类传染病之一,由霍乱弧菌(Vibrio cholera)污染水和食物而引起传播。临床上以起病急骤、剧烈泻吐、排泄大量米泔水样肠内容物、脱水、肌痉挛、少尿和无尿为特征。严重者可因休克、尿毒症或酸中毒而死亡。在医疗水平低下和治疗措施不力的情况下,病死率甚高。

一、病因

霍乱弧菌产生三种(Ⅰ~Ⅲ型)毒素。Ⅰ型毒素为内毒素,耐热,不能透析,系多糖体,存在菌体内部,能引起豚鼠、小白鼠死亡,对鸡胚及组织细胞具毒性,是制作菌苗引起抗菌免疫的主要成分。Ⅱ型毒素为外毒素,即霍乱肠毒素(enterotoxin)或称霍乱原(choleragen),不耐热,56℃ 30 min 可灭活,不耐酸,有抗原性,可激发机体产生中和抗体,经甲醛作用后产生类毒素。霍乱肠毒素使机体水和电解质从肠腺大量分泌,形成霍乱腹泻症状,是霍乱弧菌在体内繁殖中的代谢产物。霍乱弧菌对温热干燥抵抗力不强;耐碱不耐酸,在正常胃酸中仅存活 4 min,0.5% 石炭酸中数分钟可致死;每立升含 1 mg 余氯的水中 15 min 致死,对常用浓度的肠道传染病消毒剂均敏感,1% 漂白粉液内 10 min 致死;对多西环素、链霉素、四环素、复方新诺明、诺氟沙星及氧氟沙星等药物均敏感。

二、临床表现

除少数患者有短暂(1～2 d)的前驱症状表现为头昏、疲倦、腹胀和轻度腹泻外,为突然起病,病情轻重不一,轻型占有相当数量(埃托型约有 75％的隐性感染者和 18％的轻型病例)。

(一)潜伏期

绝大多数为 1～2 d,可短至数小时或长达 5～6 d。

(二)泻吐期

大多数病例突起剧烈腹泻,继而呕吐,个别病例先吐后泻。腹泻为无痛性,亦无里急后重。每日大便可自数次至十数次,甚至频频不可计数。大便性质初为色稀水便,量多,转而变为米泔水样;少数病例出现血水样便。呕吐为喷射状,次数不多,也渐呈米泔水样,部分病例伴有恶心。肛温可达 37.2℃～38.5℃,此期持续数小时,多不超过 2 d。

(三)脱水虚脱期

由于严重泻吐引起水及电解质丧失,可产生以下临床表现。

1. 一般表现:神态不安,表情恐慌或淡漠,眼窝深陷,声音嘶哑,口渴,唇舌极干,皮肤皱缩、湿冷且弹性消失,指纹皱瘪,腹下陷呈舟状,体表温度下降。

2. 循环衰竭:由于中度或重度脱水,血容量显著下降及血液极度浓缩,因而导致循环衰竭。患者极度软弱无力,神志不清,血压下降,脉搏细弱而速,心音弱且心率快,严重患者脉搏消失,血压不能测出,呼吸浅促,皮肤口唇黏膜发绀。血液检查可有红细胞、血红蛋白、血浆蛋白及血浆比重等的增高,血液黏稠度增加,由于脱水及循环衰竭,使肾血流量减少及肾小球滤过压下降,因而出现少尿或无尿,尿比重增高(1.020 以上)。如每日尿量少于 400 mL,则体内有机酸及氮素产物排泄受到障碍,因而血液中尿素氮或非蛋白氮、肌酐增高,二氧化碳结合力下降,产生肾前性高氮质血症。

3. 电解质平衡紊乱及代谢性酸中毒:严重泻吐丢失大量水分及电解质后,可产生血液电解质的严重丧失。患者粪便中钠及氯离子的浓度稍低于血浆,而钾及碳酸氢根离子则高于血浆,但粪便中阳离子的总和及阴离子总和与血浆相等,故脱水性质属等渗性。在输液前,由于血液浓缩,测定患者血浆钠、钾、氯的离子浓度常表现正常或接近正常水平,钾离子甚至可以升高,但实际上患者体内缺钠缺钾已很严重,如治疗中继续输入不含电解质的溶液,则可立即使血液稀释产生低血钠及低血钾症。缺钠可引起肌肉痉挛(以腓肠肌及腹直肌最常见)、低血压、脉压小、脉搏微弱。缺钾可引起低钾综合征,表现为全身肌肉张力减低,甚至肌肉麻痹,肌腱反射消失,鼓肠,心动过速,心音减弱,心律不齐,心电图异常(Q-T 时限延长,T 波平坦或倒置,出现 U 波等),缺钾还可引起肾脏损害。由于碳酸氢根离子的大量丧失,产生代谢性酸中毒。尿少及循环衰竭又可使酸中毒加重。严重酸中毒时可出现神志不清,呼吸深长,血压下降。

(四)反应期及恢复期

脱水纠正后,大多数患者症状消失,逐渐恢复正常,病程平均 3～7 d,少数可长达 10 d

以上(多为老年患者或有严重合并症者)。部分患者可出现发热性反应,以儿童为多,这可能是由于循环改善后大量肠毒素吸收所致。体温可升高至 38℃～39℃,一般持续 1～3 d 自行消退。

三、诊断

(一)辅助检查

1. 血常规及生化检查

由于失水引起红细胞、血红蛋白及红细胞压积增高,白细胞计数(10～20)×10⁹/L 或更高,中性粒细胞及大单核细胞增多。血清钾、钠、氯化物和碳酸盐均降低,血 pH 下降,尿素氮、肌酐升高。治疗前由于细胞内钾离子外移,血清钾可在正常范围内,当酸中毒纠正后,钾离子移入细胞内而出现低钾血症。

2. 尿常规

尿比重为 1.010～1.025 之间。

3. 血清学检查

血清凝集试验。在发病第 1～3 d 及第 10～15 d 各取 1 份血清,若第 2 份血清的抗体效价比第 1 份增高 4 倍或 4 倍以上,有诊断参考价值。

4. 病原菌检查

(1)涂片染色。取粪便或早期培养物涂片作革兰染色镜检,可见革兰阴性稍弯曲的弧菌。

(2)悬滴检查。将新鲜粪便作悬滴或暗视野显微镜检,可见运动活泼呈穿梭状的弧菌。

(3)制动试验。取急性期患者的水样粪便或碱性胨水增菌培养 6 h 左右的表层生长物,先作暗视野显微镜检,观察动力。如有穿梭样运动物时,则加入 O1 群多价血清一滴,若是 O1 群霍乱弧菌,由于抗原抗体作用,则凝集成块,弧菌运动即停止。如加 O1 群血清后,不能制止运动,应再用 O139 血清重作试验。

(4)增菌培养。所有怀疑霍乱患者粪便,除作显微镜检外,均应作增菌培养。留取使用抗菌药物之前粪便,尽快送到实验室培养。培养基一般用 pH 8.4 的碱性蛋白胨水,36℃～37℃培养 6～8 h 后表面能形成菌膜。此时应进一步作分离培养,并进行动力观察和制动试验,这将有助于提高检出率和早期诊断。

(5)分离培养。用庆大霉素琼脂平皿或碱性琼脂平板。前者为强选择性培养基,在36℃～37℃条件下,培养 8～10 h 霍乱弧菌即可长成小菌落。后者则需培养 10～20 h。选择可疑或典型菌落,应用霍乱弧菌"O"抗原的抗血清作玻片凝集试验。

(6)核酸检测。通过 PCR 技术检测霍乱弧菌毒素基因亚单位 CtxA 和毒素协同菌毛基因(TcpA)来区别霍乱菌株和非霍乱弧菌。然后根据 TcpA 基因的不同 DNA 序列来区别古典生物型和埃尔托生物型霍乱弧菌。4 h 内可获结果,可检出每毫升碱性蛋白胨水中 10 条以下霍乱弧菌。

(二)诊断要点

依据患者的流行病学史、临床表现及实验室检测结果进行综合判断。

1. 流行病学史是指：

(1)生活在霍乱流行区、或 5 d 内到过霍乱流行区、或发病前 5 d 内有饮用生水或进食海(水)产品或其他不洁食物和饮料史。

(2)与霍乱患者或带菌者有密切接触史或共同暴露史。

2. 带菌者：无霍乱临床表现，但粪便、呕吐物或肛拭子细菌培养分离到 O1 群和/或 O139 群霍乱弧菌。

3. 疑似病例

(1)与霍乱患者或带菌者有密切接触史或共同暴露史，并出现霍乱轻症病例临床表现者。

(2)具备霍乱轻症病例临床表现并且粪便、呕吐物或肛拭子标本霍乱毒素基因 PCR 检测阳性。

(3)具备霍乱轻症病例临床表现并且粪便、呕吐物或肛拭子标本霍乱弧菌快速辅助检测试验(胶体金快速检测)阳性。

(4)具备中毒型病例临床表现并且粪便、呕吐物或肛拭子标本霍乱毒素基因 PCR 检测阳性。

(5)具备中毒型病例临床表现并且粪便、呕吐物或肛拭子标本霍乱弧菌快速辅助检测试验(胶体金快速检测)阳性。

四、治疗

(一)一般治疗与护理

1. 按消化道传染病严密隔离。隔离至症状消失 6 d 后，粪便弧菌连续 3 次阴性为止，方可解除隔离，患者用物及排泄物需严格消毒，可用加倍量的 20%漂白粉乳剂或 2%～3%来苏儿、0.5%氯胺，还可用新药"84"消毒液消毒，病区工作人员须严格遵守消毒隔离制度，以防交叉感染。

2. 休息。重型患者绝对卧床休息至症状好转。

3. 饮食。剧烈泻吐暂停饮食，待呕吐停止腹泻缓解可给流质饮食，在患者可耐受的情况下缓慢增加饮食。

4. 补充水分。霍乱的基础治疗，轻型患者可口服补液，重型患者需静脉补液，待症状好转后改为口服补液。

5. 标本采集。患者入院后立即采集呕吐物的粪便标本，送常规检查及细菌培养，注意标本采集后要立即送检。

6. 密切观察病情变化。每 4 h 测生命体征 1 次，准确纪录出入量，注明大小便次数、量和性状。

(二)输液的治疗与护理

1. 输液量：按脱水程度补液，一般入院后最初 2 h 应快速输液以纠正低血容量休克及酸中毒，轻型补液要 3 000～4 000 mL，小儿每千克体重 100～500 mL，中型补液 4 000～

8 000 mL,小儿每千克体重 150～200 mL,重型补液 8 000～12 000 mL,小儿每千克体重 200～250 mL。

2. 输液内容:在开始纠正休克及酸中毒时,用生理盐水与 1/6 mmol/L 的乳酸钠或碳酸氢钠,待休克纠正后可增加葡萄糖注射液,有尿时即刻补钾。

3. 输液速度:所有低血容量休克患者入院 30 min 应输入含钠液 1 000～2 000 mL,或 30～60 mL/min,入院最初的输液速度非常重要,如输液不及时可发生休克而死亡。或发生肾功能衰竭,休克纠正后将每日需要量均输完。

4. 输液的注意事项:为保证所需输液量需用粗针头,选择易固定的较大血管,必要时建立两条静脉输液通道,输入液体应加温以免因大量输入低温液体引起不良反应,在整个输液过程中,密切观察患者有无心力衰竭、肺水肿等临床表现,一旦发生立即通知医生,减慢输液速度,给氧气吸入、强心剂治疗。

(三)对症治疗

1. 频繁呕吐可给阿托品。

2. 剧烈腹泻可酌情使用肾上腺皮质激素。

3. 肌肉痉挛可静脉缓注 10% 葡萄糖酸钙、热敷、按摩。

4. 周围循环衰竭者在大量补液纠正酸中毒后,血压仍不回升者,可用间羟胺或多巴胺药物。

(四)病因治疗

四环素有缩短疗程、减轻腹泻及缩短粪便排菌时间,减少带菌现象,可静脉滴注,直至病情好转,也可用强力霉素、复方新诺明、吡哌酸等药治疗。

五、护理

1. 疑似或确诊患者入院后应立即分室严密隔离与消毒,并做好宣传教育工作,严格督促检查执行。还要消除患者紧张情绪,做到医护结合。及时送出传染病确诊、疑似或更正报告。

2. 新患者入院,立即严密观察病情,测血压、呼吸、脉搏及体温,如血压下降、脉搏细速,立即准备好输液用品,按医嘱即刻执行治疗。

3. 按病情及治疗需要,及时留取化验标本送至化验室(注意防止外环境污染)。

4. 入院后 24 h 内,每 4 h 测体温、脉搏、血压 1 次,第 2～3 d 每日 1 或 2 次,特殊情况者按医嘱执行。

5. 正确记录出入液量,在入院后第 1～3 d,每个中、重型患者均需记录每日吐泻量、尿量及进水量。

6. 输液过程中应注意下列事项。

(1)严格无菌操作,经常巡视有无药液外溢、针头阻塞、输液速度是否适宜。

(2)大量输液或快速输液的溶液,应适当加温,在输液过程中,应经常观察脉搏及血压,并注意患者有无不安、胸闷、心悸、气促等情况,警惕急性肺水肿的发生。

(3)四肢无力、鼓肠、脉搏不整者,应考虑有无低钾综合征,作补钾准备。

7. 做好患者保暖工作,保持患者皮肤及床铺清洁干燥。

8. 昏迷患者应定期翻身,注意口腔护理,安设护架、床栏,以防止意外及并发症发生(肺炎、褥疮等)。

(王艺茜　袁　青　马　燕　隋　英　王玉芳)

第四节　疟　疾

疟疾是疟原虫寄生于人体所引起的传染病。经疟蚊叮咬或输入疟原虫携带者的血液而感染。不同的疟原虫分别引起间日疟、三日疟、恶性疟及卵圆疟。本病主要表现为周期性规律发作,全身发冷、发热、多汗,长期多次发作后,可引起贫血和脾肿大。

一、病因

疟疾是由疟原虫经按蚊叮咬传播的寄生虫病。疟原虫侵入人体后经血流侵入肝细胞内寄生、繁殖,成熟后又侵入红细胞内繁殖,使红细胞定时地、成批地破裂而发病。

二、临床表现

从人体感染疟原虫到发病(口腔温度超过 37.8℃),称潜伏期。潜伏期包括整个红外期和红内期的第一个繁殖周期。一般间日疟、卵形疟 14 d,恶性疟 12 d,三日疟30 d。感染原虫量、株的不一,人体免疫力的差异,感染方式的不同均可造成不同的潜伏期。温带地区有所谓长潜伏期虫株,可长达 8～14 个月。输血感染潜伏期 7～10 d。胎传疟疾,潜伏期就更短。有一定免疫力的人或服过预防药的人,潜伏期可延长。

(一)间日疟(tertian malaria)

多急起,复发者尤然。初次感染者常有前驱症状,如乏力、倦怠、打呵欠;头痛,四肢酸痛;食欲不振,腹部不适或腹泻;不规则低热。一般持续 2～3 d。

1. 发冷期。骤感畏寒,先为四肢末端发凉,迅觉背部、全身发冷。皮肤起鸡皮疙瘩,口唇、指甲发绀,颜面苍白,全身肌肉关节酸痛,进而全身发抖,牙齿打颤,有的人盖几床被子不能制止,持续约 10 min 乃至 1 h,寒战自然停止,体温上升。此期患者常有重病感。

2. 发热期。冷感消失以后,面色转红,紫绀消失,体温迅速上升,通常发冷越显著,则体温就愈高,可达 40℃以上。高热患者痛苦难忍,有的辗转不安,呻吟不止;有的谵妄、撮空,甚至抽搐或不省人事;有的剧烈头痛,顽固呕吐。患者面赤、气促;结膜充血;皮灼热而干燥;脉洪而速;尿短而色深。多诉说心悸,口渴,欲冷饮。持续 2～6 h,个别达 10 余小时。发作数次后唇鼻常见疱疹。

3. 出汗期。高热后期,颜面手心微汗,随后遍及全身,大汗淋漓,衣服湿透,2～3 h 体温降低,常至 35.5℃。患者感觉舒适,但十分困倦,常安然入睡。一觉醒来,精神轻快,食欲恢复,又可照常工作。此刻进入间歇期。整个发作过程约 6～12 h,典型者间歇 48 h 又重复上述过程。一般发作 5～10 次,因体内产生免疫力而自然终止。多数病例早期发热不规律,可能系血内有几批先后发育成熟的疟原虫所致。部分患者在几次发作后,由于某些批疟原虫被自然淘汰而变得同步。数次发作以后患者常有体弱,贫血,肝脾肿大。发作次数愈多,脾大、贫血愈著。由于免疫力的差异或治疗的不彻底,有的患者可成慢性。

(二)三日疟(quartan malaria)

发作与间日疟相似,但为三日发作一次,发作多在早晨,持续 4～6 h。脾大、贫血较轻,但复发率高,且常有蛋白尿,尤其儿童感染,可形成疟疾肾病。三日疟易混合感染,此刻病情重很难自愈。

(三)卵形疟(ovale malaria)

与间日疟相似,我国仅云南及海南有个别报道

(四)恶性疟(subtertian malaria)

起病缓急不一,临床表现多变,其特点:

1. 起病后多数仅有冷感而无寒战。

2. 体温高,热型不规则。初起常呈间歇发热,或不规则,后期持续高热,长达 20 余小时,甚至一次刚结束,接着另一次又发作,不能完全退热。

3. 退热出汗不明显或不出汗。

4. 脾大、贫血严重。

5. 可致凶险发作。

6. 前驱期血中即可检出疟原虫。

(五)凶险型疟疾

88.3%～100%由恶性疟疾引起,偶可因间日疟或三日疟发生。在暴发流行时 5 岁以下的幼儿,外来无免疫力的人群发生率可成 20 倍的增长;即便当地人群,治疗不及时也可发生。临床上可观察患者原虫数量作为监测项目,若厚片每视野达 300～500 个原虫,就可能发生;如每视野 600 个以上则极易发生。

三、诊断

(一)症状

1. 流行病学资料:有在疟疾流行区生活或旅游史,近年有疟疾发作史或近期接受过输血。

2. 临床表现有典型的周期性寒热发作,伴有脾肿大和贫血。

(二)辅助检查

1. 血象:白细胞正常或减少,可有红细胞、血红蛋白及血小板减少。

2. 疟原虫检查:血涂片染色查疟原虫是确诊的最可靠方法。另外,可做骨髓穿刺涂

片染色查疟原虫。

3. 疟原虫抗原快速检测：经近年的临床应用证实，该方法简单、快速、方便、准确。

4. 腹部 B 超检查可见肝、脾有不同程度的肿大。

四、治疗

(一)抗疟原虫治疗

1. 控制临床发作的药物：氯喹、青蒿素类(青蒿素、蒿甲醚、青蒿琥酯、双氢青蒿素)。蒿甲醚：适用于各型疟疾，主要用于抗氯喹恶性疟的治疗和凶险型恶性疟的急救。退热及原虫转阴速度均较氯喹为快，主要作用于疟原虫的红内期。肌肉注射后吸收完全，血药达峰时间为 7 h，半衰期为 13 h。本药在体内分布甚广，可透过血脑屏障，以脑组织分布最多，肝、肾次之。经胆汁和尿液排泄。本药不良反应轻微，个别患者有转氨酶轻度升高。妊娠妇女慎用。成人用量：肌内注射，首次 160 mg，后每 12 h 一次，每次 80 mg，连用 5 次。如果血液中仍能够检查到疟原虫可改为每日 80 mg 肌肉注射，2～3 d，至血液中疟原虫检查为阴性。儿童用量：肌内注射，首次按体重 3.2 mg/kg；第 2～5 d 每次 1.6 mg/kg，每日 1 次。

2. 防止复发：常用药物伯氨喹啉：本品可杀灭各种疟原虫的组织期虫株，尤以间日疟为著，也可杀灭各种疟原虫的配子体，对恶性疟的作用尤强，使之不能在蚊体内发育，对红内期虫株的作用很弱。不良反应有头昏、恶心、腹痛等，少数患者可有药物热、粒细胞缺乏等，停药后即可恢复。葡萄糖-6-磷酸脱氢酶缺乏者服用本药可发生急性溶血性贫血，一旦发生应停药作对症治疗。用法与用量：成人每次 13.2 mg，每日 3 次，连服 7 d。磷酸哌喹：目前常用的剂型是与青蒿素的复方制剂(科泰复)。

(二)对症治疗

1. 体温过高者给予物理降温。

2. 保证液体入量。

3. 应用低分子右旋糖酐，防止血管内红细胞凝集，有利于 DIC 的治疗与预防。

4. 有脑水肿时，用 20％甘露醇 250 mL 快速滴注，每日 2～3 次。

5. 重症患者可适当应用肾上腺皮质激素。

(三)抗药疟疾

恶性疟原虫能在正常情况下，可在杀灭或抑制其繁殖的一般浓度的氯喹药液中，继续存活或繁殖，称为抗氯喹恶性疟原虫。它所引起的疟疾即抗氯喹恶性疟。疟疾患者，虽已接受常规剂量或所能耐受的最高剂的氯喹，并且已被吸收，但疟原虫仍不消失甚至反而增多，或虽无再感染，但暂时阴转而于 28 d 内再出现者，均属于抗氯喹恶性疟病例。抗药疟疾理论上包括四种人疟和对各种药物均抗药，但实际上主要限于恶性疟，而且主要抗氯喹。近年来，虽然发现有抗其他抗疟药的其他种疟疾，但为数很少。抗氯喹的恶性疟于 1957 年最先在泰国查见，而于 1960 年首先由哥伦比亚报告。时至今日抗氯喹恶性疟已成为疟疾防治的严重问题。有的地区抗药性者甚至占恶性疟的 90％。

五、护理

(一)虫媒隔离

灭蚊。

(二)休息

应卧床休息,减少活动。

(三)饮食

发热期以易消化、清淡饮食为主。

(四)病情观察

注意观察患者精神、神志、尿量、尿色及呕吐物和大便的颜色(在出现消化道出血时,会呈现咖啡样呕吐物及黑便)。

(五)对症护理

1. 典型发作。寒战期应注意保暖;发热期给予降温;大汗期后给予温水擦浴,及时更换衣服、床单。同时应保证足够的液体入量。

2. 凶险发作。出现惊厥、昏迷时,应注意保持呼吸道通畅,并按惊厥、昏迷常规护理。如发生脑水肿及呼吸衰竭时,协助医生进行抢救并作好相应护理,防止患者突然死亡。

3. 黑尿热的护理

(1)严格卧床至急性症状消失。

(2)保证每日液体入量 3 000～4 000 mL,每日尿量不少于 1 500 mL。发生急性肾功能衰竭时给予相应护理。

(3)贫血严重者给予配血、输血。

(4)准确记录出入量。

(六)药物治疗的护理

1. 使用氯喹者应特别注意观察循环系统的变化,因氯喹过量可引起心动过缓、心律失常及血压下降。

2. 服用伯氨喹啉者应仔细询问有无蚕豆病史及其他溶血性贫血的病史及家族史等病史,并注意观察患者有无紫绀、胸闷等症状和有无溶血反应(如巩膜黄染、尿液呈红褐色及贫血表现等)。出现上述反应需及时通知医生并停药。

3. 静脉应用抗疟药时,应严格掌握药物的浓度与滴速;抗疟药加入液体后应摇匀。静脉点滴氯喹及奎宁时应有专人看护,发生不良反应应立即停止滴注。因上述两种药物均可导致心律失常。

(胡　建　丁桂芹　李　雯　王丽云　丁芹青)

第八篇
临床输血

第二十五章　输血及相关知识

第一节　输　血

一、输血的概念

输血是临床常用的一种治疗和抢救措施,包括输入全血、成分血、生物工程制品和血浆,是补充血容量、改善循环、增加携氧能力、提高血浆蛋白、增进机体免疫力和凝血功能的重要手段。

二、临床输血进展

1900 年奥地利医学家 Landsteiner 发现 A、B、O 血型;1902 年,Landsteiner 等又发现了 AB 型血;1915 年,德国 Lewisohn 发明了用枸橼酸钠溶液保存血液的方法,可以用其贮存血液超过 3 个星期;1927 年,国际上正式确立 ABO 血型系统;1940 Landsteiner 等,发现 Rh 血型;2001 年 WHO、红十字会决定,将 Landsteiner 的生日 6 月 14 日,定为"世界献血日"。

近十年来,由于各种高新技术不断出现,已使输血成为一门独立的医学学科。

三、血型

血型是血液分类的方法,通常依据红细胞表面的抗原物质分型。其中最重要的分型有"ABO 血型"和"Rh 血型"。除此以外,还有其他罕见的 30 余种血型。异型输血可致严重溶血,甚至死亡。常见血型有 A、B、O、AB 四种类型。

四、ABO 血型系统是如何定型的

ABO 血型系统是以人体红细胞上的抗原与血清中抗体而定型的。凡红细胞上含有 A 抗原,而血清中含有抗 B 抗体的称为 A 型;红细胞上含有 B 抗原,而血含有抗 A 抗体的称为 B 型;红细胞上含有 A 和 B 抗原,而血清中无抗 A、抗 B 抗体的称为 AB 型;红细胞上不含有 A、B 抗原,而血清中含有抗 A 和抗 B 抗体称为 O 型。

五、输血的分类

(一)按血液的来源

1. 自体输血。

2. 血型相同的同种异体输血。

(二)按输血的内容

1. 输全血。

2. 输成分血。

六、输血的适应征

1. 急性大出血:创伤、大手术。

2. 择期手术:可选择自体输血。

3. 贫血:急慢性贫血。

4. 低蛋白血症:输血浆或血浆蛋白。

5. 严重感染:输粒细胞。

6. 凝血机制障碍:输入新鲜全血或鲜冰冻血浆,如血友病。

7. 血小板减少:输浓缩血小板。

七、输血前的试验

1. ABO 血型鉴定。

2. Rh 血型鉴定。

3. 交叉配血试验。

4. 抗体筛查(交叉配血不合时;输血史、妊娠史等)。

八、输血注意事项

1. 严格查对:输血前要查对供、受血者姓名、血型、交叉配血报告,检查血袋有无破损渗漏、颜色、保存时间。

2. 输血前、后用生理盐水冲洗输血管道。

3. 不加药物:血内不可加入其他任何药物,生理盐水除外。

4. 输血前,要将血浆与血细胞充分混合,轻轻摇匀。

九、输血基本原则

1. 可输可不输的坚决不输。

2. 能少输的不多输。

3. 能输成分血不输全血。

4. 能输自体血不输异体血。

5. 输血前应向受者说明输血的必要性和危害性。

6. 输血前签署知情同意书。

十、输血量

输血量和输血速度需根据输血适应症、年龄、贫血程度、患者的一般状况以及心肺情况等决定。一般说来,对一个体重60千克血容量正常的贫血患者,输注400 mL全血约可提高血红蛋白(Hb)10 g/L或红细胞压积(Hct)0.03。对大量出血或失血性休克患者,输血量要大。对血容量正常的慢性贫血患者,每次输注1~2单位红细胞为宜。对老年人和儿童以及心功能不全的贫血患者,每次宜输少量红细胞。

(于春华 逄锦燕 王翠香 张 钰 王丽云)

第二节 输血适应症

一、再生障碍性贫血

1. Hb>70 g/L无需输血。

2. Hb<70 g/L并伴有严重代偿不全症状或在安静时也有贫血症状考虑输血。血小板减少有内脏出血、颅内出血倾向或出血指征时,应考虑预防性血小板输注或进行治疗性血小板输注。

二、地中海贫血

1. 轻、中间型地中海贫血无症状时不必输血。

2. 中间型α或β地中海贫血患者在伴有感染、妊娠而贫血显著加重时才考虑输血。

3. 重型β地中海贫血患者一旦确诊,应尽早有规律地进行输血治疗,维持Hb在60~70 g/L的安全水平。

三、葡萄糖-6-磷酸脱氢酶缺乏症

贫血症状严重,Hb<40 g/L,或住院后仍有显著血红蛋白尿者,或溶血且病情危急者,可一次输注2单位红细胞,症状未缓解,可考虑第二次输血。

四、自身免疫性溶血性贫血(AIHA)

1. Hb<40 g/L或Hct<0.13,在安静状态下有明显贫血症状。

2. 虽Hb>40 g/L,但因急性起病并进展较快,伴有心绞痛或心功能不全。出现嗜睡、反应迟钝及昏迷等中枢神经系统症状者。

3. 因溶血导致低血容量性休克等症状,可选择输洗涤红细胞。输血时要少量多次输注或配合肾上腺皮质激素治疗。

五、白血病

Hb<60 g/L 伴明显贫血症状者或 Hb>70 g/L 需强烈化疗者,根据需要输注红细胞。

血小板计数<20×10 g/L,或化疗时血小板计数<40×10 g/L,可考虑预防性输注血小板。

中性粒细胞<0.5×10 g/L,并发严重的细菌感染(也适用于急性粒细胞缺乏症),强有力的抗生素治疗 48～72 h 无效时,立即输注浓缩粒细胞。

六、血友病

主要根据患者自发性出血、关节积血、外伤性出血或手术前后预防出血症状进行预防性输血。

1. 甲型血友病出现轻度出血时,给予因子Ⅷ浓缩剂,剂量 10～15 U/kg,维持 3 d。中度出血时,给予因子因子Ⅷ浓缩剂,剂量 20～30 U/kg,维持 3 d。重度出血或大手术时,给予因子Ⅷ浓缩剂,剂量 40～50 U/kg,维持 4～14 d 或直到伤口愈合。也可用冷沉淀治疗,常用剂量 1.5 U/10 kg,或新鲜冰冻血浆,按每毫升血浆内含Ⅷ因子约 0.71 U 输注。

2. 乙型血友病以凝血酶原复合物治疗最佳,剂量与因子Ⅷ浓缩剂相同。用血浆替代治疗时,最好应用因子Ⅸ浓缩剂。

3. 血管性血友病治疗输注冷沉淀或新鲜冰冻血浆。

七、特发性血小板减少性紫癜输血

对于血小板计数<20×10 g/L 伴有活动性出血,可能危及生命者,或可能造成中枢神经系统出血者,以及术前或术中有眼中出血者可选择大量输注血小板,一次可输注两个治疗量的机采血小板。若患者体内存在自身血小板抗体,则应进行血小板配合实验,选择相合血小板输注。

八、弥散性血管内凝血(DIC)输血

DIC 患者可选择输注新鲜的红细胞,新鲜冰冻血浆 15 mL/kg,以补充凝血因子。伴出血症状时,可输注 1.5～2 个治疗量机采血小板。

九、其他内科输血

1. 红细胞

当血红蛋白<60 g/L 或白细胞比容<0.2 时可考虑输注红细胞制剂。对于可能引起同种异型白细胞抗体、血浆中某些成分过敏、自身免疫性溶血性贫血患者、高钾血症及肝肾功能障碍和阵发性睡眠性血红蛋白尿患者应给予洗涤红细胞。

2. 血小板

血小板计数>50×10⁹/L,一般不需要输注。当血小板在(10～50)×10⁹/L,根据临

床出血情况决定是否输注血小板。当血小板计数<5×10⁹/L,应立即输血小板,防止出血。在有出血表现时应一次性足量输注,并测血小板增高指数(CCI)值。当CCI>10为输注有效。

3. 冰冻血浆

各种凝血因子Ⅱ、Ⅴ、Ⅶ、Ⅸ、Ⅹ、Ⅺ或凝血酶Ⅲ缺乏,并伴有出血表现时输注新鲜冰冻血浆,输注量为10~15 mL/kg。如果用于补充稳定的凝血因子,可输注普通冰冻血浆。

4. 白细胞

机采浓缩白细胞悬液主要用于中性粒细胞缺乏,并发细菌感染且抗生素治疗难于控制者,充分权衡利弊后输注。

5. 冷沉淀

要用于儿童及成人轻型甲型血友病、血管性血友病、纤维蛋白原缺乏症及凝血因子Ⅷ缺乏症。严重甲型血友病患者需加用Ⅷ因子浓缩剂。

十一、外科输血

1. 急性失血量少于血容量20%,经晶体液扩容后,循环血容量稳定、Hct≥0.30,则不必输。

2. 急性失血量超过血容量20%~30%,需要输血,部分患者可能需要大量输血。

3. 急性失血性休克先给予晶体液20~30 mL/kg或胶体液10~20 mL/kg加温后5 min内快速输注。

晶体液用量为失血量3~4倍,失血量>30%血容量时可使用胶体液。

4. 如果循环血容量接近正常,血红蛋白<70 g/L,有明显贫血症状可输红细胞纠正贫血。若患者较年轻、心肺功能良好可不输血。

5. 血小板:若血小板计数<50×10⁹/L,或计数介于(50~100)×10⁹/L,单有自发性出血或伤口渗血,或术中出现新鲜冰冻血浆输血指征;凝血酶原时间(PT)或活化部分凝血活酶时间(APTT)>正常1.5倍,创面弥漫性渗血。输入大量库存全血或浓缩红细胞的急性大出血患者;患者病史或临床表现有先天性或获得性凝血功能障碍;紧急对抗华法林的抗凝血作用出现不可控渗血,血小板低下时,均需输血小板。

6. 治疗后期,在血红蛋白>100 g/L时可不输注红细胞制剂。在血红蛋白<70 g/L时,应考虑输注红细胞制剂。在血红蛋白在70~100 g/L之间时,应根据患者贫血程度、心肺代偿功能、有无代谢率增高及年龄等因素决定。

十二、妇产科输血

1. 判断失血量:妇女怀孕大出血时,准确判断失血量是诊断治疗关键。一般根据血红蛋白下降或红细胞计数下降预估失血量。需要用晶体液维持血容量,同时预防DIC。也可用肝素等阻断凝血,预防产妇DIC。

2. DIC治疗:一旦出现DIC,紧急输血时可直接选用与受者相同血型红细胞或O型红细胞,输血同时进行交叉配型,确认所输血液相合性。确保输血量为估计失血量3倍。

当 PT 或 APTT 延长及纤维蛋白原降低时,可输注冷沉淀或新鲜冰冻血浆。当血小板计数$<50\times10^9$/L 时,可输注 1 个治疗量血小板,一次性快速输注 3 个治疗量的血小板临床效果较好。

考虑选择红细胞输注情形:

(1)当 Hb≤50 g/L,持续时间<36 周;

(2)当 Hb≤60 g/L,持续时间>36 周;

(3)当 50 g/L≤Hb≤70 g/L,持续时间<36 周,有缺氧指征。

(王文荣 刘彩欣 李靖宜 王 洋)

第三节 输血反应

一、发热反应

发热反应的发生率为 2%～10%。

(一)原因

免疫反应:常见多次接受输血的人,体内已经存在抗体,再次输血时发生抗原、抗体反应而发热。

(二)临床表现

多发生在输血后 15 min 至 2 h,畏寒、寒战,继以高热 38℃～40℃,可伴恶心、呕吐,少数患者可出现抽搐、呼吸困难,血压下降,昏迷。

(三)治疗

减慢输血速度、或停止输血,应用解热镇痛药,异丙嗪 25 mg 肌肉注射或地塞米松5～10 mg 静脉推注抗过敏治疗,畏寒时注意保暖,高热时可物理降温。

(四)预防

1. 严格检查输血器具,提倡使用一次性用品。

2. 对多次输血者可输入不含白细胞和血小板的血。

二、过敏反应

发生率为 3%。

(一)原因

1. 过敏体质者对血中蛋白质过敏。

2. 受血者多次输入血浆制品,产生抗血清抗体。

(二)临床表现

1. 只输入几毫升血液或血浆后就会出现皮肤瘙痒或荨麻疹;

2.严重时可出现咳嗽、气喘、呼吸困难、神志不清、过敏性休克等。

(三)治疗

1.皮肤瘙痒或荨麻疹:减慢速度,应用抗组胺药如异丙嗪、苯海拉明,静注地塞米松 $5\sim10$ mg。

2.反应严重者立即停输血,皮下注射肾上腺素 $0.5\sim1.0$ mg。

3.喉头水肿、呼吸困难者:应适时气管插管或气管切开。

(四)预防

1.有过敏史者:输血前半小时口服抗过敏药物,如苯海拉明 25 mg 和静脉注射皮质激素。

2.多次输血者:可输洗涤红细胞。

三、溶血反应

溶血反应是输血极其严重的并发症,是输血后受血者体内红细胞发生非生理性破坏的一种输血反应,死亡率高达 $20\%\sim60\%$。

(一)原因

1.血型不合:引起以红细胞破坏为主的免疫反应。

2.非免疫性溶血:输入有缺陷的红细胞引起。如过期、过度预热或加了不等渗溶液。

(二)临床表现

1.输入少量血,如输血 $25\sim50$ mL 后,出现头痛、腰背酸痛、寒颤、高热、呼吸急促、血压下降和休克。

2.手术中出现不明原因的广泛渗血,血压下降,应想到溶血反应的可能。

出现血红蛋白尿、溶血性黄疸、DIC。

(三)治疗

1.立即停止输血。

2.早期应用皮质激素:地塞米松或氢化可的松,减轻免疫反应。

3.抗休克:扩充血容量。对休克严重及有出血倾向的,输新鲜同型血或冰冻血浆。

4.保护肾脏:静脉输入 5％碳酸氢钠溶液,碱化尿液,防止肾小管阻塞。用利尿药加快游离血红蛋白的排出。肾衰患者可透析。

(四)预防

1.严格执行配血和输血的核查,杜绝错误输血。

2.严格遵守输血操作规程,不向血内加药物,严格掌握输血预热温度。

四、细菌污染反应

发生率低,后果很严重。

(一)原因

采血、贮存血环节的细菌污染血液。

(二)临床表现

输入毒力小、污染少的血液,可只出现发热反应。反之,输入毒性大的,可立刻发生休克和 DIC。主要表现为烦躁不安、寒战、高热、呼吸困难、发绀、腹痛、全身出血点、休克、血红蛋白尿、急性肾衰。

(三)治疗

1. 立即停止输血。

2. 对所输血液送检,做细菌学检查。

3. 采用抗感染和抗休克措施。

(四)预防

1. 严格遵守无菌操作制度,按无菌要求采血、贮血、输血。

2. 输血前要检查血液,发现颜色改变、透明度变浊或产气增多时不得使用。

(闫 慧 邵常岩 崔红青 王 峰 王 娟)

第四节 输血传播的疾病

一、病毒型肝炎

病毒型肝炎发生率为 $2.4\%\sim27.3\%$,主要为乙肝和丙肝。

二、艾滋病(AIDS)

由人免疫缺陷病毒(HIV)引起,输血是重要的传播途径。

三、巨细胞病毒

巨细胞病毒一般症状轻,新生儿、器官移植、免疫缺陷者感染严重

四、人 T 细胞白血病病毒 I 型

人 T 细胞白血病病毒 I 型可经血液传播。

五、梅毒

梅毒因输入二期梅毒患者的血引起。

六、寄生虫病

寄生虫病如疟疾、丝虫病、弓形体虫病。

(刘克红 王玉芳 陈燕秋 冯 珊)

第五节　成分输血

随着医学的发展和输血观念的进步,传统输全血的方法已经被改变。成分输血受到重视。成分输血是将供血者的血液成分(红细胞、白细胞、血小板、血浆、血浆蛋白)用科学的方法分离,依据患者的实际需要,分别输入相关的血液成分。成分输血是临床输血的主要形式。按照"缺什么,补什么"的原则,不仅可以充分利用全血,而且可以减少各种输血反应。

一、全血

每袋 200～400 mL。保存期依保存液和温度不同而不同。4℃以下保存 20～35 d。用于补充血容量,主要是急性出血。

输血的原则:

1. 血红蛋白大于 100 g/L 可以不输血;

2. 血红蛋白小于 60 g/L,则需要输血;

3. 血红蛋白在 60～100 g/L 之间,要根据情况决定是否输血;结合患者的肺功能和是否继续出血来决定。

二、红细胞

1. 浓缩红细胞:最常用,容量小,疗效高,不良反应小。每袋 110～120 mL,含 200 mL 全血中的全部红细胞,保存期同全血。适用于各种急性失血和慢性贫血,特别是有心功能不全的老人和小孩。

2. 少白红细胞:是一种去除白细胞的红细胞制品,保存期为 4℃ 24 h。适用于输血产生抗体发热患者。

3. 洗涤红细胞:将全血去除血浆及白细胞,用生理盐水洗涤 3～4 次,最后用生理盐水悬浮。适用于对血浆蛋白有过敏反应的患者。

4. 冰冻红细胞:去血浆的红细胞加甘油保护剂,在−80℃下可保存 10 年。适用于稀有血型的患者或备以后自身使用。

三、白细胞

白细胞悬液从单个供血者循环血液中采集。在 22℃以下,保存 24 h。作用是提高机体的抗感染能力。适用于粒细胞低下、抗生素治疗无效的重症感染患者。

四、血小板

浓缩血小板可以由全血手工分离制备或用细胞分离单采技术从单个供血者循环血液中采集。22℃,普通袋保存期为 24 h,专用袋为 5 d。适用于血小板减少或功能障碍伴有出血倾向的患者。

五、血浆

新鲜血浆含有全部凝血因子。保质期为 4℃ 以下,24 h。作用是:补充凝血因子和扩充血容量。适用于多种凝血因子缺乏引起的出血倾向。

血浆包括:

1. 新鲜冰冻血浆:含有全部凝血因子、在 −20℃ 以下的保质期为 1 年,作用适应症同新鲜血浆。

2. 普通冰冻血浆:为保存 1 年后的新鲜冰冻血浆,在 −20℃ 以下保质期为 4 年。可补充稳定的凝血因子和血浆蛋白。

3. 冷沉淀:为新鲜冰冻血浆融化后的沉淀物,含有凝血因子 Ⅷ 和纤维蛋白原。在 −20℃ 以下的保存期为 1 年。

六、血浆蛋白

包括白蛋白制剂、免疫球蛋白及浓缩凝血因子。

1. 白蛋白制剂:分为 5%、20%、25% 三种浓度。常用者为 20% 的浓缩白蛋白,可在室温下保存。适用于营养不良性水肿、肝硬化及低蛋白血症。

2. 免疫球蛋白:人免疫球蛋白(肌肉、静脉注射用)针对各种疾病的免疫球蛋白(如抗乙肝、抗破伤风等)

3. 浓缩凝血因子:包括抗血友病因子(AHF)、凝血酶原复合物(Ⅸ 因子复合物)等。用于治疗血友病及各种凝血因子缺乏、其中 Ⅷ 因子复合物有利于促进伤口愈合。

(翟晓慧　吴洪婧　刘春媚　郑　岩　李　晶)

第六节　自身输血

自身输血(亦称自体输血),是指采集患者自身的血液,满足患者需要时的一种输血疗法,可以避免血源传播的疾病和输血反应。

一、方法

1. 预存式自体输血:手术前采集患者自身血液进行保存,供手术期间输用,也可制成冰冻红细胞长期保存。

2. 稀释式自体输血:麻醉前后,抽取患者一定量的血液,同时用胶体液和晶体液补充血容量,使血液适度稀释,减少手术中的出血,然后根据手术中失血情况将自体血回输给患者。

3. 回收式自体输血:手术中,通过回收系统或"洗血细胞机"实现,经肝素抗凝、生理盐水洗涤和浓缩,从而得到浓缩红细胞,再回输给患者。

二、优点

1. 避免输血反应。
2. 无发生传染病的危险。
3. 不需检测血型和交叉配血。
4. 节约血液资源。
5. 解决稀有血型患者急需用血。

（王丽云　宋玉莲　祝福珑　张　娟）

第七节　医护人员用血的职责

一、临床医师在用血时的责任

1. 临床医师必须严格掌握输血指征,做到能不输血者坚决不输;能少输血者决不多输;如有输血指征要开展成分输血,尽可能不输全血。若患者符合自身输血条件,则应积极开展自身输血,不输或少输同种异体血。

2. 临床医师要熟悉采供血机构所提供的血液及其成分的规格、性质、适应证、剂量及用法。

3. 输血治疗时,临床医师须向家属或患者说明输血目的及可能会产生输血不良反应和经血液传播的疾病,征得家属或患者同意并签订输血同意书。输血同意书必须与病历同时存档。

4. 在输血过程中临床医师必须严密观察患者的病情变化,如有异常反应,严重者要立即停止输血,迅速查明原因并作相应处理。所有输血不良反应及处理经过均应在病历中作详细记录。严重输血不良反应要及时向输血科及医务科报告。

5. 输血治疗后,临床医师要对输血的疗效作出评价,还应防治可能出现的迟发性溶血性输血反应。

二、临床护士在输血过程中的责任

1. 在输血前由 2 名医护人员对输血申请单、交叉配血试验报告单和血袋标签上的内容仔细核对,并检查血袋有无破损或渗漏,血袋内的血液有无溶血、混浊及凝块等。

2. 临输血前,护士应到患者床边核对受血者床号、住院号、呼唤患者姓名以确认受血者。如果患者处于昏迷、意识模糊或语言障碍时,输血申请单不能认证患者。这就需要在患者入院时将写有患者姓名和住院号的标签系在患者的手腕上,保留至出院为止。

3. 核对及检查无误之后,遵照医嘱,严格按照无菌操作技术将血液或血液成分用标准输血器输给患者。

4. 输血时要遵循先慢后快的原则,输血开始前 15 min 要慢(每分钟约 2 mL)并严密观察病情变化,若无不良反应,再根据需要调整速度。一旦出现异常情况应立即减慢输血速度,及时向医师报告。

5. 输血结束后,认真检查静脉穿刺部位有无血肿或渗血现象并作相应处理。若有输血不良反应,应记录反应情况,并将原袋余血妥善保管,直至查明原因。护士还应将输血有关化验单存入病历。

(李　雯　王丽云　张　萍　于春华)

第九篇

护理文书

第二十六章　护理文书的书写规范

一、医疗与护理文件记录的意义

1. 提供患者信息资料；
2. 提供教学资料；
3. 提供科研资料；
4. 提供法律依据；
5. 提供评价依据。

二、医疗与护理文件记录的原则

护理文书是护士在临床护理过程中，记录患者信息和为患者提供护理照护的纸质或电子文件。要求客观、真实、准确、及时、完整、规范（就是按照法律法规、部门规章、行业标准等对病历的规定要求书写病历）。

三、体温单

1. 体温单眉栏项目、日期及页数用蓝黑笔填写，各楣栏项目应填写齐全、字迹清晰。科室各名称要求填写专业科室，如：心内科。

2. 在体温单40℃～42℃之间相应格内用红色笔纵式填写入院、出院、转入、转出、手术、分娩、介入、死亡及请假等项目，除手术、介入、请假不写具体时间外，其余均按24 h制，精确到分钟。

3. 体温单的绘制用红蓝铅笔，体温、脉搏及心率的绘制应准确规范无涂改，并与体温记录本相符，体温记录本白班用蓝黑笔，夜间用红笔绘制在体温单上后打勾。

4. 常规体温每日15点测试1次，当日手术患者7点、19点各加试1次；手术后3 d内每天常规测试2次（7点、15点）。

5. 新入院患者即时测量体温1次，记录在相应时间栏内。发热患者（体温≥37.5℃）每4 h测试1次，体温不超过38℃（不含38℃）患者，23点、3点酌情免试。发热患者体温正常后连测3次再改常规测试。（4）体温上升≥1.5℃或下降≥2℃在体温右上角红铅笔划复试符号。

6. 患者如特殊情况必须外出者，外出期间在体温单40℃～42℃之间的相应格内用红色墨水笔纵式填写"不在"两字。"不在"患者外出前后体温、脉搏不相连。

7. 体温35℃（含35℃）以下者，在35℃横线以下用蓝黑钢笔写上"不升"两字，不与下次测试的体温、脉搏相连。降温30 min后测量的体温以红圈"0"表示，再用红虚线连接降温前体温,下次所测体温与降温前体温相连。

8. 短绌脉的绘制:心率以红圈"○"表示,脉搏以红点"."表示,并以红线分别将"○"与"."连接,在心率和脉率的曲线之间用红铅笔划平行斜线构成图像。

9. 脉搏过快,其数字不能在体温单上呈现时,可在 180 次/分横线下面用蓝黑笔写"过快"两字,不与相邻两次测量的脉搏相连,并将具体数字记录到护理记录单上。

10. 危重患者体温正常的情况下,每日测量并绘制 4 次。

11. 体温单 34℃ 以下,呼吸、大便次数用蓝黑墨水笔填写,以数字表示,相邻两次呼吸上下错开,先上后下,每一页第一次呼吸应记录在上方。使用呼吸机患者的呼吸以"R"表示,不写次数。

12. 手术当日写 0,次日开始计数,手术后日数连续填写 14 d。如在 14 d 内又做手术,则第二次手术日数作为分子,第一次手术日数作为分母填写,第一次手术写到 14 d 止。体温单换页后只记录最近一次手数天数,其他手术天数可以不再记录。

13. 15 点(含 15 点)前入院的患者必须记录大便次数,大便次数及量按规定正确表示。大便失禁者,用"＊"表示,用"☆"表示人工肛门。服用导泻剂或灌肠后大便次数使用灌肠符号表示,当大便次数无法或无需计数时,记录为 ＊/E。

14. 出入量如实填写,不得涂改。血压体重应按医嘱或护理常规测量并记录,每周至少 1 次。入院时应测量血压、体重并记录于体温单上,术前术后有血压记录。

15. 因病情不能测体重者,应由"平车""卧床""轮椅"表示。

四、医嘱的处理

(一)处理原则

1. 先查对后执行。

2. 先急后缓。

3. 先临时后长期。

4. 执行者签全名。

(二)职责分工

医嘱由医师直接写在医嘱单上或输入微机,护士不得转抄转录。医嘱必须有医师签名后方为有效医嘱。同一时间长期医嘱签名两头签字中间以点相连续,每项终止的长期医嘱护士均应签全名。临时医嘱执行后均应签全名及执行时间。执行皮试、毒麻药品及输血医嘱需要两名护士双签字。

五、入院护理评估记录单

表格式评估内容应包括患者生理、心理、社会等方面的情况,体现整体护理观念,由责任护士在患者入院 2 h 内完成评估。如患者姓名、性别、年龄、入院时间、入院诊断,现在健康状况及生理功能,日常状况及自理程度,心理社会状况。可根据患者情况进行症状严重程度及风险评估,可涉及以下几个方面。

1. 压疮风险评估；

2. 跌倒风险评估；

3. 营养风险评估；

4. 生理预警系统评估；

5. 疼痛严重程度评估；

6. 意识状态评估；

7. 其他专科评估(如血栓/栓塞评估)等。中医护理评估要遵循整体观及辨证施护原则,为辨证施护提供依据。

六、护理记录单的书写

1. 护理记录必须客观真实,使用规范医学术语,字迹清楚,表达准确,语句通顺,标点正确,不得涂改。记录内容不使用模糊不确定描述,如"多饮水"应记录为"2 h 内饮水不少于 1 000 mL",记录时间与实际执行时间一致,与其他医疗文件内容一致。

2. 书写过程中出现错字时,应用同色双横线划在错字上,上方写修改词,在修改处签全名及修改时间。上级护士和护士长检查后修改,应用同色在修改处上方写修改词,注明修改日期并签名,保持原记录清晰可辨。

3. 眉栏项目填写齐全,入院首次护理评估记录须在 2 h 内完成。危重患者护理记录内容包括患者主诉、入院时间、入院诊断、客观病情变化,主要阳性体征,主要护理措施及效果评价,既往史、过敏史。危重患者根据患者情况决定记录频次,病情变化随时记录,病情稳定后每班至少记录 1 次。

4. 每次记录写明日期、时间,每次记录首行空一格。危重患者护理记录应当根据相应专科的护理特点书写,按医嘱或病情需要详细准确记录生命体征,记录时间应具体到小时、分钟,一律使用阿拉伯数字书写日期和时间,采用 24 h 制记录。一般情况下至少每 4 个小时记录一次,其中体温若无特殊变化时至少每日测量 4 次。

5. 病情栏内应客观记录患者本班或 24 h 内的病情变化、护理措施和效果。手术患者还应重点记录麻醉方式、手术名称、患者返回病室时间、麻醉清醒状态、刀口敷料及引流情况。

6. 转科/转院患者,应记录转出日期、患者目前情况及注意事项。

7. 出院护理记录,应记录出院日期、患者目前健康状况及出院指导等。应在患者出院当班内完成。

8. 死亡患者,应记录对患者进行的临终护理措施。

9. 病危病重患者常规记录出入量,出入量的记录详细准确,不得涂改。出量除记量外必要时还须将颜色、性质记录于病情栏内。日间小结及 24 h 总结按规定时间记录,并用红笔双线标识。

10. 中医护理记录突出中医护理特色,体现辨证施护。

11. 护士在本次记录末行及每页末行的签字栏内签全名。实习护士、未注册护士书写的护理记录应当经过本院注册护士审核并签名,格式为老师/学生,整个护理记录内容应经过护士长审核并在最后一行用红笔签名。

七、手术清点记录单

手术清点记录是指巡回护士对手术患者术中所用血液、器械、敷料等的记录,应当在手术结束后即时完成。

1. 用蓝黑墨水笔填写,字迹清楚、整齐,不漏项。

2. 眉栏内容包括患者姓名、住院号、手术日期、手术名称等。

3. 物品的清点要求与记录

(1)手术开始前,器械护士和巡回护士须清点、核对手术包中各种器械及敷料的名称、数量,并逐项准确填写。

(2)手术中追加的器械、敷料应及时记录。

(3)手术中需交接班时,器械护士、巡回护士要共同交接手术进展及该台手术所用器械、敷料清点情况,并由巡回护士如实记录。

(4)关闭体腔前、关闭体腔后和缝合皮肤后,器械护士和巡回护士共同清点台上、台下的器械、敷料,确认数量核对无误。

(5)清点时,如发现器械、敷料的数量与术前不符,护士应当及时要求手术医师共同查找,如手术医师拒绝,护士应记录清楚,并由医师签名。

4. 器械护士、巡回护士在清点记录单上签全名。

5. 术毕,巡回护士将手术清点记录单放于患者病历中,一同送回病房。

八、病室护理交班报告

(一)书写要求

1. 护士必须认真负责,深入病室全面了解患者一般情况。

2. 书写内容应全面、准确真实、简明扼要、重点突出。书写字迹清楚,不得随意涂改。

3. 日间用蓝(黑)或碳素墨水笔书写;夜间用红笔书写。

4. 对新入院、转入、手术、分娩及危重患者,在诊断栏目下分别用红笔注明"新""转入""手术""分娩",危重患者作出特殊红色标记"※",或用红笔标明"△",以示醒目。

5. 各班于交班前填写交班报告,每班写完报告,注明页数并签全名。

(二)书写顺序

1. 眉栏项目:包括科室、日期、时间、页码;患者总数、入院、出院、转入、转出、危重、手术、分娩、死亡患者数等。

2. 病情报告:根据下列顺序,按床号先后书写:①先写当日离开病室的患者,即出院、转出、死亡的患者;②再写进入病室的新患者,即新入院和转入的患者;③最后写病室内重点护理的患者,即手术、分娩、危重及有异常情况的患者。

(三)交班内容

1. 出院、转出、死亡的患者:应注明离去时间,转出患者注明转往何院、何科,死亡患者注明抢救过程及死亡时间。

2. 新入院或转入患者：应报告入科时间和活动状态（步行、轮椅、平车或担架），患者的主诉、主要症状和体征，存在的护理问题；入科后采取的治疗、护理措施及效果；可能发生的病情变化，下一班须重点观察的项目及注意事项等。

3. 危重患者：应报告患者的生命体征、瞳孔、神志、病情动态变化，抢救治疗情况、护理措施及效果，以及目前存在的健康问题和下一班须重点观察的项目及注意事项等。对危重患者的病情变化应详细记录。

4. 已手术患者：应报告入手术室的时间、麻醉方式、手术名称、手术方式、手术经过、清醒时间、回病房时间、回病室后情况，如生命体征、伤口、引流、输液、输血、排尿、排气情况，采取的治疗、护理措施及效果等。

5. 准备手术、检查或行特殊治疗患者：应报告将要进行的治疗或检查项目，术前用药和术前准备情况及须注意的问题。

6. 产妇：产前应报告胎次、胎心音、宫缩、产程等情况。产后应报告分娩方式、新生儿情况、分娩时间、子宫收缩状况、宫底高度、阴道出血情况、会阴或腹部切口有无渗血、产后血压等情况。

7. 老人、小儿和不能自理的患者：应报告生活护理情况，如口腔护理、压疮护理及饮食护理等情况。

8. 病情突然有变化的患者：应详细报告病情变化，采取的治疗、护理措施，需要连续观察和处理的事项。

九、病室护理交班制度

病室护理交班是值班护士对本病室患者的动态及需要交代事宜的交班。

(一)填写内容

病室护理交班填写内容包括眉栏项目、患者动态、特殊交班等。

(二)书写要求

1. 交班填写时间应在各班（白、晚、夜）下班前完成。

2. 一律用蓝（白班）或红（夜班）墨水笔书写，不得涂改，书写者签全名。

3. 准确填写眉栏项目、本班患者动态。

4. 患者动态栏目书写应依据项目顺序并按床位排列。

其项目顺序如下：出院、转出、死亡、入院、转入、手术、分娩、病危、病重等。前七项要填写时间，手术患者填写手术结束回病房的时间，手术暂时未回时间。

（张　钰　王文荣　刘彩欣　李婧宜）

参考文献

[1] 罗绍凯,洪文德,李娟.临床血液病学.北京:科学出版社,2003.

[2] 刘枢晓,周玉兰,王琳.一氧化碳中毒后迟发性脑病的影像学、电生理学临床分析[J].中国临床神经科学,2004(2):19-22.

[3] 冯丽萍.羊水栓塞弥漫性血管内凝血的诊断及处理[J].实用妇产科杂志,1997(6):23-26.

[4] 施侣元.流行病学[M].北京:人民卫生出版社,2008.

[5] 金伯泉.医学免疫学[M].北京:人民卫生出版社,2008.

[6] 曹泽毅.中华妇产科学[M].北京:人民卫生出版社,2008.

[7] 吕赢复.妊娠合并急性病毒性肝炎的全程护理[J].中外健康文摘,2011(1):18-24.

[8] 王亦璁.骨与关节损伤[M].北京:人民卫生出版社,2006.

[9] 王忠诚.神经外科学[M].湖北:湖北科学技术出版社,2005.

[10] 吴在德,吴肇汉.外科学[M].北京:人民卫生出版社,2008.

[11] 刘锦,李怀平.临床细菌检验结果的正确性分析[J].中国误诊学杂志,2009(4):36-42.

[12] 詹秀英,廖月.妊娠合并急性阑尾炎24例临床特点及诊治分析[J].海南医学院学报2010(4):49-52.

[13] 董悦,魏丽惠.妇产科学[M].北京:北京大学医学出版社,2003.

[14] 曲首辉,时春艳,等.妊娠期动态监测宫颈长度对早产的意义[J].中华妇产科杂志,2011(7):87-93.

[15] 陈实新,周中泉,邢金春,等.复杂性尿路感染242例临床分析[J].中国中西医结合肾病杂志,2002(2):62-65.

[16] 陈灏珠.实用内科学[M].北京:人民卫生出版社,2005.

[17] 胡大一.冠心病与并存疾病[M].北京:北京大学医学出版社,2009.

[18] 余海,潘晓雯,孟娟.一氧化碳中毒迟发性脑病的临床研究[J].中华劳动卫生职业病杂志,2002(20):112-118.

[19] 赵继宗.神经外科学[M].北京:人民卫生出版社,2007.

[20] 吴阶平,裘法祖.外科学.北京:人民卫生出版社,1999.

[21] 黄选兆,汪宝吉,孔维佳.实用耳鼻咽喉头颈外科学[M].北京:人民卫生出版社,2007.

[22] 施桂英,栗占国.关节炎诊断与治疗[M].北京:人民卫生出版社,2009.

[23] 黄选兆,汪吉宝,孔维佳.实用耳鼻咽喉头颈外科学[M].北京:人民卫生出版社,

2011.

［24］王志红.危重症护理学［M］.北京：人民军医出版社,2012.

［25］王维治.神经病学［M］.北京：人民卫生出版社,2006.

［26］白耀.甲状腺病学［M］.北京：科技文献出版社,2003.

［27］张木勋.甲状腺疾病诊疗学［M］.北京：中国医药科技出版社,2006.

［28］苏玉兰.老年帕金森病的康复护理效果观察［J］.中国临床康复,2002(3):101-103.

［29］温韬雪.最新危重症临床护理指南［M］.北京：人民卫生出版社,2003.

［30］贾连顺.现代脊柱外科学［M］.北京：人民军医出版社,2007.

［31］赵定麟.脊柱外科学［M］.上海：科学技术文献出版社,1996.6

［32］张淑香,赵玉敏,等.重症监护［M］.北京：中国科学技术出版社,2010.

［33］赵世光,刘恩重.神经外科危重症诊断与治疗精要［M］.北京：人民卫生出社,2011.

［34］高明见.采用经皮热凝神经术辅助经皮热凝三叉神经节根治三叉神经痛［J］.中华神经外科杂志,2006(9):90-94.

［35］陆再英,钟南山.内科学［M］.北京：人民卫生出版社,2008.

［36］张之南,沈悌.血液病诊断及疗效标准［M］.北京：科学技术出版社,2007.

［37］刘大为.重症医学［M］.北京：人民卫生出版社,2003.

［38］顾勇,范虹.急进性肾小球肾炎的发病机制［J］.内科急危重症杂志,2002(9):57-59

［39］李学佩.耳鼻咽喉科学［M］.北京：北京大学医学出版社,2003.

［40］周秀华.急救护理学［M］.北京：科技技术出版社,2003.

［41］马家骥.内科学［M］.第5版.北京：人民卫生出版社,2004.

［42］叶任高.内科学［M］.第6版.北京：人民卫生出版社,2007.

［43］刘文励.内科学［M］.第7版.北京：人民卫生出版社,2008.

［44］张七一.内科学［M］.北京：人民卫生出版社,2009.

［45］陈灏珠.实用内科学［M］.北京：人民卫生出版社,2013.

［46］陈孝平,石应康,邱贵兴.外科学［M］.北京：人民卫生出版社,2006.

［47］王光超.皮肤病及性病学［M］.北京：科学出版社,2002.

［48］张建中.皮肤病治疗学［M］.北京：人民卫生出版社,2011.

［49］朱学骏,王宝玺,孙建芳,项蕾红.皮肤病学［M］.北京：北京大学医学出版社,2011.

［50］徐世正.安德鲁斯临床皮肤病学［M］.北京：科学出版社,2004.

［51］高绪文,李继莲.甲状腺疾病学［M］.北京：科学技术文献出版社,1999.

［52］赵崇梅,等.专科急危重症抢救护理预案［M］.北京：人民军医出版社,2004.

［53］李学佩.神经耳科学［M］.北京：北京大学医学出版社,2007.

［54］吴阶平,裘法祖.黄家驷.外科学［M］.北京：人民卫生出版社,1999.

［55］胥少汀,等.实用骨科学北京.北京：人民军医出版社,2005.

［56］王丽云,张萍.临床医学新进展［M］.青岛：中国海洋大学出版社,2018.

［57］白耀.甲状腺病学［M］.北京：科技文献出版社,2003.